U0387926

Structural Optimization of Drugs
Design Strategies and Empirical Rules

药物结构优化
—— 设计策略和经验规则

第2版

盛春泉　李　剑　编著

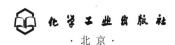

化学工业出版社

·北京·

内容简介

本书以药物结构优化研究中的设计策略和经验性规则为核心，结合代表性的新药研究案例，系统论述药物结构优化的原理、方法、技术和应用案例。在第一版基础上增加了100余个药物结构优化案例，深入阐述了基团替换、骨架跃迁、基团添加、结构简化、分子杂交、构象限制等药物结构优化设计策略，以及前药设计策略和老药二次研发策略；总结了理化性质经验规则，包括全球上市小分子及中止药物数据库构建、熔点规则、分子量规则、脂水分配系数规则、酸碱解离常数规则、芳香环/非芳香环数目分布规则、常见官能团分布规则、非碳氢原子数在非氢总原子数的占比率规则等。

本书可供有机化学和新药研发的研究生和科研工作者参考。

图书在版编目（CIP）数据

药物结构优化：设计策略和经验规则 / 盛春泉，李剑编著. —2 版. —北京：化学工业出版社，2023.1

ISBN 978-7-122-42441-9

Ⅰ．①药⋯　Ⅱ．①盛⋯　②李⋯　Ⅲ．①药物-化学结构-研究　Ⅳ．①R962

中国版本图书馆 CIP 数据核字（2022）第 201119 号

责任编辑：李晓红　　　　　　　　　装帧设计：王晓宇
责任校对：宋　夏

出版发行：化学工业出版社（北京市东城区青年湖南街 13 号　邮政编码 100011）
印　　装：中煤（北京）印务有限公司
710mm×1000mm　1/16　印张 31½　字数 598 千字　2023 年 3 月北京第 2 版第 1 次印刷

购书咨询：010-64518888　　　　　　　售后服务：010-64518899
网　　址：http://www.cip.com.cn
凡购买本书，如有缺损质量问题，本社销售中心负责调换。

定　　价：198.00 元

前言
FOREWORD

　　《药物结构优化——设计策略和经验规则》自 2018 年出版以来，得到了高校、科研院所和制药公司同行的认可，已经成为新药研发领域和药学学科一本实用性较强的参考书。促使出版第二版的原因主要有两个方面：一是近五年本领域和相关学科进展迅速，出现了诸多新方法、新技术和新药研发成功案例；二是部分读者建议本书内容可在第一版基础上进一步丰富完善，更好地服务不同层次的读者。

　　秉承第一版的系统性、实用性和前沿性的特色，第二版主要在三个方面进行了修订。首先，新增了 100 余个药物结构优化案例，均来源于药学主流学术期刊和近年来新上市的药物，反映了药物结构优化领域的新进展，希望给读者带来更为全面的参考。其次，新增了两个章节，分别是第 8 章"前药设计策略"和第 9 章"老药二次研发策略"，前者系统介绍了前药改善药代动力学性能的设计方法和应用于上市药物的代表案例；后者融入了编者在老药新靶标和新结构衍生物研发领域的探索，提出了老药二次研发新理念。最后，新增了药物结构优化的新方法和新技术。例如，增加了新型生物电子等排体设计、螺环药物设计、基于分子杂交的多靶点药物设计、基于肽类药物的订书肽设计等方法和技术。

　　化学工业出版社编辑在本书撰写过程中给予了大力支持，笔者课题组的王蔚、涂杰、杨万镇、包晶莹、周洛竹、倪帅帅、毛斐在资料收集整理、结构式绘制等方面做了大量工作。限于编者水平，本书难免存在疏漏，敬请读者和同行批评指正，多提宝贵意见。

盛春泉　李剑

2022 年 12 月

第一版前言
FOREWORD

随着社会经济的发展和人类文明的进步，人们对健康的需求和标准越来越高。在此背景下，研发创新药物对满足人民群众基本用药需求和培育发展医药产业具有重要意义。然而，新药研发是一项周期漫长、高难度、高投入、高风险、高回报的过程。新药研发主要有两种策略：一是针对新靶点研发首创类（first-in-class）药物；二是在首创类药物的基础上进行结构优化，研发在药效学、药代动力学或者毒理学性质等方面有改进的模仿型药物（"me-too"和"me-better"类药物）。我国新药研发基础比较薄弱，模仿型药物的研究和开发是我国现阶段提升新药创制水平，加速新药产品研发的快速途径。近几年在国家"重大新药创制"科技重大专项的支持和推动下，我国新药研发取得了快速的发展，埃克替尼、西达苯胺、阿帕替尼等具有自主知识产权的模仿型药物相继上市。

药物结构优化是研制模仿型药物的核心环节，不仅要获得新的知识产权，而且还要在某些方面优于原药，这就需要研究人员具有扎实全面的知识，高超的药物设计技巧和丰富的研究经验。此外，药物结构优化相关的方法、技术和规则同样也适用于原创型新药先导化合物的优化，对于研制原创性药物也同样具有重要意义。笔者长期在一线从事新药创制的基础研究和产品研发，在研究过程中深刻体会到药物（先导化合物）结构优化经历了从盲目到自觉、从偶然到必然、从幸运发现到科学设计的一个漫长的发展历程，其中积累了极其丰富的知识和经验，因此产生了对此进行系统总结和科学分析的想法。本书经过三年的努力编写而成，以药物结构优化研究中的设计策略和经验性规则为核心，结合代表性的新药研究案例，系统论述药物结构优化的原理、方法、技术和应用。

本书从药物分子的微观结构和宏观性质入手，系统介绍了药物结构优化的分子设计策略和药物理化性质的经验规则。虽然部分方法和技术在其他专著中也有所涉及，但本书更加侧重于各项方法技术在药物结构优化中的实际应用。新药研发案例注重代表性和新颖性，很多案例选自药物化学权威期刊 *Journal of Medicinal Chemistry* 的最新文献。另外，本书也引入了国内药物化学家的最新研究成果，反映了我国在药物结构优化领域的最新进展。本书同时也体现了作者本人对本领域的理解领悟和研究成果。鉴于在药物开发过程中，由于候选药物类药性差而导致的药物开发失败概率占比很高，本书全面构建了迄今最大的上市小分子药物理化性质数据库，并对多种理化性质进行深入分析和规律归纳，尤其是一些尚未见文献归纳的理化性质规律，比如熔点性质和特殊官能团分布等。这样可在新药研究的早期阶段用于指导遴选、设计、优化先导化合物和候选药物，增加新药研发的成功率。

本书内容分为三大部分。第一部分为药物结构优化概论，简要介绍了新药创制的一般过程，药物结构优化的主要任务和总体方法策略，以及药物结构优化过程中的方法参数；第二部分为药物结构优化的设计策略，以大量研究案例深入阐述了基团替换、骨架跃迁、基团添加、结构简化、分子杂交、构象限制等设计策略；第三部分为药物理化性质经验规则，系统介绍了全球上市小分子及中止药物数据库构建、熔点规则、分子量规则、脂水分配系数（$\lg P$）规则、酸碱解离常数（pK_a）规则、氢键受体和供体（HBA 和 HBD）规则、芳香环和非芳香环数目分布规则、14 种常见官能团分布规则、非碳氢原子数占非氢原子数比率（R 值）规则、不同理化性质之间的关联。盛春泉撰写了第一部分和第二部分，李剑撰写了第三部分。

本书希望为进一步提升我国新药创制的研究水平和效率，推动医药企业增强自主研发能力和产业竞争力做些微小贡献，希望为从事新药研发的科研人员和在读学生提供一本具有一定参考价值的学术专著和工具书。鉴于作者水平有限，不当与疏漏之处在所难免，敬请同行批评指正。

盛春泉，李剑
2017 年 10 月

目录
CONTENTS

PART 01

第一部分

药物结构优化概论

第**1**章
概述

几千年来，人类在同疾病的斗争中，药物发现和开发经历了从盲目到自觉、从偶然到必然、从原始发现到科学设计的一个漫长的发展历程，积累了极其丰富的药物研究经验。最早的药物研究以天然药物的发现为主，20 世纪初才出现化学合成药物。经过近 60 年的发展，药物发现从"经验设计"时代逐步进入"合理设计"时代。尤其是近几十年，生命科学和计算机两大领域出现了突飞猛进的大发展，信息技术的革命为生命科学研究提供了强有力的技术支持，生命科学的飞速发展使得对疾病的发生、发展和药物作用分子机理的认识不断深入，极大地推动了新药研发。

基因组学、蛋白组学、结构生物学、分子模拟、化学信息学和生物信息学等新领域发展迅猛，新药研发越来越依赖于药物化学与分子生物学、分子药理学、计算化学等交叉学科联合攻关。研究疾病发生、发展的机理和药物作用分子机理，寻找药物作用的新靶点已成为现代药物分子设计研究的主要攻关点。药物作用机理的研究已由组织器官具体到细胞和靶分子；发病机理的研究已由宏观的病理生理变化，深入到微观的内源性活性物质、生物调控因子、信号转导通路乃至疾病相关基因的变化；结构生物学的发展使药物-靶标复合物的三维结构得以真实而直观地展示，为合理药物设计提供关键信息。

1.1　新药研究和开发的基本流程

新药研究与开发均按照相似的流程（或称之为"研发管线"，R&D pipeline）进行。在确定疾病种类后，首先要确证和选择疾病相关的靶标（target identification and validation），建立生物活性评价方法。其次，筛选或者设计与靶标相结合的苗头化合物（hit）或者先导化合物（lead compound）。先导化合物经优化设计（lead optimization）与逐级评价，先体外评价靶结合活性和选择性，再通过细胞或离体组织评价生物功能活性与选择性，最后在标准的疾病动物模型上测试体内的生物活性。随着研究过程的深入，化合物评价的标准也越来越严格，如此反复修饰评价多次，再经药效学和毒理学等初步成药性评价筛选确定出高效低毒的候选药物（drug candidate），即可进入临床前研究（preclinical trial）。临床前研究主要包括制备工艺、质量标准、药效、毒理和药物代谢等项目，需要在药品非临床研究质量管理规范（good laboratory practice，GLP）指导下进行。临床前研究结束后，需要向药政管理部门［例如，美国食品药品监督管理局（FDA），中国国家药品监督管理局（NMPA）］提交新药临床试验申请（investigational new drug application，INDA），通过审评后进入临床研究（clinical trial）。临床研究分为四个阶段，需按照"药物临床试验质量管理规范"（good clinical practice，GCP）要求进行，完成Ⅰ期（人体耐受性和药代动力学评价）、Ⅱ期（治疗作用初步评价）和Ⅲ期（治疗作用确证）临床试用评价后提交新药注册申请（new drug application，NDA），经药政部门审评批准后即可上市。新药上市后需要进行Ⅳ期临床评价，经大范围人群验证后，疗效确切、无明显毒副作用的方可转为正式药物。新药研究与开发是一个高投入、高风险和高回报的过程。在国外需设计合成近万个化合物，才能从中选出约20个进行临床前研究，其中只能有3个左右进入Ⅰ期临床研究，而最后有望上市的新药只有一个，整个过程通常需要10~12年的时间，耗资约10亿美元。我国创新药物的研究周期一般在10年左右，耗资比国外低得多，但也要数千万元人民币。

1.2 新药研究和开发的关键环节

1.2.1 靶标的发现、确证和选择

靶标的发现、确证和选择是新药研发的起点。药物靶标主要包括酶、受体、核酸、离子通道、激素和细胞因子等。近年来，蛋白-蛋白相互作用、转录因子、蛋白-DNA相互作用等新靶标也逐渐成为新药研发的热点领域。

过去只有在药物或毒物发生生物效应时才能判断药靶的存在，当时药靶的发现依赖于药物的发现。早期的药物都是从植物中提取的天然药或者筛选合成化合物库得到，所以先有药后发现药靶。即使到了今天，基于表型筛选（phenotypic screening）发现活性分子[1]，以活性分子为探针发现药靶仍然是化学生物学或者化学基因组学的热点研究领域，也是新药研发的一种重要方式。

随着人类基因组和蛋白质组计划的实施，越来越多的功能蛋白被发现，为新药发现提供了大量新靶标。据估计，10%~15%的人类蛋白质与疾病的发生发展相关，而现有的药物仅作用于大约2%的人类蛋白质。因此，从功能蛋白质中发

现具有成药性的药靶（druggable targets）是新药研发的原始驱动力[2]。这意味着未来新药发现的研究重心发生了根本性转变，由化合物研究为主转向药靶发现与确证研究为主。在此过程中，药物化学家的首要任务是找到能与靶标相互作用的小分子化合物，并且以化合物的生物活性和治疗作用来进一步验证这些靶的功能，能否真正作为药靶。

在研发某一类疾病的治疗药物时可能面临多个靶标，药物设计应尽可能选择专一性强、选择性好的药靶作为靶标[3]。理想的酶抑制剂设计应对各种不同的同工酶有高度选择性，受体的激动剂或拮抗剂设计不仅要有受体种类选择性（如肾上腺素受体），而且要有受体的型（如 β-肾上腺素受体）和亚型（如 β_1-肾上腺素受体）的选择性。对于化学治疗药物，还要考虑种属差异选择靶标。靶标的种属差异有两种：一种是病原微生物特有的靶酶，如青霉素类药物作用的靶是细菌特有的细胞壁生物合成酶，而人体细胞无细胞壁，故青霉素作用具有细菌的专一性，对人体无明显毒副作用，这种差异称为作用靶点选择性；另一种情况是人和病原微生物共有的靶酶，经过漫长的进化过程，结构上出现明显的种属差异，这种差异称为作用位点的选择性。

1.2.2 生物学评价模型的建立与选择

新药研究的关键是选准候选药物，而候选药物不可能也不允许用人直接进行筛选试验，只能用动物模型进行筛选，由于种属的差异，建立与选择简单、快速、可靠的生物活性筛选模型对新药研究成功与否至关重要。生物活性的筛选一般都是先体外后体内，体外筛选分为分子水平筛选和细胞（或组织）水平筛选。分子水平筛选主要评价化合物与靶标的结合，细胞水平筛选主要评价化合物的功能或药效。体外筛选有活性的化合物再进行体内活性筛选，这样可大大地提高筛选效率、降低成本。

体外试验周期短、效率高、费用低，可以测试药物在作用部位与靶分子作用的分子机理，是药物研究非常有用的早期筛选方法。但是其致命的弱点是不能反映药物体内转运与代谢过程，那些体内生物利用度差或体内代谢不稳定的化合物很难到达作用部位与靶发生反应，产生好的治疗效应，所以一些化合物体外试验有效而体内活性不佳的情况常有发生。还有一些化合物体外无活性而体内活性却很好，这可能因为化合物本身无活性经体内代谢可产生活性物质而产生治疗作用（例如前药）。因此体外筛选试验只能作为药物早期的初筛，以剔除那些不能与靶作用的化合物，减少价格昂贵的不必要的体内筛选试验，最后的结果还是要靠体内筛选验证。近年来，高内涵筛选（high-content screening，HCS）[4]和系统生物学（systems biology）[5]技术也逐步广泛应用于体外筛选。这种筛选体系将所研发药物所涉及的生物学过程综合纳入细胞内，使其具有病理状态下的细胞成分、信号通路和网络特征，这样从复杂细胞系统中所得的筛选结果具有更高的质量，也更有利于发现具有成药性（drug-like）的先导化合物。

体内筛选要求选择一种合适的动物，通过人为的方法能诱导产生需筛选的疾病症状，然后再用药物进行治疗，通过观察减轻或消除疾病症状的程度评价化合物的生物活性大小。各种疾病对动物的选择都有特定的要求，所选动物的疾病相关靶酶或受体尽可能与人类相近，对筛选药物的体内代谢与人类似。有时同一个化合物在不同的动物模型上筛选结果却完全不同，所以建立疾病的动物筛选模型是药理学家的一项十分重要的研究任务。

转基因动物筛选模型是近年来发展起来的新型体内筛选模型。比如利用基因工程技术将人的受体或酶的编码基因取代小鼠的基因，这种转基因小鼠就可表达人的受体或酶，用这种小鼠可以筛选药物对人的受体或靶酶的作用。另外一种方法是改变小鼠的基因使它特别易感染某种疾病（如乳腺癌），这样就可以用这种模型筛选药物以对这种疾病起到预防作用。

体内试验的优点是能观测药物的体内转运和代谢过程，直接观测对疾病的治疗作用，更加接近于人体的试验，为人体的临床研究提供科学依据。但是也存在一定缺点：首要问题是试验周期长、耗费大，所以大量样品的初期筛选不可能用体内试验方法。为提高体内药效筛选的通量，近年来斑马鱼（zebra fish）等模式生物被广泛用作体内药效筛选的替代模型，在新药发现中起到了重要作用[6]。值得注意的是，有些疾病现有的动物体内试验结果与人的临床试验结果相差甚远，原因是多方面的。例如，人与动物对试验药物的体内转运与代谢存在明显的种属差异，人与动物疾病的相关靶标存在差异，所选动物模型存在问题，所观测的症状根本不是原以为的发病机理产生的，而是另外的发病机理所致。体内药效学筛选是新药能否进入临床研究的最重要的一关，建立科学可靠的动物筛选模型，才能提高新药体内筛选结果的可信度，降低临床研究的风险。

1.2.3　先导化合物的发现

在确定了药物靶标和选择好活性筛选方法之后，寻找与设计先导化合物（lead discovery）就成为新药创制研究的下一个主要任务。所谓先导化合物是指具有某种生物活性的新结构化合物，即该类药物研究的起始化合物。先导物的生物活性不一定很强，甚至可能还有许多副作用；先导化合物的化学结构不一定是最新的，但在该生物活性化合物中具有结构新颖性。寻找与设计先导化合物的技术与方法很多，主要的有天然活性物质分离与筛选[7]、内源性活性物质发现、化合物库高通量筛选（high throughput screening，HTS）、化合物数据库的虚拟筛选（virtual screening）[8]、全新药物分子设计（*de novo* drug design）[9]、基于片段的药物设计（fragment-based drug design，FBDD）[10]、现有药物不良反应的放大设计、现有药物的新生物活性发现、意外发现和灵感（serendipity）等。先导化合物发现的方法、技术和案例在很多文献中均有详细介绍，在此不作赘述。

1.2.4　先导化合物的优化

在新药研究过程中，从先导化合物的发现到新药开发还需要经历一个漫长的先导化合物优化设计阶段。通过对先导化合物理化性质和生物学性质的进一步优化，使其生物活性进一步提高，药代动力学（ADME）性质得到改善，毒副作用明显减少，从而得到安全有效、有开发价值的最佳候选药物。先导化合物的发现只是药物创新设计的源头，而先导化合物的优化才是获得最佳药物的关键。因此，研究建立先导化合物优化设计的技术与策略有着十分重要的意义。

1.3　药物（先导化合物）结构优化的方法和策略

随着对生理生化机制的了解，针对某一特定靶点得到了一些疾病治疗的突破性药物，这些药物不仅在医疗效果方面，而且在医药市场上也取得了较大的成功，这些药物通常被称为"原型药物"（prototype drug），也就是所谓的首创类（first-in-class）药物。但原型药物往往在药效学、药代动力学或者毒理学性质方面还存在缺陷，需进行结构优化，这样随之出现了大量药效和原型药物相当或者更优的模仿型药物（"me-too"和"me-better"类药物）。一个原型药物的上市往往会吸引多个厂家参加结构优化的竞争，模仿型药物是支持西方制药工业的主要产品，也成为西方制药工业当仁不让的中流砥柱。追踪国际新上市的药物进行结构优化设计，其设计原则首先要做到规避专利，在确保避开专利保护的前提下，根据此类药物作用的构效关系以及与靶标的作用模式，综合利用生物电子等排、骨架跃迁、基团添加、结构简化、分子杂交、构象限制、前药、软药等各种药物设计方法，结合药物化学经验设计和计算机辅助药物设计技术，以寻找到活性更好、毒性更低或有药代动力学特色的模仿型药物。此种新药研发方法风险小、投资少、周期短、成功率高，是国际上许多制药公司发展壮大的主要途径，也是我们国家现阶段加速新药创制研究的快速途径。上述结构优化方法也是本书要重点介绍的内容。

1.3.1　药物结构优化的主要任务

药物分子进入体内后，必须经过吸收、分布、代谢等复杂的体内转运过程到达作用部位后，才能与靶组织细胞内外的靶分子结合而产生生物效应。药物作用的整个过程大体可分为三个阶段：药剂学阶段、药代动力学阶段、药效学阶段。药物结构优化设计的主要任务就是针对药物体内转运和产生效应的三个阶段，从以下六个方面进行药物的设计：作用靶点结合强度设计、作用靶点选择性设计、提高生物利用度设计、选择性组织分布设计、代谢稳定性设计和代谢激活设计（图1-1）。

这六种设计除作用靶点结合强度设计和作用靶点选择性设计只能利用药物化学的分子设计途径解决外，其余四种设计均可以通过药物化学分子设计和药剂学的释药体系设计两种途径协同实现。

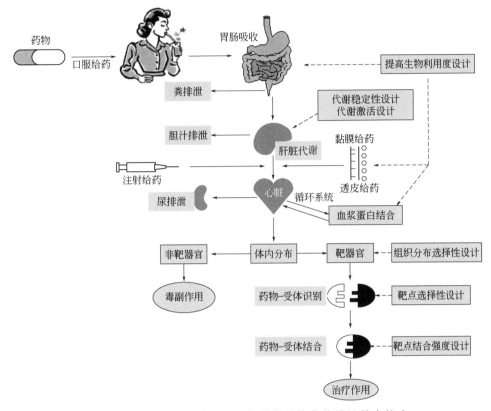

图 1-1　药物作用的体内过程与药物结构优化设计基本策略

1.3.2　药物结构优化的总体策略

近年来，随着生物技术、计算机技术、化学合成技术和活性筛选技术的不断发展，先导化合物优化设计的效率在不断提高，从先导化合物到新药开发的时间也在逐渐缩短。

经典的先导化合物优化设计策略是"连续循环模式"（serial-cyclic model of lead optimization），其基本流程见图 1-2（a）。当确定先导化合物之后，首先要进行药理活性优化设计，其方法是通过经典的结构修饰或计算机辅助设计方法设计与合成先导物的系列衍生物，测定它们与受体的亲和力，建立化合物的构效关系，确定活性必需的基本结构（药效团），通过多次优化筛选出一些活性更高的化合物；然后对这些分子进行体外和体内的药代动力学性质评价，考察化合物进入体内后的吸收、分布、代谢和排泄（ADME）情况，根据需要对化合物进行药代动力学的优化设计，优化的部位往往选择在分子中的非药效团部位，这样在保留生物活性的同时，使其 ADME 性质得到改善；最后再对优选出的化合物进行毒理学性质评价，淘汰那些有潜在毒性的化合物。这样经过几个连续的循环，最后优化得到候选药物，进入新药开发研究阶段。这种先导化合物的优化模式显然需要一个很长的过程，多个循环的大量合成与测试，费时费力，研发成本很高。

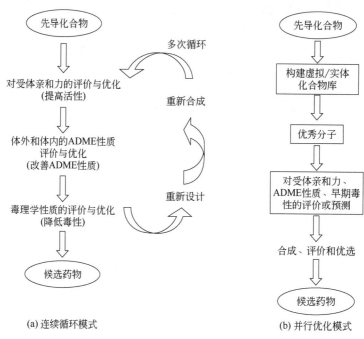

(a) 连续循环模式   (b) 并行优化模式

图 1-2　药物结构优化的连续循环模式（a）和并行优化模式（b）

　　"并行优化模式"（parallel model of lead optimization）[9]是更为高效的结构优化模式，其基本流程见图 1-2（b）。并行优化模式是在确定先导化合物之后，通过构建具有化学多样性的系列衍生物"虚拟组合库"（vitrual combinatorial library）或者"聚焦库"（focused library），然后通过计算机虚拟筛选方法快速评价每一个化合物的生物活性、ADME 性质和毒理学性质，这样可以得到一些各种性质俱佳的"优秀分子"。最后对这些"优秀分子"再进行化学合成和各种生物学评价，从中发现有开发价值的候选药物。由于并行优化模式的大部分工作是在计算机上进行，无疑会大大缩短先导化合物优化的周期和降低新药研究的费用。不过这种优化模式的前提是要有可靠的计算机预测系统与模型，因此其关键技术是建立科学的计算机预测系统和近似真实的生物模拟预测模型。

　　此外，为了加速先导化合物最佳化的进程和提高最佳化的成功率，许多大型制药公司在工作方式和组织结构上都进行了相应调整。如加强化学部门药物化学家（包括组合化学家）与生物学家的紧密合作，以期提高先导化合物优化的效率；让研发部门工艺化学家早期介入以保证后期顺利向生产过渡。新技术的发展和管理模式的完善有望将先导化合物优化周期从 5～7 年降低到 3 年以内。

1.4 药物结构优化过程中的评价参数

1.4.1 生物活性

如前所述，生物活性分为分子水平对离体靶标的活性［一般用半数抑制浓度（IC_{50}）、解离常数（K_i 或 K_d）等表示］、细胞水平的药理活性［一般用 IC_{50}、半数生长抑制浓度（GI_{50}）、最低抑菌浓度（MIC）等表示］和动物水平的体内药效［一般用半数有效剂量（ED_{50}）等表示］。一般要求药物对离体靶标的活性强度和选择性越高越好，但也不能苛求，过高的生物效应也可能带来毒副作用增强的风险，适度抑制产生最佳的治疗指数是评价的标准。细胞水平活性如与分子水平活性具有良好的相关性，说明化合物具有良好的生物膜通透性。反之，则说明化合物膜通透性差，或者存在靶标作用机制与疾病相关性不好等其他问题。整体动物水平体内药效是评价成药性的关键指标，药物在剂量-效应之间应当存在线性关系。

1.4.2 理化性质

主要包括分子量（M）、脂溶性（$\lg P$）、酸碱解离常数（pK_a）、氢键受体数量（HBA）、氢键供体数量（HBD）、可旋转键的柔性键数目（NOR）、极性分子表面积（PSA）等。辉瑞公司（Pfizer）资深药物化学家 Christopher A. Lipinski 于 2001 年提出了"类药五原则"（rule-of-five，RO5）[11]，即一个小分子药物要具备以下性质：① $M \leqslant 500$；② $HBD \leqslant 5$；③ $HBA \leqslant 10$；④ $-5 \leqslant \lg P \leqslant 5$。这样才会有更好的药代动力学性质，在生物体内代谢过程中会有更高的生物利用度，因而也更有可能成为口服药物。RO5 只是一个比较笼统的参考规则，基于 RO5 还衍生出一系列经验规则（例如：类药三原则[12]，Verber 规则[13]等），本书第三部分将结合作者自身研究成果对药物结构优化中的理化性质规则作详细介绍。

1.4.3 药代动力学性质

药代动力学性质是评价药物成药性的重要因素，患者用药的剂量和间隔时间由药代动力学性质和药效性质（PK/PD）共同决定。药代动力学性质反映了药物在机体内被物理或者化学处置随时间变化的规律，是产生药效的前提条件。在新药研发过程中，候选药物是否具有合理的药代动力学性质至关重要。据统计，药代动力学性质不合理是导致候选药物在临床实验阶段失败的重要因素[14]。因此，在新药研发的早期阶段优化药代性能可以提高新药研发的成功率。评价药代动力学性质常用的参数有：生物利用度（F）、半衰期（$t_{1/2}$）、曲线下面积（AUC）、清除率（Cl）、血浆蛋白结合率（%）。鉴于基于动物实验评价药代性质成本高、周期长，目前已有诸多比较成熟的体外筛选模型以及计算机理论预测模型来快速评价 ADME 性质，以提升先导化合物结构优化的效率。例如：基于 Caco-2 细胞模型评价药物的肠吸收，基于肝微粒体实验考察代谢稳定性等。

1.4.4　毒理学性质

药物除了与作用靶标相结合之外，还可以作用于其他非靶标（off target），导致产生毒副作用。药物的毒理学评价是临床前和临床试验研究的重要内容。在新药研发早期阶段优化毒理学性能有助于提高发现候选药物效率和质量。目前，早期毒性评价常用的方法有：①药物设计中避免使用具有亲电试剂性能或产生自由基的"警戒结构"（structure alert）[15]或者"PAINS 结构"（pan-assay interference compounds）[16-18]；②测定化合物对钾离子通道 hERG 的抑制活性，以评估潜在的心脏毒性[19,20]；③测定化合物对细胞色素 P450 蛋白（CYP 蛋白）的抑制活性，以评估潜在的药物-药物相互作用风险[21]。

1.4.5　评估类药性的其他参数

药物（先导化合物）结构优化是一个多维度的整合性分子操作过程，需要平行优化药理、药代、毒理等性质。为了提高结构优化的效率，配体效率（ligand efficiency，LE）[22]等多种综合性参数被用于评估化合物的成药性。药物结构优化过程中，为了增加目标分子的活性，化合物的分子量一般会逐步增加，然而当分子量增加到一定程度后，可能使其水溶性和膜通透性等性质变差，致使体内吸收减少，生物利用度降低。因此，LE 可以表征化合物活性的有效性，突出每个重原子对结合能的贡献。经验性数据表明，候选药物的 LE 值要至少大于 1.26 kJ/mol（0.3 kcal/mol）。其他类似的成药性表征参数见表 1-1[23]。

表 1-1　药物结构优化中的成药性表征参数

指标	定义	适用范围	文献
1. 配体效率（LE）			
LE	$LE = \dfrac{-RT \ln(K_d 或 pK_i)}{N_{heavy}}$	苗头化合物的优选	[24]
BEI	$BEI = \dfrac{pK_i 或 pK_d}{分子量}$	优化的早期阶段	[25]
不依赖于分子尺寸的配体效率（size-independent ligand efficiency，SILE）			

指标	定义	适用范围	文献
FQ	$$FQ = \dfrac{LE}{0.0715 + \dfrac{7.5328}{N_{heavy}} + \dfrac{25.7079}{(N_{heavy})^2} - \dfrac{361.4722}{(N_{heavy})^3}}$$	优化的早期阶段	[26]
%LE	$$\%LE = \dfrac{LE}{\left(1.614^{\lg^2 \frac{10}{N_{heavy}}}\right)} \times 100\%$$		[27]
SILE	$$SILE = \dfrac{-RT\ln(pK_i)}{(N_{heavy})^{0.3}}$$		[28]

2. 配体亲脂性效率（lipophilic ligand efficiency，LLE）

指标	定义	适用范围	文献
LLE	$$LLE = pK_i - \lg P \ （或 \lg D）$$	先导化合物优化中控制脂溶性	[29]
LLE_Astex	$$LLE_{Astex} = \dfrac{0.11 \times \ln 10 \times RT[\lg P - \lg(K_d 或 pK_i 或 IC_{50})]}{N_{heavy}}$$	评价片段的亲脂性效率	[30]
LELP	$$LELP = \dfrac{\lg P}{LE}$$	控制脂溶性和评价类药性	[31]

3. 配体结合的焓效应（enthalpic efficiency，EE）

指标	定义	适用范围	文献
EE	$$EE = \dfrac{\Delta H}{N_{heavy}}$$	焓驱动的活性优化	[32]
SIHE	$$SIHE = \left(\dfrac{\Delta H}{40 \times 2.303 \times RT}\right) \times (N_{heavy})^{0.3}$$	不依赖分子尺寸的配体结合焓贡献评价	[33]

4. 复杂指标（complex metrics）

指标	定义	适用范围	文献
MPO	$\lg P$，$\lg D$（pH=7.4），分子量 M，TPSA，H_{don} 和 pK_a	适用于中枢神经系统药物的优化	[34]
CSE	体外杂泛性和毒性数据，$\lg P$，TPSA 和 pK_a	毒性控制	[35]
DRUG_eff	$$DRUG_{eff} = \dfrac{生物相浓度 \times 100}{剂量}$$	从体外活性估算体内药效	[36]
QED	$$QED = \exp\left(\dfrac{\sum\limits_{i=1}^{n} w_i \ln d_i}{\sum\limits_{i=1}^{n} w_i}\right)$$	类药性的定量估算	[37]

注：BEI—结合效率指数（binding efficiency index）；CSE—化合物安全性评价（compound safety evaluator）；DRUG_eff—药物疗效（drug efficiency）；FQ—匹配质量（fit quality）；IC_50—半数抑制浓度；H_don—氢键供体数目；K_d—解离常数；LELP—脂水分配系数和配体效率的比值；LLE_Astex—Astex 提出的亲脂性效率；MPO—多参数优化（multiparameter optimization）；N_{heavy}—非氢原子数目；pK_a—酸解离常数的对数值；pK_i—抑制常数的对数值；SIHE—不依赖分子尺寸的配体结合焓效率（size-independententhalpic efficiency）；TPSA—拓扑极性分子表面积（topological polar surface area）。

参 考 文 献

[1] Swinney, D. C.; Anthony, J. How were new medicines discovered? *Nat. Rev. Drug Discov.* **2011**, *10*, 507-519.

[2] Hopkins, A. L.; Groom, C. R. The druggable genome. *Nat. Rev. Drug Discov.* **2002**, *1*, 727-730.

[3] Knowles, J.; Gromo, G. A guide to drug discovery: Target selection in drug discovery. *Nat. Rev. Drug Discov.* **2003**, *2*, 63-69.

[4] Bickle, M. The beautiful cell: high-content screening in drug discovery. *Anal. Bioanal. Chem.* **2010**, *398*, 219-226.

[5] Butcher, E. C.; Berg, E. L.; Kunkel, E. J. Systems biology in drug discovery. *Nat. Biotechnol.* **2004**, *22*, 1253-1259.

[6] MacRae, C. A.; Peterson, R. T. Zebrafish as tools for drug discovery. *Nat. Rev. Drug Discov.* **2015**, *14*, 721-731.

[7] Koehn, F. E.; Carter, G. T. The evolving role of natural products in drug discovery. *Nat. Rev. Drug Discov.* **2005**, *4*, 206-220.

[8] Tanrikulu, Y.; Kruger, B.; Proschak, E. The holistic integration of virtual screening in drug discovery. *Drug Discov. Today* **2013**, *18*, 358-364.

[9] Schneider, G.; Fechner, U. Computer-based de novo design of drug-like molecules. *Nat. Rev. Drug Discov.* **2005**, *4*, 649-663.

[10] Rees, D. C.; Congreve, M.; Murray, C. W.; Carr, R. Fragment-based lead discovery. *Nat. Rev. Drug Discov.* **2004**, *3*, 660-672.

[11] Lipinski, C. A.; Lombardo, F.; Dominy, B. W.; Feeney, P. J. Experimental and computational approaches to estimate solubility and permeability in drug discovery and development settings. *Adv. Drug Deliv. Rev.* **2001**, *46*, 23-26.

[12] Congreve, M.; Carr, R.; Murray, C.; Jhoti, H. A 'rule of three' for fragment-based lead discovery? *Drug Discov. Today* **2003**, *8*, 876-877.

[13] Veber, D. F.; Johnson, S. R.; Cheng, H. Y.; *et al*. Molecular properties that influence the oral bioavailability of drug candidates. *J. Med. Chem.* **2002**, *45*, 2615-2623.

[14] van de Waterbeemd, H.; Gifford, E. ADMET in silico modelling: towards prediction paradise? *Nat. Rev. Drug Discov.* **2003**, *2*, 192-204.

[15] Kalgutkar, A. S.; Gardner, I.; Obach, R. S.; *et al*. A comprehensive listing of bioactivation pathways of organic functional groups. *Curr. Drug Metab.* **2005**, *6*, 161-225.

[16] Erlanson, D. A. Learning from PAINful lessons. *J. Med. Chem.* **2015**, *58*, 2088-2090.

[17] Baell, J.; Walters, M. A. Chemistry: Chemical con artists foil drug discovery. *Nature* **2014**, *513*, 481-483.

[18] Dahlin, J. L.; Nissink, J. W.; Strasser, J. M.; *et al*. A PAINS in the assay: chemical mechanisms of assay interference and promiscuous enzymatic inhibition observed during a sulfhydryl-scavenging HTS. *J. Med. Chem.* **2015**, *58*, 2091-2113.

[19] Aronov, A. M. Common pharmacophores for uncharged human ether-a-go-go-related gene (hERG) blockers. *J. Med. Chem.* **2006**, *49*, 6917-6921.

[20] Jamieson, C.; Moir, E. M.; Rankovic, Z.; Wishart, G. Medicinal chemistry of hERG optimizations: Highlights and hang-ups. *J. Med. Chem.* **2006**, *49*, 5029-5046.

[21] Nettleton, D. O.; Einolf, H. J. Assessment of cytochrome p450 enzyme inhibition and inactivation in drug discovery and development. *Curr. Top. Med. Chem.* **2011**, *11*, 382-403.

[22] Hopkins, A. L.; Groom, C. R.; Alex, A. Ligand efficiency: a useful metric for lead selection. *Drug*

Discov. Today **2004**, *9*, 430-431.

[23] Hann, M. M.; Keseru, G. M. Finding the sweet spot: the role of nature and nurture in medicinal chemistry. *Nat. Rev. Drug Discov.* **2012**, *11*, 355-365.

[24] Hopkins, A. L.; Groom, C. R.; Alexander, A. Ligand efficiency: a useful metric for lead selection. *Drug Discov. Today* **2004**, *9*, 430-431.

[25] Abad-Zapatero, C.; Metz, J. T. Ligand efficiency indices as guideposts for drug discovery. *Drug Discov. Today* **2005**, *10*, 464-469.

[26] Reynolds, C. H.; Tounge, B. A.; Bembenek, S. D. Ligand binding efficiency: trends, physical basis, and implications. *J. Med. Chem.* **2008**, *51*, 2432-2438.

[27] Orita, M.; Ohno, K.; Niimi, T. Two 'Golden Ratio' indices in fragment-based drug discovery. *Drug Discov. Today* **2009**, *14*, 321-328.

[28] Nissink, J. W. M. Simple size-independent measure of ligand efficiency. *J. Chem. Inf. Model.* **2009**, *49*, 1617-1622.

[29] Leeson, P.; Springthorpe, B. The influence of drug-like concepts on decision-making in medicinal chemistry. *Nat. Rev. Drug Discov.* **2007**, *6*, 881-890.

[30] Mortenson, P. N.; Murray, C. W. Assessing the lipophilicity of fragments and early hits. *J. Computer-Aided Mol. Design* **2011**, *25*, 663-667.

[31] Keserü, G.M.; Makara, G. M. The influence of lead discovery strategies on the properties of drug candidates. *Nature Rev. Drug Discov.* **2009**, *8*, 203-212.

[32] Ladbury, J. E.; Klebe, G. E. Adding calorimetric data to decision making in lead discovery: a hot tip. *Nature Rev. Drug Discov.* **2010**, *9*, 23-27.

[33] Ferenczy, G. R. G.; Keseru, G. R. M. Enthalpic efficiency of ligand binding. *J. Chem. Inf. Model.* **2010**, *50*, 1536-1541.

[34] Wager, T. T.; Xinjun, H.; Verhoest, P. R.; Anabella, V. Moving beyond rules: the development of a central nervous system multiparameter optimization (CNS MPO) approach to enable alignment of druglike properties. *ACS Chem. Neurosci.* **2010**, *20*, 609-620.

[35] Dack, K. Reducing Attrition Risk: Evolution of an in silico 'Compound Safety Evaluator'. Designing Safer Medicines In Discovery Symposium (Society of Chemical Industry, London, 17 March 2011).

[36] Simone, B.; Dino, M.; Tino, R.; Emiliangelo, R. Drug efficiency: a new concept to guide lead optimization programs towards the selection of better clinical candidates. *Expert Opinion on Drug Discovery* **2010**, *5*, 609-618.

[37] Bickerton, G. R.; Paolini, G. V.; Besnard, J.; *et al*. Quantifying the chemical beauty of drugs. *Nature Chem.* **2012**, *4*, 90-98.

药物结构优化的设计策略

第**2**章
基团替换策略

　　对先导化合物进行基团替换的目的主要有两个：一是提高分子的成药性能，主要包括生物活性、选择性、药代动力学和毒性等方面；二是规避先导化合物的专利，形成新的知识产权。通过研究先导化合物与靶标的作用模式往往会发现，先导化合物的重要官能团可能不是处于最佳的位置，或是先导化合物的重要官能团与靶标的相互作用比较弱。因此，可以通过替换基团的结构修饰方法来增强先导化合物与靶分子的相互作用，提高先导化合物对靶分子的亲和力和选择性。

2.1　基团替换的基本原理和方法

2.1.1　结合基团的替换

　　变换结合基团是一种简单的增强药物-靶标相互作用的方法，通过药物化学经验设计和分子对接等计算方法可以预测更优的结合基团。在变换结合基团的过程中需要考虑合成的可行性，一般避免对原合成路线有大的改动。烷基之间的替换最为常见，一般可以通过甲基、乙基、丙基、丁基、异丙基、异丁基和叔丁基等的变化来考察烷基链的长度和体积对结合的影响。如图 2-1 所示，如果先导化合物的甲基处于靶标活性位点的疏水空腔中，则可以通过分子模拟方法研究空腔的立体特征，这样选择叔丁基为最佳的基团以达到最强的相互作用。对于某些能同时作用于多个同类受体的药物，通过改变烷基会提高选择性，使其专一作用于某一受体。例如肾上腺素（**2-1**）可同时作用于 α-肾上腺素受体和 β-肾上腺素受体，若将其分子中的甲基用异丙基替换得异丙肾上腺素（**2-2**），由于取代基体积的增大，阻碍了其与 α-受体的结合，而使得异丙肾上腺素只对 β-受体有作用（图 2-2）。此外，芳香环和杂环的替换也是较为常见方法，通常可以改变环的大小、杂原子的种类和数目来增强药物与靶标的相互作用。例如，抗真菌新药伏立康唑（voriconazole，**2-4**）主要是将氟康唑（fluconazole，**2-3**）分子中的三唑环用氟代嘧啶替换得到，杂环替换后大大增强了与唑类抗真菌药物作用靶酶——羊毛甾醇14α-去甲基化酶（lanosterol 14α-demethylase，CYP51）的相互作用（图 2-2）。

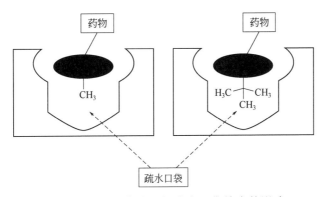

图 2-1　取代基变化对与疏水口袋结合的影响

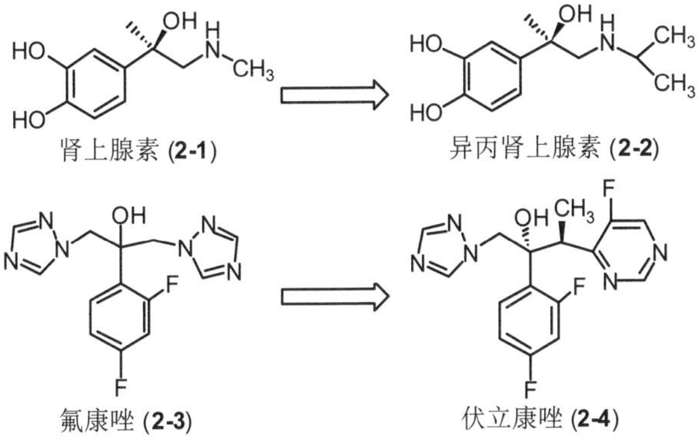

图 2-2　烷基和杂环替换的实例

2.1.2　结合基团位置的变化

在研究先导化合物与靶标的作用模式时，有时发现结合基团并没有处于一个最佳的位置，通过调整结合基团的位置可以增强先导化合物与靶标的结合相互作用。改变结合基团位置的方法有很多（图 2-3），如果与结合基团相连的是烷基链，可以通过烷基链的延长和缩短使结合基团处于一个合理的位置；如果结合基团位于芳香环或基本骨架上，可以将结合基团移至相邻的位置，或是通过扩环或缩环来使结合基团处于合理位置。结合基团位置的变化有时需要合成路线有很大的改动。例如，在抗高血压药物西拉普利（cilazaprilat，**2-6**）的研究过程中，最初发现化合物 **2-5** 为血管紧张素转化酶（angiotensin coverting enzyme，ACE）的高活性抑制剂，其分子结构中氨基和两个羧基负离子是与 ACE 作用的重要结合基团。

以其为先导化合物进行扩环和缩环研究，最后发现七元环时分子与 ACE 具有最强的结合相互作用（图 2-4）。

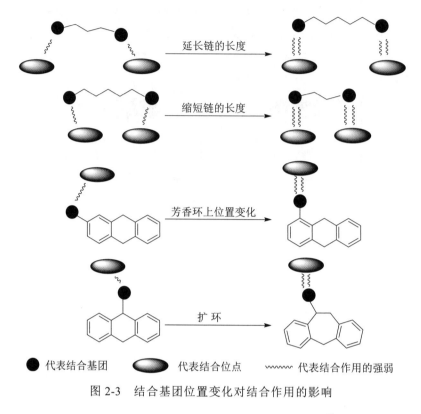

● 代表结合基团　　⬭ 代表结合位点　　〜〜〜 代表结合作用的强弱

图 2-3　结合基团位置变化对结合作用的影响

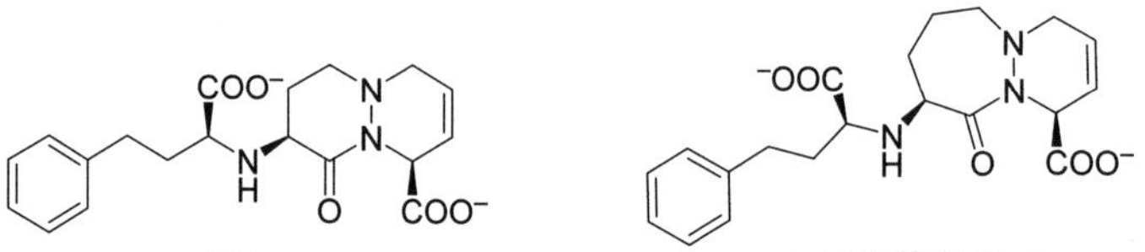

2-5　　　　　　西拉普利 **(2-6)**

图 2-4　通过扩环方法优化 ACE 抑制剂

2.1.3　结合基团电子性质的变化

结合基团的电子性质在药物与靶标的静电相互作用和氢键相互作用中起着非常重要的作用。例如，氨基的可质子化程度决定了其与结合位点羧基负离子之间离子相互作用的强弱。一般来说，氨基的质子化程度越高，其碱性越强，与活性位点羧基负离子的离子相互作用也越强。脂肪胺碱性的强弱是取代基的诱导效应和溶剂化效应共同作用的结果。芳香胺的碱性弱于脂肪胺，芳香环上取代基的电性效应会影响芳香胺碱性的强弱。例如，苯胺对位为供电子基取代时氨基碱性增强，对位为吸电子基取代时氨基碱性减弱。此外，结合基团中氢键受体和氢键供体的电子性质会直接影响其与受体氢键结合的强度。例如，当羰基作为氢键受体时，其氧原子上的电子云密度越高，形成的氢键越强。一般来说，酰胺羰基成氢键能力要强于酮羰基和酯羰基。在先导化合物优化的过程中，将分子中重要酯基用酰胺替换是一种常用的方法。

2.2 基团替换的重要方法：生物电子等排

先导化合物优化的主要目的是提高活性，改善药代动力学性质，降低毒副作用。药物化学家发现，将药物分子结构中某些重要的官能团用性质相似的其他基团替换，往往能达到上述目的，这就是生物电子等排（bioisosterism）原理。生物电子等排已经成为药物结构优化和构效关系研究最为重要的手段，尤其在模拟创新类药物研发中起到至关重要的作用。

2.2.1 生物电子等排的基本概念和发展历程

生物电子等排理论的发展经历了一个较为漫长的过程，其定义的范围也在不断扩大[1]。电子等排（isosterism）概念最早由 James Moir 于 1909 年提出。1919年，Langmuir 对"电子等排体"（isostere）进行了定义，即具有相同数目价电子且电子排列状况也相同的分子、离子或基团称为"电子等排体"。电子等排体之间具有相似的理化性质。例如，电子等排体 N_2 和 CO 的原子数都是 2 个，它们的未成键电子数都是 6 个。表 2-1 列举了常见的电子等排体。

表 2-1 常见的电子等排体

序号	电子等排体	序号	电子等排体
1	H^-，He，Li^+	6	CH_4，NH_4^+
2	O^{2-}，F^-，Ne，Na^+，Mg^{2+}，Al^{3+}	7	CO_2，N_2O，N_3^-，CNO^-
3	S^{2-}，Cl^-，Ar，K^+，Ca^{2+}	8	MnO_4^-，CrO_4^-
4	Cu^{2+}，Zn^{2+}	9	SeO_4^{2-}，AsO_4^{3-}
5	N_2，CO，CN^-		

1925 年 Grimm 提出了氢化物置换规律（hydride displacement law），进一步扩大了电子等排的概念。氢化物置换规律的含义是：从元素周期表第 IV 主族起，任何一种元素当和一个或多个氢原子结合形成的分子或基团称为假原子（pseudoatom）。同一元素与不同数目氢原子形成的各种假原子具有不同的性质，但是和一个氢原子形成假原子的性质与其高一族的元素相似，和两个氢原子形成假原子的性质与其高两族的元素相似。例如，CH 与 N 的性质相似，CH_2 与 O 或 NH 的性质相似。氢化物置换规律可以归纳为表 2-2。

表 2-2　氢化物置换规律

C	N	O	F	Ne	Si	P	S	Cl	Ar
CH	NH	OH	HF		SiH	PH	SH	HCl	
CH_2	NH_2	H_2O			SiH_2	PH_2	SH_2		
	CH_3	NH_3						SiH_3	PH_3
		CH_4							SiH_4

1932 年 Erlenmol/Leyer 将电子等排概念扩展为凡是外层电子数目相同的原子、离子或分子均为电子等排体，具体可见表 2-3。

表 2-3　外层电子数相同的电子等排体

外层电子数				
4	5	6	7	8
N^+	P	S	Cl	ClH
P^+	As	Se	Br	BrH
S^+	Sb	Te	I	IH
As^+		PH	SH	SH_2
Sb^+			PH_2	PH_3

1951 年 Friedman 将电子等排体与生物活性联系起来，提出了生物电子等排和生物电子等排体的概念。Friedman 认为：凡是具有相似生物活性的广义范围内的电子等排体都可以称为生物电子等排体。1991 年，Burg 将生物电子等排概念进一步扩展，他认为凡是具有相似的分子体积、形状和电子分布等物理或化学性质，而生物活性又相似的分子或基团都可以称为生物电子等排体。

2.2.2　生物电子等排的设计策略

采用生物电子等排方法进行基团替换对生物活性所产生的影响在不同的研究对象中往往是不一样的。也就是说，对某个先导结构进行某种基团替换后导致了活性提高，同样的基团替换方法用在另一个先导结构中可能会引起活性的降低或者丧失。因此，基团替换对活性提高或者降低取决于基团的形状、大小、电子性质、极化率、偶极矩、极性、脂溶性、解离常数 pK_a 与作用靶点结合口袋微环境的适配程度，其化学本质是药物-受体的分子识别和相互作用力。

目前，生物电子等排已经成为一种非常实用的药物设计方法。值得注意的是，应用该原理设计得到新化合物的生物活性未必会强于原药，但其往往在选择性、药代动力学性质和毒副作用方面有明显改变。此外，生物电子等排也是避开药品专利保护，形成新知识产权的重要手段。

运用生物电子等排对药物进行结构优化是一项非常具有技巧性的研究工作，并没有可以严格遵循的原则，设计过程中需要综合考虑药物与受体的作用模式、理化性质的变化以及化学合成的可行性。对于一个给定分子究竟选取何种生物电子等排体才能达到最好的效果，这需要根据不同生物体系的特点，再结合药物化学家的经验和进行不断的尝试。本章提供的大量实例可为生物电子等排替换提供设计思路和经验，对具体的课题研究具有指导作用。

2.2.3 生物电子等排体的分类

生物电子等排体分为经典的生物电子等排体（classical bioisostere）和非经典的生物电子等排体（nonclassical bioisostere）两大类[2]。经典的生物电子等排体遵循 Erlenmol/Leyer 对电子等排体的定义，可以分为一价等排体、二价等排体、三价等排体、四价等排体和环等排体五类，具体可见表 2-4。

表 2-4　经典的生物电子等排体

分类	代表性实例
一价等排体	H，—F，—OH，—NH₂，—CH₃，SH，PH₂，Cl，Br，I
二价等排体	—C=S，—C=O，—C=NH，—C=C— —O—，—S—，—Se—，—Te—，—CH₂—，—NH— RCOR'，RCONHR'，RCOOR'，RCOSR'
三价等排体	—CH=，—N=，—P=，—As=
四价等排体	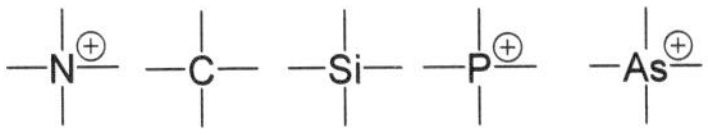
环等排体	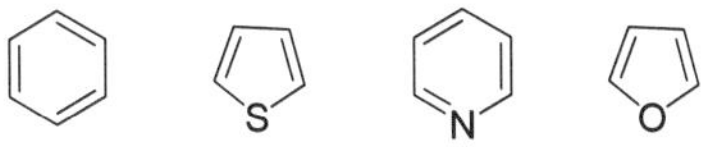

非经典的生物电子等排体是指不符合 Erlenmol/Leyer 定义，但能产生相似或相拮抗生理活性的基团或分子。立体结构、电子性质、疏水性等性质相似的分子或基团也可以看作是非经典的生物电子等排体。常见的非经典的生物电子等排体见表 2-5。

表 2-5　常见的非经典的生物电子等排体

类型	等排体
羰基	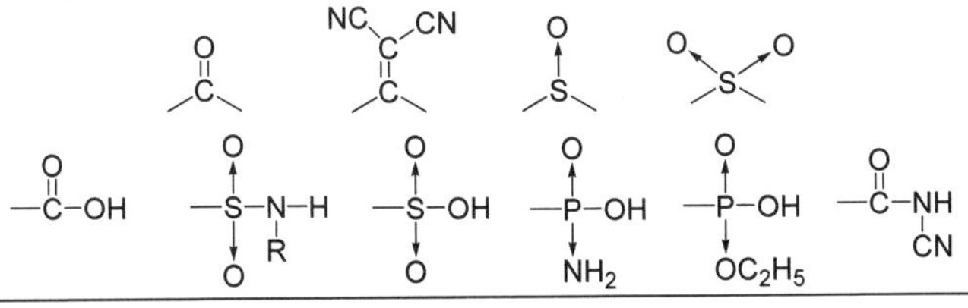
羧酸	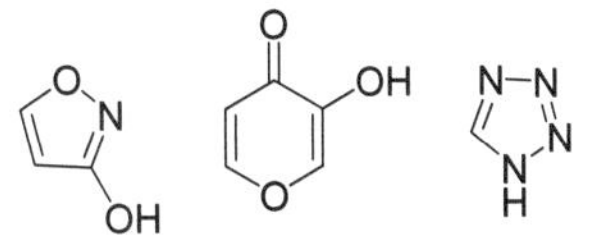
羟基	

类型	等排体
卤素	X，CF$_3$，CN，N(CN)$_2$，C(CN)$_3$
硫醚	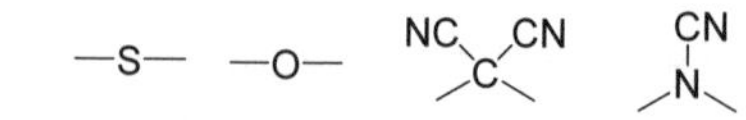
硫脲	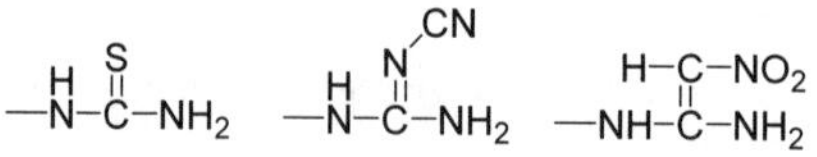
吡啶	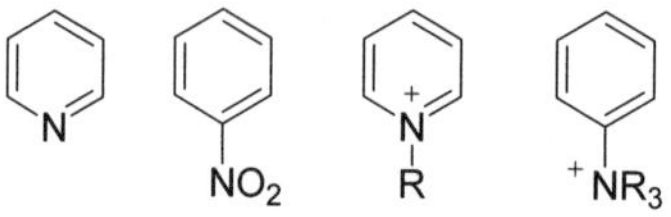
儿茶酚类	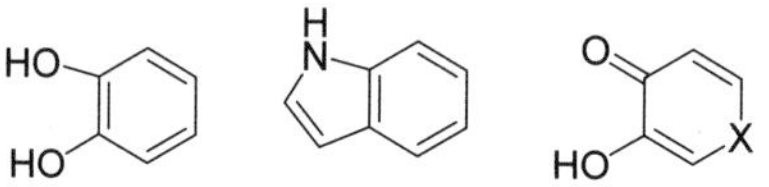

2.3　经典的基团替换方法与研究案例

2.3.1　氢原子的生物电子等排替换方法

2.3.1.1　氟对氢的替换和氟原子特殊的生物学效应

F 与 H 的替换是最为常见的一价电子等排体替换方式。F 与 H 具有相似的原子半径（R_H = 0.12 nm，R_F = 0.135 nm），而且 F 是元素周期表中电负性最强的元素，H 用 F 取代后往往有利于增强药物与作用靶点的电性相互作用。在生理条件下 C—F 键非常稳定，一般不易断裂，因此 H 用 F 取代也会影响药物的代谢性质。

将尿嘧啶（**2-7**）分子中的 H 原子用 F 原子替换后发现了抗肿瘤药物 5-氟尿嘧啶（**2-8**）。5-氟尿嘧啶是胸腺嘧啶合成酶（thymidlate synthase，TS）的抑制剂，由于 C—F 键非常稳定，导致不能有效合成胸腺嘧啶脱氧核苷酸，使 TS 失活，从而抑制 DNA 合成，导致肿瘤细胞死亡（图 2-5）。

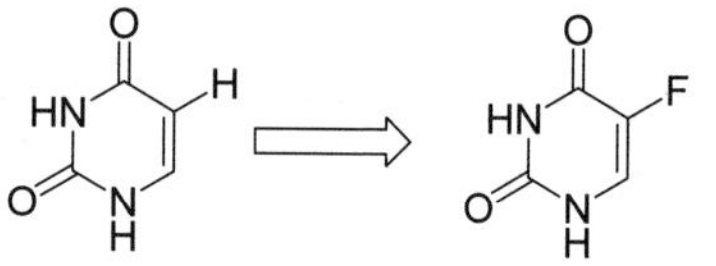

尿嘧啶 (**2-7**)　　　5-氟尿嘧啶 (**2-8**)

图 2-5　基于 F/H 替换研发抗肿瘤药物 5-氟尿嘧啶

氟元素在药物结构中普遍存在，具有特殊的生物学效应。目前，在全球众多的上市药物中，含氟药物就超过 200 个，约占到上市药物的 25%，而且近 10 年含氟药物的数量上升了 10%。在药物结构引入氟原子主要会产生如下效应[3]：①影响药物与靶点的结合。氟原子具有体积小和电负性高的特点，生物靶标对轻度氟化的分子具有与其母体药物相同的识别，且通过电性调节，使药物-母体间的相互作用增强。例如，氟烷基与简单烷基相比，溶剂化作用大大降低，从而使配体与靶酶的结合作用增强。另外，生物体系类可能存在氟介导的弱氢键，但还有待于进一步实验验证。②改变药物的酸碱性（pK_a）。例如，在碱性基团邻近位置引入 F 原子，会降低分子的碱性，从而提高膜通透性和生物利用度。③调节药物的脂溶性。鉴于 F 元素的强吸电效应，在饱和烷烃中引入氟原子或者三氟甲基，会引起脂溶性的降低。而在芳环体系中引入单个或者多个氟取代基，会引起脂溶性的升高。④增强药物的代谢稳定性。氟取代常被用于封闭代谢敏感位点（例如苯环上的氢和甲氧基），以增强药物的代谢稳定性。⑤改变药物分子的构象。引入氟原子对分子构象的影响相对比较小，而引入三氟甲基则会引起较大的构象变化（三氟甲基的范德华半径类似于乙基）。表 2-6 列举了氟代修饰的代表性研究案例，更多的分析和实例可参见综述 [4-7]。然而，具体到某一特定分子，氟取代带来的生物学效应往往是难以预测的。因此，在药物结构优化过程中，"氟取代扫描"（fluorine scan）已经成为一项基础性的常规工作。

表 2-6　氟取代在结构优化中的代表性研究案例

案例解析	文献
	[4, 8]

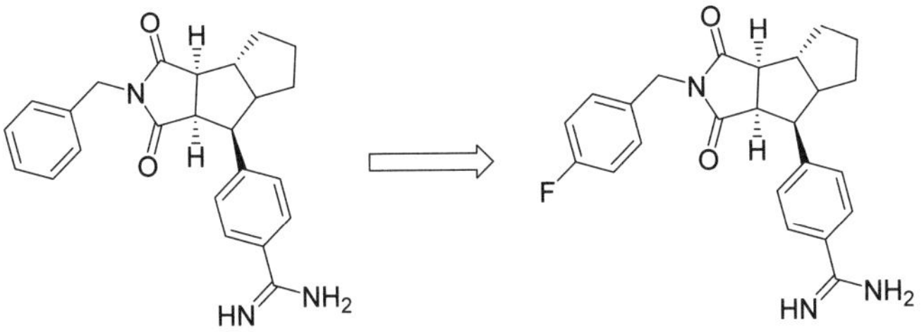

2-9
K_i = 0.31 μmol/L

2-10
K_i = 0.057 μmol/L

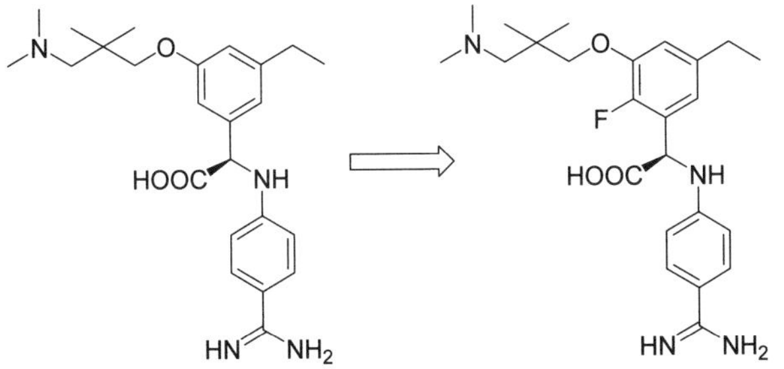

2-11
K_i = 1.6 μmol/L

2-12
K_i = 0.26 μmol/L

案例解析：在凝血酶抑制剂结构优化过程中，将化合物 **2-9** 苯环对位氢原子用氟原子替换后，抑制活性提升了 5.4 倍，主要原因是 C—F 键能与 Asn98 主链羰基形成更强的相互作用（C—F···C=O）。在另一个类似案例中，先导化合物 **2-11** 氟代修饰后活性提约 6 倍。晶体结构复合物显示，氟代后分子构象发生变化，有利于氟原子与 Gly216 的主链 NH 形成弱氢键。

案例解析	文献

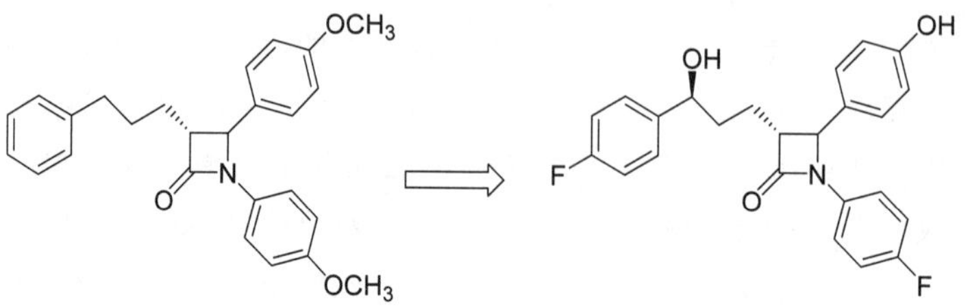

SCH 48461 **(2-13)**　　　　　　依折麦布 **(2-14)**
ED_{50} = 2.2 mg/kg　　　　　　ED_{50} = 0.04 mg/kg

[9]

案例解析： 在胆固醇吸收抑制剂依折麦布（ezetimibe）的研发过程中，用氟原子封闭先导化合物 SCH48461 苯环上两个代谢敏感位点，有效提升了代谢稳定性和体内药效。

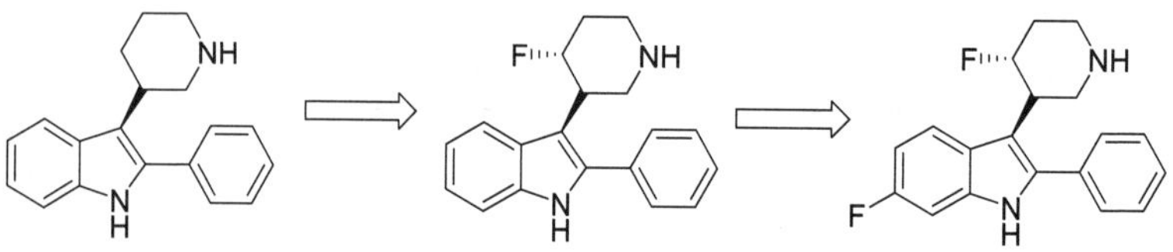

2-15
5-HT_{2A} K_i = 0.99 nmol/L
pK_a = 10.4
生物利用度：差

2-16
5-HT_{2A} K_i = 0.43 nmol/L
pK_a = 8.5
生物利用度：18%

2-17
5-HT_{2A} K_i = 0.06 nmol/L
生物利用度：80%

[10]

案例解析： 在 5-HT_{2A} 受体拮抗剂结构优化过程中，首先在先导化合物 **2-15** 的氨基 γ 位氟代，分子的 pK_a 降低，生物利用度提高。进一步用氟原子封闭吲哚环 6 位代谢敏感位点，化合物 **2-17** 对 5-HT_{2A} 受体的亲和力和生物利用度均得到显著提升。

除了经典的调节靶标结合力、理化性质和代谢稳定性等功能，氟对氢的替换还能够产生构象变换效应。例如，将酰胺氮原子 β-位 C—H 键用 C—F 键替换，可对分子的构象产生影响，从而调节活性。在二肽基肽酶 4（dipeptidyl peptidase-4，DPP-4）抑制剂的优化过程中，在抑制剂 **2-18** 脯氨酸酰胺氮原子 β-位引入 F 原子后，顺式(S)-异构体 **2-19** 的 DPP-4 抑制活性得到提升，而相应反式(S)-异构体 **2-20** 的活性下降约 450 倍（图 2-6）[11]。将该位置进行二氟取代后，衍生物 **2-21** 的抑

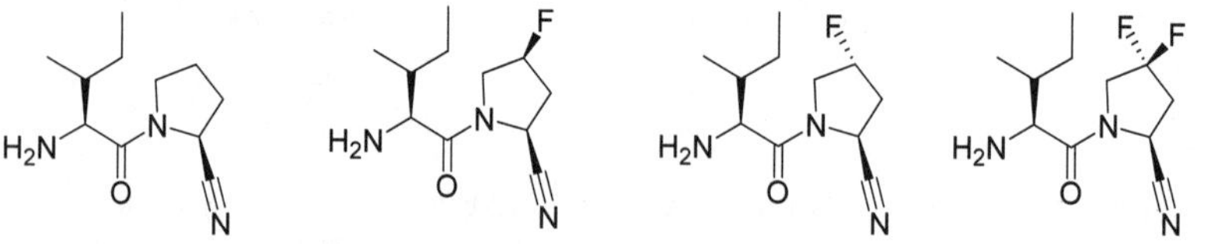

2-18
DPP-4　IC_{50} = 1.5 nmol/L

2-19
IC_{50} = 0.6 nmol/L

2-20
IC_{50} = 290 nmol/L

2-21
IC_{50} = 0.8 nmol/L

图 2-6　氟/氢替换通过调节构象影响 DDP-4 抑制活性

制活性与顺式(S)-异构体 **2-19** 相当。这说明该位置引入 F 原子所产生的活性变化，不单纯是由手性中心产生，而是氟取代基对 C^γ-内式构象的稳定。

随着对氟生物学效应认识的不断深入，有机氟化学合成方法的不断发展，尤其建立药物直接氟代方法（late-stage fluorination）[12,13]，将有助于研发更多作用独特的氟取代药物。含氟上市药物和候选药物的详细总结可参见柳红等撰写的综述文章[14,15]。

2.3.1.2 氯对氢的替换

含有未取代芳环的药物在体内很容易被氧化，与 F/H 替换相类似，用 Cl 替代 H 也可以在维持药物生理活性的基础上提高其在体内的代谢稳定性，延长药物的作用时间。例如苯巴比妥（phenobarbital，**2-22**）分子的苯环对位在体内很容易被氧化为羟基（化合物 **2-23**），而当苯环对位 H 被 Cl 取代后（化合物 **2-24**），则阻断了该氧化代谢过程，延长了药物的作用时间（图 2-7）。

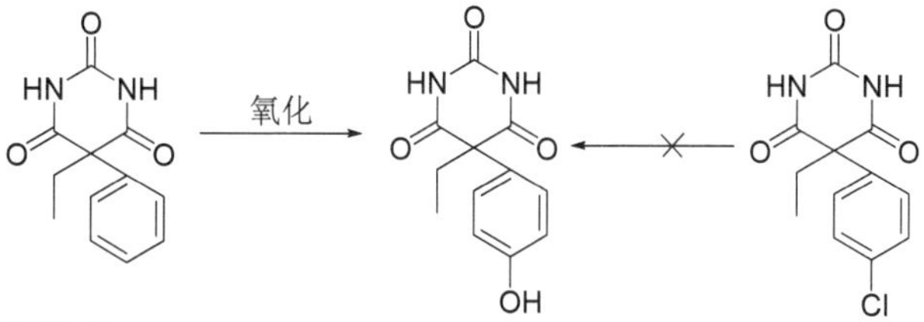

苯巴比妥 (**2-22**)   **2-23**   **2-24**

图 2-7　基于 Cl/H 替换优化镇静催眠药苯巴比妥

2.3.1.3 氘对氢的替换

氘（D）是氢（H）的同位素，用氘对氢的替换在药物设计中有时可以有显著的优势。H 和 D 的理化性质差异很小，但是可以测量的。例如 D 的亲脂性比 H 有轻微的减少，每个 D 原子的摩尔体积比 H 原子小 $0.140\ cm^3$；C—D 键长比 C—H 键长短 $0.005\ \text{Å}$。在酸碱基团相邻位置，用 D 将 H 替换后会轻度增强胺的碱性，降低羧酸和酚的酸性。D/H 替换在药物发现中主要应用于研究药物的代谢途径。近年来研究证实，在药物代谢位点氘代，可在延缓或降低代谢、改善药物的药代动力学性质、降低毒性、抑制差向异构化等方面起到作用。对应于原药，氘代后的药物被称为"重药"（heavy drugs），部分已经在临床试验中显现出治疗优势[16]。氘代在药物结构优化中的应用可参见 Pirali 等撰写的综述[17]。

首先，氘原子取代具有调节代谢的作用。文拉法辛（venlafaxine）是第一个上市的 5-羟色胺/去甲肾上腺素重摄取双重抑制剂，用于治疗抑郁症。文拉法辛的主要代谢途径是 O-去甲基化，其次是 N-去甲基化，并且是 P450 代谢酶 CYP2D6 和 CYP2C19 的底物。SD-254（**2-25**）是文拉法辛的氘代物（图 2-8），氘代后可以使文拉法辛在体外的代谢速率降低 50%。早期的临床研究表明，氘代产物可以增加药物的人体暴露量，减少 *O*-脱甲基代谢产物的生成。CTP-347（**2-26**）是抗抑郁药帕罗西汀（paroxetine）的氘代物。帕罗西汀是 P450 代谢酶 CYP2D6 的底物，其亚甲二氧基部分被氘代后，在体外能够降低被 CYP2D6 代谢降解的概率[18]。

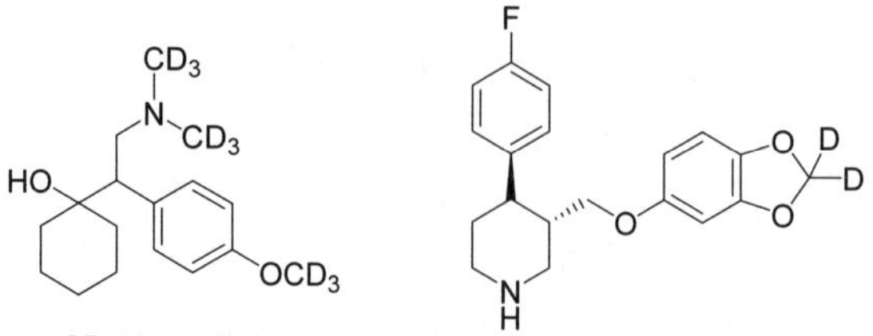

SD-254 (**2-25**)   CTP-347 (**2-26**)

图 2-8　抗抑郁药物文拉法辛和帕罗西汀的氘代物

其次，氘原子取代具有降低毒性的作用。HIV 非核苷类逆转录酶抑制剂（HIV non-nucleside reverse transcriptase inhibitor，NNRTI）依非韦伦（efavirenz，**2-27**），在大鼠体内通过复杂独特的代谢途径，最终形成能够导致肾毒性的谷胱甘肽衍生共轭物 **2-29**。对其不稳定的炔丙基部位的氘代（**2-30**）可有效抑制环丙基羟基代谢物 **2-28** 的生成，减少毒性产物 **2-29** 的生成，从而降低肾毒性[19]（图 2-9）。

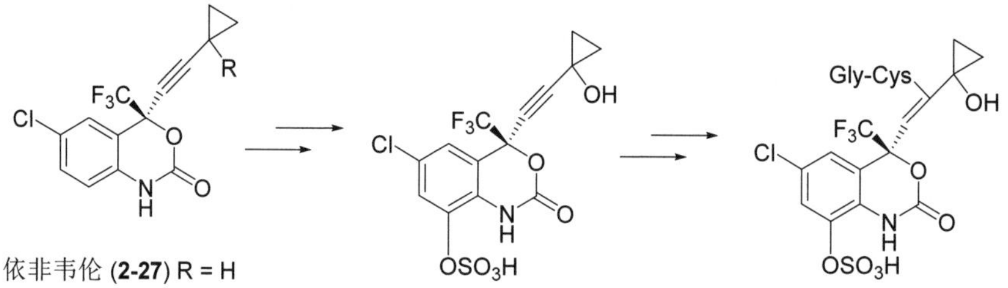

依非韦伦 (**2-27**) R = H
2-30 R = D
2-28
2-29

图 2-9　抗 HIV 药物依非韦伦的代谢途径和氘代修饰

最后，氘原子取代具有影响差向异构的作用。丙型肝炎病毒 NS3 蛋白酶（HCV NS3 protease）抑制剂特拉匹韦（telaprevir，**2-31**）的(*S*)-α-酮酰胺部分在人体血浆中可以外消旋成 *R* 型非对映异构体（**2-32**），生物活性下降 30 倍。将特拉匹韦（K_i = 44 nmol/L）的不稳定中心氘代后，得到 *D*-特拉匹韦（**2-33**），其 K_i 值为 20 nmol/L，并且与置换前相比，在血浆中对外消旋作用的稳定性增加（图 2-10）[20]。

氘代丁苯那嗪片（deutetrabenazine，**2-34**）是第一个获批上市的氘代药物（图 2-11），由以色列梯瓦（Teva）公司研制，于 2017 年被美国 FDA 批准上市，用于治疗与亨廷顿症有关的舞蹈病和成人迟发性运动障碍。氘代丁苯那嗪是丁苯那嗪（tetrabenazine）氘代后的产物，其半衰期明显延长，药代动力学特征得到了明显改善，只需更低的剂量就可达到预期治疗效果。

多纳非尼（donafenib，**2-35**）是全球第二个上市的氘代药物。多纳非尼将索拉非尼分子中吡啶酰甲胺基团上甲基的氢用氘替换，代谢性能得到优化，于2021年批准上市，用于肝细胞癌的治疗。

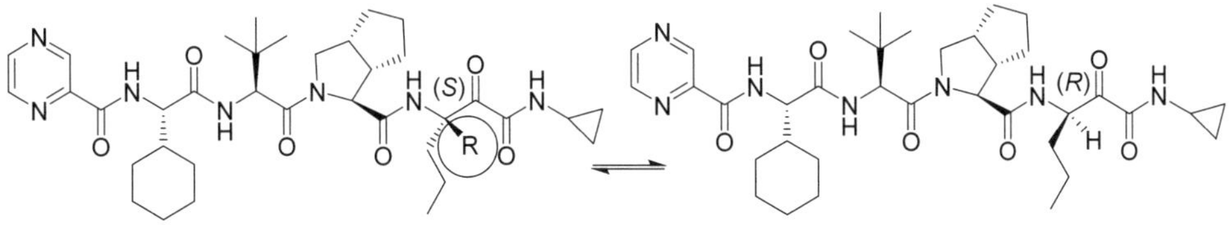

特拉匹韦 (**2-31**) R = H
D-特拉匹韦 (**2-33**) R = D

2-32
(活性降低30倍)

图 2-10   抗病毒特拉匹韦氘代修饰后阻断了差向异构化

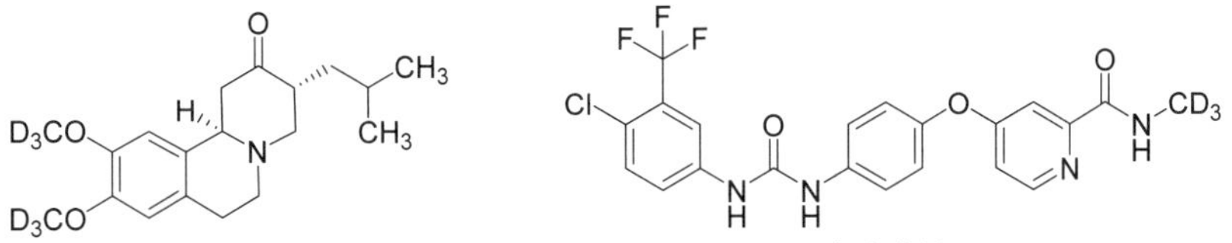

氘代丁苯那嗪 (**2-34**)

多纳非尼 (**2-35**)

图 2-11   上市的氘代药物

2.3.2　碳原子和烷基的生物电子等排替换方法

2.3.2.1　用 O 或 S 替换亚甲基（CH₂）

CH_2、O 和 S 的理化性质见表 2-7，它们的键角和空间结构非常相近，但是电负性和疏水性不同，因此替换后会发生生物活性和代谢性质的改变。

表 2-7　CH_2、O 和 S 的理化性质比较

理化性质	RCH₂—X—CH₂R		
	X = CH₂	X = O	X = S
C—X 键长/Å	1.54	1.43	1.81
CXC 键角/(°)	109.5	111	99
C⋯C 距离/Å	2.51	2.37	2.87
X 原子的范德华半径/Å	2.0	1.40	1.85
疏水性（$\lg P$）	3.39	0.77	1.95
电负性	2.27	3.51	2.32
范德华体积/(cm³/mol)	10.2	3.7	10.8

EP3 受体属于 G 蛋白偶联受体（GPCR）家族，对离子通道、平滑肌收缩等

具有重要的调节作用。Juteau 等设计合成了苯乙烯酰基磺酰胺类选择性 EP3 拮抗剂[21]，构效关系研究发现苯乙烯与萘环之间的连接基团对活性具有重要影响，连接基团为 CH_2（$K_i = 1.1$ nmol/L）、S（$K_i = 6.7$ nmol/L）和 S═O（$K_i = 17$ nmol/L）时对活性有利，如将 CH_2 用 O 替换，活性下降约 150 倍（表 2-8）。连接基团对萘基部分的空间构象有重要影响，从而导致活性产生差别。

表 2-8　EP3 受体拮抗剂的构效关系

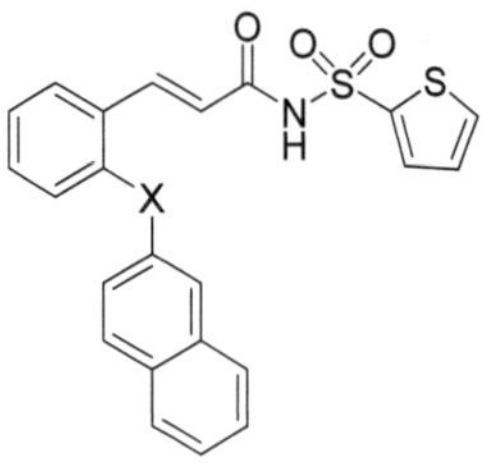

	化合物	X	K_i/(nmol/L)
	2-36	CH_2	1.1
	2-37	O	153
	2-38	S	6.7
	2-39	S═O	17
	2-40	SO_2	2.1
	2-41	OCH_2	9.9

在核苷类抗病毒药物设计中，用 S 原子替换核糖上的 CH_2 是一种常见的修饰方式（图 2-12），例如拉米夫定（lamivudine，**2-43**）。进一步用 F 替换嘧啶碱基上的 H 原子，得到了恩曲他滨（emtricitabine，**2-44**）。

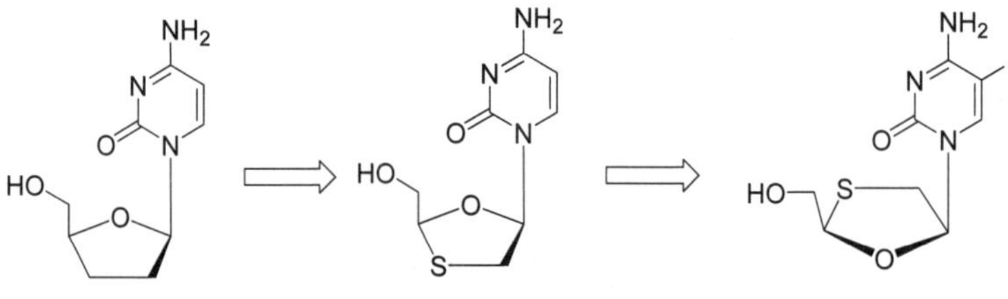

核糖 (**2-42**)　　　　拉米夫定 (**2-43**)　　　　恩曲他滨 (**2-44**)

图 2-12　抗病毒药物的生物电子等排设计

采用类似的方法，将抗菌药物头孢噻啶和头孢克洛环上的—S—用—CH_2—替代后得到了碳头孢噻吩（carbacephalothin，**2-46**）和氯碳头孢（loracarbef，**2-47**），其抗菌效果保持不变，但代谢稳定性显著增强（图 2-13）。

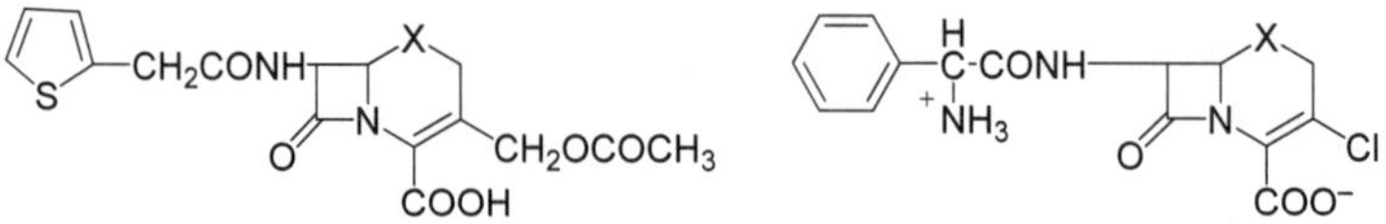

头孢噻啶 (**2-45**)　X = S　　　　头孢克洛 (**2-47**)　X = S
碳头孢噻吩 (**2-46**)　X = CH_2　　　氯碳头孢 (**2-48**)　X = CH_2

图 2-13　抗菌药物头孢噻啶和头孢克洛的结构优化

2.3.2.2 用硅原子替换碳原子

近年来，含硅药物日趋受到重视，用硅原子对碳原子进行替换已经成为一种重要的药物结构优化方法[22]。C 原子和 Si 原子的性质比较见表 2-9，Si 原子的共价半径疏水性比 C 原子大，C—Si 键的键长也大于 C—C 键的键长。Si 原子的电负性低于 C、N、O 原子。在化学键的稳定性方面，Si 原子与 C 原子存在较大差异。Si—OH键稳定性较好，其酸性强于 C—OH 键。Si—H 键在碱性条件下不稳定，Si—O—C 键易水解，Si—N 键在酸性条件下也易水解。Si═Si 双键和 Si≡Si 三键是不稳定的。

表 2-9　C 和 Si 的理化性质比较

性质	碳	硅
共价半径/pm	77	117
C—X 键长/Å	1.54	1.87
电负性	2.50	1.74
疏水性（ClgP）	Ph—C(CH₃)₃：3.97	Ph—Si(CH₃)₃：4.72

一般来说，将先导结构中 C 原子用 Si 原子替换后，活性保持或者略有降低，但在代谢性能方面会产生变化[23]。例如，将镇静催眠药甲丙氨酯（meprobamate，2-49）分子中的═C═用═Si═替代后得到化合物 2-50，二者具有相似的药理活性。德国 Tacke 小组报道了两个 Si/C 替换引起活性升高的研究实例（图 2-14）[24,25]。例如，将类视黄醇 X 受体（retinoid X receptor，RXR）激动剂 SR-11237（2-51）及其类似物的 C 原子用 Si 原子替换后，活性得到明显提高（2-52）。另外，含 Si 化合物 2-54 的活性是 2-53 的 10 倍[24]。通过测定化合物 2-53 和 2-54 与 RXR 的晶体

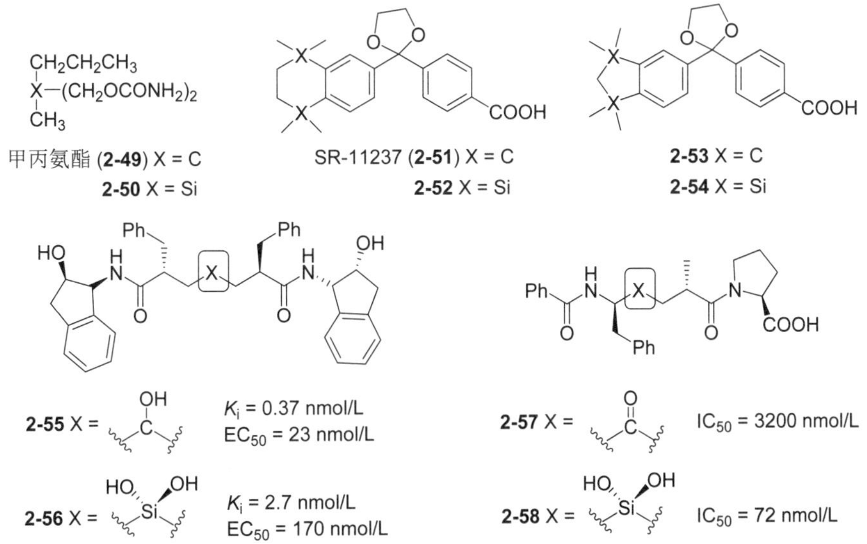

图 2-14　基于碳/硅替换的药物设计

结构复合物发现，含硅二环骨架结构体积增大，可以和 RXR 受体的 H7 螺旋和 H11 螺旋形成新的相互作用，并且对稳定分子在结合口袋的构象起到有利作用[24]。

在蛋白酶抑制剂设计中，硅二醇［—Si(OH)$_2$］可以作为一种化学稳定的水合羰基［—C(OH)$_2$］过渡态模拟物[26]。例如，将 HIV-1 蛋白酶抑制剂 **2-55** 的仲醇结构用硅二醇替换（**2-56**）后，活性有所下降[27]。但是，在血管紧张素转化酶（angiotensin converting enzyme，ACE）抑制剂设计中，将化合物 **2-57** 的羰基用硅二醇替换（**2-58**）后，活性有明显提升[28]。

另外需要说明的是，Si/C 替换后，化学合成路线会有较大的变化，含硅活性分子的合成方法可参见综述［29］。

2.3.2.3　用三氟甲基替换甲基

叔丁基在体内易于发生氧化代谢，将其中一个甲基（CH$_3$）用三氟甲基（CF$_3$）替换可以提高分子的代谢稳定性。而且，由于 CF$_3$ 的范德华体积（39.8 Å^3）大于 CH$_3$ 的（21.6 Å^3），与 CH$_3$CH$_2$（39.8 Å^3）相似，比异丙基（56.2 Å^3）小，因此还可以影响分子的生物活性。例如，神经激肽（neurokinin-1，NK1）受体拮抗剂 **2-59** 的代谢稳定性低，将其叔丁基中一个 CH$_3$ 用 CF$_3$ 替换后，所得化合物 **2-60** 不仅抑制活性有所提高，而且在人肝微粒体（HLM）中的代谢稳定性（用固有清除率 Cl$_{int}$ 表示）有明显提高（图 2-15）[30]。

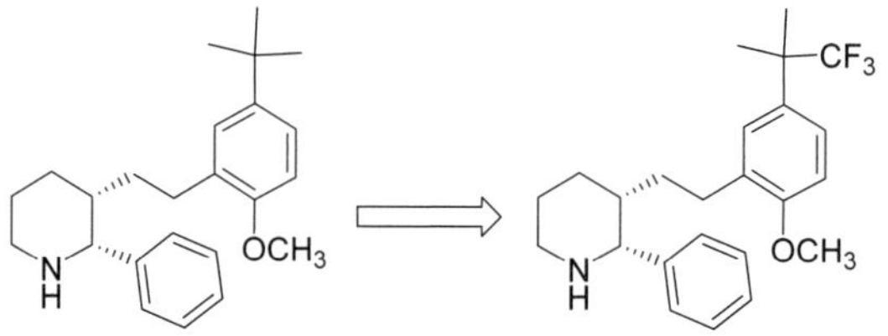

2-59
NK1　IC$_{50}$ = 0.6 nmol/L
HLM Cl$_{int}$ = 87.9 μL/(min·mg)

2-60
NK2　IC$_{50}$ = 0.3 nmol/L
HLM Cl$_{int}$ = 44.7 μL/(min·mg)

图 2-15　甲基用三氟甲基替换以提升代谢稳定性

同样，异丙基也可以用 CF$_2$ 来替换。先导化合物 **2-61** 是老年性痴呆药靶 γ-分泌酶（γ-secretase）抑制剂，将其环上 CH$_2$ 部分用偕二甲基替换后（**2-62**），细胞水平降低 Aβ 蛋白的活性提升近 10 倍，但是在人和小鼠肝微粒体中代谢稳定性不好。将偕二甲基（异丙基）部分用 CF$_2$（**2-63**）替换后，活性进一步提高近 4 倍，而且代谢血稳定性也有明显提高（表 2-10）[31]。进一步优化化合物 **2-63** 的环丙基酰胺部分，发现化合物 **2-64** 虽然分子水平的抑酶活性有所降低（IC$_{50}$ = 30 nmol/L），但在口服 20 mg/kg 剂量下显示了体内活性（表 2-10）。

表 2-10　二氟甲基和异丙基替换对 γ-分泌酶抑制剂活性和代谢稳定性的影响

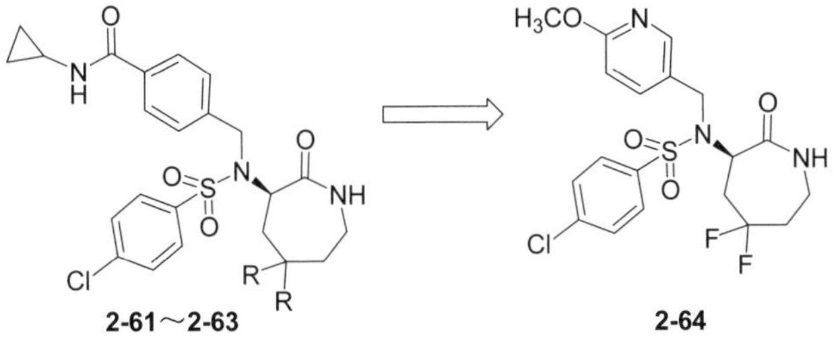

2-61～2-63　　2-64

化合物	R	IC_{50}/(μmol/L)	Cl_{int}/[μL/(min・mg)]	
			人	小鼠
2-61	H①	0.17	—	—
2-62	CH_3	0.015	36	655
2-63	F	0.004	1.9	2.2

① 消旋体的活性数据。

2.3.2.4　用氯、碘替换甲基

口服降血糖药物甲苯磺丁脲（tolbutamide，**2-65**）分子中的 CH_3 用 Cl 替换，并把丁基改为丙基后得到氯磺丙脲（chlorpropamide，**2-66**），这样改造后药物的半衰期延长，毒性也得到了降低（图 2-16）。

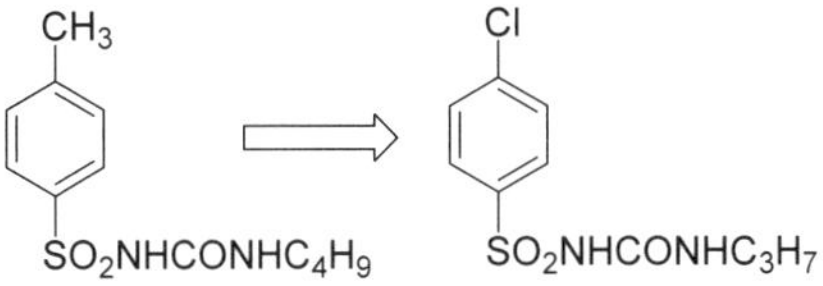

甲苯磺丁脲 (**2-65**)　　氯磺丙脲 (**2-66**)

图 2-16　基于氯/甲基替换优化降血糖药甲苯磺丁脲

碘苷（idoxuridine，**2-68**）是 1962 年 FDA 批准第一个临床有效的抗病毒核苷类化合物。碘苷是将胸苷（**2-67**）5 位的甲基用碘替代得到（图 2-17），碘原子的范德华半径为 0.215 nmol/L，和甲基的半径 0.2 nmol/L 相近，因此，碘苷可和胸苷竞争性抑制病毒胸苷酸合成酶和胸苷磷酸化酶，阻碍病毒 DNA 的合成。

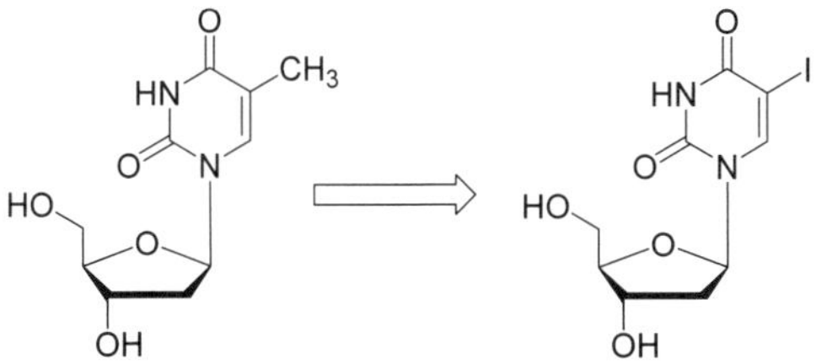

2-67　　碘苷 (**2-68**)

图 2-17　基于碘/甲基替换研发抗病毒药物碘苷

2.3.2.5　用氨基替换甲基

在选择性 COX-2 抑制剂的研发过程中，先导化合物 SC-58125（**2-69**）对 COX-2/COX-1 的选择性超过了 1000 倍，但是其半衰期（$t_{1/2}$）长达 211 h，在体内易蓄积，从而产生毒性。这样，对 SC-58125 的结构优化需要降低其代谢稳定性。Penning 等将 SC-58125 结构中两个代谢不敏感基团替换为代谢敏感基团，得到非甾体类抗炎药赛来昔布（celecoxib，**2-70**）[32]。首先，将分子中与砜相连的甲基用氨基替换，所得磺酰胺基团在体内易发生 Ⅱ 相代谢反应，被葡萄糖醛酸化。其次，用氟或者氯替换苯环对位的甲基是一种常见的增强代谢稳定性设计方法，在这里反其道而行之，将氟替换为甲基，从而易被肝脏细胞色素 P450 酶系氧化代谢（图 2-18）。与 SC-58125 相比，赛来昔布的 $t_{1/2}$ 降低到 8～12 h，该药由辉瑞公司开发，于 1998 被美国 FDA 批准上市。

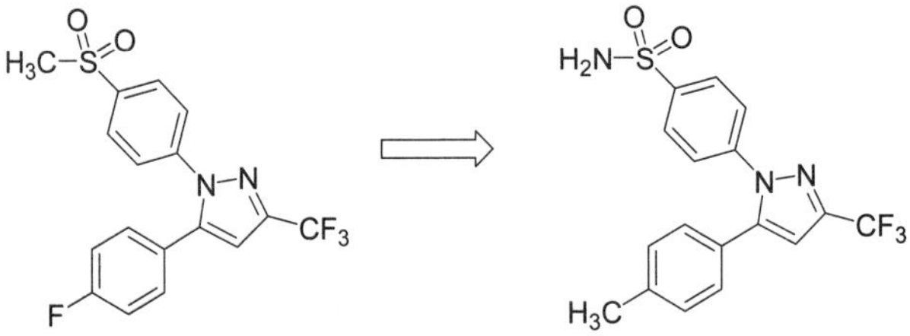

SC-58125 (**2-69**)
$t_{1/2}$ = 211 h

赛来昔布 (**2-70**)
$t_{1/2}$ = 8～12 h

图 2-18　基于氨基/甲基替换的降低代谢稳定性设计

2.3.2.6　用环丙基替换直链烷基

环丙基是药物分子中常见的基团（图 2-19），例如抗菌药环丙沙星（ciprofloxacin，**2-71**），抗病毒药物阿巴卡韦（abacavir，**2-72**）、萘韦拉平（nevirapine，**2-73**）和地拉韦定（delavidine，**2-74**）均含有环丙基结构。采用环丙基替换烷基可以改变烷基的立体构象和疏水性，考察是否与受体结合位点的疏水口袋形成更为合理的相互作用。另外，环丙基的引入有助于提高代谢稳定性。

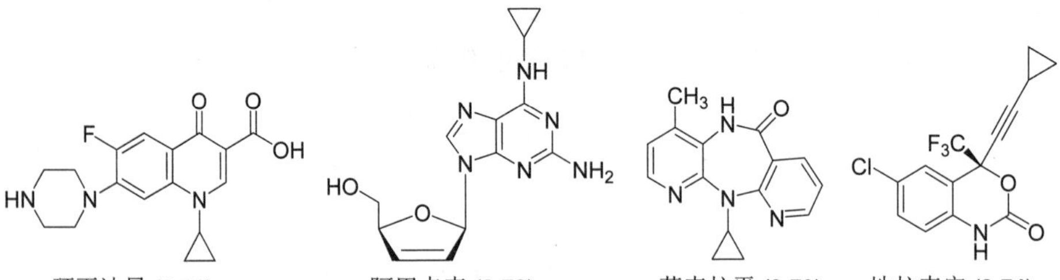

环丙沙星 (**2-71**)　　阿巴卡韦 (**2-72**)　　萘韦拉平 (**2-73**)　　地拉韦定 (**2-74**)

图 2-19　含有环丙基的代表性药物

Yu 等设计合成了一类呼吸道合胞病毒（respiratory syncytial virus，RSV）融合

抑制剂（表 2-11）[33]。当氮原子上被异丙烯基（**2-75**）、异丙基（**2-76**）、叔丁基（**2-77**）、环丁基（**2-79**）取代时，对 RSV 病毒均具有较好的抑制效果。但是，上述分子在人肝微粒体中代谢稳定性差，半衰期范围是 4～11 min。当取代基为环丙基时，化合物 **2-78** 不仅具有最佳的病毒抑制活性，代谢稳定性也大幅提高，半衰期提高至 39 min，而且在人克隆结肠腺癌细胞 Caco-2 模型中显示了良好的细胞通透性。

表 2-11　RSV 抑制剂中 *N*-取代基对活性和药代性质的影响

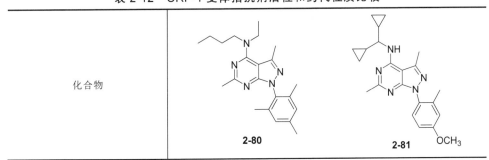

化合物	R	EC$_{50}$/(nmol/L)	HLM $t_{1/2}$/min	Caco-2 /[nmol/(L · s)]	Clg*P*
2-75		3	11	230	2.02
2-76	—CH(CH$_3$)$_2$	4	7.4	169	2.21
2-77	—C(CH$_3$)$_3$	3	4.0	214	2.61
2-78		1	39	181	1.72
2-79		16	4.6	168	2.28

　　化合物 **2-80** 是促肾上腺皮质激素释放因子（corticotropin releasing factor-1，CRF-1）受体拮抗剂，但是在人肝微粒体（HLM）中代谢稳定性差。将其烷基侧链换为双环丙基侧链后，化合物 **2-81** 对 CRF-1 受体的活性得以保持，Clg*P* 值下降了 1.75 个单位，并且代谢稳定性提高（表 2-12），在肝微粒体中固有清除率（Cl$_{int}$）下降到小于 11 mL/(min · mg)[34]。

表 2-12　CRF-1 受体拮抗剂活性和药代性质比较

化合物	**2-80**	**2-81**

K_i/(nmol/L)	9	32
ClgP	6.75	5.0
HLM Cl$_{int}$/[mL/(min·mg)]	>320	<11

2.3.3　羟基的生物电子等排体

2.3.3.1　羟基与氨基、巯基的互换

氨基与羟基具有相似的空间结构特征,而且都可以作为氢键供体和氢键受体,因此羟基与氨基的互换是一种非常有效的基团替换设计方法（见图 2-20）。

例如,将叶酸（**2-82**）分子中的羟基用氨基替换后发现了抗肿瘤药物氨基蝶呤（aminopterin,**2-83**）。由于羟基与氨基具有相似的形状和氢键结合能力,氨基蝶呤可作为二氢叶酸还原酶的竞争性抑制剂,使四氢叶酸合成受阻,从而产生抗肿瘤活性。

羟基和巯基的互换也是一种常见的替换方法,由于在很多药物分子中存在酮式和醇式的互变异构,因此也可以看作是 O 和 S 的互换（见图 2-20）。例如,将鸟嘌呤（guanine,**2-84**）分子中羰基的 O 用 S 替代后得到抗肿瘤药物 6-巯基鸟嘌呤（6-thioguanine,**2-85**）。6-巯基鸟嘌呤在体内可以转化为硫代鸟嘌呤核苷酸（TGRP）,阻止嘌呤核苷酸的相互转换,影响 RNA 和 DNA 的合成。TGRP 还可以掺入到 DNA 和 RNA 中,阻止 DNA 的复制。

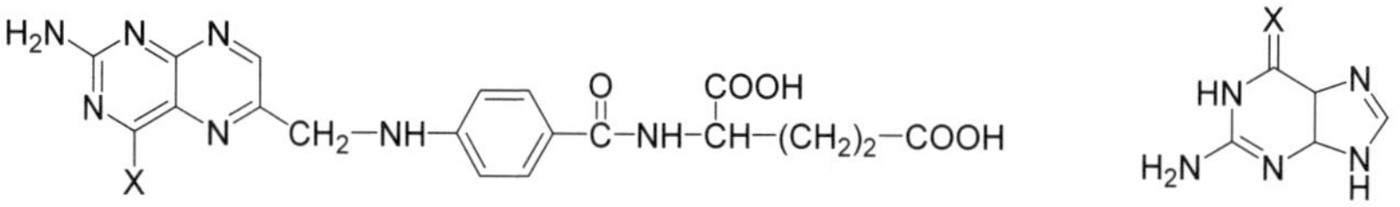

叶　酸 (**2-82**)　　X = OH
氨基蝶呤 (**2-83**)　　X = NH₂

鸟嘌呤 (**2-84**)　　X = O
6-巯基鸟嘌呤 (**2-85**)　　X = S

图 2-20　基于羟基、氨基、巯基互换的药物设计

在对二氢嘧啶类 Ca^{2+} 通道阻滞剂的研究中发现,将分子中羰基的 O 用 N 取代后,只产生相似的活性,而 O 用 S 取代后,活性则提高了 8 倍多（表 2-13）。这是因为 O 原子和 N 原子的范德华半径相似,而 S 原子的范德华半径较大,在空间距离上与 Ca^{2+} 通道形成氢键的能力更强。

表 2-13　Ca^{2+} 通道阻滞剂的构效关系

化合物	X	范德华半径/Å	IC$_{50}$/(nmol/L)
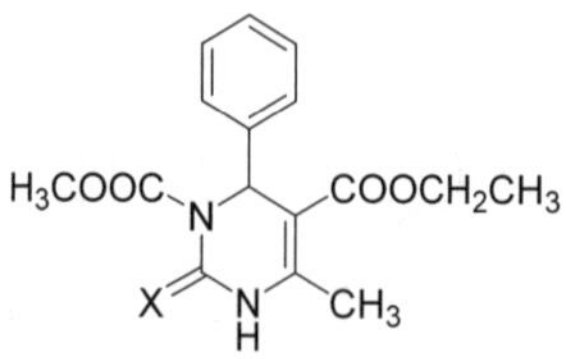 **2-86**	O	1.40	140
2-87	N	1.50	160
2-88	S	1.85	17

环氧酶（cyclooxygen，CO）和 5-脂氧酶（5-lipooxygenase，5-LO）的双重抑制剂有望成为安全性更好的非甾体类抗炎药物。在对先导化合物 **2-89** 结构优化过程中，当分子中羟基用氨基替换时（**2-90**），其对 5-脂氧酶的活性提高，而对环氧酶的活性基本不变。当羟基用巯基替换时（**2-91**），其对 5-脂氧酶和环氧酶的活性均得到了提高。通过比较 N、O、S 的电负性和原子体积发现，电负性的变化可能影响其对 5-脂氧酶的活性，而原子体积的变化可能影响其对环氧酶的活性（表 2-14）。

通过上面的实例可以发现，羟基、氨基、巯基之间的互换应综合考虑原子体积、电负性和形成氢键的能力。

表 2-14　环氧酶（CO）和 5-脂氧酶（5-LO）双重抑制剂的构效关系

	化合物	X	电负性	IC_{50}/(μmol/L)	
				5-LO	CO
	2-89	OH	3.51	1.4	0.35
	2-90	NH_2	2.61	0.77	0.39
	2-91	SH	2.32	0.38	0.012

2.3.3.2　叠氮基对羟基的替换

齐多夫定（zidovudine，**2-93**）是第一个上市的抗艾滋病药物，是 HIV 逆转录酶抑制剂。脱氧胸腺嘧啶核苷（**2-92**）是 HIV 逆转录酶的底物，将其核苷的 3′ 位羟基（—OH）被叠氮基（—N_3）取代后，得到齐多夫定（图 2-21）。

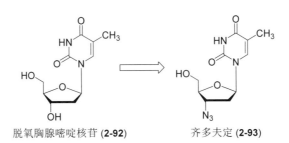

脱氧胸腺嘧啶核苷 (**2-92**)　　　　　齐多夫定 (**2-93**)

图 2-21　基于羟基/叠氮基替换研发抗病毒药齐多夫定

2.3.4　杂原子（氧、氮、硫）的替换

杂原子（例如—O—、—S—、—NH—和—CH_2—）之间常可以相互替换，这些等排体的键角和空间结构非常相近，但是电负性和疏水性不同，因此替换后会发生生物活性的改变（图 2-22）。例如，局麻药普鲁卡因（procaine，**2-94**）的麻醉作用要强于普鲁卡因胺（procainamide，**2-95**），这是因为普鲁卡因分子中酯羰基的极化程度高于普鲁卡因胺分子中芳香酰胺上的羰基。普鲁卡因胺一般作为抗心律失常药物使用，由于分子中的芳香酰胺不易被水解，因此其稳定性要高于普鲁卡因。

将 H$_1$ 受体拮抗剂苯海拉明（diphenyldramine，**2-96**）分子中的—O—用—NH—替代后得到苯阿拉明（**2-97**），然后将一个苯环移到氨基氮原子上发现了强效抗组胺药安替根（antergan，**2-98**）。进一步用吡啶替代安替根氮原子上的苯环，再在另一个苯环对位引入甲氧基，得到抗组胺药新安替根（neo-antergan，**2-99**）。

将抗精神失常药氯丙嗪（chlorpromazine，**2-100**）分子中的—S—用—CH$_2$CH$_2$—替代后发展了抗抑郁药丙咪嗪（imipramine，**2-101**）。丙咪嗪分子中的—N—CH$_2$—进一步用—C=C—替代得到阿咪替林（amitriptyline，**2-102**）。将阿咪替林分子七元环中的—CH$_2$—用—O—替代发现了治疗抑郁症及神经官能症的药物多塞平（doxepin，**2-103**）。

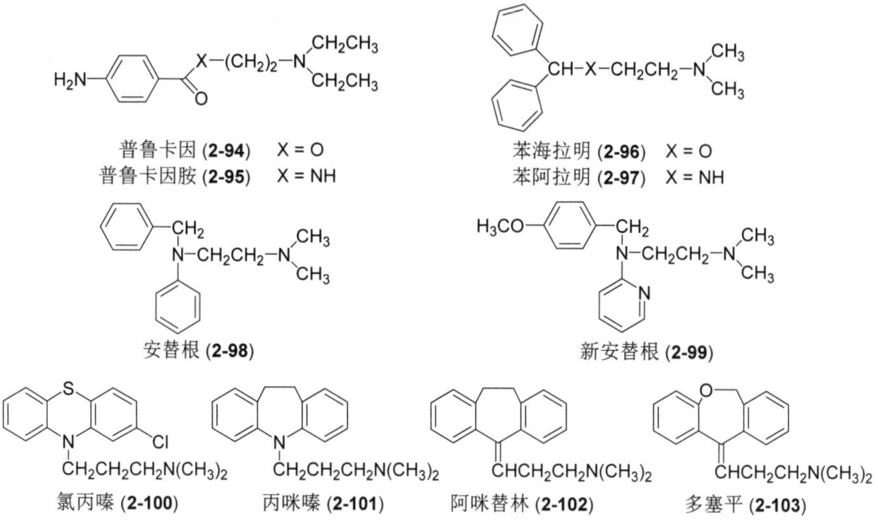

图 2-22　基于杂原子置换的代表性新药研发案例

2.3.5　羰基的替换方法

羰基（C=O）通常可以或硫羰基（C=S）或亚胺（C=N）进行互换。例如，表 2-15 中结构通式，当 X 部分分别用二价等排体 S、O 和 Se 取代时，具有抗病毒活性。在小鼠 Semliki Forest 病毒模型中，对于 S 取代类似物 **2-104**，小鼠的存活率要高于 O 或 Se 取代物（表 2-15）。

表 2-15　嘌呤类核苷类似物的构效关系

	化合物	X	存活率/%
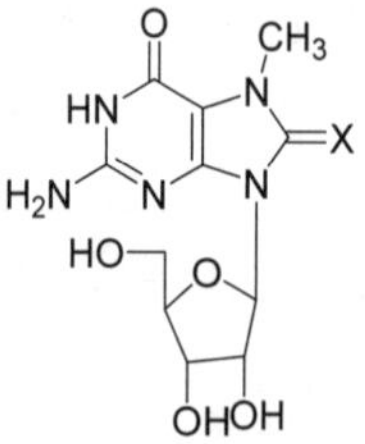	**2-104**	S	83
	2-105	O	67
	2-106	Se	67

2.3.6 叔胺和季铵盐的替换方法

叔胺 N 原子用 C 原子替换在药物结构优化中广泛应用（图 2-23）。例如，将抗组胺药新安替根（2-99）分子侧链—N＝用—CH＝替代，同时苯环对位—OCH₃用 Cl 替代得到氯苯那敏（chlorophenamine，2-107）。氯苯那敏抗组胺作用比新安替根强，持续时间短，而且催眠的副作用大大减少。

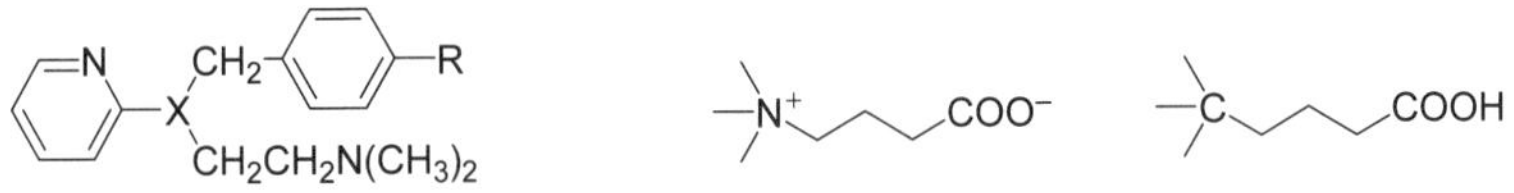

新安替根 (2-99)　X = N, R = OCH₃
氯苯那敏 (2-107)　X = CH, R = Cl

2-108
$K_i = 4.0 \text{ mmol/L}$

2-109
$K_i = 2.6 \text{ mmol/L}$

图 2-23　基于碳/氮置换的代表性新药研发案例

肉毒碱脂酰基转移酶（carnitine acyltransferase）能促进脂酰 CoA 将脂酰基转移到肉毒碱生成脂酰肉毒碱，其选择性抑制剂有望应用于治疗糖尿病和心脏病。肉毒碱类似物是肉毒碱脂酰基转移酶抑制剂，对其构效关系研究发现，将化合物 2-108 分子中的＝N⁺＝用＝C＝代替后，所得化合物 2-109 对酶的动力学常数略有降低。

α-生育酚（α-tocopherol）类似物具有抑制心脏组织脂质自动氧化的作用。对该类化合物的构效关系研究发现，分子中季铵离子部分采用不同的四价生物电子等排体替代后，体外和体内活性基本维持不变（表 2-16）。

表 2-16　α-生育酚类似物的构效关系

	化合物	X	$IC_{50}/$ (μmol/L)	$ID_{50}/$ [μmol/(L · kg)]	IC_{50}/ID_{50}
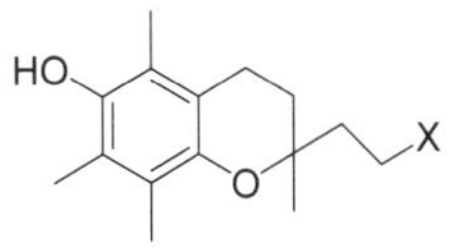	**2-110**	—N⁺(CH₃)₃	19	11	1.7
	2-111	—P⁺(CH₃)₃	10	8	1.3
	2-112	—S⁺(CH₃)₂	7	6	1.3

2.4　非经典的基团替换方法与研究案例

非经典的基团替换设计主要通过模拟基团的空间效应、电性效应和理化性质等因素的相似性，来实现药物活性的提高或其他性质的改善。

2.4.1　羟基

2.4.1.1　羟基的非经典生物等排体

羟基的非经典生物电子等排体主要有—CH₂OH、—NHCONH₂、—NHCOCH₃、—NHSO₂CH₃ 和—NHCN，可根据药物作用靶点的性质来选择具有适当体积和电性效应的等排体进行设计。各种等排体的主要性质参数见表 2-17。

表 2-17 酚羟基非经典生物电子等排体的芳香取代基常数

等排体	Hammett 电性常数（σ_p）	疏水性常数（π）	分子折射率
—OH	−0.37	−0.67	2.85
—CH_2OH	0.00	−1.03	7.19
—$NHCONH_2$	0.24	−1.30	13.72
—$NHCOCH_3$	0.00	−0.97	14.93
—$NHSO_2CH_3$	0.03	−1.18	18.17
—NHCN	0.06	−0.26	10.14

例如，异丙肾上腺素（**2-113**）具有支气管扩张作用，可用于治疗哮喘，但它不是选择性的 β-肾上腺素受体激动剂，而且其苯环 3 位酚羟基在体内很容易被甲基化。将异丙肾上腺素苯环的 3 位酚羟基用非经典生物电子等排体替换后（图 2-24），发现了选择性 β-肾上腺素受体激动剂沙丁醇胺（salbutamol，**2-114**）、索特瑞醇（soterenol，**2-115**）和脲喘宁（carbuterol，**2-116**），而且它们在体内的代谢稳定性得到提高，作用时间延长。

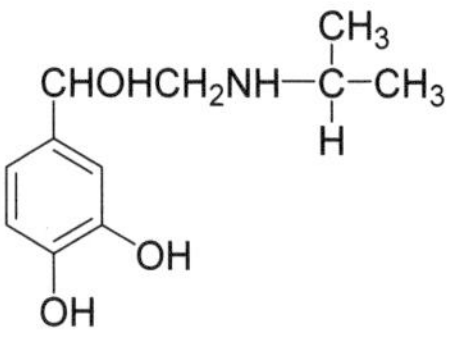

异丙肾上腺素 (**2-113**)

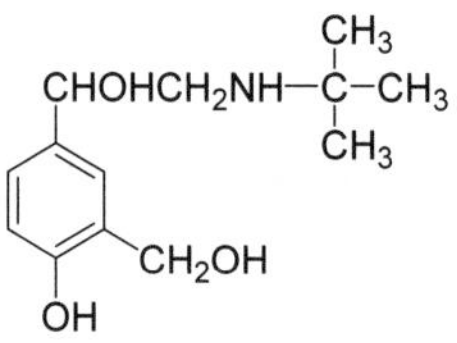

沙丁醇胺 (**2-114**)

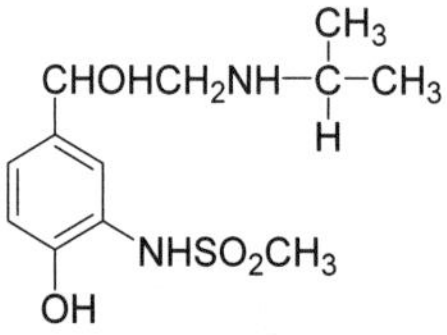

索特瑞醇 (**2-115**)

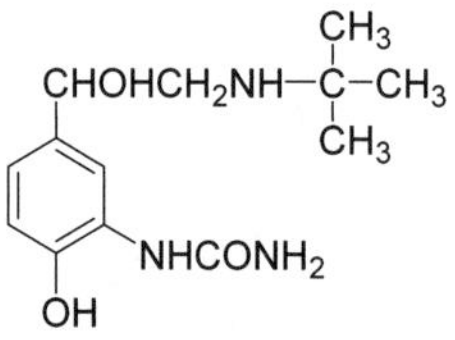

脲喘宁 (**2-116**)

图 2-24 异丙肾上腺素的结构优化设计

酚羟基除了可以用上述的等排体替换外，还可以通过成环进行修饰。例如，抗高血压药物拉贝洛尔（labetalol，**2-117**）的酚羟基可以通过吡咯替代得到其吲哚类似物 **2-118**（图 2-25）。化合物 **2-118** 具有与拉贝洛尔相当的降压效果，但不会影响心率。将其吲哚环的 NH 甲基化后会导致活性消失，这说明吲哚环的 NH 可以模拟酚羟基与 β-肾上腺素受体形成氢键。拉贝洛尔由于酚羟基的存在使整个分子呈酸性，而化合物 **2-118** 呈近中性，pK_a 值的变化可能是化合物 **2-118** 在发挥降血压作用的同时并不影响心率的原因。

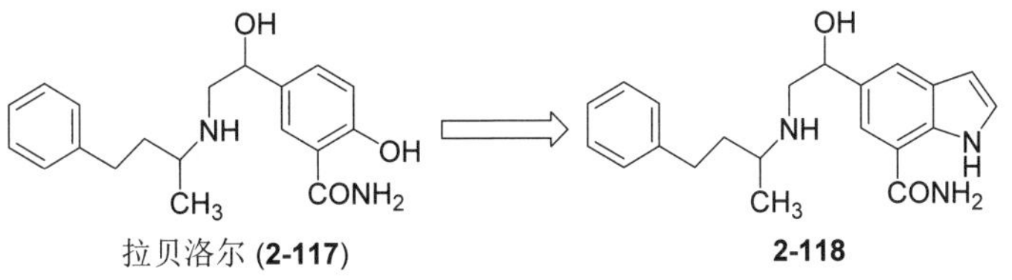

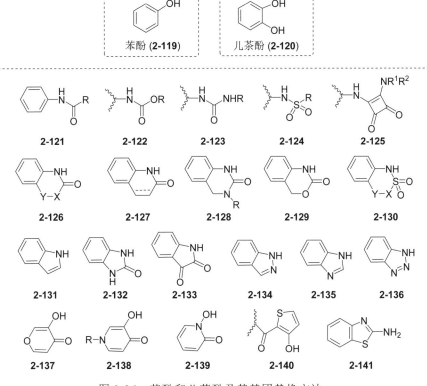

拉贝洛尔 (**2-117**)   **2-118**

图 2-25　抗高血压药物拉贝洛尔的结构优化

2.4.1.2　克服苯酚和儿茶酚代谢和毒性方面缺陷的基团替换方法

苯酚（**2-119**）在体内易发生葡糖醛酸化代谢反应，其邻位或对位被羟基化，所得儿茶酚（**2-120**）和对苯二酚可进一步被细胞色素 P450 酶系氧化，生成具有潜在毒性的邻苯二醌和对苯二醌。此外，儿茶酚是儿茶酚-O-甲基转移酶（catechol O-methyl transferase，COMT）的底物，容易代谢失活。为克服苯酚和儿茶酚在代谢性质和毒性方面的缺陷，可采用如图 2-26 所示的多种基因替换方法。这些等排体具有广泛的结构多样性，并在电子性质、亲脂性和分子大小等方面有较大差异，可调节生物活性和理化性质。

苯酚 (**2-119**)　　儿茶酚 (**2-120**)

2-121　**2-122**　**2-123**　**2-124**　**2-125**

2-126　**2-127**　**2-128**　**2-129**　**2-130**

2-131　**2-132**　**2-133**　**2-134**　**2-135**　**2-136**

2-137　**2-138**　**2-139**　**2-140**　**2-141**

图 2-26　苯酚和儿茶酚及其基团替换方法

苯酚类化合物 SCH39166（**2-142**）是多巴胺受体 D_1 和 D_5 亚型的双重拮抗剂，进入了临床试验评价，但是发现其在体内发生酚羟基的葡萄糖醛酸化代谢反应和 *N*-脱甲基代谢反应，生物利用度仅为 0.6%。先灵葆雅公司（Schering-Plough）的研究人员对其进行结构优化，根据酚羟基的氢键取向设计了两类成五元氮杂环的化合物 **2-143** 和 **2-144**（图 2-27）[35]。结果显示，酚羟基与邻位氯成环的化合物 **2-145** 活性下降明显，而酚羟基与邻位碳原子成环的化合物具有较强的活性（表 2-18）。例如，化合物 **2-146** 和 **2-147** 对 D_1/D_5 受体的拮抗活性与先导化合物类似，而且对其他多巴胺受体显示了良好的选择性。尤其是化合物 **2-146** 的口服吸收有了大幅度的提高，生物利用度从 0.6% 提升至 87%。

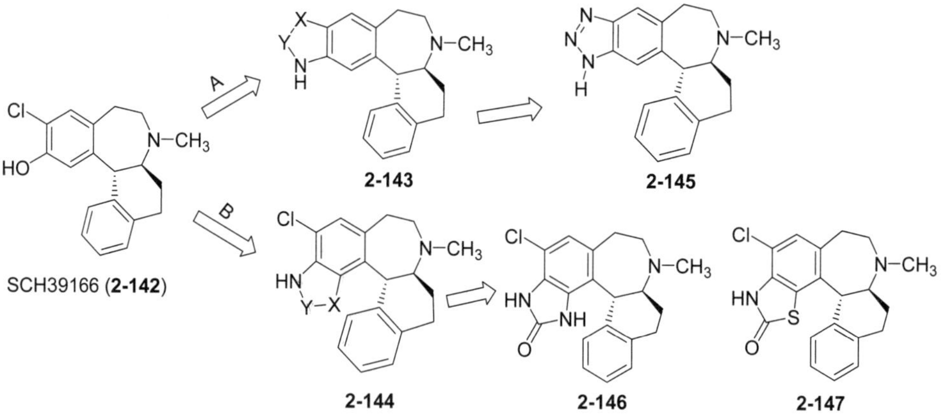

图 2-27　苯酚类多巴胺 D_1/D_5 受体双重拮抗剂的结构优化

表 2-18　多巴胺受体 D_1/D_5 双重拮抗剂的药理和药代数据

化合物	D_1 受体 K_i/(nmol/L)	D_5 受体 K_i/(nmol/L)	c_{max}/(ng/mL)	T_{max}/h	生物利用度
2-142	1.2	2.0	72	0.5	0.6%
2-145	583	—	—	—	—
2-146	7	4.2	1300	1	87%
2-147	2.1	2.8	462	2	—

2.4.1.3　RCHF₂ 替换醇和硫醇

与醇和硫醇相似，$RCHF_2$ 中的 H 原子也可以作为氢键供体，但 $RCHF_2$ 的疏水性要强于醇和硫醇，因此可能会提高分子的细胞膜通透性能。CH_3CHF_2 和 CH_3SH 具有相似的范德华体积（HCF_2CH_3：46.7 Å³；$HSCH_3$：47.1 Å³），而且两者的静电势分布也具有相似性。CH_3SH 的硫原子上有两对孤对电子而呈负电性，

而 CH_3CHF_2 两个氟原子周围存在相似的负电性（图 2-28）。同样，两者氢原子周围也存在相似的正电性。

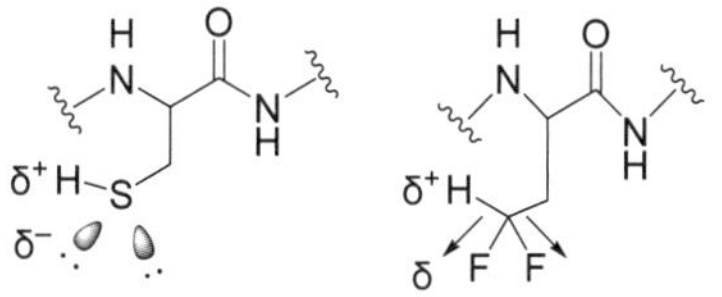

图 2-28　$RCHF_2$ 与 RSH 的比较

RCHF$_2$ 在药物化学研究中虽未得到广泛应用，但是逐渐引起了关注，其中比较具有代表性的例子是在 HCV NS3 蛋白酶抑制剂设计中的应用（图 2-29）[36]。将抑制剂 **2-148**（K_i = 40 nmol/L）末端半胱氨酸巯基替换为甲基时，活性大幅下降（**2-149**，K_i = 700 nmol/L），而用 CHF_2 替代 SH 导致活性有小幅提升（**2-150**，K_i = 30 nmol/L）。复合物 X 射线晶体结构结果显示，CHF_2 部分作为氢键供体与 NS3 蛋白酶的 Lys 主链羰基氧原子形成氢键，其 F 原子与 Phe154 的 C4 氢原子邻近，可能存在较弱的 F—H 键作用。

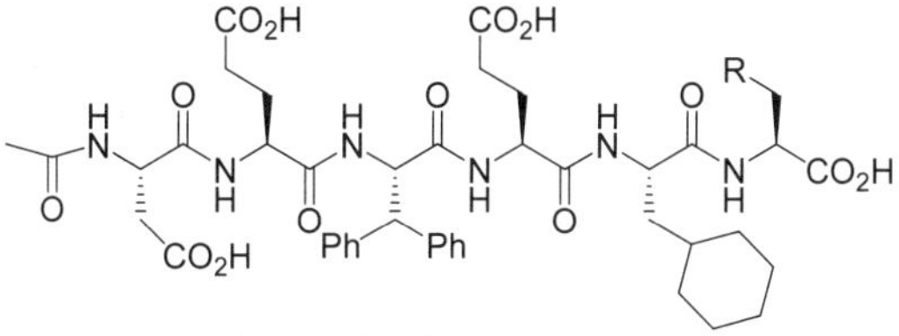

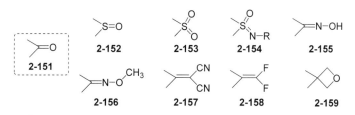

2-148	R = SH	K_i = 40 nmol/L
2-149	R = CH$_3$	K_i = 700 nmol/L
2-150	R = CHF$_2$	K_i = 30 nmol/L

图 2-29　HCV NS3 蛋白酶抑制剂的结构优化

2.4.2　羰基

常见的羰基非经典生物电子等排体包括亚砜、砜、亚砜亚胺、肟、二氰基乙烯、二氟乙烯、氧杂环丁烷等（图 2-30），它们一般都是吸电性基团，而且比羰基具有更大的体积。表 2-19 列举了部分等排体作为芳香取代基时的性质。

图 2-30　羰基的非经典生物电子等排体

表 2-19　羰基非经典生物电子等排体的芳香取代基常数

等排体	Hammett 电性常数（σ_p）	疏水性常数（π）	分子折射率
—SOCH₃	0.49	−1.58	13.70
—SO₂CH₃	0.72	−1.63	13.49
—CH=NOH	0.10	−0.38	10.28
—CH=NOCH₃	0.30	0.40	14.93

在 HCV NS5B 聚合酶抑制剂的优化设计中，化合物 **2-160** 的羰基部分与 Tyr448 的主链 NH 部分形成氢键。将羰基替换为砜后，化合物 **2-161** 可以和 Gly449 的 NH 部分形成一个新的氢键。因此，砜类似物 **2-161** 与 NS5B 聚合酶具有更强的亲和力，提高了近 30 倍。而且化合物 **2-161** 在细胞水平的活性也比 **2-160** 提高了 14 倍（图 2-31）。

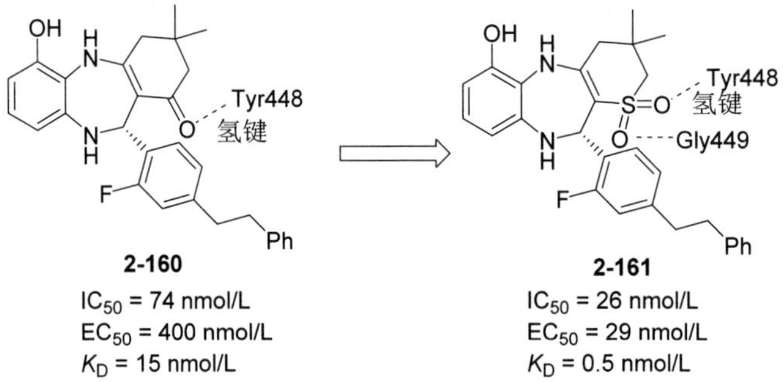

图 2-31　HCV NS5B 聚合酶抑制剂的结构优化

白三烯 B₄（leukotriene B₄，LTB₄）受体与体内炎症反应等疾病过程有关，发展高效选择性 LTB₄ 受体拮抗剂有望发现治疗炎症的新药。二苯酮二羧酸类似物是 LTB₄ 受体的抑制剂，将其分子中的羰基用各种非经典生物电子等排体代替后发现，多数化合物显示了相似的抑制 LTB₄ 受体活性（表 2-20）。其中肟类化合物 **2-163** 活性最强，与二苯酮二羧酸类化合物 **2-162** 基本一致。

表 2-20　LTB₄ 受体拮抗剂的构效关系

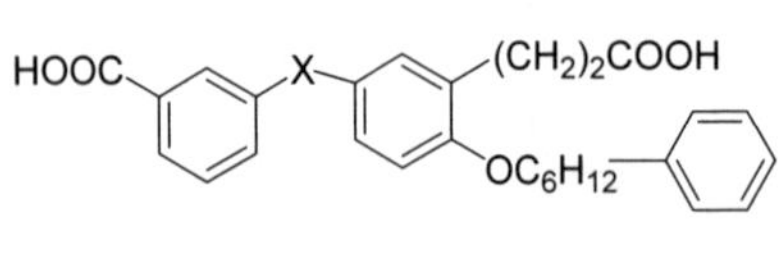

化合物	X	LTB₄ 抑制活性/（μmol/L）
2-162	C=O	85
2-163	C=NOH	84
2-164	(C=O)NH	73
2-165	SO	71
2-166	SO₂	79

以化合物 CP-86325（**2-167**）为代表的噻唑啉二酮类似物能有效降低血糖，有望发展成为治疗糖尿病药物。将 CP-86325 分子中羰基用各中非经典生物电子等排体代替后，都显示有一定程度的降糖效果（表 2-21），但活性均不及 CP-86325。

表 2-21 LTB₄ 受体拮抗剂的构效关系

化合物	X	剂量/(mg/kg)	有效率/%
2-167	$CH_2C{=}O$	1	100
2-168	CH_2SO_2	5	69
2-169	$CONH$	5	64
2-170	$CH_2C(NOH)$	5	100
2-171	$CH_2C(NOCH_3)$	5	100

2.4.3 羧基

羧基具有较强的酸性，对其生物电子等排的修饰目的主要是增强活性、降低分子极性、增大脂溶性，以期能够提高细胞膜通透性，改善体内药代动力学性质，降低因代谢产生的毒性。羧基的生物电子等排体已经得到了广泛的研究，主要分为基于类似物和基于杂环的等排体两类（图 2-32）。基于杂环的等排体具有丰富的结构多样性，不仅能够调节分子的理化性质，而且还能够和受体形成不同的相互作用。四唑是羧基最为常用的生物电子等排体，表 2-22 列举了羧基、四唑及其负离子的基本理化性质。在生理条件下，四唑基与羧基具有相似的 pK_a 值，但四唑基的疏水性比羧基强 10 倍多。

表 2-22 羧基和四唑的理化常数比较

等排体	Hammett 电性常数（σ_p）	疏水性常数（π）	分子折射率
—COOH	0.45	−0.32	6.9
—COO⁻	0.00	−4.36	6.0
HN—四唑基	0.56	−0.48	15.6
N—四唑基	0.35	−3.55	14.6

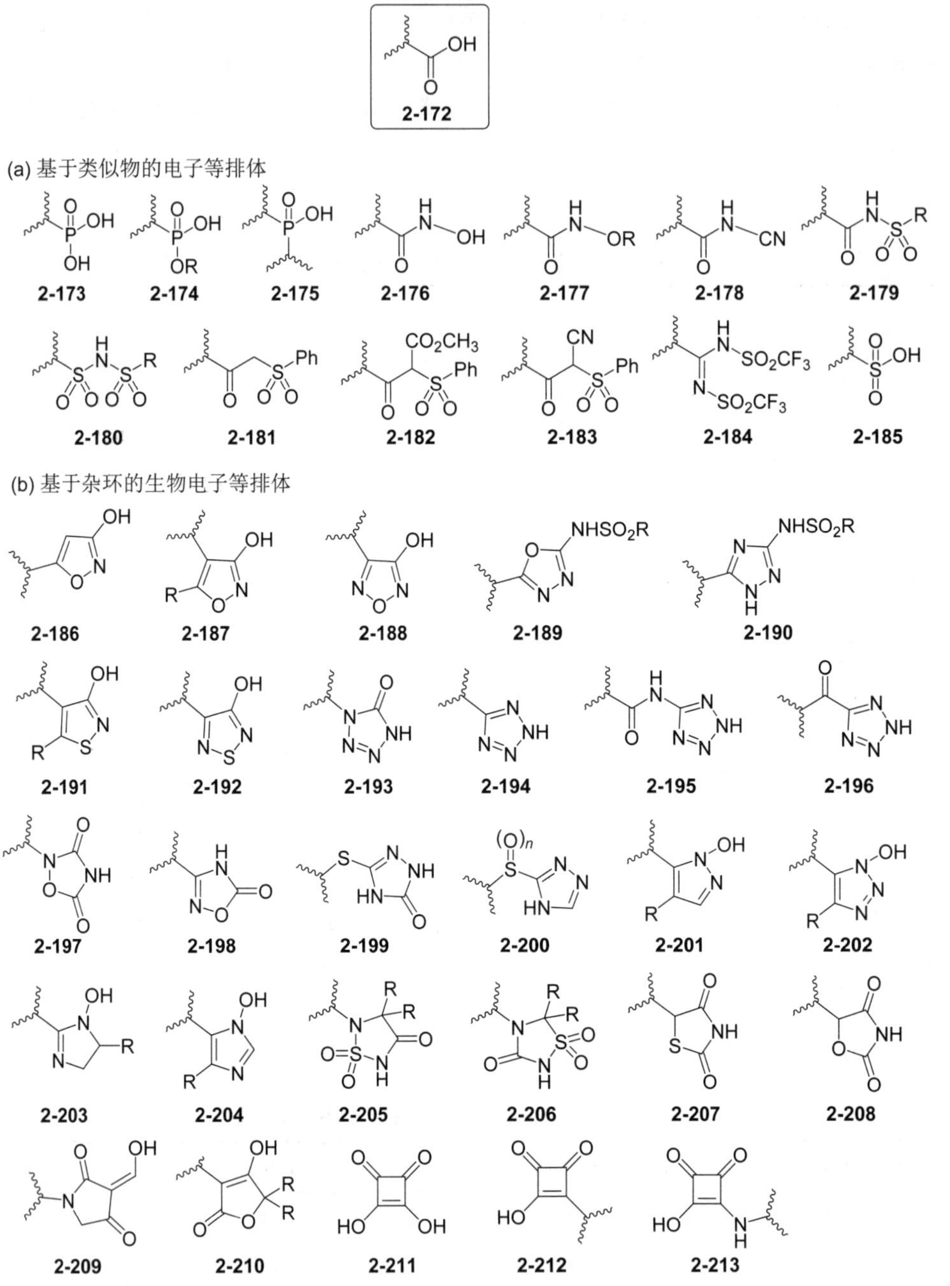

2-172

(a) 基于类似物的电子等排体

2-173 2-174 2-175 2-176 2-177 2-178 2-179

2-180 2-181 2-182 2-183 2-184 2-185

(b) 基于杂环的生物电子等排体

2-186 2-187 2-188 2-189 2-190

2-191 2-192 2-193 2-194 2-195 2-196

2-197 2-198 2-199 2-200 2-201 2-202

2-203 2-204 2-205 2-206 2-207 2-208

2-209 2-210 2-211 2-212 2-213

图 2-32　羧基的非经典生物电子等排体

2.4.3.1　用四唑替换羧基

在降血脂药物的研究过程中，发现将烟酸（nicotinic acid，**2-214**）分子中羧基用四唑类似物替代后（化合物 **2-215**），降低血胆固醇的活性是烟酸的 3 倍，而且作用时间延长，说明四唑基在体内具有较好的代谢稳定性（图 2-33）。

苯二氮杂草类似物是缩胆囊素（cholecys-tokinin，CCK-B）受体的拮抗剂。将化合物 2-216 分子中羧基用四唑基（化合物 2-217）和噁二唑啉酮基替代后，所得化合物 2-218 对 CCK-B 受体的抑制活性依次增强。这是由于取代基疏水性依次增强，导致与 CCK-B 受体结合相互作用依次增强（表 2-23）。

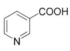
烟酸 (2-214)

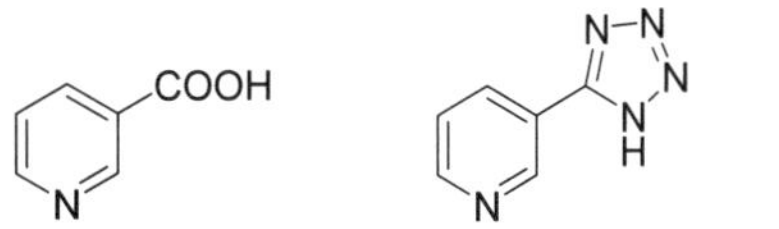

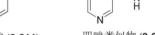
四唑类似物 (2-215)

图 2-33　基于四唑/羧基替换优化烟酸

表 2-23　CCK-B 受体的拮抗剂的构效关系

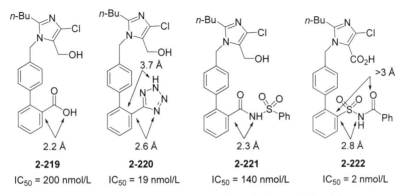

化合物	R	IC$_{50}$ /(nmol/L)	溶解度 /(mg/mL)
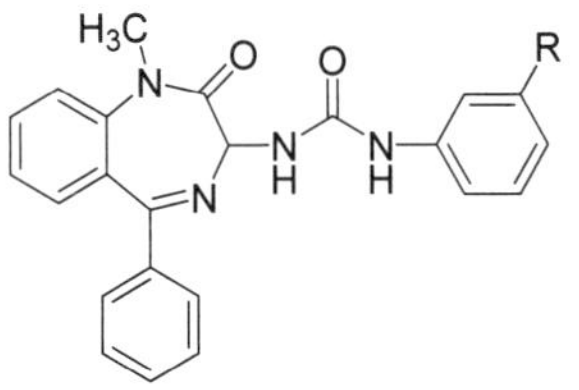 2-216	—COOH	6.69	4.7
2-217	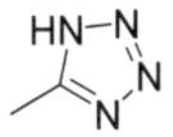 （四唑基）	1.02	3.74
2-218	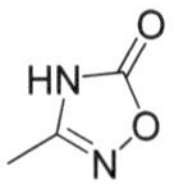 （噁二唑啉酮基）	0.266	0.41

氯沙坦（losartan，2-220）是血管紧张素 II 受体的拮抗剂，在临床上用作抗高血压药物。氯沙坦是将先导化合物 2-219（IC$_{50}$ = 200 nmol/L）的羧酸基团用四唑基替换得到，活性提高了十几倍（IC$_{50}$ = 19 nmol/L）[37]。构效关系分析显示，酸性中心与芳环之间的距离对活性有重要的影响。四唑基团上的酸性 NH 与芳环之间的距离比羧酸氢与环之间的距离要大 1.5 Å，这可能是其活性更强的重要原因。磺酰胺类似物 2-221 的 CONHSO$_2$Ph 基团与 COOH 基团的几何拓扑学形态相似，因此活性相当。而反式酰基磺酰胺类似物 2-222，负电中心距离苯环更远，活性强于氯沙坦（图 2-34）。

2-219
IC$_{50}$ = 200 nmol/L

2-220
IC$_{50}$ = 19 nmol/L

2-221
IC$_{50}$ = 140 nmol/L

2-222
IC$_{50}$ = 2 nmol/L

图 2-34　基于四唑/羧基替换研发抗高血压药物氯沙坦

2.4.3.2 用磺酸（磺酰胺）和磷酸替换羧酸

磺酸基和磷酸基也可以作为羧基的非经典等排体，在生理条件下磺酸基和磷酸基可以 100%质子化。鸟嘌呤 9 位烷基侧链类似物是鸟嘌呤核苷磷酸化酶（guanine nucleoside phosphorylase，PNP）抑制剂。当烷基侧链末端用羧基、酰胺基或磺胺取代时，对 PNP 活性很低，而当烷基侧链末端用磷酸基（化合物 **2-223**）或磺酸基（化合物 **2-224**）取代时，对 PNP 的活性有大幅提高（表 2-24）。

表 2-24　PNP 抑制剂的构效关系

化合物	X	$IC_{50}/(\mu mol/L)$
2-223	—PO_3H_2	0.04
2-224	—SO_3H	0.18
2-225	—SO_2NH_2	100.0
2-226	—COOH	8.0
2-227	—$CONH_2$	200.0

三肽羧酸类 HCV NS3 蛋白酶抑制剂 **2-228** 中的羧基作用于蛋白酶的 P1′口袋，为形成更强的相互作用，采用一系列取代磺酰胺酰基基团来代替羧基。由于磺酰基氧原子可以和蛋白酶活性位点形成氢键作用，从而使得 P1′口袋与磺酰胺酰基结合专一且稳定。通过类似物活性比较（表 2-25），发现环丙基取代时（**2-229**）活性最佳[38]。

表 2-25　HCV NS3 蛋白酶抑制剂的构效关系

化合物	R	$IC_{50}/$ (nmol/L)
2-228	—OH	54
2-229	—SO_2NH◁	1
2-230	—SO_2NH◁	19
2-231	—SO_2NH□	4
2-232	—SO_2NH⬠	71

羧酸类化合物 **2-233** 是前列腺受体 EP3 亚型的拮抗剂，在分子水平具有较强的抑制活性（$K_i = 21$ nmol/L），但是在细胞水平的功能试验中，对 PEG2 诱导的钙离子释放仅产生中度的阻断作用（$IC_{50} = 580$ nmol/L），推测羧基极性太强，导致无法有效通过细胞膜[39]。将羧基用 N-苯基磺酰胺酰基替代后，化合物 **2-235**（$K_i = 0.5$ nmol/L）对 EP3 的亲和力增加了 40 倍，但是其细胞水平的活性还是没有得到明显提高（$IC_{50} = 140$ nmol/L）。将化合物 **2-235** 苯环上进一步引入 F 和 CN 基

团后（**2-236**，**2-237**），分子水平和细胞水平的活性得到了大幅度提高（表 2-26）。例如，3,4-二氟类似物 **2-236** 对 EP3 亲和力（$K_i = 0.086$ nmol/L）和细胞活性（$IC_{50} = 1.2$ nmol/L）分别比羧酸化合物 **2-233** 提高了 244 倍和 483 倍。

表 2-26　前列腺 EP3 受体拮抗剂的构效关系

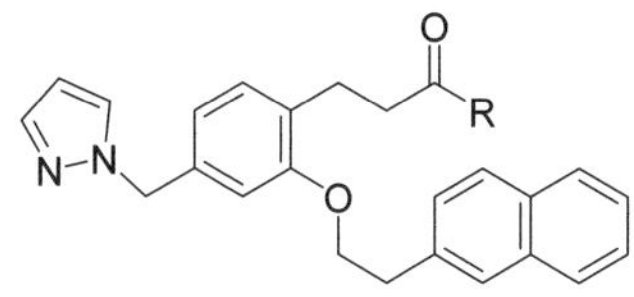

化合物	R	EP3 K_i/(nmol/L)	细胞功能试验 IC_{50}/(nmol/L)
2-233	OH	21	580
2-234	NHSO$_2$CH$_3$	22	>10000
2-235	NHSO$_2$Ph	0.5	140
2-236	NHSO$_2$-3,4-2F-C$_6$H$_5$	0.086	1.2
2-237	NHSO$_2$-3-CN-C$_6$H$_4$	0.065	18

2.4.3.3　用 2,6-二氟苯酚替换羧基

苯酚酸性较弱，其 pK_a 值为 9.81，若苯酚 2 位和 6 位上引入氟原子可使其 pK_a 值提高至 7.21，这样所得 2,6-二氟苯酚就可以作为一种亲脂性的羧基等排体。此外，两个 F 原子还可以模拟羰基作为氢键受体与作用靶标相互作用。例如，将醛糖还原酶抑制剂 **2-238** 中羧酸用 2,6-二氟苯酚基团替换，所得化合物 **2-239** 的活性提高 6 倍（见图 2-35）[40]。

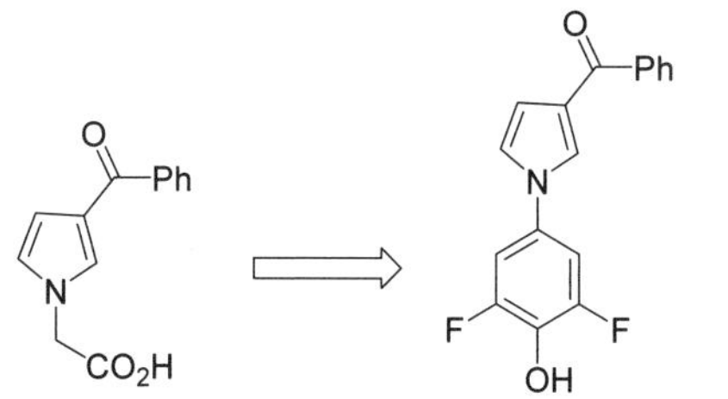

2-238
lg$P$ = 1.23
tPSA = 57.61
IC_{50} = 2.4 μmol/L

2-239
lg$P$ = 3.56
tPSA = 40.54
IC_{50} = 0.39 μmol/L

图 2-35　基于 2,6-二氟苯酚替换羧基优化醛糖还原酶抑制剂

2.4.3.4　用方酸替换羧基

环丁烯二酮类化合物通常被称作方酸（squaric acids），具有强酸性。如图 2-36 所示，环丁烯键上有两个羟基称为方酸（pK_a = 1.5），含有 1 个羟基称为半方酸（pK_a =

0.88），苯基半方酸的酸性更强（pK_a = 0.37）。在药物设计中，方酸常被用作羧基和四唑的等排体。

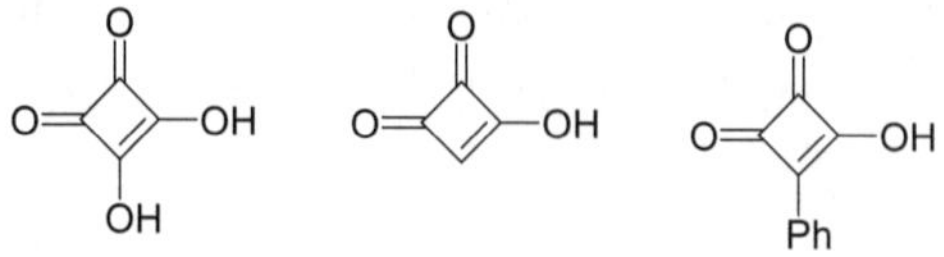

Soll 等将血管紧张素Ⅱ受体拮抗剂 **2-243** 的羧基分别用方酸（**2-244**）、四唑 （**2-245**）和三氟甲基磺酰胺（**2-246**）替换，发现方酸衍生物 **2-244** 的活性（IC$_{50}$ = 25 nmol/L）优于相应的羧酸和三氟甲基磺酰胺衍生物，但

方酸 (2-240)　　半方酸 (2-241)　　**2-242**
pK_a = 1.5　　　pK_a = 0.88　　　pK_a = 0.37

图 2-36　方酸及其类似物的化学结构和 pK_a 值

是低于四唑衍生物 **245**（表 2-27）[41]。在高血压症大鼠模型中，方酸衍生物 **2-244** 经口服给药可以长时间降低大鼠的血压，但其降压效果比四唑类似物 **2-245** 要低。

表 2-27　血管紧张素Ⅱ受体拮抗剂的构效关系

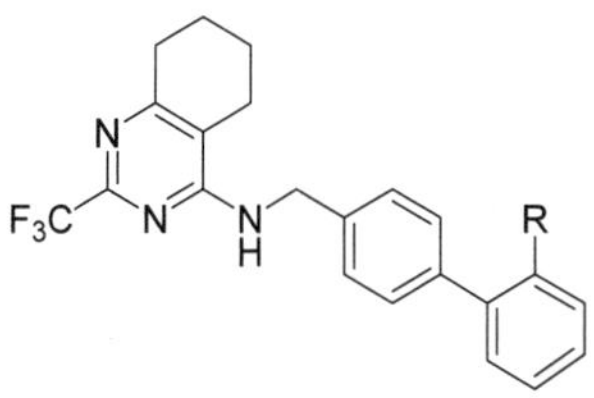

化合物	R	IC$_{50}$/(nmol/L)
2-243	—CO$_2$H	275
2-244	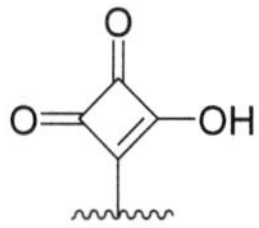	25
2-245	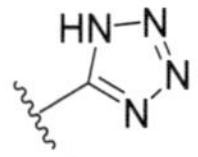	3
2-246	—NHSO$_2$CF$_3$	100

2.4.4　氨基酸

二氨基方酸衍生物 **2-248** 可以被用作谷氨酸（**2-247**）的等排体。N-甲基-D-天冬氨酸受体（N-methyl-D-aspartic acid receptor，NMOL/LDA）是离子型谷氨酸受体的一个亚型。Kinney 等用二氨基方酸替换谷氨酸中的 α-氨基酸部分，设计合成了一系列衍生物（表 2-28）[42]。其中膦酸衍生物 **2-252** 活性最强（IC$_{50}$ = 0.47 μmol/L），代表了一类新型的 NMOL/LDA 受体结合配体。

表 2-28　NMOL/LDA 受体结合配体的构效关系

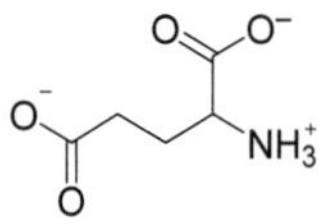

谷氨酸 **2-247**　　二氨基方酸 **2-248**

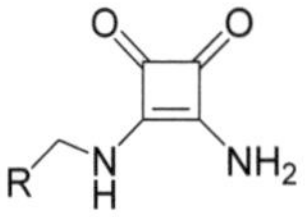

化合物	R	NMOL/LDA IC$_{50}$/(nmol/L)
2-249	—COOH	2.3
2-250	—CH$_2$COOH	1.6
2-251	—CH$_2$CH$_2$COOH	10.0
2-252	—CH$_2$—CH$_2$—	0.47

与上述的二氨基方酸相类似，喹喔啉二酮结构（**2-254**）可以作为甘氨酸（**2-253**）的等排体。喹喔啉二酮可互变异构为烯醇式（**2-255**），与甘氨酸在结构上和立体空间上具有较强的相似性。在 AMPA（**2-256**）受体拮抗剂设计中，喹喔啉二酮用来模拟配体 AMPA 结构中的甘氨酸部分，在喹喔啉骨架上进一步引入可以调节分子的活性和选择性（图 2-37）[43]。

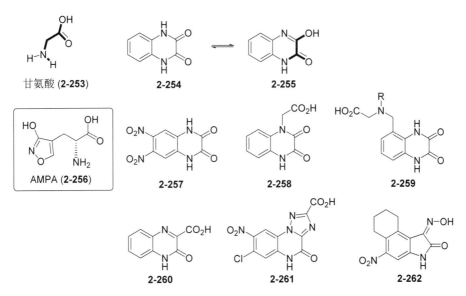

图 2-37　喹喔啉二酮结构作为甘氨酸的替换基团

2.4.5　酰胺和酯

　　酰胺（—NHCO—）的非经典生物电子等排体在肽类药物的研究中起着重要作用，肽键经过修饰后（肽模拟物，peptidomimetic）可以提高分子在体内的化学稳定性，从而有望发展可以口服的肽类药物。酰胺键（肽键）的非经典生物电子等排修饰方法有两种：一是杂环作为等排体将酰胺键成环，常用的杂环有 1,2,4-噁二唑、1,3,4-噁二唑和三唑；二是用各种非经典生物电子等排体来代替酰胺键，常用的等排体有反式酰胺（—CONH—）、硫酰胺（—NHCS—）、亚甲基酰胺（—CH₂NHCO—）、羰基亚甲基（—COCH₂—）、脲（—NHCONH—）、亚甲氨基（—NH＝CH₂）、氨基甲酸酯（—NHCO₂—）、硫代氨基甲酸酯（—NHCOS—）、酯基（—COO—）、磺氨基（—NHSO₂—）和羟乙基（—CH(OH)CH₂—）等。酯基在体内易水解，对酯基的生物电子等排主要是提高其代谢稳定性。酰胺和酯常见的生物电子等排体见图 2-38。

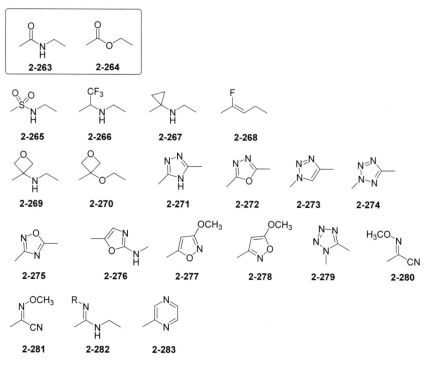

图 2-38　酰胺和酯的替换基团

2.4.5.1　酰胺和酯的成环修饰

酰胺化合物 **2-284** 是一个高效的肾上腺素 2B（adenosine 2B）受体拮抗剂，其 K_i 值为 4 nmol/L。但是其酰胺键在体内不稳定，易水解为胺和羧酸，进而产生毒性。Eastwood 等设计了一系列环状的酰胺等排体（表 2-29），发现吡唑酮（**2-286**）和嘧啶酮（**2-290**）衍生物的活性和代谢稳定性均得到了提高[44]。

表 2-29　肾上腺素 2B 受体拮抗剂的结构优化

2-284
K_i = 4 nmol/L

取代基	K_i/(nmol/L)	取代基	K_i/(nmol/L)
2-285	6	**2-286**	3

续表

取代基	K_i/(nmol/L)	取代基	K_i/(nmol/L)
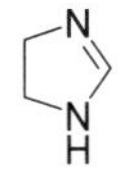 **2-287**	21	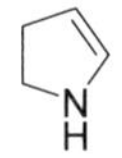 **2-289**	13
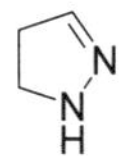 **2-288**	23	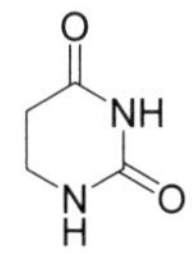 **2-290**	1

化合物 **2-291** 是细胞周期蛋白依赖性激酶 2（cyclin-dependent kinase 2，CDK2）抑制剂，具有较好的分子水平活性，但是细胞水平无抗肿瘤活性。研究发现，化合物 **2-291** 的酯基易水解，水解所得羧酸产物无 CDK2 抑制活性。Kim 等将其酯基用噁唑替换，化合物 **2-292** 不仅对 CDK2 具有更强的抑制活性，而且对酯酶的稳定性大为提高，在细胞水平也显示出较强的抗肿瘤活性。但是，用噁唑替换酯基也有可能会导致活性丧失。例如，化合物 **2-293** 是 CCR 受体的拮抗剂，将其酯基用噁唑替换后（**2-294**），活性完全丧失（图 2-39）。因此，在实际应用中应该考虑酯基所处受体结合位点的性质。

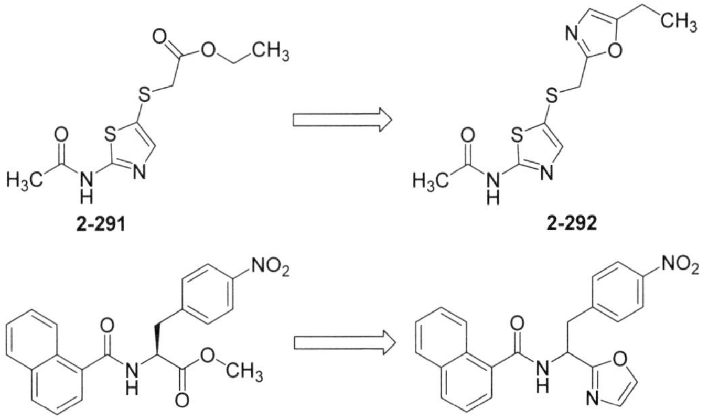

2-291 **2-292** **2-293** **2-294**

图 2-39 基于噁唑/酯基替换的结构优化设计

2.4.5.2 酰胺、酯和内酯的基团替换

酰基辅酶 A：胆固醇酰基转移酶（acyl-enzyme A: cholesterol acyltransferase，ACAT）与肝脏极低密度脂蛋白分泌和肠部胆固醇吸收有关，ACAT 抑制剂有望发

展成为治疗动脉硬化药物。脂肪酸类似物 **2-295** 是 ACAT 抑制剂，将其分子中的酰胺键用各种非经典生物电子等排体替代后发现，同时具有氢键供体和氢键受体的等排体（例如硫酰胺和脲）取代时，具有较好的 ACAT 抑制活性，但还是不如酰胺取代时活性强（表 2-30）。同时，ACAT 抑制活性与氢键供体和受体的位置有关，例如将酰胺用反式酰胺替代后，活性大幅下降。

表 2-30　ACAT 抑制剂的构效关系

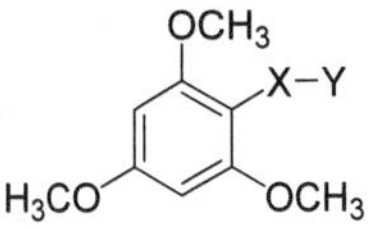

化合物	X	Y	$IC_{50}/(\mu mol/L)$
2-295	NHCO	$C_{17}H_{33}$	0.044
2-296	CONH	$C_{18}H_{35}$	9.4
2-297	NHCS	$C_{17}H_{33}$	0.9
2-298	NHCONH	$n\text{-}C_{18}H_{37}$	0.9
2-299	$NHCO_2$	$n\text{-}C_{18}H_{37}$	7.1
2-300	NHCOS	$n\text{-}C_{18}H_{37}$	5.7

为克服喜树碱（**2-301**）类抗肿瘤药物代谢稳定性差，其 E 环内酯结构在体内易水解失活的缺陷，笔者研究组提出了采用 α-氟醚替代内酯结构的药物设计策略，能够显著提高含内酯药物的代谢稳定性（图 2-40）[45]。在此基础上，设计合成了一系列(20S,21S)-21-氟代喜树碱类似物。该类化合物的水解稳定性较喜树碱大为提高，并具有优秀的广谱抗肿瘤活性，验证了设计思想的合理性。高活性化合物 **2-302** 对结肠癌 HCT116 细胞株的 IC_{50} 值达到 0.07 $\mu mol/L$，优于拓扑替康。在裸鼠 A549 肺癌移植瘤模型中，化合物 **2-302** 在 4 mg/kg 剂量下的肿瘤抑制率达到 63%，与对照药拓扑替康相当，并且毒性更低、耐受性提高。综合体内外抗肿瘤药效数据和稳定性数据，化合物 **2-302** 可作为抗肿瘤候选分子进行更为深入的研究。

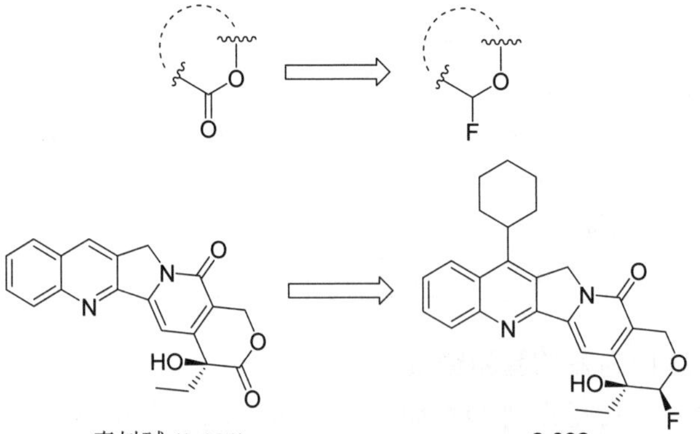

喜树碱 (**2-301**)　　　　　　**2-302**

图 2-40　基于 α-氟醚替代内酯优化喜树碱类抗肿瘤药物体内稳定性

组织蛋白酶 K（cathepsin K）是一种溶酶体半胱氨酸蛋白酶，是治疗骨质疏松症的药靶。L-006235（**2-303**）是一个可逆的组织蛋白酶 K 抑制剂，其氰基可以和催化位点的半胱氨酸发生反应。L-006235 虽然具有良好的药代动力学性质，但是对组织蛋白酶 B、L、S 缺乏选择性。在对 L-006235 结构优化过程中发现，将酰胺用三氟甲基乙胺替换后（L-873724，**2-304**），选择性增强（图 2-41）[46]。但是，L-873724 药代动力学性质不理想，进一步采用氟和环丙基将分子中两个代谢敏感位点阻断，优化得到奥达卡替（odanacatib，**2-305**）[47]。奥达卡替由 Merck 开发，适应证是骨质疏松和骨转移，已经完成Ⅲ期临床试验。

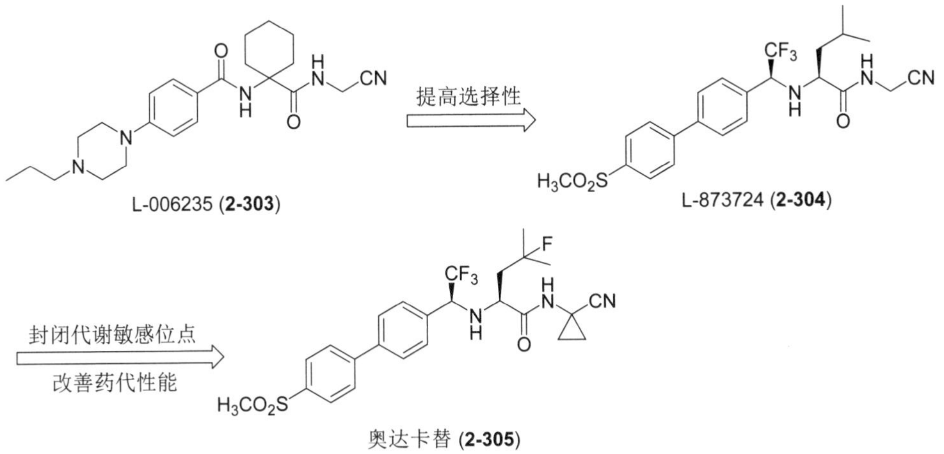

图 2-41 抗骨质疏松新药奥达卡替的优化过程

2.4.5.3 硫代酰胺的基团替换

硫代酰胺与酰胺的互换是一种经典的生物电子等排修饰方法。除了酰胺之外，氰基脒可常用作硫代酰胺的替换基团。

托瑞司他（tolrestat，**2-306**）是醛糖原还原酶抑制剂，用于治疗糖尿病并发症。将托瑞司他中硫代酰胺的 S 原子和甲氧基的 O 原子互换，得到氧杂托瑞司他（oxo-tolrestat，**2-307**），其体内活性优于托瑞司他[48]。如果将托瑞司他的硫代酰胺用氰基脒替换，所得化合物 **2-308** 仍具有较强的体内活性，但低于托瑞司他（图 2-42）。此外，硫代酰胺也可以用氰基胍来替换，这种设计方法类似于西咪替丁中氰基胍替换硫脲。例如，化合物 **2-309** 和 **2-310** 具有相似的抗溃疡活性。

2.4.5.4 用氟代乙烯替换酰胺

用氟代乙烯替换酰胺可在保持活性的基础上提升分子的稳定性（图 2-43）。例如，δ-阿片受体肽类激动剂 **2-311**（$K_i = 6.9$ nmol/L，$EC_{50} = 0.08$ nmol/L）由于药代性质不合理，导致无法产生体内镇痛活性。将其右侧酰胺基团用氟代乙烯替换后，化合物 **2-312** 对 δ-阿片受体的亲和力（$K_i = 43$ nmol/L）得到保持[49]。将其左侧酰胺基团用氟代乙烯替换后，化合物 **2-313** 虽然对 δ-阿片受体的激动活性（EC$_{50}$ = 5.0 nmol/L）下降明显，但是对 κ-阿片受体的选择性从 1000 倍提升到 2000 倍以上[50]。

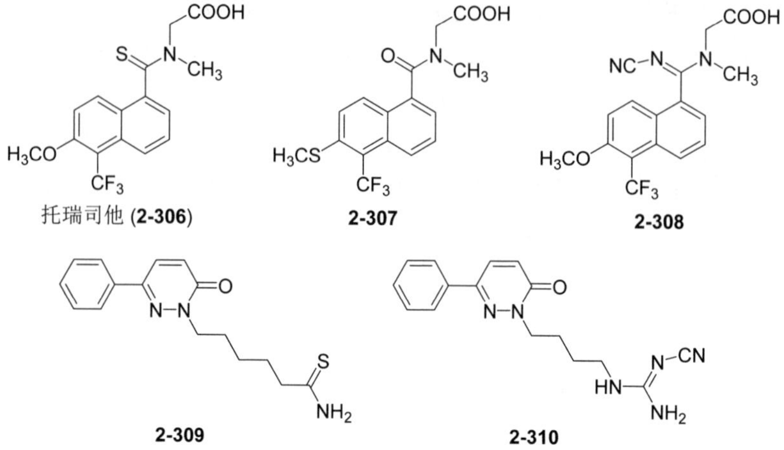

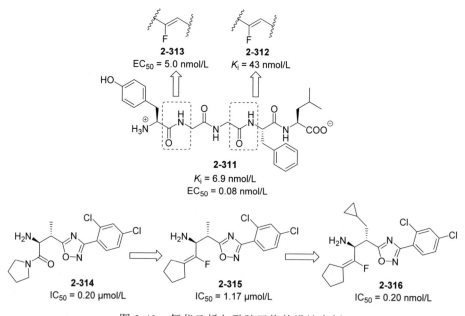

图 2-42　硫代酰胺与酰胺和氰基脒互换的研究案例

在 DDP-4 抑制剂的结构优化中，用氟代乙烯替换先导化合物 **2-314**（IC$_{50}$ = 0.20 μmol/L）的酰胺基团，所得化合物 **2-315** 的活性下降了 5 倍（IC$_{50}$ = 1.17 μmol/L）[51]。进一步在其甲基部分引入环丙基，化合物 **2-316** 对 DPP-4 的抑制活性提升了 5850 倍（IC$_{50}$ = 0.20 nmol/L）。晶体结构复合物显示，化合物 **2-316** 与 **2-314** 具有相似的作用模式，说明氟代乙烯可作为酰胺基团的生物电子等排体。

图 2-43　氟代乙烯与酰胺互换的设计案例

2.4.5.5　三氟乙胺/二氟乙胺替换酰胺/磺酰胺

三氟乙胺（$CF_3CH_2NH—$）可用作酰胺的生物电子等排体，其 C—C—N 键角与酰胺键相似，三氟甲基的吸电子效应可降低胺的碱性，胺与酰胺 NH 具有相似的成氢键能力[52]。二氟乙胺（RCF_2CH_2NHR'）也可作为磺酰胺（RSO_2NHR'）的等排体，两个氟原子可模拟磺酰胺的两个氧原子（图 2-44）。

在组织蛋白酶 K（cathepsin K）抑制剂的优化中，将抑制剂 **2-317**（IC_{50} = 0.015 nmol/L）的酰胺用三氟乙胺替换，得到高活性抑制剂 **2-318**（IC_{50} = 5 pmol/L）[46]。但是，由于哌嗪基的碱性过强，导致化合物 **2-318** 在酸性环境的溶酶体聚集，对组织蛋白酶其他亚型产生抑制作用。为降低分子碱性，用甲基砜取代哌嗪基，得到非碱性抑制剂 **2-319**（IC_{50} = 0.2 nmol/L），其选择性得到显著提升[53]。为进一步提升抑制剂 **2-319** 的代谢稳定性，在异亮氨酸部分引入氟原子阻断羟化代谢，并引入具有立体位阻的环丙基，提升酰胺对水解的稳定性，得到了奥达卡替（MK-0822，

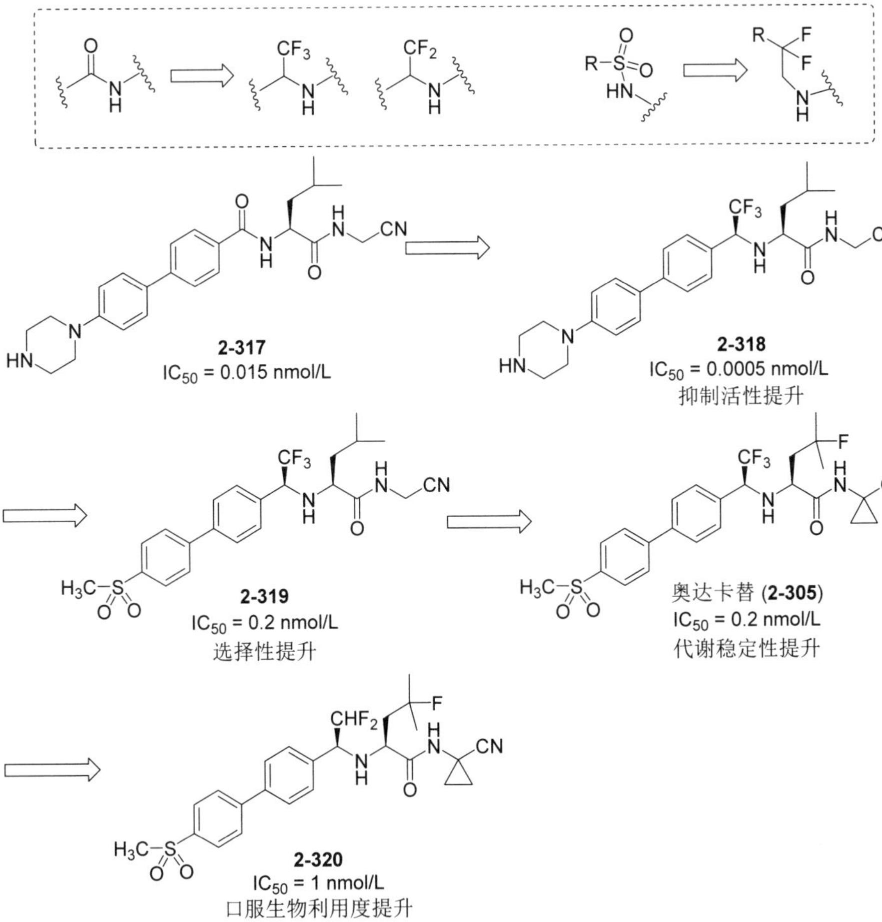

图 2-44　组织蛋白酶 K 抑制剂的结构优化

IC_{50} = 0.2nmol/L）[54]。奥达卡替作为治疗骨质疏松症新药进入了临床试验，但由于心血管副作用未能研发成功。奥达卡替因高结晶度导致水溶性低，口服生物利用度小于 10%，将其三氟甲基替换为二氟甲基，分子碱性得到适度提升（pK_a 提高约 1 个单位），可以形成磺酸盐或硫酸盐。化合物 **2-320** 基本保留了组织蛋白酶 K 的抑制活性（IC_{50} = 1 nmol/L）和选择性，口服生物利用度得到提升[55]。

在凝血酶抑制剂的结构优化中（图 2-45），抑制剂 **2-321** 具有中度的抑制活性（K_i = 1280 nmol/L），将其磺酰胺用二氟乙胺替换后，活性提升了 27 倍（化合物 **2-322**，K_i = 47.1 nmol/L）。进一步用吡啶替换苯环，活性又提升了大约 6 倍（化合物 **2-323**，K_i = 8.6 nmol/L）。

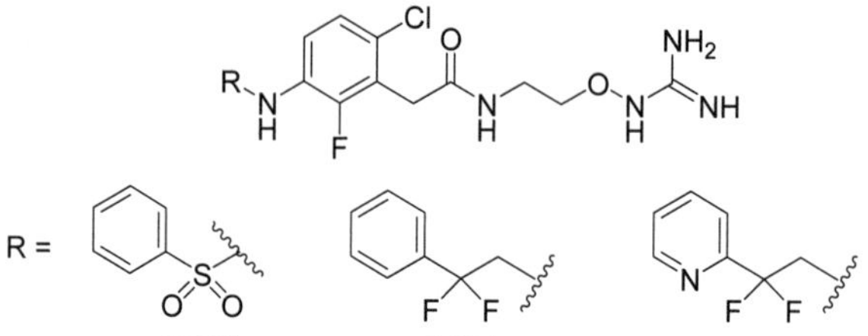

2-321
K_i = 1280 nmol/L

2-322
K_i = 47.1 nmol/L

2-323
K_i = 8.6 nmol/L

图 2-45　二氟乙胺替换磺酰胺的研究案例

2.4.6 羟肟酸

羟肟酸（hydroxamic acid，**2-324**）是优良的金属配位结合基团，尤其与 Zn^{2+} 离子配位结合在新药研发中有广泛的应用，是基质金属蛋白酶和组蛋白去乙酰酶（histone deacetylase，HDAC）抑制剂的药效基团。例如，伏立诺他（vorinostat，**2-325**）作为第一个用于治疗皮肤 T 细胞淋巴瘤的 HDAC 抑制剂于 2006 年被批准上市。然而，异羟肟酸在体内易代谢活化，从而产生毒性。如图 2-46 所示，羟肟酸经 Lossen 重排生成异氰酸酯，或者水解得到羧酸和羟胺，后者可能会导致高铁血红蛋白症。

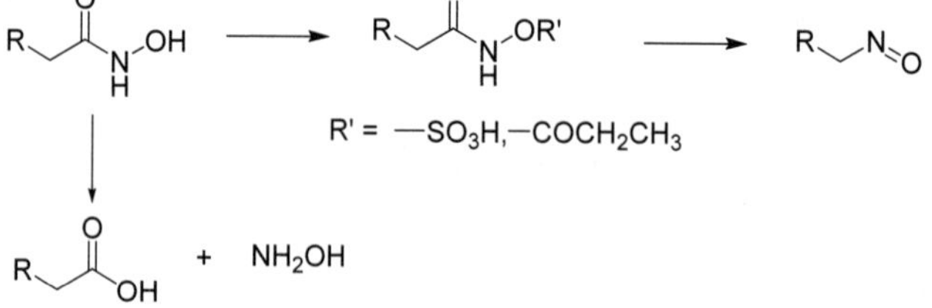

图 2-46　羟肟酸在体内的代谢途径

羟肟酸的基团替换方法总结在图 2-47 中，这些基团都可以和 Zn^{2+}离子形成配位结合[56]。其中采用二氟甲基（—CHF$_2$）替代羟肟酸的羟基是一种常用的方法。例如，羟肟酸是 5-脂氧合酶（5-lipoxygenase，5-LOX）抑制剂的药效基团，它可以与 5-LOX 活性位点的 Fe^{3+} 离子形成配位结合。如化合物 **2-335** 是环氧合酶-2（cycloxygenase-2，COX-2）抑制剂，对 5-LOX 没有活性。将其苯基用环状羟肟酸替换后，化合物 **2-336** 成为 5-LOX（IC$_{50}$ = 4.9 μmol/L）和 COX-2（IC$_{50}$ = 7.5 μmol/L）的双重抑制剂[57]。将化合物 **2-336** 中羟肟酸的羟基用二氟甲基替代得到化合物 **2-337**，对 5-LOX 的抑制活性保持不变（IC$_{50}$ = 5.0 μmol/L），对 COX-2 的抑制活性提高 10 倍（IC$_{50}$ = 0.69 μmol/L）。在体内抗炎模型中，化合物 **2-337** 的口服抗炎活性（ED$_{50}$ = 27.7 mg/kg）明显优于 **2-336**（ED$_{50}$ = 99.8 mg/kg）。详见表 2-31。

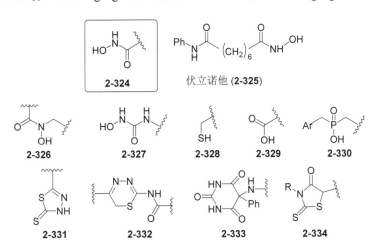

图 2-47　羟肟酸的替换基团

表 2-31　5-LOX 和 COX-2 双重抑制剂的构效关系

	化合物		
	2-335	**2-336**	**2-337**
COX-1 IC$_{50}$/(μmol/L)	7.7	10.2	13.1
COX-2 IC$_{50}$/(μmol/L)	0.12	7.5	0.69
5-LOX IC$_{50}$/(μmol/L)	无活性	4.9	5.0
ED$_{50}$/(mg/kg)	10.8	99.8	27.7

在肿瘤坏死因子 α-转化酶（tumor necrosis factor-α-converting enzyme，TACE）抑制剂设计中，Sheppeck 等合成了一系列羟肟酸的生物电子等排体[56]。与羟肟酸

类化合物 2-338 相比,羟基嘧啶酮(2-339)和羟基咪唑酮(2-340)衍生物的 TACE 抑制活性均有所下降(图 2-48)。结构生物学研究显示,羟肟酸的羟基和羰基可以和 Zn^{2+} 形成 2 个配位键,而其等排体只能形成一个配位键,如需提高活性,需要引入基团与 TACE 形成新的相互作用[58]。

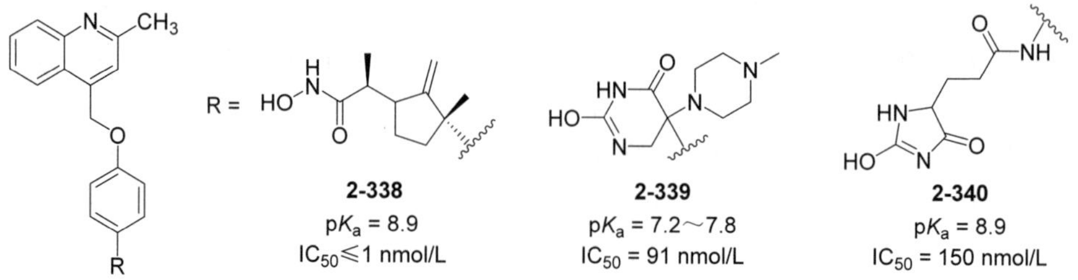

图 2-48　TACE 抑制剂的构效关系

2.4.7　脲和硫脲

脲和硫脲的非经典生物电子等排体有胍、*N*-氰基胍、方酸、硝基乙烯酮二胺等。硫脲的非经典生物电子等排设计在 H_2 受体拮抗剂的研制过程中得到了成功应用。甲硫咪胺(metiamide,2-341)是研究较早的 H_2 受体拮抗剂,能有效抑制胃酸分泌。在对甲硫咪胺的临床研究中发现,由于分子中存在硫脲基团,导致药物具有比较严重的肾损伤和粒细胞缺乏等副作用,其开发被迫终止。甲硫咪胺的硫脲基团被其非经典生物电子等排体胍基替代后发现,分子碱性太强,几乎完全解离为阳离子,活性很低。进一步在其胍的亚氨基氮上引入吸电性的氰基,碱性减弱,活性大大增强,得到了第一个上市的 H_2 受体拮抗剂药物西咪替丁(cimetidine,2-342)[59]。在系列"替丁"类药物中,雷尼替丁(ranitidine,2-343)结构中 2,2-二氨基-1-硝基乙烯基团和 2-344 结构中的 1,2,5-噻二唑氧化物都可以作为硫脲的电子等排体(图 2-49)[60,61]。

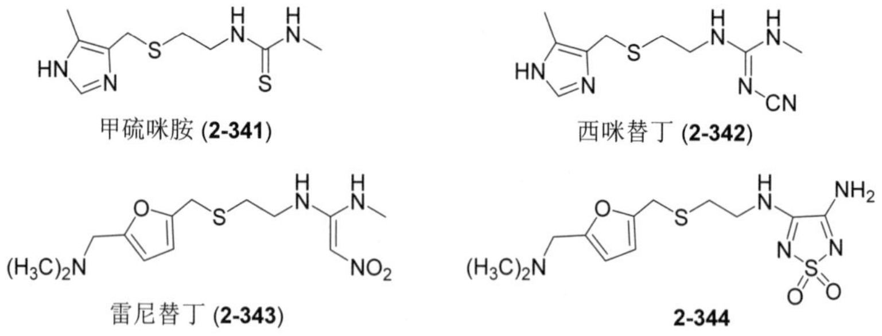

图 2-49　硫脲基团优化研发"替丁"类 H_2 受体拮抗剂

二取代内酰胺化合物 2-345 是丝氨酸蛋白酶Ⅹa因子抑制剂(IC_{50} = 110 nmol/L)。为了避免硫脲基团潜在的毒性,硝基乙烯酮二胺和氰基乙烯酮二胺被用作其等排体（图 2-50）[62]。硝基乙烯酮 **2-346** 对 Ⅹa 因子的抑制剂活性下降了约 60 倍（IC_{50} = 6400 nmol/L），然而氰基乙烯酮二胺（**2-347**）的活性（IC_{50} = 20 nmol/L）明显优于先导结构。

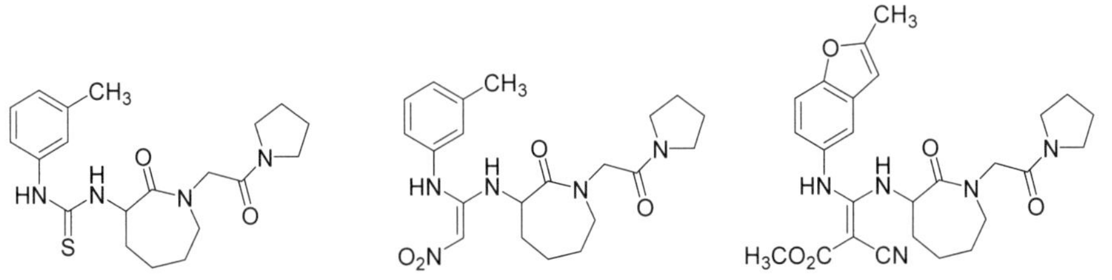

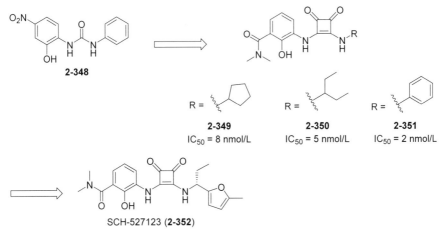

图 2-50　丝氨酸蛋白酶Ⅹa 因子抑制剂的结构优化

3,4-二氨基方酸（3,4-二氨基环丁二烯-3-烯-1,2-二酮）通常被用作脲的等排体。例如，化合物 **2-348** 是 CXCR2 受体的配体，将其脲部分用二氨基方酸替换后，得到高活性化合物 **2-349**、**2-350** 和 **2-351**[63]。其中，苯衍生物 **2-351** 活性最强（IC_{50} = 2 nmol/L），但是烷基胺类似物 **2-349**（IC_{50} = 8 nmol/L）和 **2-350**（IC_{50} = 5 nmol/L）具有更好的 Caco-2 细胞通透性和水溶性（图 2-51）。进一步结构优化发现，SCH-527123（**2-352**）是 CXCR2/CXCR1 受体的双重抑制剂（CXCR2，IC_{50} = 2.6 nmol/L；CXCR1，IC_{50} = 36 nmol/L）[64]。SCH-527123 已经处于Ⅱ期临床试验，用于治疗慢性梗阻性肺部疾病和哮喘。

图 2-51　基于方酸/脲基团替换 CXCR2 受体配体

2.4.8　胍和脒类

胍基和脒基是最重要的药效基团，但是碱性太强，在生理 pH 条件下处于质

子化状态，这使得膜通透性较差，不利于开发口服药物。将胍基或脒基相邻的
CH₂ 替换成羰基，所得酰基胍的碱性将降低，pK_a 值从 13～14 降到 8 左右。将

相邻的 CH₂ 用氧原子取代，pK_a 值降低
到 7～7.5。这种设计方法已经在药物结
构优化中有了诸多应用，例如凝血酶抑
制剂 RWJ-671818（**2-353**）已经进入到
临床试验阶段（图 2-52）[65]。

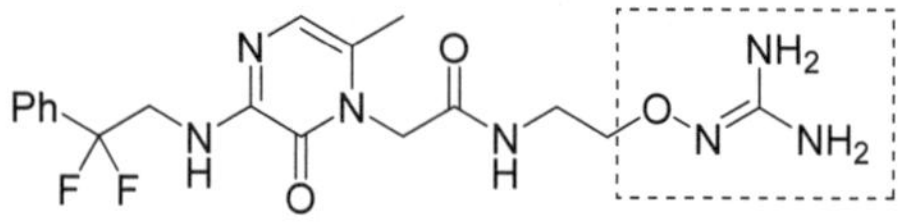

RWJ-671818 (**2-353**)

图 2-52　胍基的结构优化实例

　　在丝氨酸蛋白酶（例如，凝血酶和 X a 因子）抑制剂中，胍基或脒基通常作用于
P1 口袋（通常称为 P1 基团）。Lam 等设计了一系列 P1 部分的替代基团（图 2-53），
其中大多数化合物显示了一定的 X a 因子抑制活性[66]。其中，中性的 3-氯苯基衍
生物 **2-360**（K_i = 37 nmol/L）与 3-氨基苯基衍生物 **2-357**（K_i = 63 nmol/L）活性
相当，但是远低于 3-脒基先导化合物 **2-354**（K_i = 0.013 nmol/L）。此外，甲氧基
类似物也具有很好的活性（K_i = 11 nmol/L），4-甲氧基苯基作为 P1 基团已经被成
功应用于 X a 因子抑制剂阿哌沙班（apixaban，**2-372**）[67]。

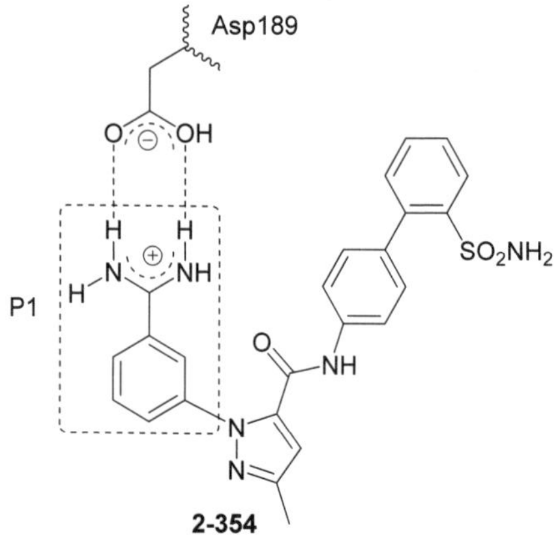

2-354

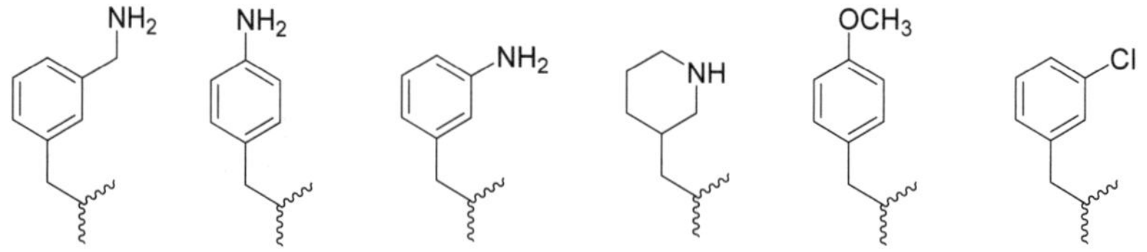

2-355　　**2-356**　　**2-357**　　**2-358**　　**2-359**　　**2-360**

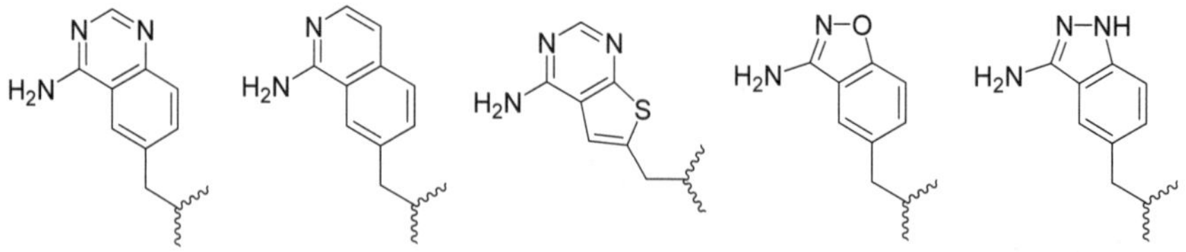

2-361　　**2-362**　　**2-363**　　**2-364**　　**2-365**

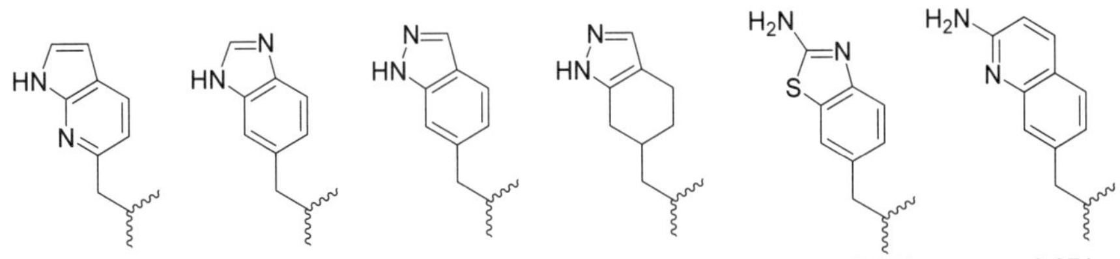

2-366　2-367　2-368　2-369　2-370　2-371

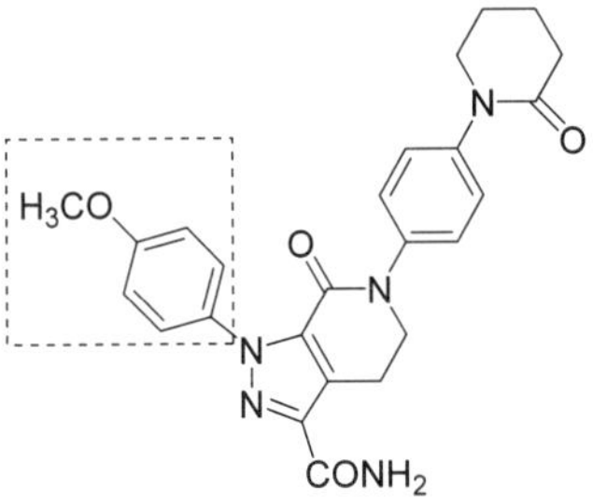

阿哌沙班 (2-372)

图 2-53　Ⅹa 因子抑制剂中脒基作为 P1 基团的替换设计

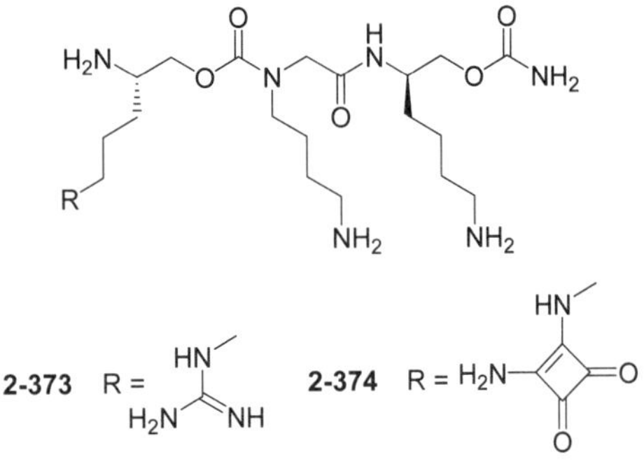

二氨基方酸也可以作为胍基的等排体。例如，拟肽 **2-373** 是 HIV-1 转录调节器 tat（HIV-1 transcription regulator tat）的抑制剂，K_d 值为 1.8 μmol/L。将其精氨酸胍基用二氨基方酸替换后（图 2-54），化合物 **2-374** 活性略有下降（K_d = 7.7 μmol/L）[68]。

降压药吡那地尔（pinacidil，**2-375**）是钾离子通道开放剂（potassium channel opener），IC$_{50}$ 值为 0.63 μmol/L。Butera

2-373　R =

2-374　R =

K_d = 1.8 μmol/L　　K_d = 7.7 μmol/L

图 2-54　二氨基方酸替换胍基的研究实例

等对其进行结构优化，旨在寻找新型选择性钾离子通道阻滞剂。将吡那地尔的 *N*-氰基胍用方酸替换后，化合物 **2-376** 的活性（IC$_{50}$ = 1.3 μmol/L）略有下降。进一步用氰基苯替换吡啶，所得化合物 **2-377** 的活性（IC$_{50}$ = 0.09 μmol/L）优于吡那地尔（图 2-55）。此外，化合物 **2-377** 还显示了优秀的体内活性，降压和治疗尿失禁的 ED$_{50}$ 值分别为 17.7 mg/kg 和 0.13 mg/kg。

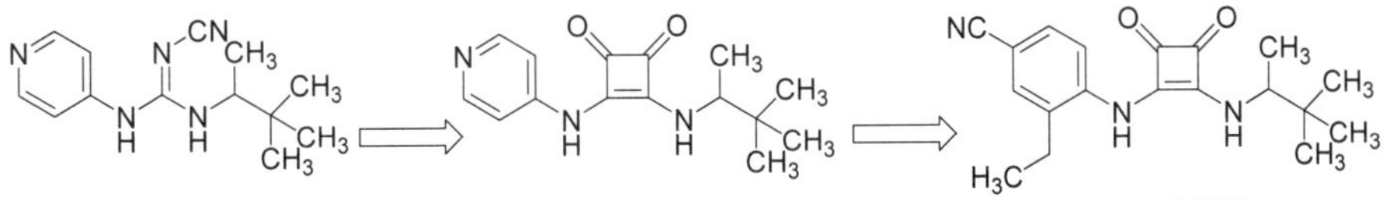

2-375
IC$_{50}$ = 0.63 μmol/L

2-376
IC$_{50}$ = 1.3 μmol/L

2-377
IC$_{50}$ = 0.09 μmol/L

图 2-55　降压药吡那地尔的结构优化

2.4.9 硝基

硝基可以作为氢键受体与药物作用靶点形成氢键相互作用。而且药物分子中引入硝基会引起水溶性降低、脂溶性增强、pK_a值降低和偶极矩增加等理化性质的改变[69]。硝基在体内可以被酶促还原为氨基，这样会引起生物活性的改变，同时也可能带来毒副作用。据统计，硝基主要出现在抗肿瘤、抗结核和抗寄生虫药物中（图 2-56）。出现在生物活性分子中的硝基一般作为取代基连接在苯环和杂环上，部分通过前药的方式发挥作用，但是硝基苯及其衍生物可能具有较强的毒性。寻找合适的硝基苯生物电子等排体具有一定的挑战性，而吡啶是目前最为常用的替代基团（图 2-57）。

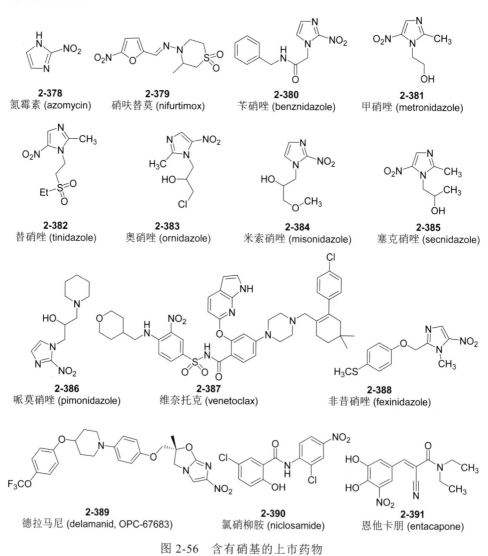

图 2-56 含有硝基的上市药物

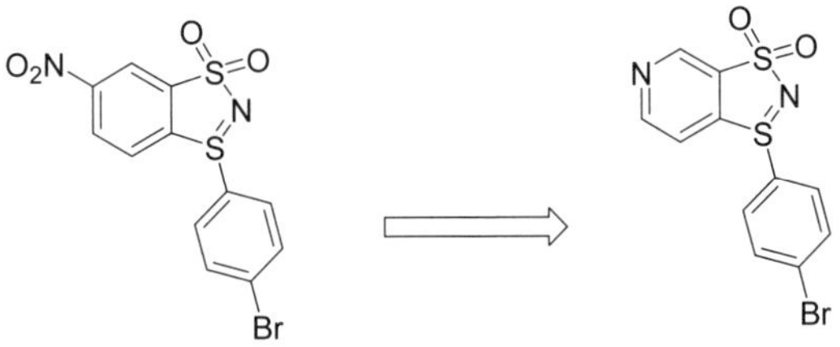

2-392 HER2 IC_{50} = 2 μmol/L HER1 IC_{50} = 22 μmol/L

2-393 HER2 IC_{50} = 0.59 μmol/L HER1 IC_{50} = 5.4 μmol/L

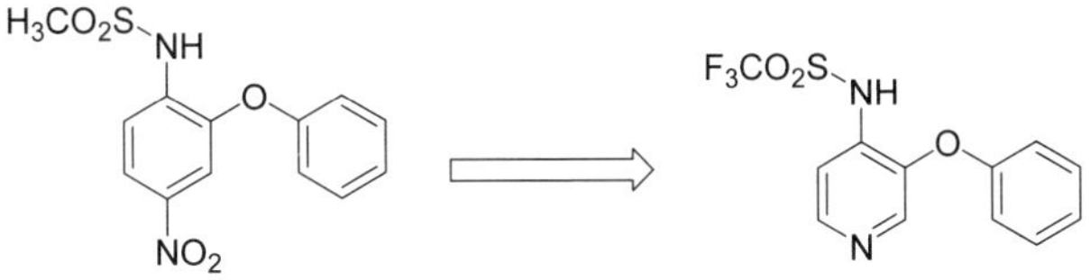

2-394 COX-1 IC_{50} = 3.76 μmol/L COX-2 IC_{50} = 0.70 μmol/L

2-395 COX-1 IC_{50} = 0.14 μmol/L COX-2 IC_{50} = 0.62 μmol/L

图 2-57 基于吡啶替换硝基苯的新药研发案例

例如，在人类表皮生长因子受体激酶（human epidermal growth factor receptor kinase，HER）抑制剂的优化研究中，将化合物 **2-392** 的硝基苯部分用吡啶替换后，化合物 **2-393** 的抑酶活性得到提升。COX-2 抑制剂尼美舒利（nimesulide，**2-394**）具有较强的中枢神经和肝脏毒性，已经在多个国家退市。为寻找更为安全的类似物，将硝基苯用吡啶替换，得到了活性更强的 COX 抑制剂 **2-395**[70,71]。

除了吡啶之外，二氟苯基也可以用作硝基苯的生物电子等排体。化合物 **2-396** 是 α_{1a}-肾上腺素受体（α_{1a}-adrenoreceptor）拮抗剂（K_i = 0.4 nmol/L），但是其二氢吡啶基团在体内易氧化为吡啶，导致其生物利用度低。将二氢吡啶骨架用嘧啶酮替换后，体内代谢稳定性增强（图 2-58）。在此基础上将硝基苯用二氟苯基替换，化合物 **2-397** 对 α_{1a}-受体的亲和力进一步增强（K_i = 0.2 nmol/L）[72-75]。

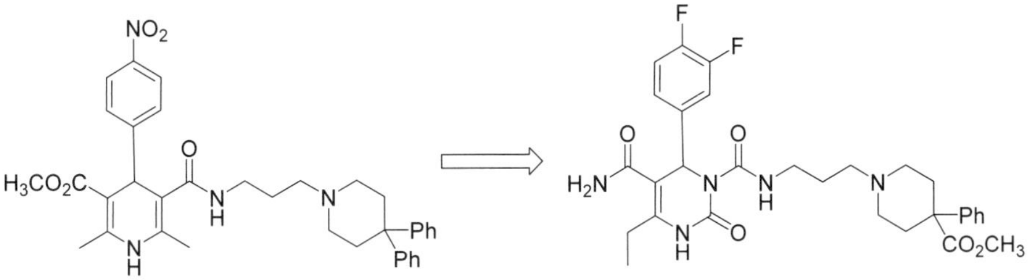

2-396 K_i = 0.4 nmol/L

2-397 K_i = 0.2 nmol/L

图 2-58 α_{1a}-肾上腺素受体拮抗剂的结构优化

2.4.10 醚和砜

安普那韦（anprenavir，**2-398**）是 HIV-1 蛋白酶抑制剂（$K_i = 0.4$ nmol/L）。Ghosh 等发现将其四氢呋喃氧原子用砜替换后，化合物 **2-399** 仍具有较强的抑酶活性（$K_i = 1.4$ nmol/L）。更为重要的是，化合物 **2-399** 的两个砜氧原子分别可以和 HIV-1 蛋白酶 Asp29 和 Asp30 主链 NH 形成氢键，这可以有效克服 HIV-1 蛋白酶抑制剂的耐药性[76]。受此启发，进一步优化发现双环醚抑制剂地瑞那韦（darunavir，**2-400**）也可以和 Asp29 和 Asp30 主链 NH 形成氢键（图 2-59）[77]。地瑞那韦于 2006 年上市，主要适用于产生抗逆转录病毒药物耐药性的成年艾滋病患者。

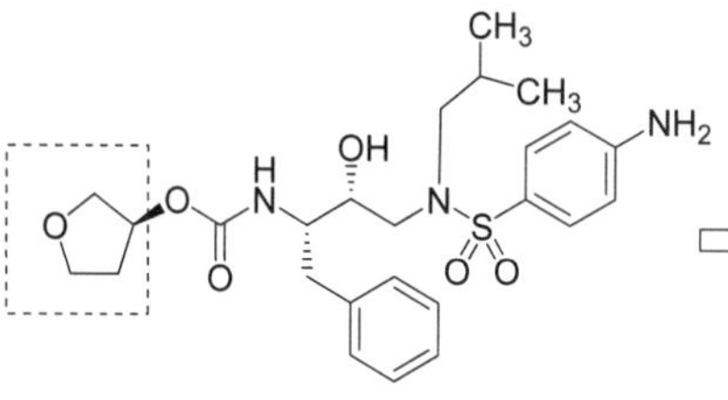

安普那韦 (**2-398**)

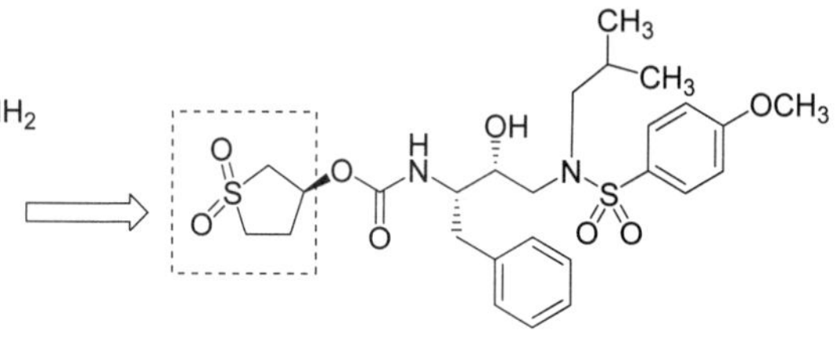

2-399

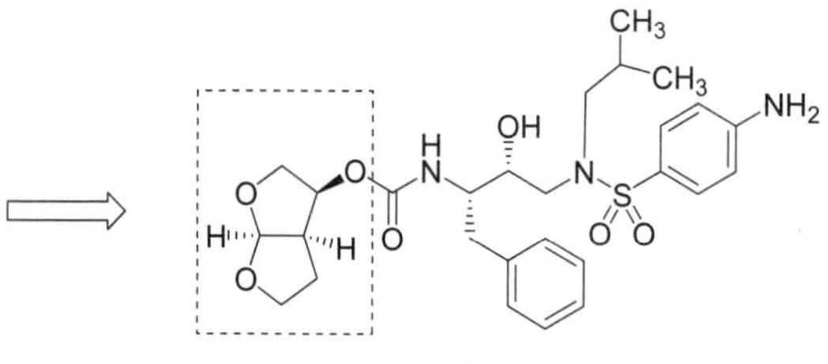

地瑞那韦 (**2-400**)

图 2-59　安普那韦结构优化研发地瑞那韦

2.4.11 磷酸（酯）和焦磷酸（酯）

磷酸酯（**2-401**）和焦磷酸酯（**2-402**）的生物电子等排体设计具有较大的挑战性。膦酸酯是一种有效且稳定的磷酸酯替代基团。为增加酸性，可在膦酸酯的 α-碳原子上引入两个 F 取代基（如 **2-403**）。磷酸酯的生物电子等排体主要在核苷类药物和磷酸酯酶抑制剂设计中有广泛的应用。由于磷酸的酸性强，含磷酸基团的化合物难以口服吸收，因此在等排体设计中应兼顾活性和理化性质（图 2-60）。

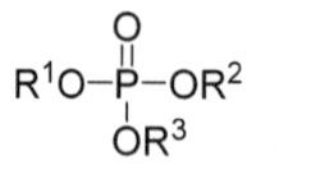

$R^1, R^2, R^3 =$ H, 烷基　　　　$R^1, R^2, R^3, R^4 =$ H, 烷基

磷酸酯 (**2-401**)　　　　焦磷酸酯 (**2-402**)

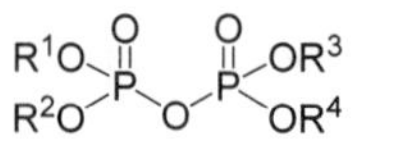

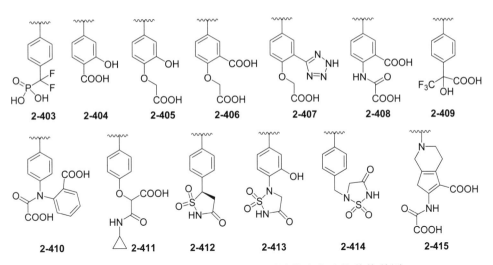

图 2-60　磷酸酯和焦磷酸酯的化学结构和代表性替换基团

2.4.11.1　异噻唑啉酮替换磷酸

蛋白酪氨酸磷酸酯酶 1B（protein tyrosine phosphatase-1B，PTP1B）是一个Ⅱ型糖尿病药靶。PTP1B 抑制剂多数含有酸性基团，以模拟底物中的磷酸基团，部分代表性的替换基团见图 2-61[78]。其中，含异噻唑啉酮化合物 2-417（IC_{50} = 190 nmol/L）的 PTP1B 抑制活性优于相应的二氟代膦酸化合物（2-416，IC_{50} = 1750 nmol/L）[79,80]。但是

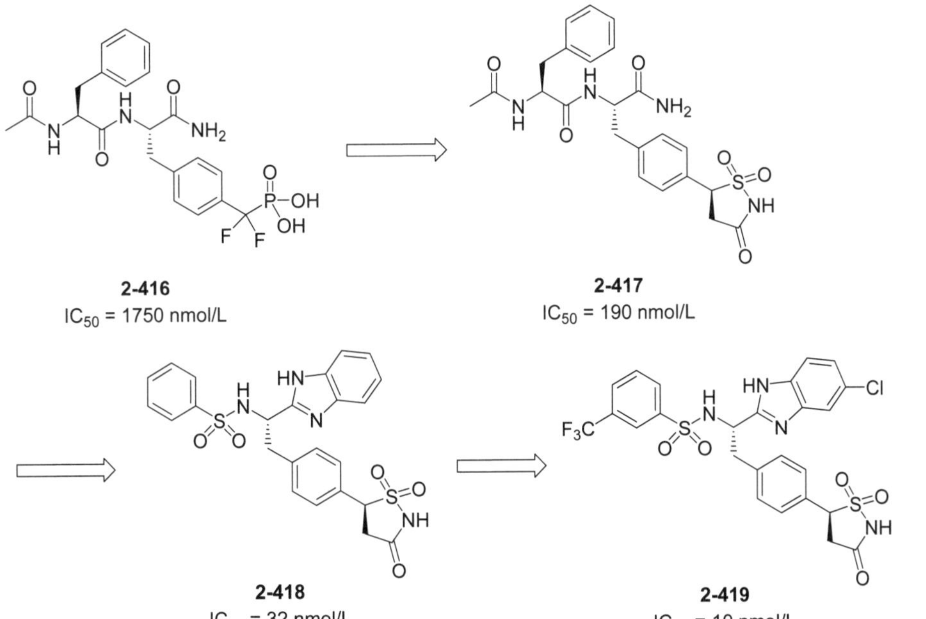

2-416
IC_{50} = 1750 nmol/L

2-417
IC_{50} = 190 nmol/L

2-418
IC_{50} = 32 nmol/L

2-419
IC_{50} = 10 nmol/L

图 2-61　PTP1B 抑制剂的结构优化

化合物 **2-416** 中的多肽基团使其在细胞水平丧失活性，进一步将其优化得到了非肽类小分子抑制剂 **2-418**（$IC_{50} = 32$ nmol/L）和 **2-419**（$IC_{50} = 10$ nmol/L），PTP1B 抑制活性明显提高，并且在细胞水平显示了活性。

2.4.11.2　二羟基嘧啶替换焦磷酸

在抗病毒药物设计中，二羟基嘧啶可被用作磷酸的等排体（图 2-62）。例如，化合物 **2-420** 是 HIV-1 RNase H 抑制剂，其二羟基嘧啶甲酸基团模拟了底物磷酸酯催化水解的过渡态[81]。同样，在 HCV NS5B 抑制剂设计中，二羟基嘧啶甲酸被用作焦磷酸 **2-421** 的等排体，化合物 **2-422** 显示了较强的抑制活性（$IC_{50} = 0.73$ μmol/L）[82]。

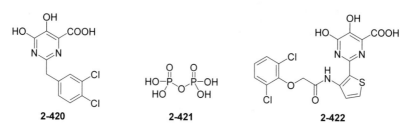

2-420　　　　　　　　**2-421**　　　　　　　　**2-422**

图 2-62　二羟基嘧啶替换焦磷酸的研究实例

2.4.11.3　二羧酸或酚酸替换焦磷酸

焦磷酸含有两个磷酸基团，二羧酸和酚酸是其常见的等排体（图 2-63）。例如，法尼基焦磷酸（farnesyl pyrophosphate，**2-423**）是 Ras 蛋白的底物，将其焦磷酸部分用丁烯二酸替换后，化合物 **2-424** 和 **2-425** 均显示了优秀的抑制活性，IC_{50} 值分别为 55 nmol/L 和 185 nmol/L[83]。此外，在核苷类药物中，羟基丁二酸（**2-427**）也可以用作三磷酸 **2-426** 的等排体[84]。

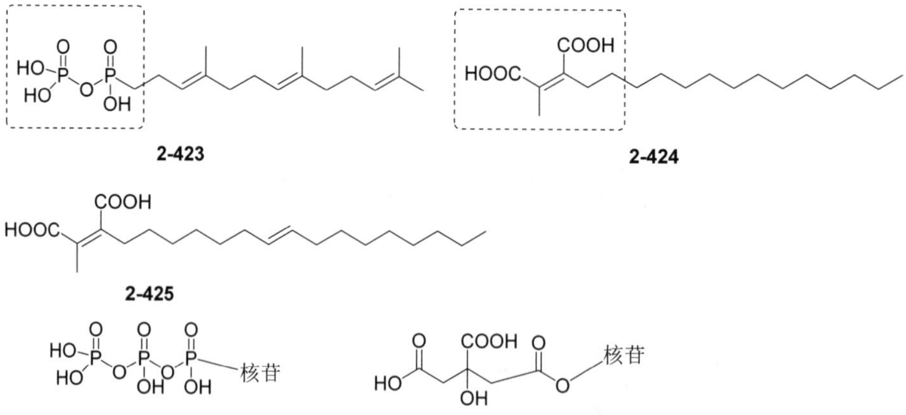

2-423　　　　　　　　　　　　　　　　　　**2-424**

2-425

2-426　　　　　　　　　　　**2-427**

图 2-63　二羧酸替换焦磷酸的研究实例

2.4.12 氧杂环丁烷

烷基链柔性大，而且其碳原子易发生氧化代谢。为对烷基链进行构象限制或阻断代谢敏感位点，通常在某一碳原子上引入偕二甲基。但是，这种修饰方式使得分子的脂溶性增强，不利于口服吸收。研究发现，在烷基碳原子上引入氧杂环丁烷不仅可以阻断代谢敏感位点，而且还有助于提高溶解性。氧杂环丁烷的合成及其在结构优化中的应用已经成为一个研究热点领域（图 2-64）。以苯丁胺衍生物 **2-435** 为例，该化合物水溶性差，而且是 hERG 离子通道抑制剂（$IC_{50} = 7.5\ \mu mol/L$），具有毒性。如表 2-32 中数据所示，在化合物 **2-435** 不同烷基位置引入氧杂环丁烷对其理化性

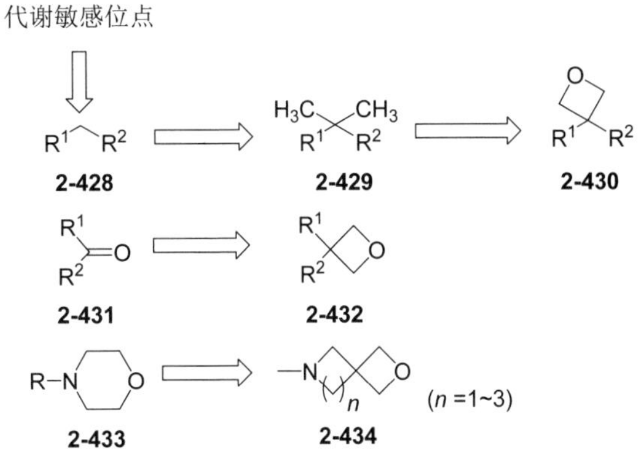

图 2-64　基于氧杂环丁烷的药物结构优化设计方法

质和代谢性质产生较大的影响 [85-87]。氧杂环丁烷与氮原子距离越近，氮原子的碱性降低程度越大。而且，氧杂环丁烷的引入使得整个分子的溶解性提高明显，但是溶解性提高程度与其所处位置无直接关系。在适当位置引入环丁烷（例如 **2-436**、**2-440** 和 **2-441**），使得代谢稳定性有明显提高。而且，化合物 **2-441** 对 hERG 离子通道的抑制活性降低（$IC_{50} = 35\ \mu mol/L$），潜在的毒性风险降低。

表 2-32　氧杂环丁烷在苯丁胺衍生物分子中不同位置对理化性质的影响

化合物	结构	pK_a	溶解性/（μg/mL）	HLM Cl$_{int}$	lg$P$
2-435	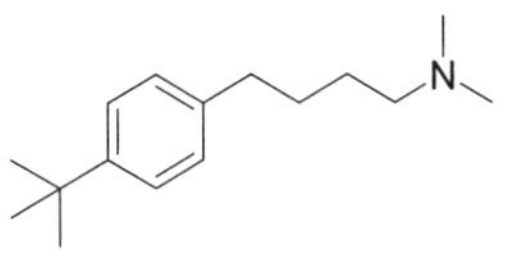	9.9	<1	16	4.3
2-436	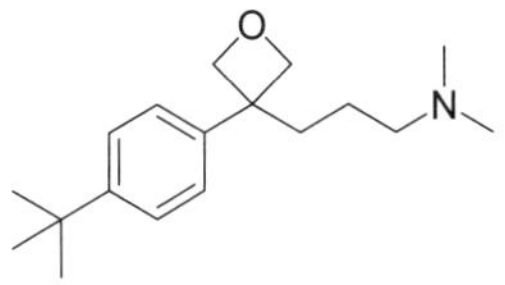	9.6	270	0	3.9
2-437	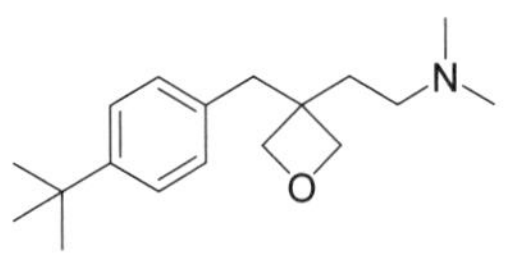	9.2	4100	6	3.5

化合物	结构	pK_a	溶解性/ ($\mu g/mL$)	HLM Cl_{int}	lgP
2-438		8.0	25	42	4.0
2-439		7.2	57	13	3.6
2-440		9.9	4000	2	2.4
2-441		9.9	4400	0	3.3

氧杂环丁烷结构在天然产物中广泛存在，在上市药物中存在氧杂环丁烷结构的有紫杉醇（taxol）和多烯紫杉醇（docetaxel）。氧杂环丁烷除可作为偕二甲基生物电子等排体外，还可以作为羰基的生物电子等排体。引入氧杂环丁烷结构不仅可使分子的刚性增强，而且还可以增强分子的水溶性和代谢稳定性，也可作为氢键受体与药物靶标形成氢键相互作用。氧杂环丁烷能够对分子的理化性质、代谢性质和安全性产生重要影响，在新药发现中日趋受到重视。常见的氧杂环丁烷衍生物设计方法以及与相应羰基和偕二甲基化合物的性质比较见图 2-65，其合成方法可参见综述文献 [87]。

	2-442	2-443	2-444	2-445	2-446	2-447
lgP	2.0	—	—	1.5	1.3	1.2
hCl_{int}	6	16	9	—	—	3

	2-448	2-449	2-450	2-451	2-452	2-453
lgP	1.6	—	—	−0.1	1.1	—
hCl_{int}	120	120	8			

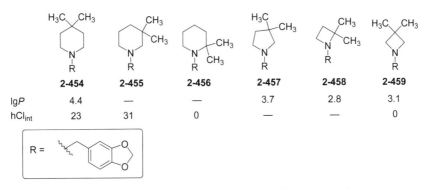

	2-454	2-455	2-456	2-457	2-458	2-459
lgP	4.4	—	—	3.7	2.8	3.1
hCl$_{int}$	23	31	0	—	—	0

图 2-65　氧杂环丁烷、羰基和偕二甲基对取代哌啶
化合物疏水性和内在清除率的影响［Cl$_{int}$单位为 μL/(min·mg)］

　　氧杂环丁烷的药物化学应用实例报道还不是很
多，但大型制药公司对这类有机化合物的结构比较
关注，正在投入大量资源去研究。在已有的文献报
道中，氧杂环丁烷也可以对寡核苷酸类似物进行构
象限制（图 2-66），例如化合物 **2-460**[88]。

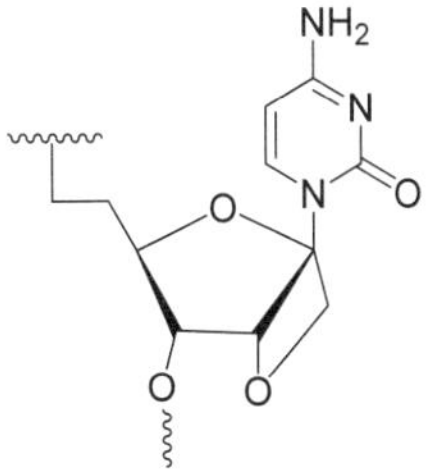

　　氧杂环丁烷也可以用作蛋白酶底物过渡态类似物
来设计新型的抑制剂。例如，在肾素（renin）抑制剂
设计中，将二醇先导化合物 **2-461**（IC$_{50}$ = 22 nmol/L）
中的一个羟基与相邻位置成环，得到活性更好的四氢

2-460

图 2-66　氧杂环丁烷也可以对
寡核苷酸类似物的结构修饰

呋喃类似物 **2-462**（IC$_{50}$ = 9.8 nmol/L）和氧杂环丁烷类似物 **2-463**（IC$_{50}$ = 1.2 nmol/L），
尤其是氧杂环丁烷类似物显示了最佳的活性（图 2-67）[89]。

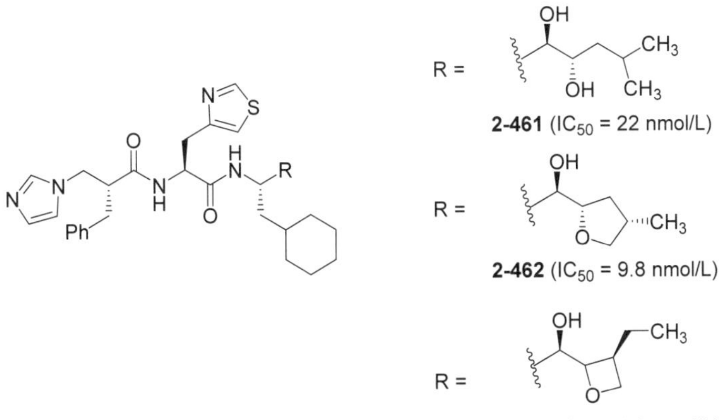

R =

2-461 (IC$_{50}$ = 22 nmol/L)

R =

2-462 (IC$_{50}$ = 9.8 nmol/L)

R =

2-463 (IC$_{50}$ = 1.2 nmol/L)

图 2-67　氧杂环丁烷应用于肾素抑制剂优化设计

Burkhard 等将环丙沙星（**2-464**）的哌嗪基用含氧杂环丁烷的螺环代替，所得化合物 **2-465** 对金黄色葡萄球菌的最低抑菌浓度（MIC）与环丙沙星相当[90]。环丙沙星在人微粒体和肝细胞模型中有轻度的代谢降解，而氧杂环丁烷衍生物 **2-465** 对代谢基本上是完全稳定的（表 2-33）。

表 2-33　环丙沙星和其氧杂环丁烷衍生物活性和代谢稳定性比较

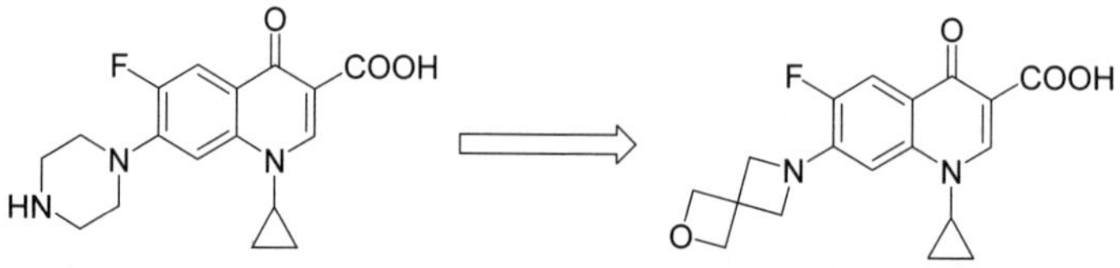

环丙沙星 (**2-464**)　　　　　　　　　　**2-465**

化合物	MIC(*S.aureus*)/ (μg/mL)	Cl_{int}（人）	
		微粒体	肝细胞
		μL/(mg 蛋白·min)	μL/(10⁶ 细胞·min)
环丙沙星	0.125	5	7
2-465	0.125	0	1

在 IspE 蛋白抑制剂优化设计研究中，Hirsch 等将先导结构 **2-466** 中嘧啶碱基上的四氢噻吩取代基用氧杂环丁烷取代的丙酸酯替换，得到化合物 **2-467**（K_i = 28.7 μmol/L），其活性虽有降低（图 2-68），但是水溶性得到了明显改善[91]。化合物 **2-467** 与 IspE 复合物的晶体结构显示，氧杂环丁烷对分子的构象有一定影响，从而使分子与靶酶的氢键作用网络发生改变。

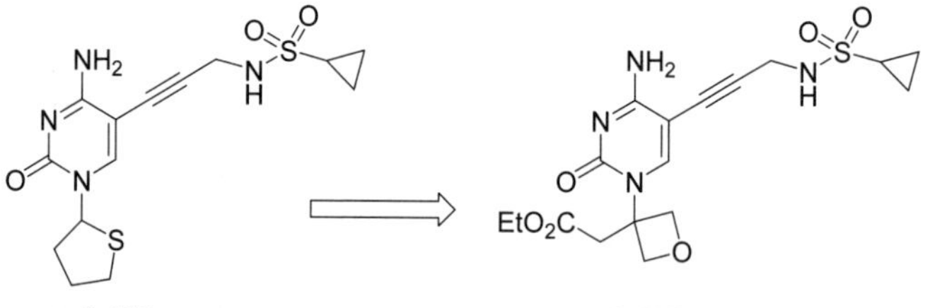

2-466
IspE K_i = 0.29 μmol/L

2-467
IspE K_i = 28.7 μmol/L

图 2-68　氧杂环丁烷应用于 IspE 蛋白抑制剂优化设计

2.4.13　乙炔基

相比于碳-碳单键（键长：1.53 Å）和碳-碳双键（键长：1.34 Å），碳-碳三键键长更短（键长：1.21 Å）但键能更强。乙炔基在药物化学中有广泛的应用，常用作氰基、氯、碘、氨甲酰基、乙烯基、羧基、乙基、苯基、环丙基的非经典生物电子等排体[92]。乙炔基具有平面性，其 H—C—C 键角为 180°，因此在药物中常用作刚性连接基团。另外，在药物分子结构中引入乙炔基，也可以调节药代动力学性质[92]。乙炔基不仅可以作为一个结合基团，与靶标形成疏水和范德华相互作用。在特定条件下，乙炔基可以作为一个反应性基团与靶点氨基酸残基（例如半胱氨酸）形成不可逆的共价相互作用。乙炔基的反应性同样会带来安全性的风险，末端炔基可以和肝脏细胞色素 P450 蛋白（例如 CYP450）活性位点的血红素卟啉辅基和亲核性氨基酸残基共价结合。炔基也可以和内源性的谷胱甘肽（GSH）发生加成反应形成偶联物。

在激酶抑制剂的结构优化中，引入炔基是一种常用的设计策略。例如，磷脂酰肌醇-3 激酶（phosphoinositide-3-kinase，PI3K）抑制剂 **2-468** 的氰基用乙炔基替换后，化合物 **2-469** 对 PI3Kγ 的活性和选择性均得到提升（图 2-69）。表皮生长因子受体（epidermal growth factor receptor，EGFR）抑制剂吉非替尼（gefitinib，**2-470**）的苯基氯原子与 EFGR2 活性位点 Leu788 主链羧基形成卤键相互作用。厄洛替尼（erlotinib，**2-471**）将该位置的氯原子用炔基替换后，末端炔基氢原子可以作为氢键供体与 Leu788 形成弱氢键。厄洛替尼对 EGFR1 和 EGFR2 的抑制活性与吉非替尼相当（图 2-69）[93]。

伊马替尼（imatinib，**2-472**）是 Bcr-Abl 激酶抑制剂，用于治疗慢性粒细胞白血病，其吡啶基嘧啶和苄基哌嗪部分分别作用于腺嘌呤口袋和变构口袋，用甲基苯基酰胺作为连接基团。在临床应用中，Bcr-Abl 出现了 Thr315Ile 耐药突变，Ile315 和伊马替尼的苯基连接子出现了立体碰撞，导致亲和力下降超过 400 倍。帕纳替尼（ponatinib，**2-473**）引入了乙炔基连接子，调节了分子构象，避免与 Ile315 发生立体碰撞（图 2-69），从而对野生型 Bcr-Abl 激酶和 Thr315Ile 突变体均具有强效抑制作用[93]。

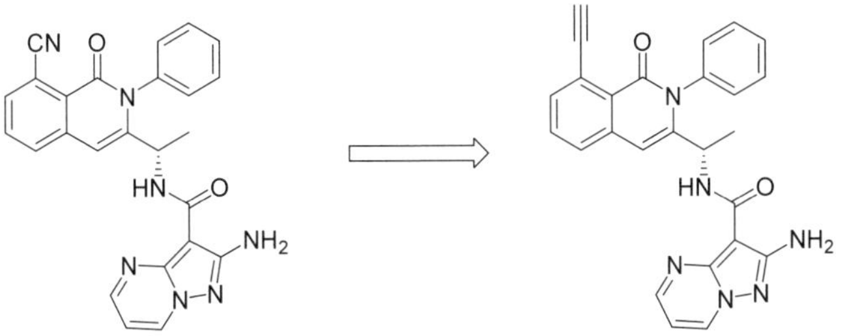

2-468
PI3Kγ IC$_{50}$ = 240 nmol/L
PI3Kδ IC$_{50}$ = 3100 nmol/L

2-469
PI3Kγ IC$_{50}$ = 14 nmol/L
PI3Kδ IC$_{50}$ = 700 nmol/L

图 2-69

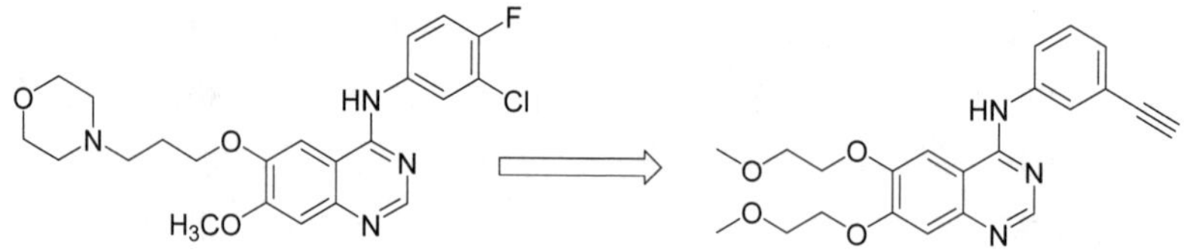

吉非替尼 (2-470)
EGFR1 IC$_{50}$ = 3.1 nmol/L
EGFR1 IC$_{50}$ = 343 nmol/L

厄洛替尼 (2-471)
EGFR1 IC$_{50}$ = 0.6 nmol/L
EGFR1 IC$_{50}$ = 513 nmol/L

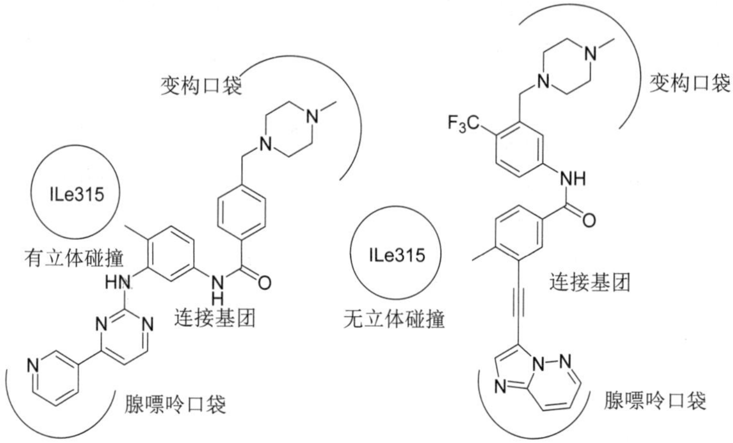

变构口袋

ILe315

有立体碰撞

连接基团

腺嘌呤口袋

伊马替尼 (2-472)
Bcr-Abl^{WT} IC$_{50}$ = 170 nmol/L
Bcr-Abl^{Thr315Ile} IC$_{50}$ = 74 μmol/L

变构口袋

ILe315

无立体碰撞

连接基团

腺嘌呤口袋

帕纳替尼 (2-473)
Bcr-Abl^{WT} IC$_{50}$ = 1.4 nmol/L
Bcr-Abl^{Thr315Ile} IC$_{50}$ = 1.6 nmol/L

图 2-69　乙炔基在激酶抑制剂结构优化中的应用案例

布鲁顿酪氨酸激酶（Bruton tyrosine kinase，BTK）不可逆抑制剂阿卡替尼（acalabrutinib，2-474）、tirabrutinib（2-475）和 branebrutinib（2-476）均含有具有反应活性的炔基（图 2-70）。炔基可以和 BTK 活性位点 Cys481 侧链硫醇发生加成反应，形成硫醚加成产物[94]。与其他可形成共价相互作用的靶头（warhead）相比，乙炔基的反应活性相对较低，降低了与非靶蛋白形成共价键的脱靶（off-target）风险。

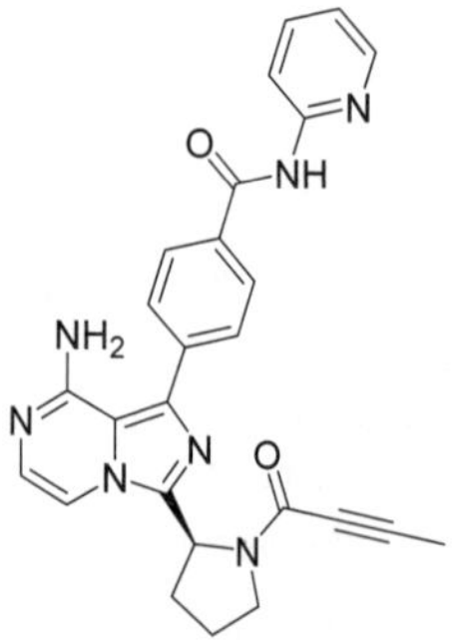

阿卡替尼 (2-474) 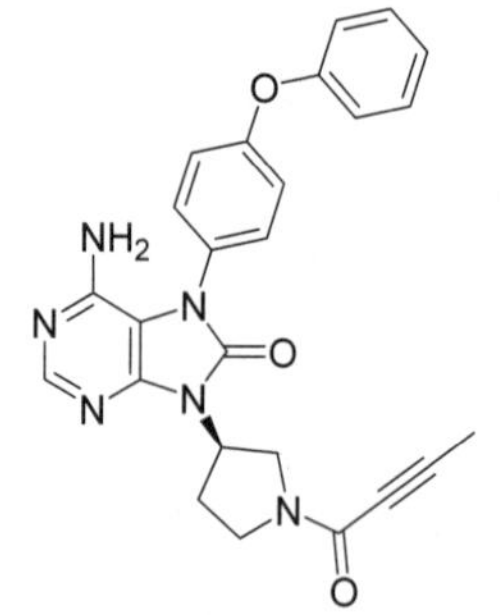　　　　tirabrutinib (2-475) 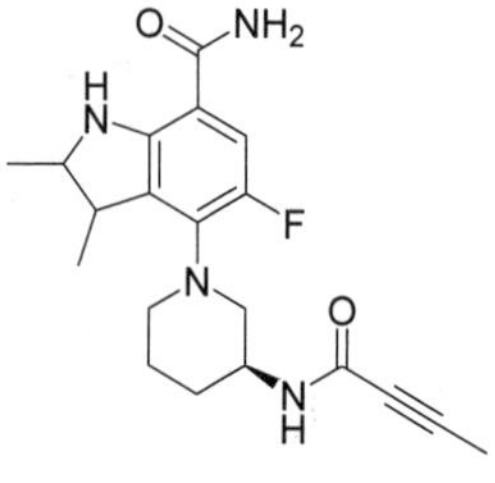　　　　branebrutinib (2-476)

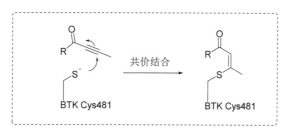

图 2-70 含有炔基的 BTK 共价抑制剂

齐留通（zileuton，**2-477**）是一种新型的选择性 5-脂氧合酶抑制剂，用于哮喘的维持治疗。齐留通的 *N*-羟基脲易发生葡萄糖苷酸化代谢反应，因此半衰期非常短（$t_{1/2}$ = 0.4 h）。但是，*N*-羟基脲是药效必需基团，因此对骨架和连接基团进行结构优化[95]。将苯并噻吩用氟代苯氧基苯基替换，并插入乙烯基连接基团，所得化合物 **2-478** 的半衰期得到延长（$t_{1/2}$ = 4.7 h）。进一步用乙炔基替换乙烯基，化合物 **2-479** 的半衰期得到延长（$t_{1/2}$ = 5.5 h）。最后，用噻吩替换苯基，化合物 **2-480** 的半衰期为 14.5 h，在保留活性的同时克服了代谢不稳定的缺陷。

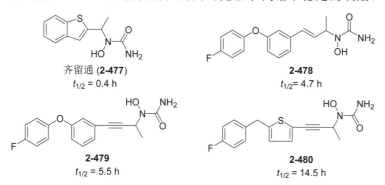

齐留通 (**2-477**)
$t_{1/2}$ = 0.4 h

2-478
$t_{1/2}$= 4.7 h

2-479
$t_{1/2}$ = 5.5 h

2-480
$t_{1/2}$ = 14.5 h

图 2-71 乙炔基应用于提升 5-脂氧合酶抑制剂的代谢稳定性

2.5 环状基团替换方法

2.5.1 苯环/杂环和杂环/杂环之间的替换

环等排是电子等排发生在环内一种特殊形式，即苯环和各种杂环之间的相互替换。环状基团替换具有广阔的多样性设计空间，可充分发挥药物设计想象力，图 2-72 列举了苯环的非经典生物电子等排体[96]。环等排既可调节活性，也可改善药代动力学性质，在药物设计中非常有用。

例如将磺胺吡啶（sulfapyridine，**2-481**）分子中的吡啶环用其他杂环代替后发现了磺胺嘧啶（sulfadiazine，**2-482**）、磺胺噻唑（sulfathiazole，**2-483**）、磺胺异恶唑（sulphafurazole，**2-484**）和磺胺甲噻唑（sulphamethizole，**2-485**）等一系列各具优点的磺胺类抗菌药物（图 2-73）。

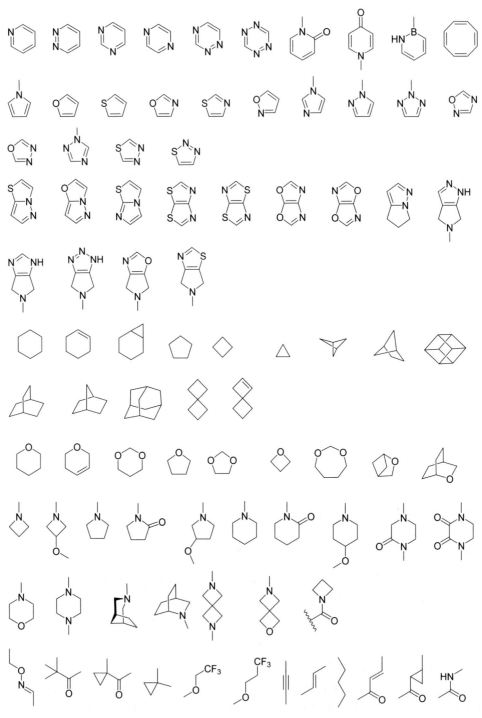

图 2-72 苯环的非经典生物电子等排体

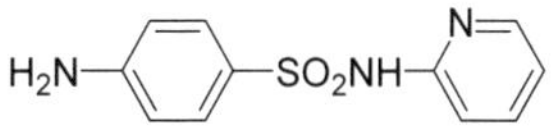

磺胺吡啶 (**2-481**) 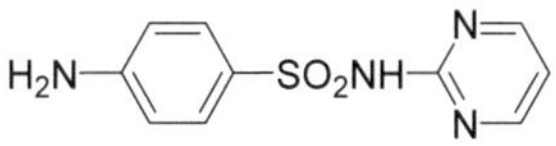　　磺胺嘧啶 (**2-482**) 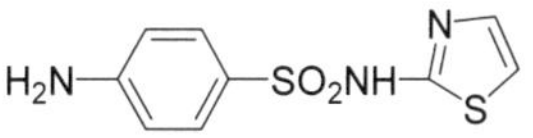　　磺胺噻唑 (**2-483**)

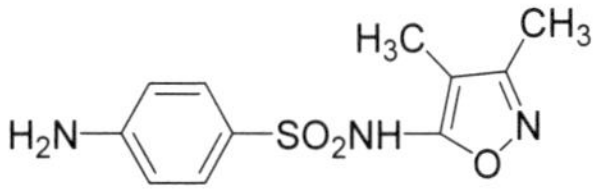

磺胺异噁唑 (**2-484**) 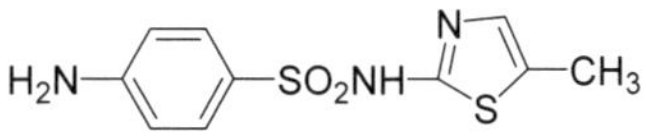　　磺胺甲噻唑 (**2-485**)

图 2-73　基于杂环替换研发的一系列磺胺类抗菌药

将 H_2 受体拮抗剂西咪替丁（cimetidine，**2-342**）分子中咪唑部分用呋喃替代，再结合其他结构修饰，发现了第二个上市的 H_2 受体拮抗剂雷尼替丁（ranitidine，**2-343**）。雷尼替丁的抗溃疡作用比西咪替丁强 5~8 倍，而且无抗雄性激素的副作用（图 2-74）。将雷尼替丁分子中的呋喃环进一步用噻唑替代后得到尼扎替丁（nizatidine，**2-486**），尼扎替丁的临床效果与雷尼替丁相似，但其口服生物利用度大于 90%，远远高于雷尼替丁和西咪替丁。

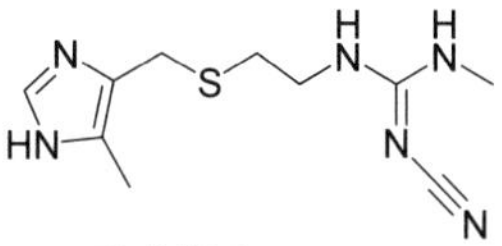

西咪替丁 (**2-342**) 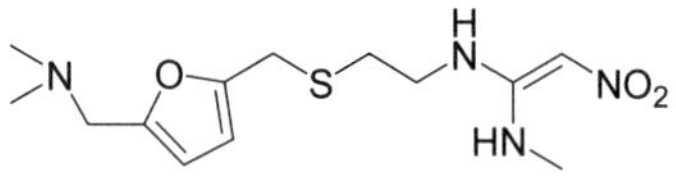　　雷尼替丁 (**2-343**)

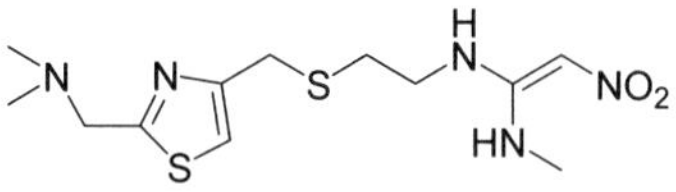

尼扎替丁 (**2-486**)

图 2-74　基于杂环替换研发的一系列替丁类抗胃溃疡药物

芬太尼（**2-487**）是为阿片受体激动剂，属强效麻醉性镇痛药，主要用于麻醉前、中、后的镇静与镇痛。将芬太尼分子中的苯环用噻吩环替代后（**2-488**），镇痛作用是吗啡的 4500 倍，而且镇痛作用产生快，持续时间较短，安全性高（图 2-75）。

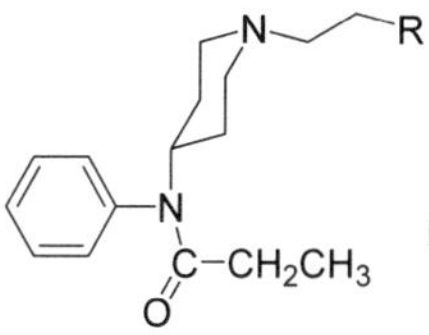

芬太尼 (**2-487**)　R = 苯基

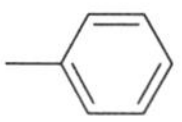

噻吩芬太尼 (**2-488**)　R = 噻吩基

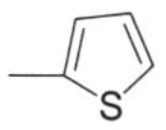

图 2-75　基于杂环替换优化镇痛药芬太尼

第三代唑类抗真菌药物伏立康唑（voriconazole，**2-4**）是氟康唑（**2-3**）的结构类似物，它用氟代嘧啶环取代了氟康唑的三唑环，并增加了一个 α-甲基（图 2-76）。伏立康唑同时具有口服和注射活性，对念珠菌和曲霉菌的活性强于氟康唑，并且对氟康唑耐药的菌株有效。

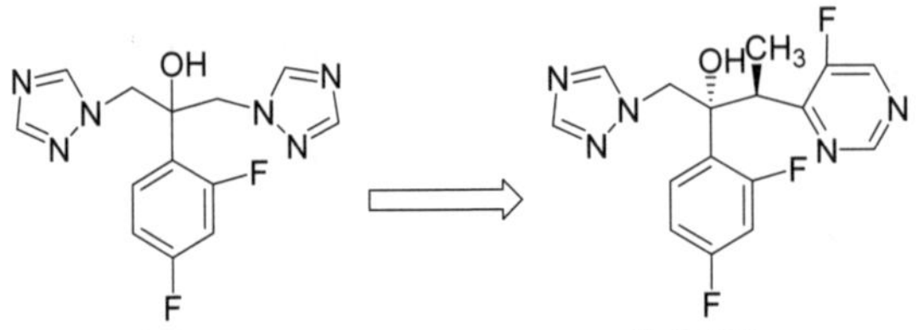

氟康唑 (**2-3**)　　　　　　　　　　伏立康唑 (**2-4**)

图 2-76　基于杂环替换优化抗真菌药氟康唑

抗炎药物吲哚美辛（indomethacin，**2-489**）具有较严重的胃肠道副作用，将其分子中的—N＝C 用—C＝C 代替，5-OCH$_3$ 用 F 代替，Cl 用 CH$_3$S＝O 代替，得到了舒林酸（sulindac，**2-490**，图 2-77）。舒林酸的抗炎作用强于吲哚美辛，X 射线衍射实验证明舒林酸的构象与吲哚美辛相似。

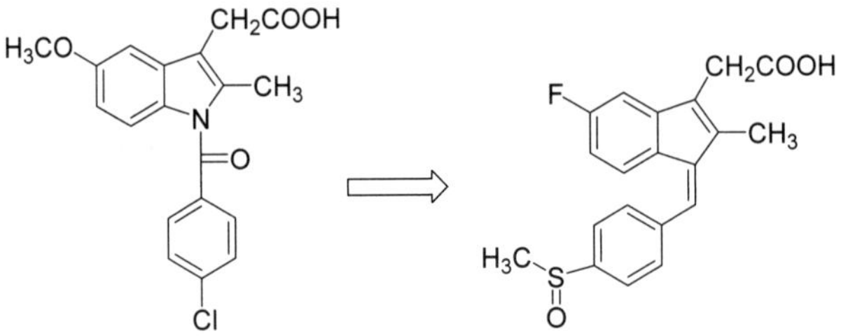

吲哚美辛 (**2-489**)　　　　　　　　　舒林酸 (**2-490**)

图 2-77　抗炎药物吲哚美辛的结构优化

将喹诺酮类抗菌药物诺氟沙星（norfloxacin，**2-491**）分子中—CH＝用—N＝替代后发现了依诺沙星（enoxacin，**2-492**，图 2-78）。依诺沙星对复杂性尿路感染，皮肤软组织感染和呼吸系统感染具有很好的疗效，而且不易产生耐药性。

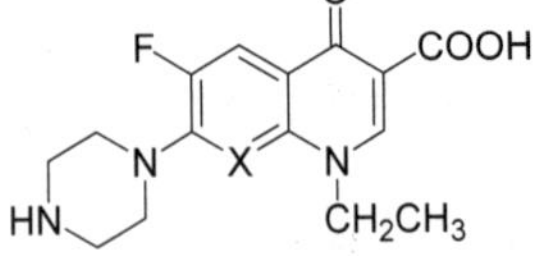

诺氟沙星 (**2-491**)　X = CH

依诺沙星 (**2-492**)　X = N

图 2-78　基于苯环/杂环替换优化抗菌药诺氟沙星

尼古丁（nicotine，**2-493**）是神经元烟碱乙酰胆碱受体（neuronal nicotinic acetylcholine receptors，nAChRs）的配体。生物碱 epibatidine（**2-494**）结构中的

桥环胺是吡咯烷的环等排体，该化合物对 nAChR 的亲和力优于尼古丁，是一个高效的激动剂[97]。但是，Epibatidine 的毒性比较大，限制其进一步的临床开发。对 Epibatidine 的结构优化旨在降低毒性，并提高对 α4β2 亚型的选择性。Epibatidine 结构中桥环胺和吡啶部分的基团替换设计见图 2-79，发现用双环 [2.2.2]辛烷替代桥环胺，或者用异噁唑、吡嗪替换吡啶，所得化合物同样具有较强的活性，并且在选择性方面有所提高[98,99]。

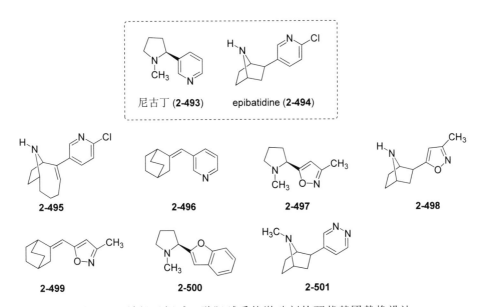

图 2-79　神经元烟碱乙酰胆碱受体激动剂的环状基团替换设计

在苯环中引入氮原子，有助于提高溶解性和代谢稳定性。例如，4,7-二甲氧基吲哚衍生物 2-502 是一种高活性的 HIV-1 病毒吸附抑制剂，但是它易于发生氧原子上的脱甲基化代谢反应，产生具有毒性的醌类化合物 2-503（图 2-80）。用氮原子逐一取代吲哚环中苯环上的每一个 CH，发现 6-氮杂类似物 BMS-488043（2-504）具有更好的水溶性，并且在发生去甲基化代谢时形成酰胺类化合物 2-505，防止生成具有毒性的醌类化合物[100]。化合物 BMS-488043 已经为抗艾滋病候选新药进入了临床试验。

降血压药硝苯地平（nifedipine，2-506）是二氢吡啶类钙离子拮抗剂，在体内易氧化为无活性的吡啶代谢产物 2-507（图 2-81）。将二氢吡啶环 C-3 原子用 N 替换，在 C-2 位置引入羰基，得到代谢上更为稳定的二氢嘧啶酮衍生物 2-508 和 2-509[101-104]。与 2-508 相比，化合物 2-509 由于形成分子内氢键和偶极-偶极相互作用，在体内不易发生酰胺键水解，而且不会发生氧化代谢。这种设计策略已经被广泛应用于含二氢吡啶骨架的 α$_{1a}$-肾上腺素受体拮抗剂的优化设计[74,75]。

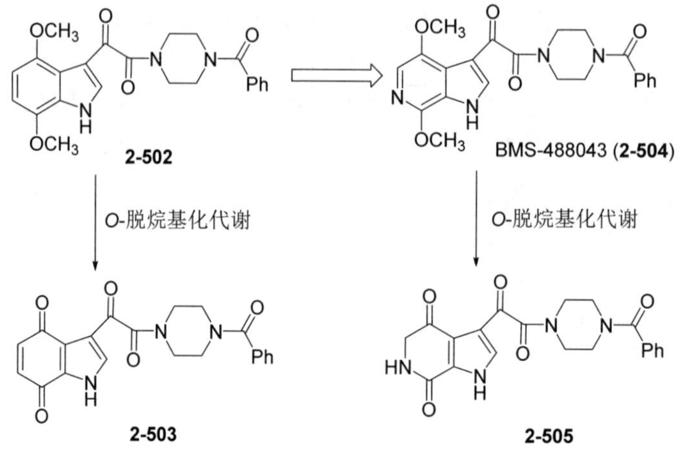

图 2-80 HIV-1 病毒吸附抑制剂的结构优化和代谢

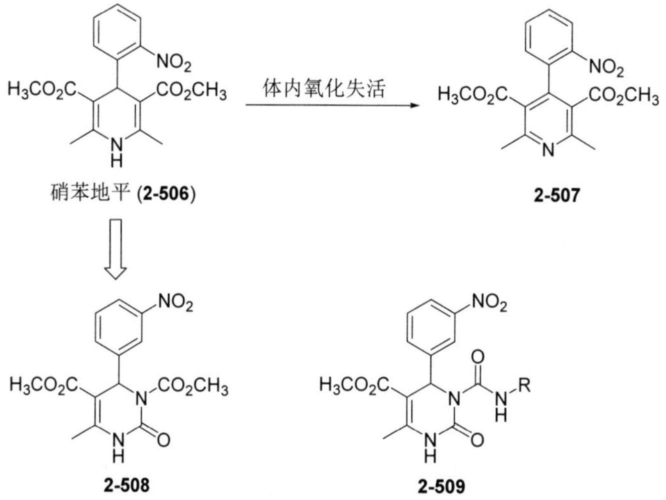

图 2-81 降血压药硝苯地平的结构优化

此外，在苯环上引入氮原子还会对分子构象产生影响。在取代芳醚中靠近氧端的碳原子用氮原子替换得到 2-苯氧基吡啶（**2-510**，图 2-82）。根据能量计算和

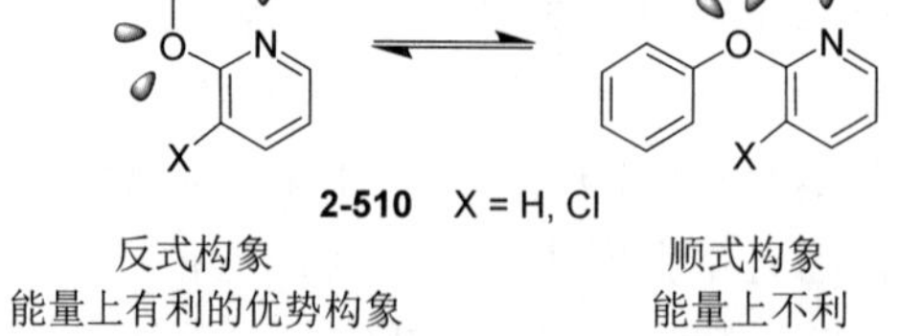

图 2-82 2-苯氧基吡啶的优势构象

X 射线晶体结构分析，发现杂原子上孤对电子成反式为优势构象[105]。上述优势构象已经被成功应用于Xa因子抑制剂的优化设计(图2-83)。2-苯氧基嘧啶衍生物**2-512**模拟了 2,7-二苄烯基环庚酮 **2-511** 的构象，对其进一步优化得到具有口服活性的抑制剂 ZK-807834（**2-513**）[106,107]。

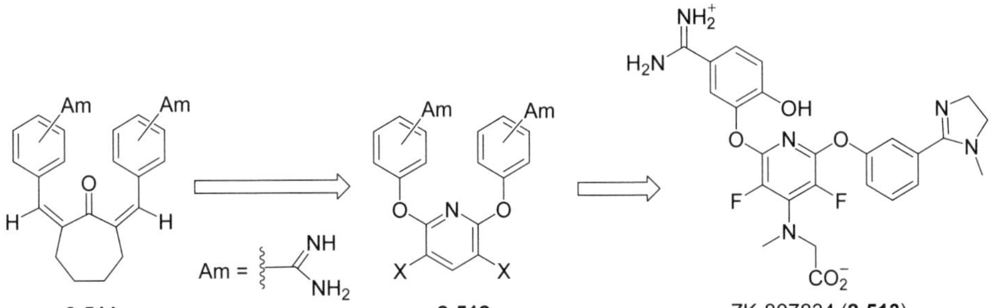

2-511 **2-512** ZK-807834 (**2-513**)

图 2-83 Xa 因子抑制剂的优化设计

2.5.2 环烷基替换芳环

2.5.2.1 环丙基替换苯环

雷扎沙班（razaxaban，**2-514**）是选择性Xa 因子抑制剂，目前作为可口服的抗凝血和溶栓候选新药进行临床试验。雷扎沙班分子中苯并异噁唑和苯基咪唑结构分别作用于Xa 因子活性位点的 P1 和 P4 口袋。对其进行了结构优化研究，将其异噁唑环打开，并用苯基替换咪唑，得到新型抑制剂 **2-515**（K_i = 0.3 nmol/L）具有与雷扎沙班（K_i = 0.19 nmol/L）相似的活性。但是，化合物 **2-515** 的脂溶性太强，不利于口服吸收。Qiao 等设计了 α-取代的环丙基苯基来模拟联苯结构的垂直构象（图 2-84），在降低分子张力的同时，并使其与 P4 口袋形成更好的疏水相互作用[108]。环丙基衍生物 **2-516**（K_i = 0.035 nmol/L）和 **2-517**（K_i = 0.021 nmol/L）的活性比联苯衍生物 **2-515** 提高近 10 倍，而且脂溶性得以降低。

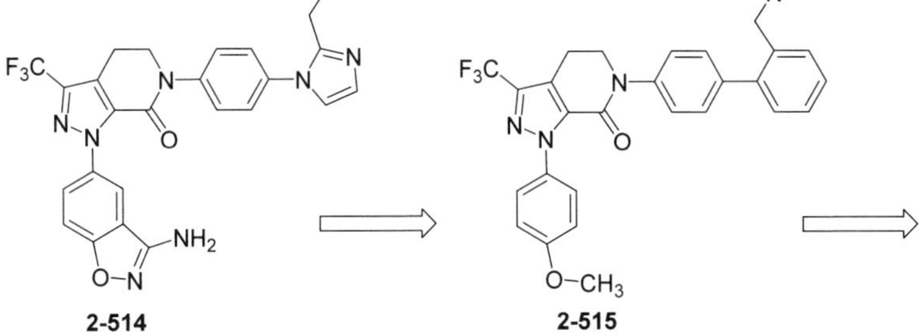

2-514
K_i = 0.19 nmol/L
lg$P$ = 3.38

2-515
K_i = 0.3 nmol/L
lg$P$ = 5.94

图 2-84

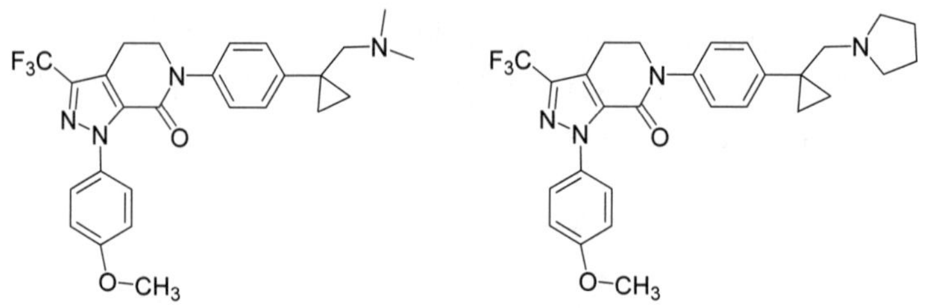

2-516
K_i = 0.035 nmol/L
lg$P$ = 4.99

2-517
K_i = 0.021 nmol/L

图 2-84 Xa 因子抑制剂的结构优化

2.5.2.2 环丙基氨基酸酰胺替换二氨基吡啶

2,3-二氨基吡啶类化合物（**2-518**）在体内易被代谢活化，生成反应活性较强的醌二亚胺类（**2-519**）或吡啶环氧化物（**2-520**），进而与谷胱甘肽（glutathione，GSH）形成具有潜在毒性的 GSH 加合物 **2-521** 和 **2-523**（图 2-85）[109]。环丙基氨基酸酰胺结构（**2-524**）可以较好地模拟 2,3-二氨基吡啶的构象，主要原因是环丙基与羰基形成 π-π 超共轭效应，从而对分子构象产生限制（图 2-86）。

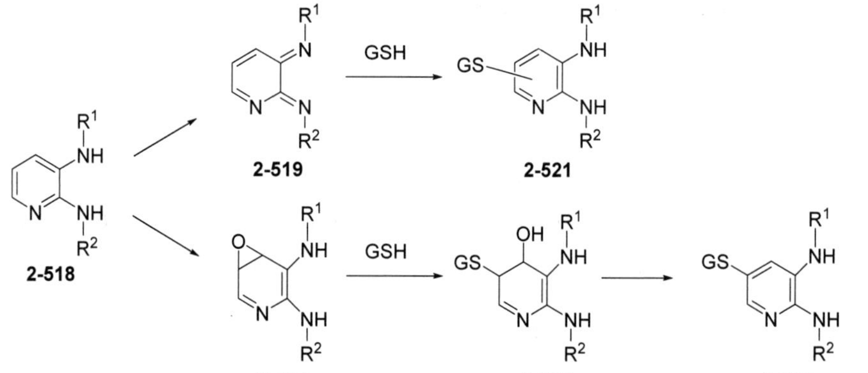

图 2-85 2,3-二氨基吡啶在体内的主要代谢途径

在缓激肽 B1 受体（bradykinin B1）拮抗剂的优化设计中，将先导化合物 **2-525**（K_i = 11.8 nmol/L）中喹啉环用偕二甲基乙酰基替换，由于分子构象发生了较大的改变，化合物 **2-526** 的活性大幅下降（K_i = 3.5 μmol/L）。将二氨基喹啉结构用构象上更为相似的环丙基氨基酸酰胺结构替换后（K_i = 63 nmol/L），化合物 **2-527** 仍保持优秀的抑制活性，而且在结构上具有较强的新颖性[110]。同样的设

计方法也应用于Ｘａ因子抑制剂的结构优化，虽然环丙基类似物 **2-529**(K_i = 175 nmol/L) 的抑制活性低于二氨基喹啉化合物 **2-528**(K_i = 39 nmol/L)，但是能够有效克服其代谢问题，其活性也可以进一步优化[111]。

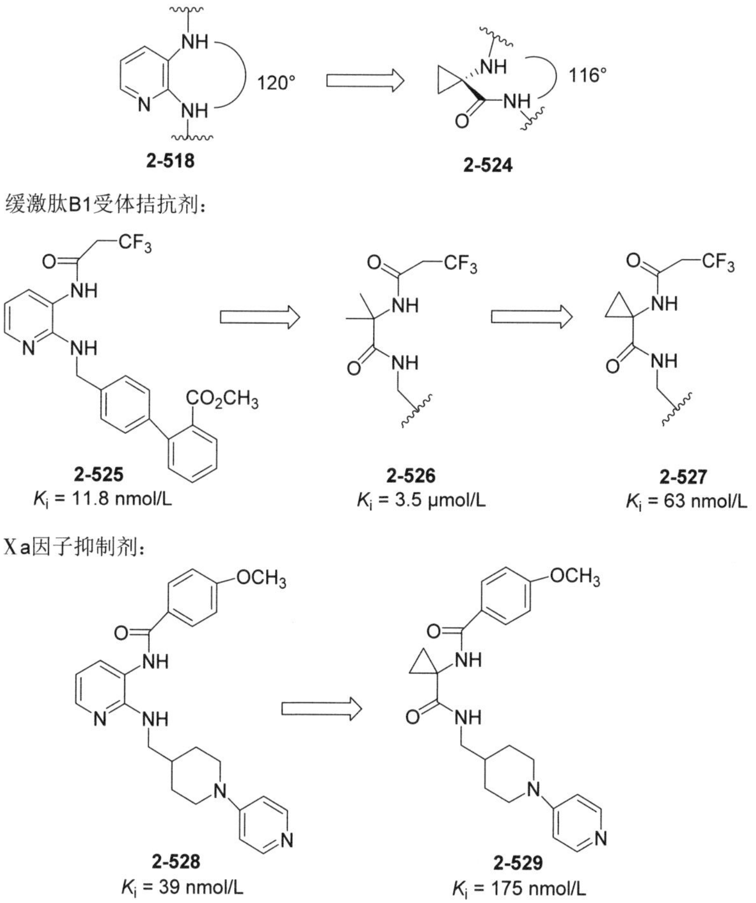

图 2-86　环丙基氨基酸酰胺替换二氨基吡啶的设计方法和实例

2.5.2.3　氮杂环烷基替换杂环

研究认为，降低分子的饱和度和平面性有助于提高新药发现的效率[112]。三唑类化合物 **2-530** 是后叶催产素（oxytocin）的高效抑制剂，但是其水溶性很差。Brown 等对其进行结构优化，通过计算模拟发现氮杂环丁烷（**2-531**）、吡咯烷（**2-532**）、哌啶（**2-533**）能够模拟哒嗪环的构象（图 2-87）[113]。对氮杂环丁烷衍生物 **2-531** 进一步优化，发现化合物 **2-534** 与先导化合物 **2-530** 活性相当，但其水溶解性提高了近 10 倍。

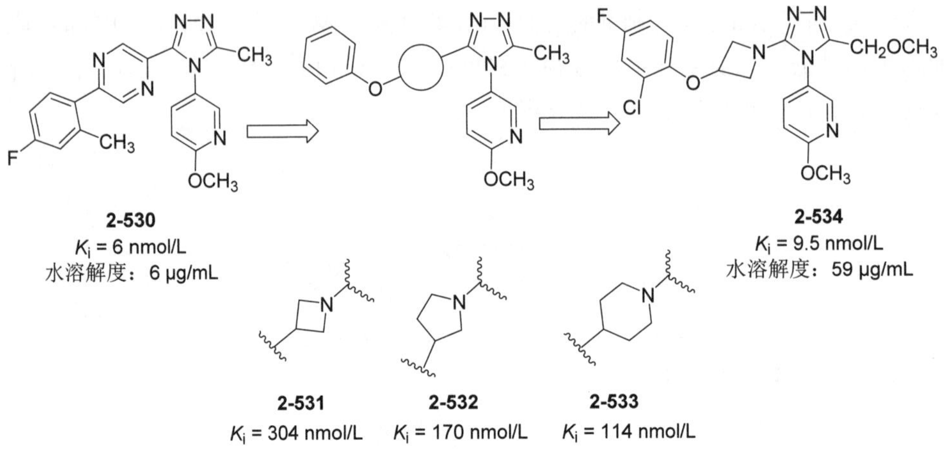

图 2-87　氮杂环烷基替换杂环优化后叶催产素抑制剂

参 考 文 献

[1]　Burger, A. Isosterism and bioisosterism in drug design. *Prog. Drug Res.* **1991**, *37*, 287-371.

[2]　Patani, G. A.; LaVoie, E. J. Bioisosterism: a rational approach in drug design. *Chem. Rev.* **1996**, *96*, 3147-3176.

[3]　Purser, S.; Moore, P. R.; Swallow, S.; *et al.* Fluorine in medicinal chemistry. *Chem. Soc. Rev.* **2008**, *37*, 320-330.

[4]　Bohm, H. J.; Banner, D.; Bendels, S.; *et al.* Fluorine in medicinal chemistry. *Chembiochem* **2004**, *5*, 637-643.

[5]　Muller, K.; Faeh, C.; Diederich, F. Fluorine in pharmaceuticals: looking beyond intuition. *Science* **2007**, *317*, 1881-1886.

[6]　Thomas, C. J. Fluorinated natural products with clinical significance. *Curr. Top. Med. Chem.* **2006**, *6*, 1529-1543.

[7]　Kirk, K. L. Selective fluorination in drug design and development: an overview of biochemical rationales. *Curr. Top. Med. Chem.* **2006**, *6*, 1447-1456.

[8]　Olsen, J. A.; Banner, D. W.; Seiler, P.; *et al.* A fluorine scan of thrombin inhibitors to map the fluorophilicity/fluorophobicity of an enzyme active site: evidence for C-F···C=O interactions. *Angew. Chem. Int. Ed. Engl.* **2003**, *42*, 2507-2511.

[9]　Clader, J. W. The discovery of ezetimibe: a view from outside the receptor. *J. Med. Chem.* **2004**, *47*, 1-9.

[10]　Rowley, M.; Hallett, D. J.; Goodacre, S.; *et al.* 3-(4-fluoropiperidin-3-yl)-2-phenylindoles as high affinity, selective, and orally bioavailable h5-HT(2A) receptor antagonists. *J. Med. Chem.* **2001**, *44*, 1603-1614.

[11]　Fukushima, H.; Hiratate, A.; Takahashi, M.; *et al.* Synthesis and structure-activity relationships of potent 3- or 4-substituted-2-cyanopyrrolidine dipeptidyl peptidase IV inhibitors. *Bioorg. Med. Chem.* **2004**, *12*, 6053-6061.

[12]　Neumann, C. N.; Ritter, T. Late-stage fluorination: fancy novelty or useful tool? *Angew. Chem. Int. Ed. Engl.* **2015**, *54*, 3216-3221.

[13]　Campbell, M. G.; Ritter, T. Late-stage fluorination: from fundamentals to application. *Org. Process*

Res. Dev. **2014**, *18*, 474-480.

[14] Wang, J.; Sanchez-Rosello, M.; Acena, J. L.; *et al.* Fluorine in pharmaceutical industry: fluorine-containing drugs introduced to the market in the last decade (2001-2011). *Chem. Rev.* **2014**, *114*, 2432-2506.

[15] Zhou, Y.; Wang, J.; Gu, Z.; *et al.* Next generation of fluorine-containing pharmaceuticals, compounds currently in phase II-III clinical trials of major pharmaceutical companies: new structural trends and therapeutic areas. *Chem. Rev.* **2016**, *116*, 422-518.

[16] Sanderson, K. Big interest in heavy drugs. *Nature* **2009**, *458*, 269.

[17] Pirali, T.; Serafini, M.; Cargnin, S.; *et al.* Applications of deuterium in medicinal chemistry. *J. Med. Chem.* **2019**, *62*, 5276-5297.

[18] Yarnell, A. T. Heavy-hydrogen drugs turn heads, again. Firms seek to improve drug candidates by selective deuterium substitution. *Chem. Eng. News* **2009**, *87*, 36-39.

[19] Mutlib, A. E.; Gerson, R. J.; Meunier, P. C.; *et al.* The species-dependent metabolism of efavirenz produces a nephrotoxic glutathione conjugate in rats. *Toxicol. Appl. Pharmacol.* **2000**, *169*, 102-113.

[20] Maltais, F.; Jung, Y. C.; Chen, M.; *et al.* In vitro and in vivo isotope effects with hepatitis C protease inhibitors: enhanced plasma exposure of deuterated telaprevir versus telaprevir in rats. *J. Med. Chem.* **2009**, *52*, 7993-8001.

[21] Juteau, H.; Gareau, Y.; Labelle, M.; *et al.* Structure-activity relationship of cinnamic acylsulfonamide analogues on the human EP3 prostanoid receptor. *Bioorg. Med. Chem.* **2001**, *9*, 1977-1984.

[22] Mills, J. S.; Showell, G. A. Exploitation of silicon medicinal chemistry in drug discovery. *Expert. Opin. Investig. Drugs* **2004**, *13*, 1149-1157.

[23] Tacke, R.; Popp, F.; Muller, B.; *et al.* Sila-haloperidol, a silicon analogue of the dopamine (D2) receptor antagonist haloperidol: synthesis, pharmacological properties, and metabolic fate. *ChemMedChem* **2008**, *3*, 152-164.

[24] Lippert, W. P.; Burschka, C.; Gotz, K.; *et al.* Silicon analogues of the RXR-selective retinoid agonist SR11237 (BMS649): chemistry and biology. *ChemMedChem* **2009**, *4*, 1143-1152.

[25] Tacke, R.; Muller, V.; Buttner, M. W.; *et al.* Synthesis and pharmacological characterization of Disila-AM80 (Disila-tamibarotene) and Disila-AM580, silicon analogues of the RARalpha-selective retinoid agonists AM80 (Tamibarotene) and AM580. *ChemMedChem* **2009**, *4*, 1797-1802.

[26] Sieburth, S. M.; Chen, C. A. Silanediol protease inhibitors: from conception to validation. *Eur. J. Org. Chem.* **2006**, 311-322.

[27] Chen, C. A.; Sieburth, S. M.; Glekas, A.; *et al.* Drug design with a new transition state analog of the hydrated carbonyl: silicon-based inhibitors of the HIV protease. *Chem. Biol.* **2001**, *8*, 1161-1166.

[28] Kim, J.; Sieburth, S. M. Silanediol peptidomimetics. Evaluation of four diastereomeric ACE inhibitors. *Bioorg. Med. Chem. Lett.* **2004**, *14*, 2853-2856.

[29] Franz, A. K. The synthesis of biologically active organosilicon small molecules. *Curr. Opin. Drug Discovery Dev.* **2007**, *10*, 654-671.

[30] Tanaka, H.; Shishido, Y. Synthesis of aromatic compounds containing a 1,1-dialkyl-2-trifluoromethyl group, a bioisostere of the tert-alkyl moiety. *Bioorg. Med. Chem. Lett.* **2007**, *17*, 6079-6085.

[31] Kitas, E. A.; Galley, G.; Jakob-Roetne, R.; *et al.* Substituted 2-oxo-azepane derivatives are potent, orally active gamma-secretase inhibitors. *Bioorg. Med. Chem. Lett.* **2008**, *18*, 304-308.

[32] Penning, T. D.; Talley, J. J.; Bertenshaw, S. R.; *et al.* Synthesis and biological evaluation of the 1,5-diarylpyrazole class of cyclooxygenase-2 inhibitors: identification of 4-[5-(4-methylphenyl)-3-(trifluoro-methyl)-1*H*-pyrazol-1-yl]benze nesulfonamide (SC-58635, celecoxib). *J. Med. Chem.* **1997**, *40*, 1347-1365.

[33] Yu, K. L.; Sin, N.; Civiello, R. L.; *et al.* Respiratory syncytial virus fusion inhibitors. Part 4: optimization for oral bioavailability. *Bioorg. Med .Chem. Lett.* **2007**, *17*, 895-901.

[34] Miller, D. C.; Klute, W.; Calabrese, A.; *et al.* Optimising metabolic stability in lipophilic chemical space: the identification of a metabolically stable pyrazolopyrimidine CRF-1 receptor antagonist. *Bioorg. Med. Chem. Lett.* **2009**, *19*, 6144-6147.

[35] Wu, W. L.; Burnett, D. A.; Spring, R.; *et al.* Dopamine D1/D5 receptor antagonists with improved pharmacokinetics: design, synthesis, and biological evaluation of phenol bioisosteric analogues of benzazepine D1/D5 antagonists. *J. Med. Chem.* **2005**, *48*, 680-693.

[36] Narjes, F.; Koehler, K. F.; Koch, U.;, *et al.* A designed P1 cysteine mimetic for covalent and non-covalent inhibitors of HCV NS3 protease. *Bioorg. Med. Chem. Lett.* **2002**, *12*, 701-704.

[37] Carini, D. J.; Christ, D. D.; Duncia, J. V.; *et al.* The discovery and development of angiotensin II antagonists. *Pharm. Biotechnol.* **1998**, *11*, 29-56.

[38] Meanwell, N. A. Synopsis of some recent tactical application of bioisosteres in drug design. *J. Med. Chem.* **2011**, *54*, 2529-2591.

[39] Asada, M.; Obitsu, T.; Kinoshita, A.; *et al.* Discovery of novel *N*-acylsulfonamide analogs as potent and selective EP3 receptor antagonists. *Bioorg. Med. Chem. Lett.* **2010**, *20*, 2639-2643.

[40] Nicolaou, I.; Zika, C.; Demopoulos, V. J. [1-(3,5-difluoro-4-hydroxyphenyl)-1*H*-pyrrol-3-yl]phenylmethanone as a bioisostere of a carboxylic acid aldose reductase inhibitor. *J. Med. Chem.* **2004**, *47*, 2706-2709.

[41] Soll, R. M.; Kinney, W. A.; Primeau, J.; *et al.* 3-Hydroxy-3-cyclobutene-1,2-dione: application of a novel carboxylic acid bioisostere to an in vivo active non-tetrazole angiotensin II antagonist. *Bioorg. Med. Chem. Lett.* **1993**, *3*, 757-760.

[42] Kinney, W. A.; Lee, N. E.; Garrison, D. T.; *et al.* Bioisosteric replacement of the alpha-amino carboxylic acid functionality in 2-amino-5-phosphonopentanoic acid yields unique 3,4-diamino-3-cyclobutene-1,2-dione containing NMDA antagonists. *J. Med. Chem.* **1992**, *35*, 4720-4726.

[43] Catarzi, D.; Colotta, V.; Varano, F. Competitive AMPA receptor antagonists. *Med. Res. Rev.* **2007**, *27*, 239-278.

[44] Eastwood, P.; Gonzalez, J.; Paredes, S.; *et al.* Discovery of potent and selective bicyclic A(2B) adenosine receptor antagonists via bioisosteric amide replacement. *Bioorg. Med. Chem. Lett.* **2010**, *20*, 1634-1637.

[45] Miao, Z.; Zhu, L.; Dong, G.; *et al.* A new strategy to improve the metabolic stability of lactone: discovery of (20*S*,21*S*)-21-fluorocamptothecins as novel, hydrolytically stable topoisomerase I inhibitors. *J. Med. Chem.* **2013**, *56*, 7902-7910.

[46] Black, W. C.; Bayly, C. I.; Davis, D. E.; *et al.* Trifluoroethylamines as amide isosteres in inhibitors of cathepsin K. *Bioorg. Med. Chem. Lett.* **2005**, *15*, 4741-4744.

[47] Gauthier, J. Y.; Chauret, N.; Cromlish, W.; *et al.* The discovery of odanacatib (MK-0822), a selective inhibitor of cathepsin K. *Bioorg. Med. Chem. Lett.* **2008**, *18*, 923-928.

[48] Wrobel, J.; Millen, J.; Sredy, J.; *et al.* Orally active aldose reductase inhibitors derived from bioisosteric substitutions on tolrestat. *J. Med. Chem.* **1989**, *32*, 2493-2500.

[49] Nadon, J. F.; Rochon, K.; Grastilleur, S.; *et al.* Synthesis of Gly-Ψ[(*Z*)CF=CH]-Phe, a fluoroalkene dipeptide isostere, and its incorporation into a leu-enkephalin peptidomimetic. *ACS Chem. Neurosci.* **2017**, *8*, 40-49.

[50] Karad, S. N.; Pal, M.; Crowley, R. S.; *et al.* Synthesis and opioid activity of Tyr[1] -Ψ[(*Z*)CF=CH]-Gly[2] and Tyr[1]-Ψ[(*S*)/(*R*)-CF$_3$CH-NH]-Gly[2] leu-enkephalin fluorinated peptidomimetics. *ChemMedChem* **2017**, *12*, 571-576.

[51] Edmondson, S. D.; Wei, L.; Xu, J.; *et al.* Fluoroolefins as amide bond mimics in dipeptidyl peptidase

IV inhibitors. *Bioorg. Med. Chem. Lett.* **2008**, *18*, 2409-2413.

[52] Sani, M.; Volonterio, A.; Zanda, M. The trifluoroethylamine function as peptide bond replacement. *ChemMedChem* **2007**, *2*, 1693-1700.

[53] Li, C. S.; Deschenes, D.; Desmarais, S.; *et al.* Identification of a potent and selective non-basic cathepsin K inhibitor. *Bioorg. Med. Chem. Lett.* **2006**, *16*, 1985-1989.

[54] Gauthier, J. Y.; Chauret, N.; Cromlish, W.; *et al.* The discovery of odanacatib (MK-0822), a selective inhibitor of cathepsin K. *Bioorg. Med. Chem. Lett.* **2008**, *18*, 923-928.

[55] Isabel, E.; Mellon, C.; Boyd, M. J.; *et al.* Difluoroethylamines as an amide isostere in inhibitors of cathepsin K. *Bioorg. Med. Chem. Lett.* **2011**, *21*, 920-923.

[56] Sheppeck, J. E., 2nd; Gilmore, J. L.; Yang, A.; *et al.* Discovery of novel hydantoins as selective non-hydroxamate inhibitors of tumor necrosis factor-alpha converting enzyme (TACE). *Bioorg. Med. Chem. Lett.* **2007**, *17*, 1413-1417.

[57] Chowdhury, M. A.; Abdellatif, K. R.; Dong, Y.; *et al.* Synthesis of celecoxib analogues possessing a *N*-difluoromethyl-1,2-dihydropyrid-2-one 5-lipoxygenase pharmacophore: biological evaluation as dual inhibitors of cyclooxygenases and 5-lipoxygenase with anti-inflammatory activity. *J. Med. Chem.* **2009**, *52*, 1525-1529.

[58] Yu, W.; Guo, Z.; Orth, P.; *et al.* Discovery and SAR of hydantoin TACE inhibitors. *Bioorg. Med. Chem. Lett.* **2010**, *20*, 1877-1880.

[59] Durant, G. J.; Emmett, J. C.; Ganellin, C. R.; *et al.* Cyanoguanidine-thiourea equivalence in the development of the histamine H2-receptor antagonist, cimetidine. *J. Med. Chem.* **1977**, *20*, 901-906.

[60] Lumma, W. C., Jr.; Anderson, P. S.; Baldwin, J. J.; *et al.* Inhibitors of gastric acid secretion: 3,4-diamino-1,2,5-thiadiazole 1-oxides and 1,1-dioxides as urea equivalents in a series of histamine H2-receptor antagonists. *J. Med. Chem.* **1982**, *25*, 207-210.

[61] Algieri, A. A.; Luke, G. M.; Standridge, R. T.; *et al.* 1,2,5-thiadiazole 1-oxide and 1,1-dioxide derivatives. A new class of potent histamine H2-receptor antagonists. *J. Med. Chem.* **1982**, *25*, 210-212.

[62] Shi, Y.; Zhang, J.; Stein, P. D.; *et al.* Ketene aminal-based lactam derivatives as a novel class of orally active FXa inhibitors. *Bioorg. Med. Chem. Lett.* **2005**, *15*, 5453-5458.

[63] Merritt, J. R.; Rokosz, L. L.; Nelson, K. H., Jr.; *et al.* Synthesis and structure-activity relationships of 3,4-diaminocyclobut-3-ene-1,2-dione CXCR2 antagonists. *Bioorg. Med. Chem. Lett.* **2006**, *16*, 4107-4110.

[64] Dwyer, M. P.; Yu, Y.; Chao, J.; *et al.* Discovery of 2-hydroxy-*N*,*N*-dimethyl-3-{2-[[(*R*)-1-(5- methylfuran-2-yl) propyl]amino]-3,4-dioxocyclobut-1-enylamino}benzamide (SCH 527123): a potent, orally bioavailable CXCR2/CXCR1 receptor antagonist. *J. Med. Chem.* **2006**, *49*, 7603-7606.

[65] Lu, T.; Markotan, T.; Ballentine, S. K.; *et al.* Discovery and clinical evaluation of 1-{*N*-[2-(amidinoam inooxy)ethyl]amino}carbonylmethyl-6-methyl-3-[2,2-difluoro-2-phenylethylamino]pyrazinone (RWJ-671818), a thrombin inhibitor with an oxyguanidine P1 motif. *J. Med. Chem.* **2010**, *53*, 1843-1856.

[66] Lam, P. Y.; Clark, C. G.; Li, R.; *et al.* Structure-based design of novel guanidine/benzamidine mimics: potent and orally bioavailable factor Xa inhibitors as novel anticoagulants. *J. Med. Chem.* **2003**, *46*, 4405-4418.

[67] Pinto, D. J.; Smallheer, J. M.; Cheney, D. L.; *et al.* Factor Xa inhibitors: next-generation antithrombotic agents. *J. Med. Chem.* **2010**, *53*, 6243-6274.

[68] Lee, C. W.; Cao, H.; Ichiyama, K.; *et al.* Design and synthesis of a novel peptidomimetic inhibitor of HIV-1 Tat-TAR interactions: squaryldiamide as a new potential bioisostere of unsubstituted

guanidine. *Bioorg. Med. Chem. Lett.* **2005**, *15*, 4243-4246.

[69] Nepali, K.; Lee, H. Y.; Liou, J. P. Nitro-group-containing drugs. *J. Med. Chem.* **2019**, *62*, 2851-2893.

[70] Julemont, F.; de Leval, X.; Michaux, C.; *et al.* Spectral and crystallographic study of pyridinic analogues of nimesulide: determination of the active form of methanesulfonamides as COX-2 selective inhibitors. *J. Med. Chem.* **2002**, *45*, 5182-5185.

[71] Renard, J. F.; Arslan, D.; Garbacki, N.; *et al.* Pyridine analogues of nimesulide: design, synthesis, and in vitro and in vivo pharmacological evaluation as promising cyclooxygenase 1 and 2 inhibitors. *J. Med. Chem.* **2009**, *52*, 5864-5871.

[72] Lagu, B.; Tian, D.; Nagarathnam, D.; *et al.* Design and synthesis of novel alpha(1)(a) adrenoceptor-selective antagonists. 3. Approaches to eliminate opioid agonist metabolites by using substituted phenylpiperazine side chains. *J. Med. Chem.* **1999**, *42*, 4794-4803.

[73] Murali Dhar, T. G.; Nagarathnam, D.; Marzabadi, M. R.; *et al.* Design and synthesis of novel alpha(1)(a) adrenoceptor-selective antagonists. 2. Approaches to eliminate opioid agonist metabolites via modification of linker and 4-methoxycarbonyl-4-phenylpiperidine moiety. *J. Med. Chem.* **1999**, *42*, 4778-4793.

[74] Nagarathnam, D.; Miao, S. W.; Lagu, B.; *et al.* Design and synthesis of novel alpha(1)(a) adrenoceptor-selective antagonists. 1. Structure-activity relationship in dihydropyrimidinones. *J. Med. Chem.* **1999**, *42*, 4764-4777.

[75] Wong, W. C.; Sun, W.; Lagu, B.; *et al.* Design and synthesis of novel alpha(1)(a) adrenoceptor-selective antagonists. 4. Structure-activity relationship in the dihydropyrimidine series. *J. Med. Chem.* **1999**, *42*, 4804-4813.

[76] Ghosh, A. K.; Chapsal, B. D.; Weber, I. T.; *et al.* Design of HIV protease inhibitors targeting protein backbone: an effective strategy for combating drug resistance. *Acc. Chem. Res.* **2008**, *41*, 78-86.

[77] Ghosh, A. K. Harnessing nature's insight: design of aspartyl protease inhibitors from treatment of drug-resistant HIV to Alzheimer's disease. *J. Med. Chem.* **2009**, *52*, 2163-2176.

[78] Combs, A. P. Recent advances in the discovery of competitive protein tyrosine phosphatase 1B inhibitors for the treatment of diabetes, obesity, and cancer. *J. Med. Chem.* **2010**, *53*, 2333-2344.

[79] Combs, A. P.; Zhu, W.; Crawley, M. L.; *et al.* Potent benzimidazole sulfonamide protein tyrosine phosphatase 1B inhibitors containing the heterocyclic (*S*)-isothiazolidinone phosphotyrosine mimetic. *J. Med. Chem.* **2006**, *49*, 3774-3789.

[80] Combs, A. P.; Yue, E. W.; Bower, M.; *et al.* Structure-based design and discovery of protein tyrosine phosphatase inhibitors incorporating novel isothiazolidinone heterocyclic phosphotyrosine mimetics. *J. Med. Chem.* **2005**, *48*, 6544-6548.

[81] Kirschberg, T. A.; Balakrishnan, M.; Squires, N. H.; *et al.* RNase H active site inhibitors of human immunodeficiency virus type 1 reverse transcriptase: design, biochemical activity, and structural information. *J. Med. Chem.* **2009**, *52*, 5781-5784.

[82] Powdrill, M. H.; Deval, J.; Narjes, F.; *et al.* Mechanism of hepatitis C virus RNA polymerase inhibition with dihydroxypyrimidines. *Antimicrob. Agents Chemother.* **2010**, *54*, 977-983.

[83] Leonard, D. M. Ras farnesyltransferase: a new therapeutic target. *J. Med. Chem.* **1997**, *40*, 2971-2990.

[84] Weaver, R.; Gilbert, I. H.; Mahmood, N.; *et al.* Isosteres of nucleoside triphosphates. *Bioorg. Med. Chem. Lett.* **1996**, *6*, 2405-2410.

[85] Wuitschik, G.; Rogers-Evans, M.; Muller, K.; *et al.* Oxetanes as promising modules in drug discovery. *Angew. Chem. Int. Ed. Engl.* **2006**, *45*, 7736-7739.

[86] Wuitschik, G.; Carreira, E. M.; Wagner, B.; *et al.* Oxetanes in drug discovery: structural and

synthetic insights. *J. Med. Chem.* **2010**, *53*, 3227-3246.

[87] Burkhard, J. A.; Wuitschik, G.; Rogers-Evans, M.; *et al.* Oxetanes as versatile elements in drug discovery and synthesis. *Angew. Chem. Int. Ed. Engl.* **2010**, *49*, 9052-9067.

[88] Pradeepkumar, P. I.; Amirkhanov, N. V.; Chattopadhyaya, J. Antisense oligonucleotides with oxetane-constr ained cytidine enhance heteroduplex stability, and elicit satisfactory RNase H response as well as showing improved resistance to both exo and endonucleases. *Org. Biomol. Chem.* **2003**, *1*, 81-92.

[89] Rosenberg, S. H.; Spina, K. P.; Stein, H.; *et al.* Renin inhibitors: C-terminal oxetanes as potent transition-state mimics. *Bioorg. Med. Chem.* **1994**, *2*, 927-937.

[90] Burkhard, J. A.; Wagner, B.; Fischer, H.; *et al.* Synthesis of azaspirocycles and their evaluation in drug discovery. *Angew. Chem. Int. Ed. Engl.* **2010**, *49*, 3524-3527.

[91] Hirsch, A. K.; Alphey, M. S.; Lauw, S.; *et al.* Inhibitors of the kinase IspE: structure-activity relationships and co-crystal structure analysis. *Org. Biomol. Chem.* **2008**, *6*, 2719-2730.

[92] Talele, T. T. Acetylene group, friend or foe in medicinal chemistry. *J. Med. Chem.* **2020**, *63*, 5625-5663.

[93] Wilcken, R.; Zimmermann, M. O.; Bauer, M. R.; *et al.* Experimental and theoretical evaluation of the ethynyl moiety as a halogen bioisostere. *ACS Chem. Biol.* **2015**, *10*, 2725-2732.

[94] Barf, T.; Covey, T.; Izumi, R.; *et al.* Acalabrutinib (ACP-196): a covalent bruton tyrosine kinase inhibitor with a differentiated selectivity and in vivo potency profile. *J. Pharmacol. Exp. Ther.* **2017**, *363*, 240-252.

[95] Bouska, J. J.; Bell, R. L.; Goodfellow, C. L.; *et al.* Improving the in vivo duration of 5-lipoxygenase inhibitors: application of an in vitro glucuronosyltransferase assay. *Drug Metab. Dispos.* **1997**, *25*, 1032-1038.

[96] Subbaiah, M. A. M.; Meanwell, N. A. Bioisosteres of the phenyl ring: recent strategic applications in lead optimization and drug design. *J. Med. Chem.* **2021**, *64*, 14046-14128.

[97] Dart, M. J.; Wasicak, J. T.; Ryther, K. B.; *et al.* Structural aspects of high affinity ligands for the alpha 4 beta 2 neuronal nicotinic receptor. *Pharm. Acta. Helv.* **2000**, *74*, 115-123.

[98] Che, D.; Wegge, T.; Stubbs, M. T.; *et al.* Exo-2-(pyridazin-4-yl)-7-azabicyclo[2.2.1]heptanes: syntheses and nicotinic acetylcholine receptor agonist activity of potent pyridazine analogues of (+/−)-epibatidine. *J. Med. Chem.* **2001**, *44*, 47-57.

[99] Olesen, P. H.; Tonder, J. E.; Hansen, J. B.; *et al.* Bioisosteric replacement strategy for the synthesis of 1-azacyclic compounds with high affinity for the central nicotinic cholinergic receptors. *Bioorg. Med. Chem.* **2000**, *8*, 1443-1450.

[100] Wang, T.; Yin, Z.; Zhang, Z.; *et al.* Inhibitors of human immunodeficiency virus type 1 (HIV-1) attachment. 5. An evolution from indole to azaindoles leading to the discovery of 1-(4-benzoylpiperazin-1-yl)-2-(4,7-dimethoxy-1*H*-pyrrolo[2,3-*c*]pyridin-3-yl)ethane-1,2-dione (BMS-488043), a drug candidate that demonstrates antiviral activity in HIV-1-infected subjects. *J. Med. Chem.* **2009**, *52*, 7778-7787.

[101] Atwal, K. S.; Rovnyak, G. C.; Schwartz, J.; *et al.* Dihydropyrimidine calcium channel blockers: 2-heterosubstituted 4-aryl-1,4-dihydro-6-methyl-5-pyrimidinecarboxylic acid esters as potent mimics of dihydropyridines. *J. Med. Chem.* **1990**, *33*, 1510-1515.

[102] Atwal, K. S.; Rovnyak, G. C.; Kimball, S. D.; *et al.* Dihydropyrimidine calcium channel blockers. 2. 3-substituted-4-aryl-1,4-dihydro-6-methyl-5-pyrimidinecarboxylic acid esters as potent mimics of dihydropyridines. *J. Med. Chem.* **1990**, *33*, 2629-2635.

[103] Atwal, K. S.; Swanson, B. N.; Unger, S. E.; *et al.* Dihydropyrimidine calcium channel blockers. 3.3-carbamoyl-4-aryl-1,2,3,4-tetrahydro-6-methyl-5-pyrimidinecarboxylic acid esters as orally

effective antihypertensive agents. *J. Med. Chem.* **1991**, *34*, 806-811.

[104] Rovnyak, G. C.; Atwal, K. S.; Hedberg, A.; *et al.* Dihydropyrimidine calcium channel blockers. 4. Basic 3-substituted-4-aryl-1,4-dihydropyrimidine-5-carboxylic acid esters. Potent antihypertensive agents. *J. Med. Chem.* **1992**, *35*, 3254-3263.

[105] Brameld, K. A.; Kuhn, B.; Reuter, D. C.; *et al.* Small molecule conformational preferences derived from crystal structure data. A medicinal chemistry focused analysis. *J. Chem. Inf. Model.* **2008**, *48*, 1-24.

[106] Phillips, G.; Davey, D. D.; Eagen, K. A.; *et al.* Design, synthesis, and activity of 2,6-diphenoxypyridine-derived factor Xa inhibitors. *J. Med. Chem.* **1999**, *42*, 1749-1756.

[107] Phillips, G. B.; Buckman, B. O.; Davey, D. D.; *et al.* Discovery of *N*-[2-[5-[Amino(imino)methyl]-2-hydroxyphenoxy]-3,5-difluoro-6-[3-(4,5-dihydro-1-methyl-1*H*-imidazol-2-yl)phenoxy]pyridin-4-yl]-*N*-methylgly cine (ZK-807834): a potent, selective, and orally active inhibitor of the blood coagulation enzyme factor Xa. *J. Med. Chem.* **1998**, *41*, 3557-3562.

[108] Qiao, J. X.; Cheney, D. L.; Alexander, R. S.; *et al.* Achieving structural diversity using the perpendicular conformation of alpha-substituted phenylcyclopropanes to mimic the bioactive conformation of ortho-substi tuted biphenyl P4 moieties: discovery of novel, highly potent inhibitors of Factor Xa. *Bioorg. Med. Chem. Lett.* **2008**, *18*, 4118-4123.

[109] Tang, C.; Subramanian, R.; Kuo, Y.; *et al.* Bioactivation of 2,3-diaminopyridine-containing bradykinin B1 receptor antagonists: irreversible binding to liver microsomal proteins and formation of glutathione conjugates. *Chem. Res. Toxicol.* **2005**, *18*, 934-945.

[110] Kuduk, S. D.; Ng, C.; Feng, D. M.; *et al.* 2,3-diaminopyridine bradykinin B1 receptor antagonists. *J. Med. Chem.* **2004**, *47*, 6439-6442.

[111] Wood, M. R.; Schirripa, K. M.; Kim, J. J.; *et al.* Cyclopropylamino acid amide as a pharmacophoric replacement for 2,3-diaminopyridine. Application to the design of novel bradykinin B1 receptor antagonists. *J. Med. Chem.* **2006**, *49*, 1231-1234.

[112] Lovering, F.; Bikker, J.; Humblet, C. Escape from flatland: increasing saturation as an approach to improving clinical success. *J. Med. Chem.* **2009**, *52*, 6752-6756.

[113] Brown, A.; Brown, T. B.; Calabrese, A.; *et al.* Triazole oxytocin antagonists: identification of an aryloxyazetidine replacement for a biaryl substituent. *Bioorg. Med. Chem. Lett.* **2010**, *20*, 516-520.

第3章
骨架跃迁策略

药物化学结构通常包括环结构（ring system）、连接子（linker）和侧链（side chain）三个部分[1]。骨架（scaffold 或者 framework）是指环结构和连接子的连续性组合。在图 3-1 所示分子结构中，苯环、异噁唑和吗啉为环结构，四个环结构之间的连接键为连接子，环结构上的异丙基、羟基和酰氨基为侧链。环结构和侧链的组合，即 4-[4-(5-苯基异噁唑-4-基)苄基]吗啉，即为该分子的骨架。骨架的表示方式分为分子骨架（molecular framework，又称为 Murcko framework）和图形骨架两种（graph framework）。分子骨架是指将分子结构中非环结构删除后（不包括环之间的连接键）的剩余部分，也就是上述的环结构和侧链的组合。图形骨架则是对分子骨架的抽象表述，将分子骨架的原子类型和化学价键信息去除后即得到图形骨架（图 3-1）。分子骨架是骨架的直观显示，而图形骨架在药物设计算法中有广泛应用。

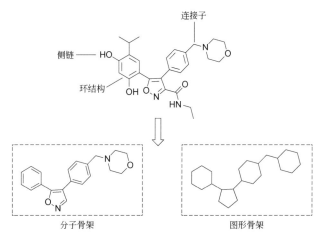

图 3-1　药物分子结构的组成和骨架结构的表述

骨架分为结构性骨架（structural scaffold）和功能性骨架（functional scaffold）两类。药物分子也可以看作由结构性骨架和药效团组成，结构性骨架对药效团起到支撑的作用，使其处于合适的位置并和受体形成相互作用。在某些情况下，骨架本身也可以和受体形成相互作用，这样就成为功能性骨架。

分子骨架是化合物（药品）专利的核心部分，化合物专利一般都是围绕一个分子骨架来进行权利保护。图 3-2 列举了默克和辉瑞公司申请的两份化合物专利，可以发现它们都是基于某一个分子骨架进行取代基的保护。因此，骨架可以说是一个生物活

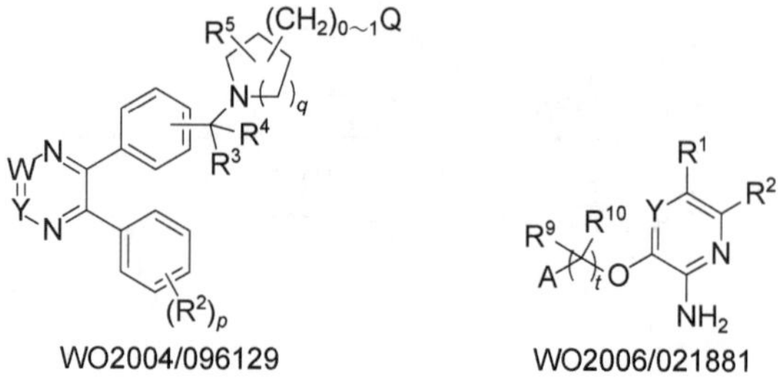

图 3-2　基于分子骨架的药品专利示例

性分子结构中最具有创新性的部分。对于目前大多数的药品专利来说，取代基的保护一般都非常详尽，很难从中找到突破。而如果能够设计得到新颖的分子骨架，则能够有效规避专利保护，形成具有自主知识产权的新化学实体。

3.1　骨架跃迁的定义

在药物结构优化中，有时对取代基或侧链进行修饰即能达到预期目标，而在有些情况下则需要对骨架进行改变。对药物骨架进行改变的设计方法称为"骨架跃迁"或"骨架迁越"（scaffold hopping，scaffold morphing）。

骨架跃迁在药物结构优化，尤其是在"Me Too"药物研究中，有着悠久的历史。但是，其概念最早于 1999 年由瑞士苏黎世联邦理工学院 Gisbert Schneider 教授提出，即"发现分子骨架有明显差异但功能相似的分子结构"[2]。Schneider 等提出骨架跃迁概念后，以 T 型钙离子通道拮抗剂的发现为例（图 3-3），阐述了骨架跃迁的内涵。以米贝地尔（mibefradil，3-1，IC_{50} = 1.7 µmol/L）为提问结构，采用基于拓扑形状的药效团虚拟筛选技术 CATS（chemically advanced template search）搜索了罗氏公司的内部化合物库，发现了 clopimozid（3-2）具有更强的 T 型钙离子通道抑制活性（$IC_{50} < 1$ µmol/L）。米贝地尔和 clopimozid 虽然具有相似的生物活性，但是其分子骨架存在较大的差异。

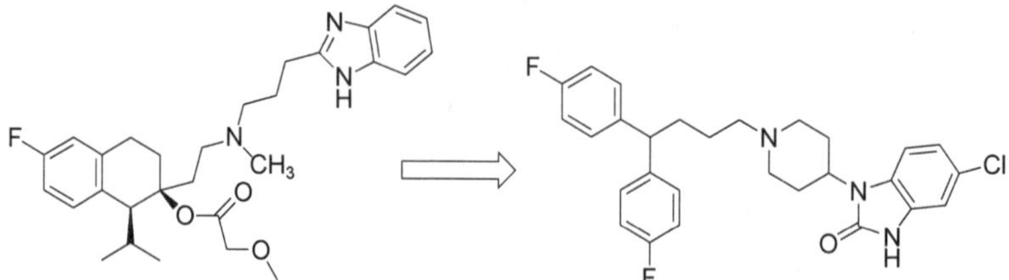

3-1
IC_{50} = 1.7 µmol/L

3-2
$IC_{50} < 1$ µmol/L

图 3-3　基于骨架跃迁发现新型 T 型钙离子通道拮抗剂

3.2 骨架跃迁的设计步骤

3.2.1 明确骨架跃迁设计的目的

在进行骨架跃迁设计之前，首先要明确所需达到的目标，这样才能选择合适的骨架进行分子设计和化学合成。骨架跃迁设计主要目标如下：

① 增强与受体相互作用 在某些情况下,分子骨架本身可以和受体形成相互作用，这样通过改变骨架来增强与受体的亲和力。例如，扩大骨架的环系可以和受体形成更强的疏水和范德华相互作用；改变骨架环系中杂原子的位置或引入新的杂原子可以和受体形成更强的氢键相互作用；将柔性骨架用更为刚性的骨架替换也会改善与受体的亲和力。

② 调节理化性质和改善药代动力学性能 如需增强水溶性,可将亲脂性骨架用极性骨架替换；反之,如需增强脂溶性,可将极性骨架用亲脂性骨架替换。在调节骨架理化性质的同时能够改善整个分子的药代动力学性能。

③ 增强代谢稳定性 某些骨架（例如氨基噻唑）在体内代谢稳定性差,可用代谢稳定性强的骨架替换。如果代谢产物研究能够证实骨架结构上的代谢敏感位点,可以设计相应的骨架将该位点阻断。

④ 降低毒副作用 有些骨架具有潜在毒性,例如某些含氮杂环可以和肝脏细胞色素 P450 酶系结合从而产生毒副作用,因此在设计时应尽量选用潜在毒性低、成药性强的骨架。

⑤ 形成新的知识产权 在一般情况下，药品专利对药物取代基和侧链都会有详尽的保护，形成新专利的空间比较小。对骨架进行合理改变往往能够形成新的结构类型，突破专利保护，获得新的知识产权。

3.2.2 骨架跃迁设计

改变骨架环系中杂原子的位置和数量，改变骨架环系的大小和数目，会对生物活性和药代动力学性质产生重要影响。在靶标明确的情况下，采用 X 射线单晶衍射、分子对接和分子对动力学等手段研究骨架与作用靶点的相互作用对指导骨架跃迁设计具有重要作用。基于靶标结构合理设计分子骨架往往具有更高的效率和成功率。

3.2.3 合成可行性评估

骨架变化后会引起合成路线的变动，应通过 SciFinder 和 Reaxys 等数据库进行细致检索，确定合适的合成方法。在系列骨架合成中，可能制备每一种骨架都需要有不同的合成方法，因此骨架跃迁研究需进行较多的化学合成工作。因此，应避免设计过于复杂的分子骨架，一个合成简便、易于衍生化的骨架有助于深入开展构效关系研究。

3.2.4　最优骨架的确定

在骨架优选中，首先应该保持取代基不变，并进行生物活性筛选评价，总结构效关系，再根据设计目的优选出最佳的骨架进入下一轮的优化。

3.2.5　骨架上取代基的进一步优化

根据文献报道的研究实例，骨架变化后会引起构效关系的改变，原先先导化合物中的取代基并不一定是最优的。因此，在确定最佳骨架后，应进一步优化取代基，寻找最佳化合物。

3.3　骨架跃迁方法分类

骨架跃迁的核心是从现有药物或者活性化合物出发，通过改变其骨架结构，得到结构新颖但功能类似的分子。骨架跃迁设计方法一般可以分为三类：杂环替换、环的打开和关闭、基于拓扑形状的跃迁[3]。这三种方法对骨架跃迁的程度依次升高，直接影响了所得目标分子的结构新颖性（见表 3-1）。例如，对骨架环系上杂原子/杂原子和杂原子/碳原子的互换是一种最为常见的骨架跃迁方法，这种策略对骨架结构改变比较小，所产生的结构新颖性相对比较低。与之相比，基于拓扑学形状的骨架跃迁则更有可能产生全新的骨架。

表 3-1　骨架跃迁方法比较

方法	优点	缺点
杂环替换	快速，成功率高	形成新知识产权难度大，对药学性质改变有限
环的打开和关闭	可提高与受体的亲和力和代谢稳定性	合成可行性问题，闭环易形成平面分子，并降低溶解度
基于拓扑形状的跃迁	骨架新颖性强，对药学性质可能会有大的改变	成功率低

3.3.1　杂环的替换

在骨架环系保持不变的情况下，将 C、N、O、S 原子相互替换形成新的杂环，是最为常见的一种骨架替换方法。这种设计方法对药物骨架的改变比较小，也可能形成新的知识产权，在此基础上研发新药的成功率高。例如，磷酸二酯酶 5（phosphodiesterase type 5，PDE5）抑制剂西地那非（sildenafil，**3-3**）和伐地那非（vardenafil，**3-4**）骨架的差别仅在于 N 原子的位置不同（图 3-4），但其专利权分属辉瑞（Pfizer）公司和葛兰素史克（Glaxo Smith Kline）公司。

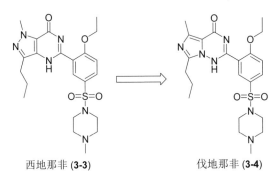

西地那非 (3-3)　　　　　　　　　　伐地那非 (3-4)

图 3-4　PDE5 抑制剂的骨架跃迁设计

3.3.2　环的打开和关闭

分子柔性（flexibility）直接影响药物与受体的结合自由能（熵效应）和细胞的通透性。药物骨架结构环系的打开和关闭对分子柔性取到了重要的调节作用，因此对药效和药代性能会产生重要影响。环的打开和关闭会产生新的骨架，其设计方法将在第 7 章进行详细介绍。

抗过敏药物非尼拉敏（pheniramine，3-5）作用于组胺 H$_1$ 受体（histamine H$_1$ receptor）。该类药物一般均具有如下结构特征：两个芳环通过一个 C 原子或 N 原子连接，并存在一个正电性中心。赛庚啶（cyproheptadine，3-6）是非尼拉敏的结构类似物，对组胺 H$_1$ 受体具有更强的亲和力，主要原因是其新的三环骨架将两个芳环固定在合适的构象上，而哌啶烯结构进一步降低了分子柔性（图 3-5）。与

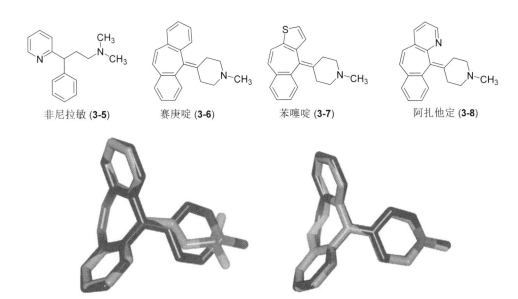

非尼拉敏 (3-5)　　　赛庚啶 (3-6)　　　苯噻啶 (3-7)　　　阿扎他定 (3-8)

图 3-5　非尼拉敏的关环类似物及其构象叠合

柔性结构非尼拉敏相比，刚性分子赛庚啶具有更好的口服吸收效果。而且，骨架的变化使得赛庚啶具有新的生物活性，它被发现是 2 型 5-羟色胺受体（5-hydroxytryptamine type 2 receptor）的拮抗剂，可以治疗偏头痛。将赛庚啶一侧苯环用噻吩替换得到了苯噻啶（pizotifen，**3-7**），对偏头痛具有更好的疗效。如赛庚啶一侧苯环用吡啶替换，得到同时具有抗组胺和镇静作用的阿扎他定（azatadine，**3-8**）。上述四个药物的化学结构虽然不仅相同，但它们的构象却是非常相似的。

3.3.3　基于拓扑形状的跃迁

基于拓扑形状进行骨架跃迁难度比较大，但产生结构新颖性非常强。这种骨架跃迁设计常需要借助计算方法来实现（详细介绍见 3.4 节），例如可以针对某一骨架采用相似性搜索（similarity search）的方式来搜寻骨架片段库，基于打分函数得分来发现新颖的骨架。但是，目前成功的实例还比较少。

Wyeth 公司研究人员在新一代的抗菌药物研发过程中发现 ZIPA-FtsZ 蛋白-蛋白相互作用是一个新的药靶。他们通过高通量筛选发现了吡啶类小分子抑制剂 **3-9**，但是该化合物存在毒性，并且无法申请新的专利。通过基于形状的搜索软件 ROCS（Rapid Overlay of Chemical Structures）[4]，该研究组发现了具有全新三唑并吡嗪骨架结构的抑制剂 **3-10**，它的活性虽然略低于 **3-9**，但是毒性大为降低，并且能够形成新的知识产权（图 3-6）[5]。通过测定 X 射线衍射晶体结构复合物发现，**3-9** 和 **3-10** 的骨架结构虽然二维相似性比较低，但在空间形状上却是非常相似的。

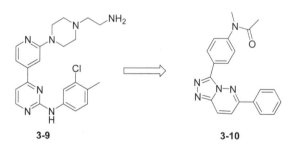

图 3-6　基于拓扑形状骨架跃迁设计新型 ZIPA-FtsZ 抑制剂

3.4　基于计算的骨架跃迁方法

3.4.1　基于相似性搜索的骨架跃迁方法

基于相似性搜索的骨架跃迁方法将某一已知活性分子作为参考结构（reference structure），在数据库中搜寻与其整体结构高度相似，但是环结构不同的分子。分子结构之间的相似性程度可用相似性指数来评价，常用 Tanimoto 系数来进行相似性评估，其数值范围在 0 到 1 之间，数值越大表示相似性程度越高。Discovery Studio 等分子模拟软件包可以自动计算分子间的 Tanimoto 系数。除了 Tanimoto 系数，还有多种基于二维分子指纹（2D fingerprints）相似性的计算方法报道。

生长激素促分泌素（growth hormone secretagogue，GHS）激动剂可应用于治疗发育不良。Shoda 等以两个已知的 GHS 激动剂 **3-11** 和 **3-12** 为参考结构，对一个含有 8000 个化合物的内部数据库进行了相似性搜索，采用 MFP2 分子指纹计算相似性指数[6]。从数据库中选择了 58 个化合物进行活性测试，它们与参考结构的相似性指数在 0.6 至 0.8 之间，发现了 5 个活性化合物。其中化合物 **3-13** 活性最大，对 GHS 的 K_i 值为 1.29 μmol/L，它与参考结构有一定的相似性（图 3-7），但具有全新的骨架结构。

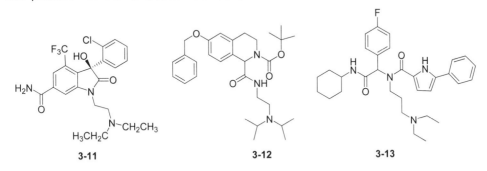

图 3-7　基于相似性搜索发现新骨架 GHS 激动剂

3.4.2　基于药效团匹配的骨架跃迁方法

Schneider 课题组研发的虚拟筛选技术 CATS 已经在骨架跃迁设计中得到广泛的应用。CATS 利用基于拓扑形状的药效团性质来进行相似性搜索。

Naerum 等基于高通量筛选得到糖原合成酶激酶-3（GSK-3）抑制剂 **3-14** 为提问结构，用 CATS 方法筛选了组合化学库，发现具有新颖骨架的抑制剂 **3-15**，其 IC_{50} 值为 1.2 μmol/L（图 3-8）[7]。Schneider 课题组以 43 个已知的 5-脂氧合酶抑制剂为提问结构（例如 **3-16**），通过 CATS 技术筛选了基于天然产物的化合物库，从 430 个符合药效团特征的候选化合物中挑选了 15 个分子进行活性测试，发现 2 个化合物具有 μmol/L 数量级的抑制活性，化合物 **3-17** 活性最佳，其 IC_{50} 值为 0.8 μmol/L（图 3-8）[8]。

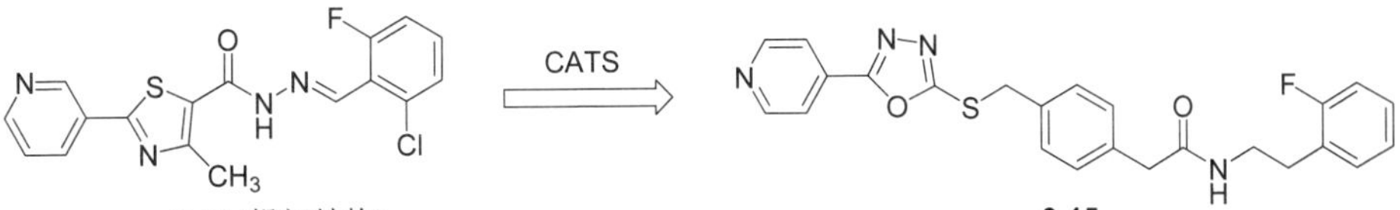

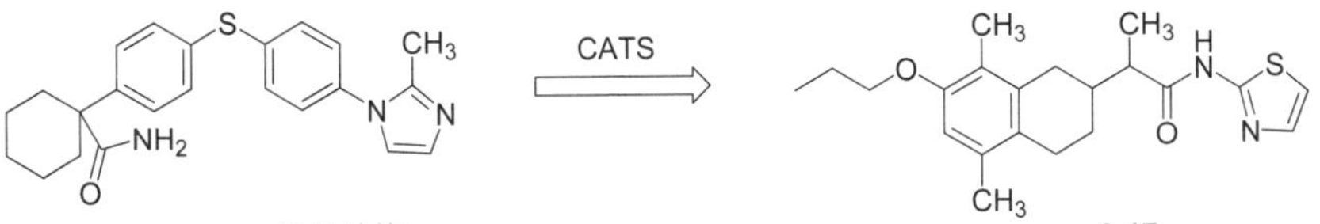

图 3-8　基于 CATS 方法的骨架跃迁实例

3.4.3 基于三维构象匹配的骨架跃迁方法

基于三维构象进行骨架跃迁的代表性方法主要有 SHOP[9,10]、ReCore[11]和 BROOD[12]，它们的设计原理比较类似（图 3-9）。首先，需要建立一个骨架片段数据库用于骨架跃迁。目前，有大量的公共数据库或商业数据库可用于片段拆分（例如，PubChem、ZINC、MDDR、CSD、ChEMBL 等）。然后，根据一定的拆分规则（例如，RECAP[13]）将化合物数据库进行拆分，并通过过滤条件（例如理化性质过滤）得到骨架片段库，并将其三维构象进行储存。其次，通过搜索算法从骨架片段库中寻找合适的片段对提问结构的骨架进行替换。骨架替换的标准主要是根据骨架之间在三维空间的几何和性质相似性程度，而且要确保骨架替换后不会引起取代基构象的改变，尽可能保留取代基与作用靶标的相互作用。虽然 SHOP、ReCore 和 BROOD 已经开发成为商业化的软件（表 3-2），但是其应用以回顾性研究（retrospective evaluation）为主，即基于某一靶标重新设计出已知活性分子或者与其结构高度类似的分子。这些方法的优缺点还有待于前瞻性实际应用（prospective application）来评价。

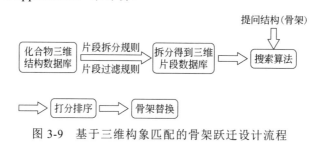

图 3-9 基于三维构象匹配的骨架跃迁设计流程

表 3-2 基于三维构象匹配的骨架跃迁设计软件

方法	软件	网址	应用
SHOP	Molecular Discovery	http://www.moldiscovery.com/soft_shop.php	HIV 蛋白酶，神经氨酸酶抑制剂的回顾性研究
ReCore	LeadIt	http://www.biosolveit.de/ReCore/	HIV 蛋白酶，HIV 整合酶抑制剂的回顾性研究
BROOD	OpenEye	www.eyesopen.com/brood	GABAA a3 受体调节剂设计

登革热病毒（Dengue viruses）感染能够引起极性传染病，每年感染人数约为 5000 万至 1 亿，是当前严重的公共卫生问题。病毒 NS2B-NS3 蛋白酶（NS2B-NS3 protease）是一个极具前景的药靶，研发其小分子抑制剂有望为治疗登革热病毒感染提供新的策略。李剑研究组基于 NS2B-NS3 蛋白酶晶体结构，采用分子对接方法 DOCK4.0 对含有 60 个分子的 ACD 数据库进行虚拟筛选，发现具有全新骨架的抑制剂 **3-18**[14]。化合物 **3-18** 对登革热病毒 NS2B-NS3 蛋白酶的 IC_{50} 值

为 13.12 μmol/L，细胞水平对病毒复制的 IC_{50} 值为 35.9 μmol/L，但是该化合物具有较强的细胞毒性，对正常细胞的 CC_{50} 值为 12.6 μmol/L，选择性指数仅为 0.4。

对化合物 **3-18** 的第一轮优化主要是改变两侧的取代基，但是没有发现活性更强的抑制剂。第二轮结构优化主要针对取代苯酚骨架，采用 DOCK4.0 对 ZINC 数据库中的低分子量化合物进行虚拟筛选，寻找与先导化合物 **3-18** 骨架构象能够叠合的分子片段。经过打分评价和作用模式分析，发现喹啉化合物 ZINC00036641（**3-19**）与先导化合物 **3-18** 的苯酚骨架作用在 NS2B-NS3 蛋白酶活性位点同一区域，喹啉部分与 Leu76 和 Ile165 形成疏水相互作用，喹啉 N 原子与 Asn152 形成氢键。经检索 CrossFire 数据库，ZINC00036641 具有良好的合成可行性，在此基础上设计了一系列衍生物，发现新型抑制剂 **3-20**（图 3-10）[14]。与先导化合物 **3-18** 相比，化合物 **3-20** 在分子水平（IC_{50} = 9.45 μmol/L）和细胞水平（IC_{50} = 24.7 μmol/L）的活性均得到了提高，而且对正常细胞不再具有毒性（CC_{50} > 100 μmol/L），选择性指数大为提高（SI > 4.1）。

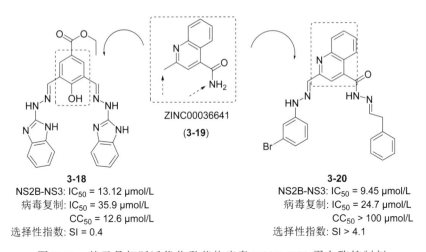

3-18
NS2B-NS3: IC_{50} = 13.12 μmol/L
病毒复制: IC_{50} = 35.9 μmol/L
CC_{50} = 12.6 μmol/L
选择性指数: SI = 0.4

ZINC00036641
(3-19)

3-20
NS2B-NS3: IC_{50} = 9.45 μmol/L
病毒复制: IC_{50} = 24.7 μmol/L
CC_{50} > 100 μmol/L
选择性指数: SI > 4.1

图 3-10　基于骨架跃迁优化登革热病毒 NS2B-NS3 蛋白酶抑制剂

3.5　药物中常见的骨架结构

应用骨架跃迁方法开展药物结构优化研究，首先需要了解常见的药物骨架结构。笔者根据《药物化学》第 7 版教材（尤启冬主编，人民卫生出版社，2011）和 2003—2022 年新上市的药物，对药物分子中常见的骨架结构进行了总结（表 3-3）。这些骨架来源于上市药物，具有较好的成药性能，可在药物设计中进行参考。

表 3-3 药物分子中常见的骨架结构和代表药物

骨架	代表药物	类别
单环骨架		
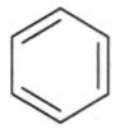 苯	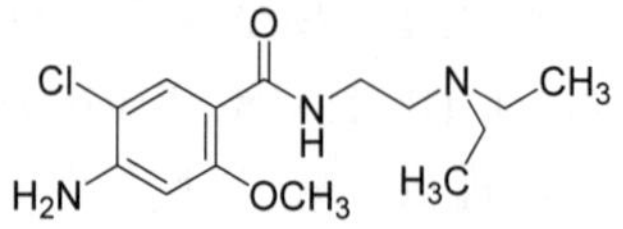 甲氧氯普胺（metoclopramide）	促胃动力药
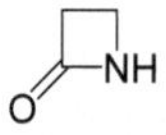 氮杂环丁烷-2-酮	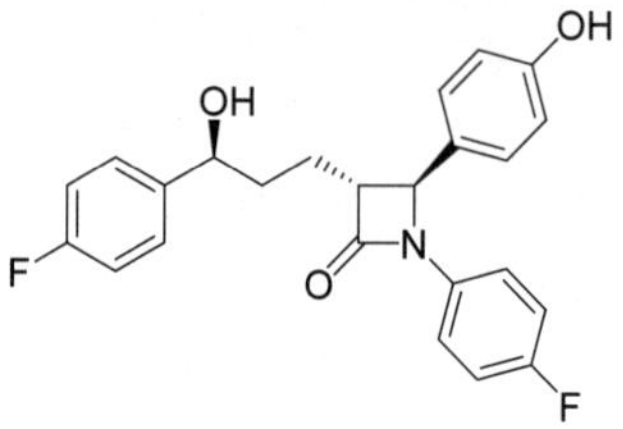 依西咪贝（ezetimibe）	降血脂药
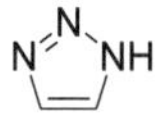 1,2,3-三氮唑	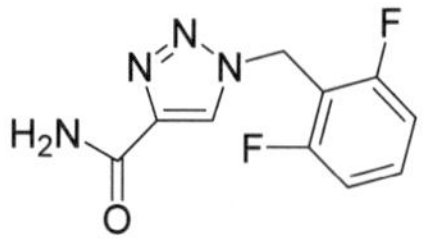 卢非酰胺（rufinamide）	抗癫痫药
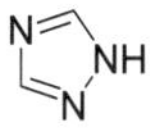 1,2,4-三氮唑	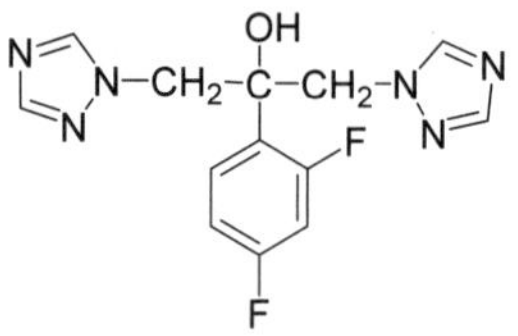 氟康唑（fluconazole）	抗真菌药
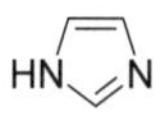 咪 唑	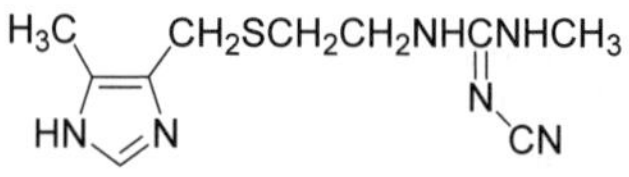 西咪替丁（cemitidine）	抗胃溃疡药 H₂ 受体拮抗剂
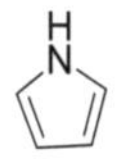 吡 咯	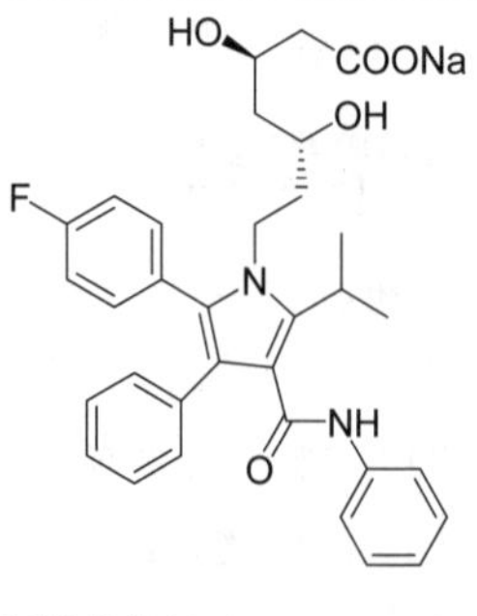 阿托伐他汀（atorvastatin）	降血脂药 HMG-CoA 抑制剂

骨架	代表药物	类别
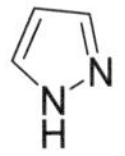 吡唑	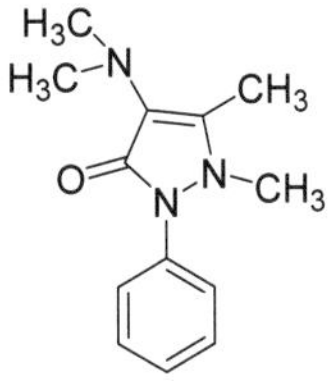 氨基比林（amidopyrine）	解热镇痛药
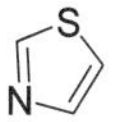 噻唑	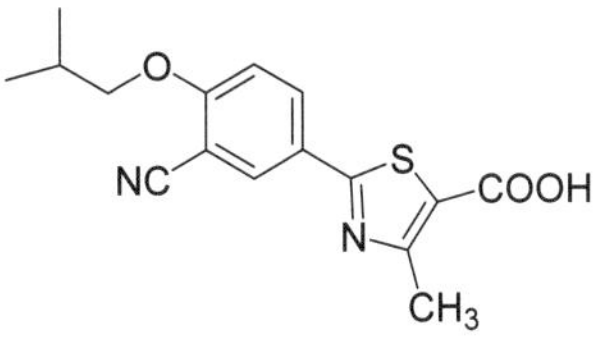 非布索坦（febuxostat）	尿酸过高症
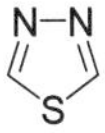 噻二唑	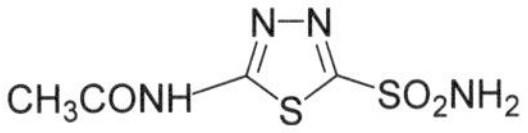 乙酰唑胺（acetazol）	利尿药
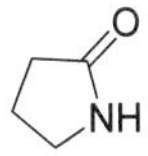 吡咯烷-2-酮	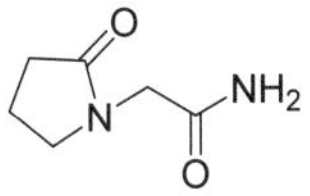 吡拉西坦（piracetam）	中枢兴奋药
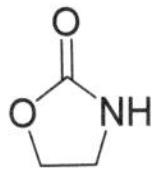 噁唑烷-2-酮	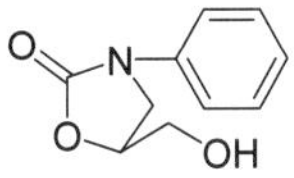 托洛沙酮（toloxatone）	抗抑郁药
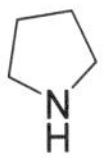 吡咯烷	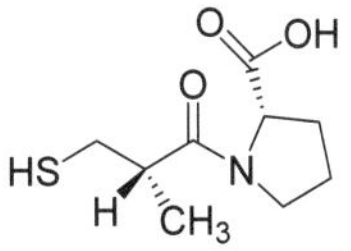 卡托普利（captopril）	降血压药
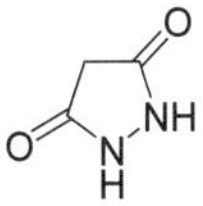 3,5-吡唑烷二酮	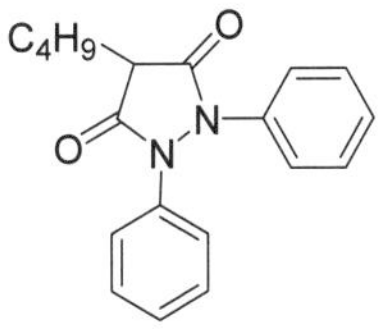 保泰松（phenylbutazone）	解热镇痛药

骨架	代表药物	类别
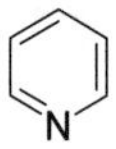 吡啶	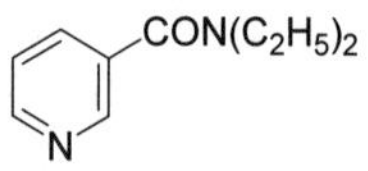 尼可刹米（nikethamide）	中枢兴奋药
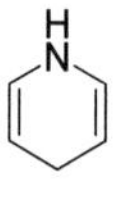 二氢吡啶	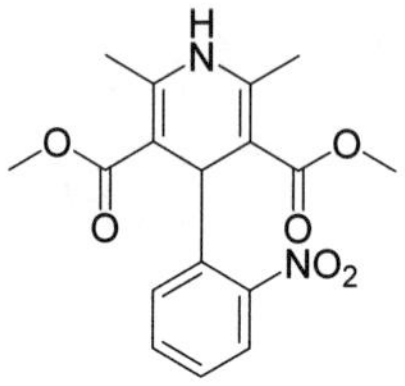 硝苯地平（nifedipine）	降血压药
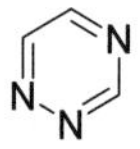 1,2,4-三嗪	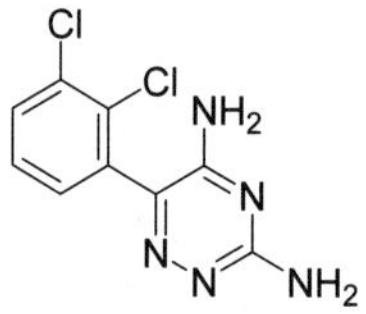 拉莫三嗪（lamotriaine）	抗癫痫药
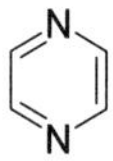 吡嗪	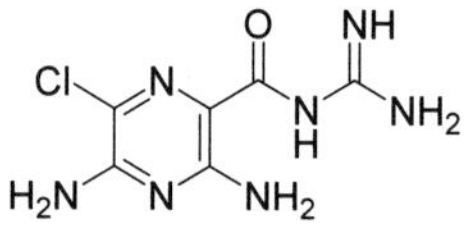 阿米洛利（amiloride）	利尿药
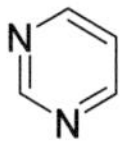 嘧啶	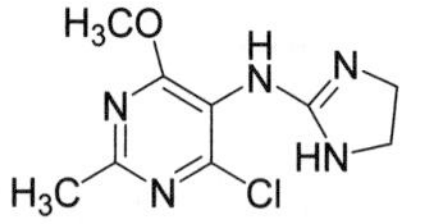 莫索尼定（moxonidine）	降压药
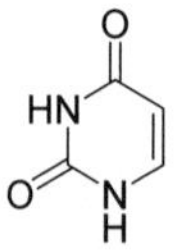 尿嘧啶	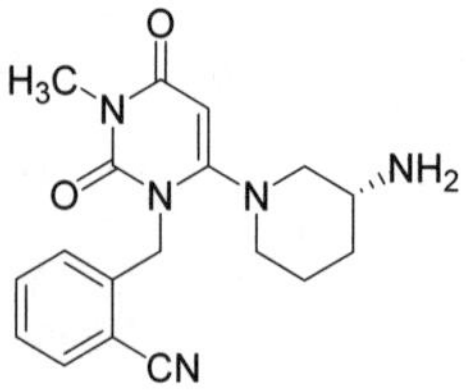 阿格列汀（alogliptin）	Ⅱ型糖尿病

骨架	代表药物	类别
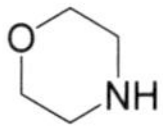 吗 啉	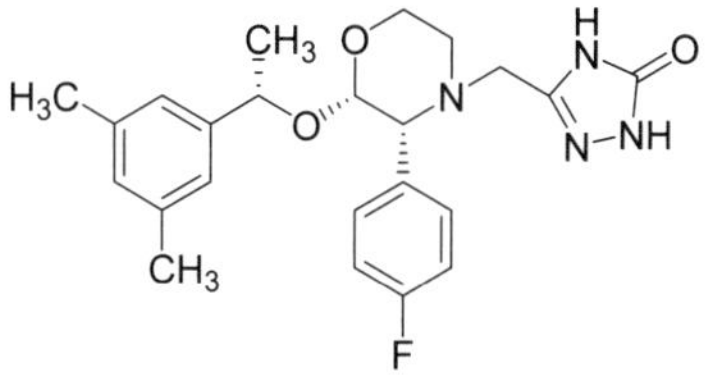 阿瑞吡坦（aprepitant）	止吐药
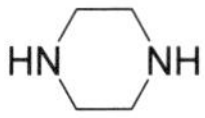 哌 嗪	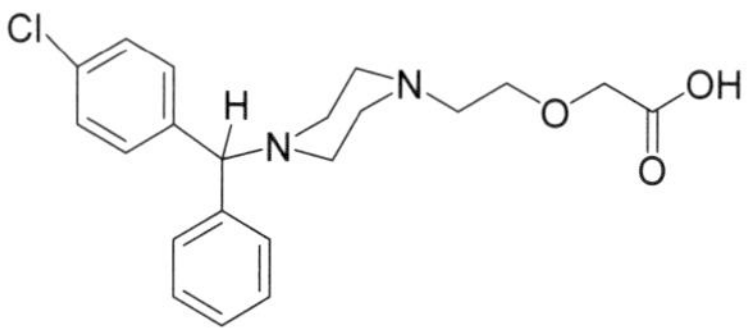 西替利嗪（cetirizine）	抗过敏药
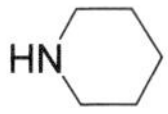 哌 啶	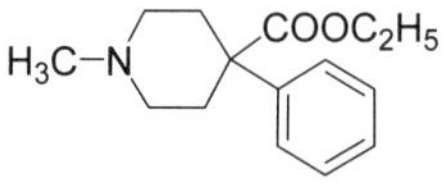 哌替啶（pethidine）	镇痛药
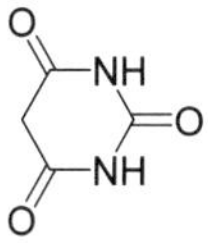 丙二酰脲	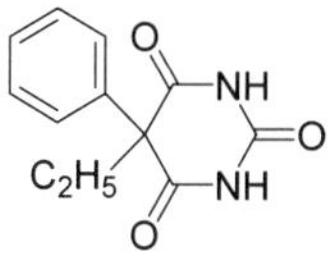 苯巴比妥（phenobarbital）	镇静催眠药
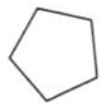 环戊烷	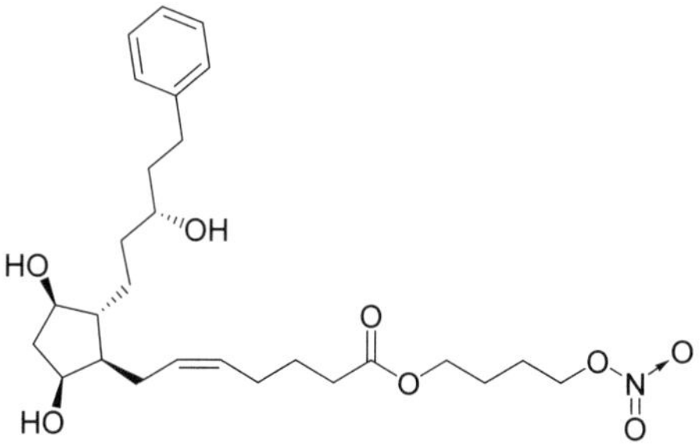 拉坦前列烯酯（latanoprostene Bunod）	治疗高眼压、开角型青光眼
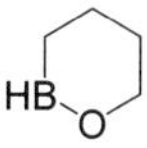 1,2-氧硼烷	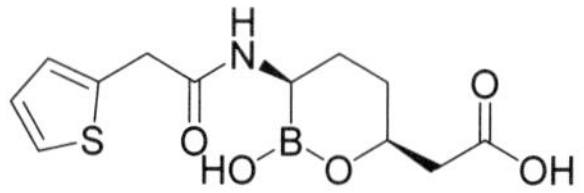 法硼巴坦（vaborbactam）	抗生素

骨架	代表药物	类别
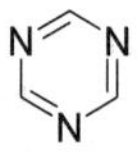 1,3,5-三嗪	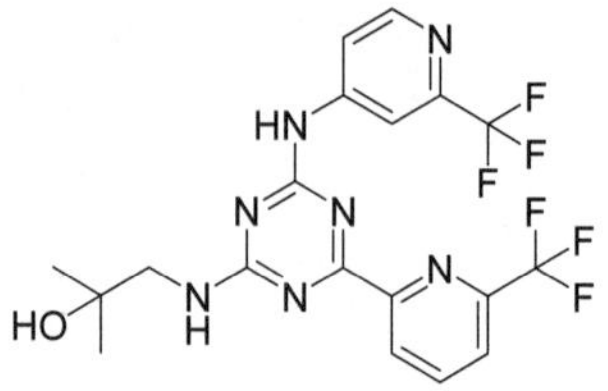 恩西地平（enasidenib）	抗肿瘤药
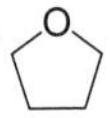 四氢呋喃	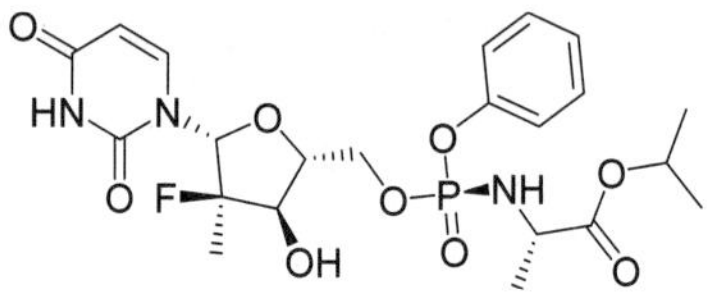 索磷布韦（sofosbuvir）	抗病毒药
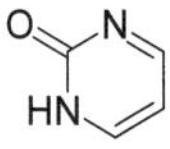 嘧啶-2(1H)-酮	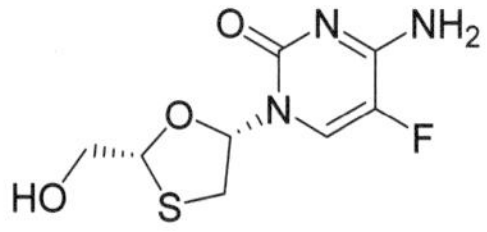 恩曲他滨（emtricitabine）	抗艾滋病药
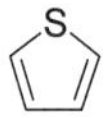 噻吩	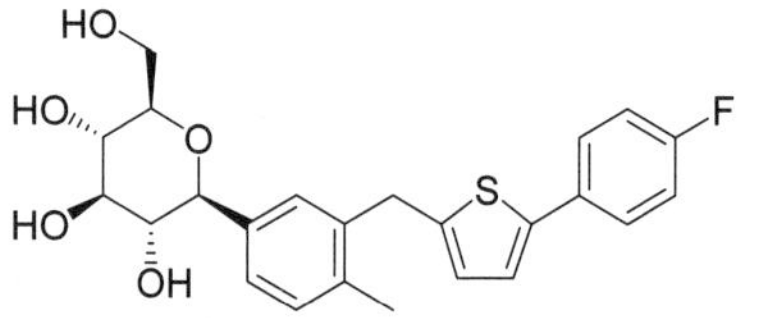 卡格列净（canagliflozin）	抗糖尿病药
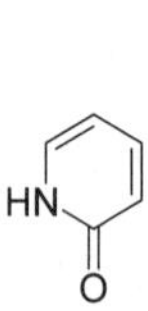 吡啶-2(1H)-酮	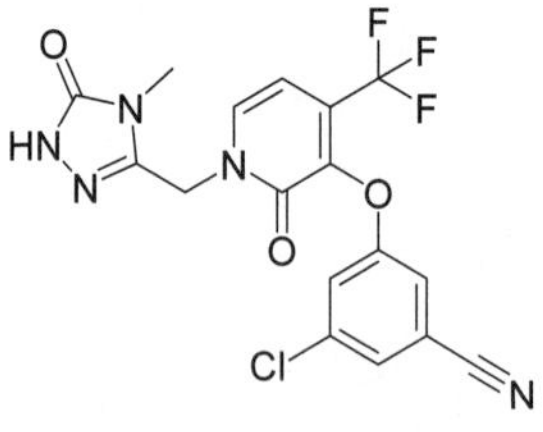 多拉韦林（doravirine）	抗艾滋病药
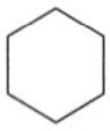 环己烷	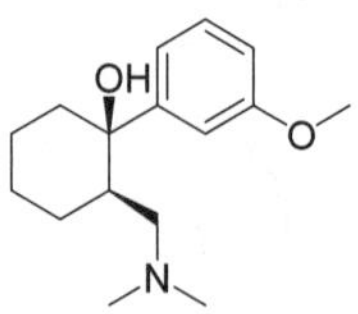 曲马多（tramadol）	中枢性镇痛药

骨架	代表药物	类别
环己烯	大麻二酚（cannabidiol）	治疗 Dravet 综合征
环丙烷	莱博雷生（lemborexant）	缓解入睡和睡眠障碍
2*H*-四唑	塞诺氨酯（cenobamate）	治疗癫痫
2,4-二氢-3*H*-吡唑-3-酮	依达拉奉（edaravone）	治疗脑梗死等
四氢嘧啶-2(1*H*)-酮	西达尿苷（cedazuridine）	治疗骨髓增生异常综合征

骨架	代表药物	类别
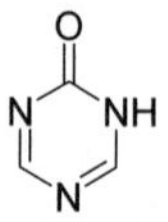 1,3,5-三嗪-2(1*H*)-酮	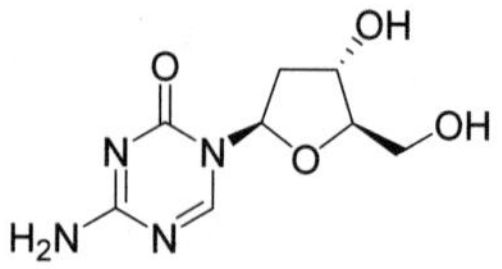 地西他滨（decitabine）	治疗骨髓增生异常综合征
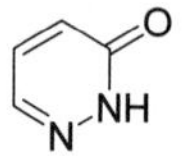 哒嗪-3(2*H*)-酮	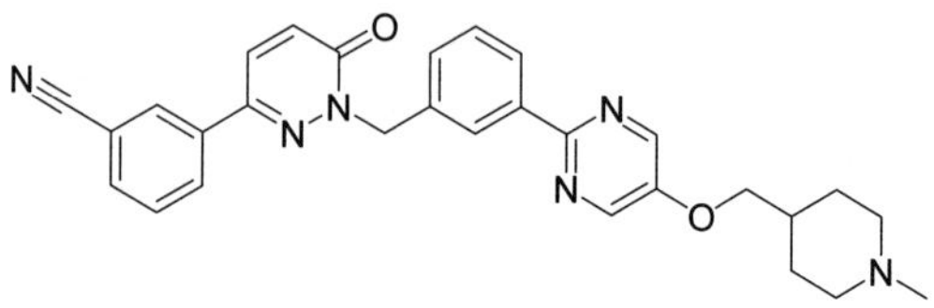 特泊替尼（tepotinib）	抗肿瘤药
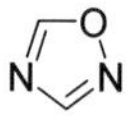 1,2,4-噁二唑	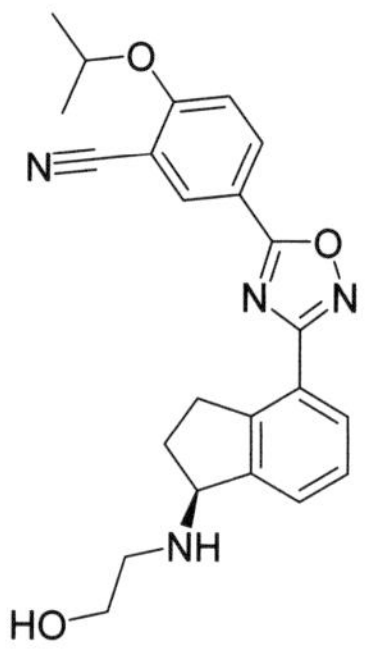 奥扎莫德（ozanimod）	治疗多发性硬化症及溃疡性结肠炎
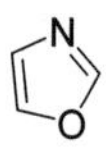 噁唑	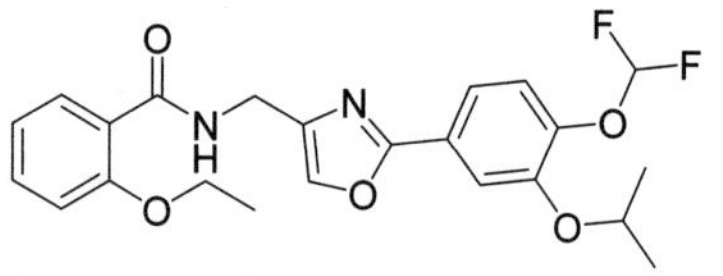 地法米司特（difamilast）	治疗特应性皮炎
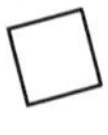 环丁烷	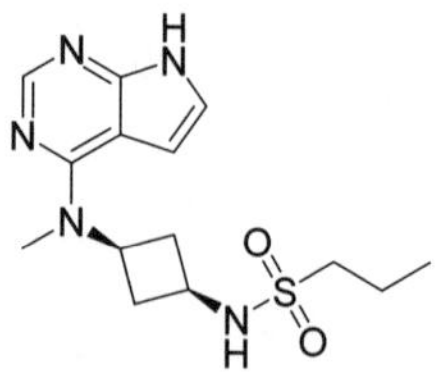 阿布昔替尼（abrocitinib）	治疗特应性皮炎

骨架	代表药物	类别
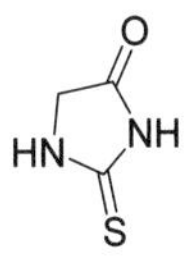 　2-硫代咪唑啉-4-酮	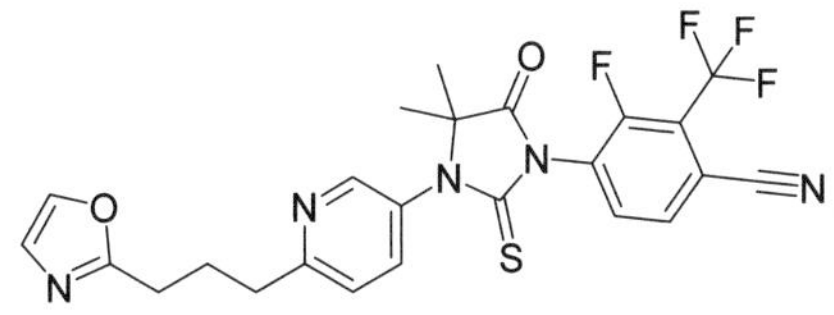 　普克鲁胺（proxalutamide）	治疗新型冠状病毒肺炎
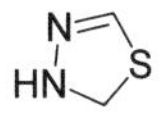 　2,3-二氢-1,3,4-噻二唑	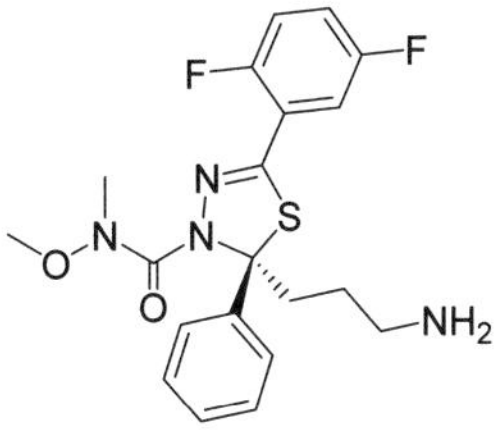 　非奈利酮（finerenone）	治疗慢性肾脏病
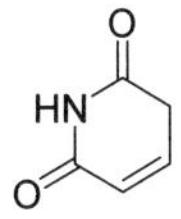 　吡啶-2,6(1H,3H)-二酮	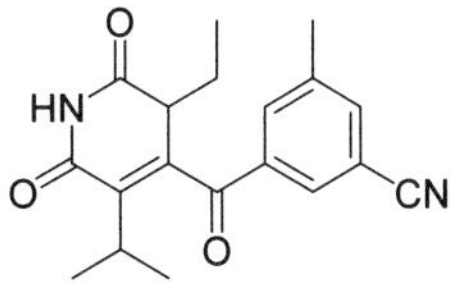 　艾诺韦林（ainuovirine）	抗艾滋病药
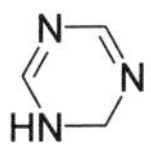 　1,2-二氢-1,3,5-三嗪	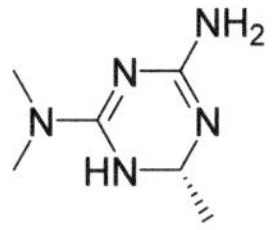 　伊格列明（imeglimin）	治疗II型糖尿病
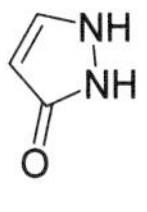 　1,2-二氢-3H-吡唑-3-酮	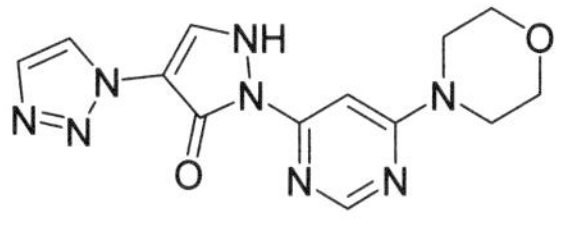 　molidustat	治疗慢性肾功能不全等
二环骨架		
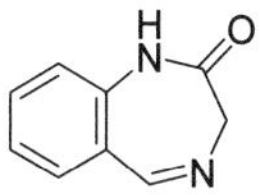 　1H-苯并[e][1,4]二氮䓬-2(3H)-酮	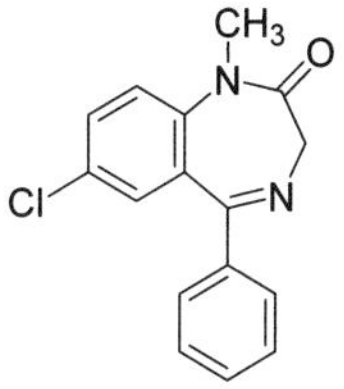 　地西泮（diazepam）	镇静催眠药

骨架	代表药物	类别
6,7-二氢-5*H*-吡咯并[3,4-*b*]吡嗪-5-酮	佐匹克隆（zopiclone）	镇静催眠药
咪唑并[1,2-*a*]吡啶	唑吡旦（zopidem tartrate）	镇静催眠药
1*H*-嘌呤-2,6(3*H*,7*H*)-二酮	咖啡因（caffeine）	中枢兴奋药
6,7,8,9-四氢-4*H*-吡啶并[1,2-*a*]嘧啶-4-酮	利培酮（risperidone）	抗精神病药
吲哚	吲达品（indalpine）	抗抑郁药
萘	普萘洛尔（propranolol）	降压药 β-受体阻滞剂

骨架	代表药物	类别
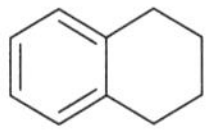 四氢萘	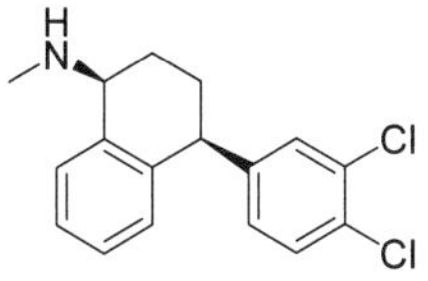 舍曲林（sertraline）	抗抑郁药
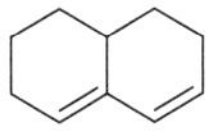 六氢萘	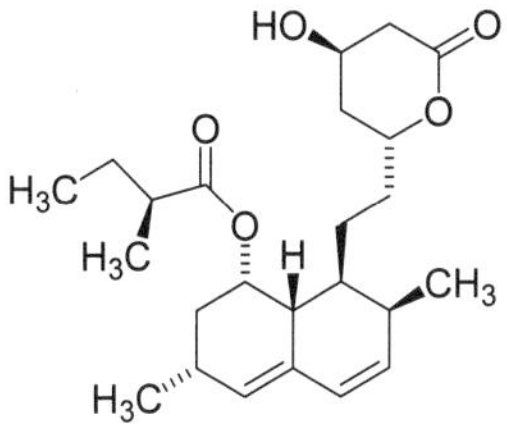 洛伐他汀（lovastatin）	降血脂药
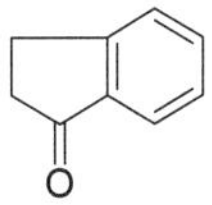 茚酮	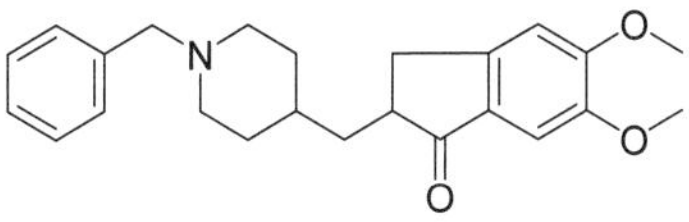 多奈哌齐（donepezil）	治疗老年性痴呆药物
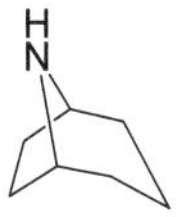 莨菪烷	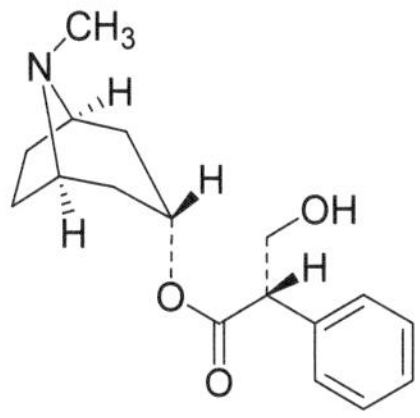 阿托品（atropine）	抗胆碱药
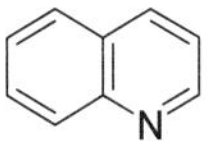 喹啉	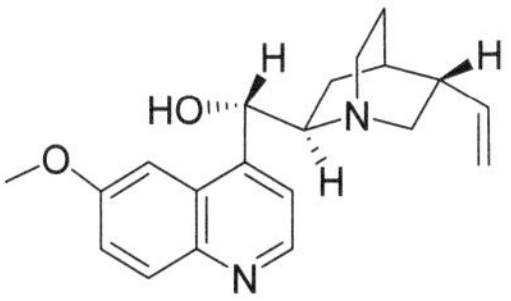 奎尼丁（quinidine）	抗心律失常药
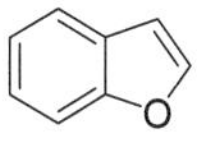 苯并呋喃	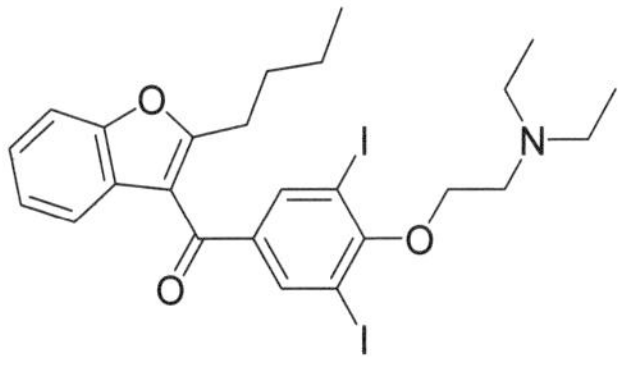 胺碘酮（amiodarone）	钠通道阻滞剂抗心律失常药

骨架	代表药物	类别
苯并硫氮草	地尔硫草（diltiazem）	血管扩张药
联苯	氯沙坦（losartan）	降血压药
苯并咪唑	奥美拉唑（omeprazole）	抗胃溃疡药，质子泵抑制剂
1H-苯并[d]咪唑-2(3H)-酮	多潘立酮（domperidone）	促胃动力药
苯并噻嗪	吡罗昔康（piroxicam）	解热镇痛药
蝶啶	氨基蝶呤（aminopterinum）	抗肿瘤药

骨架	代表药物	类别
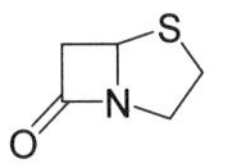 4-硫代-1-氮杂双环 [3.2.0]庚-7-酮	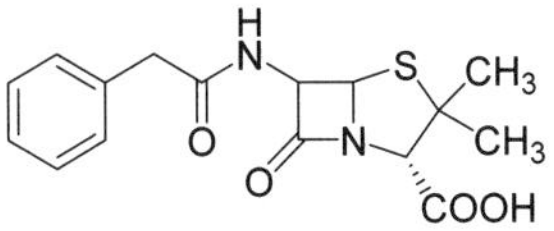 青霉素（penicillin）	抗生素
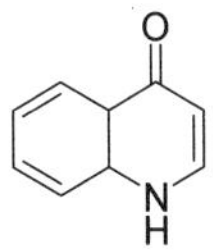 喹诺酮	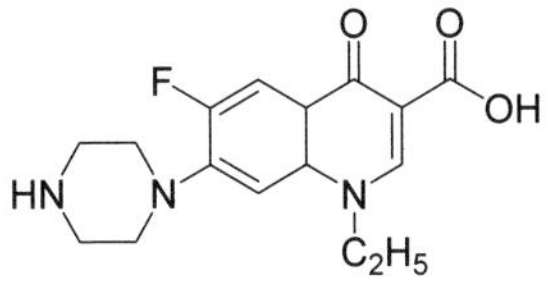 诺氟沙星（norfloxacin）	抗菌药
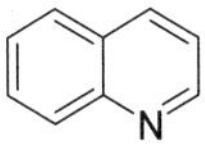 喹啉	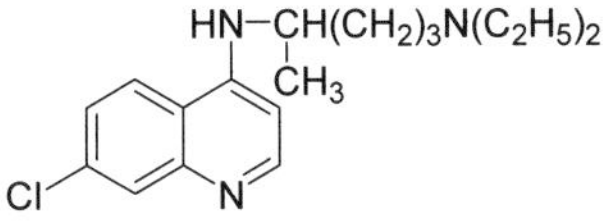 氯喹（chloroquine）	抗疟药
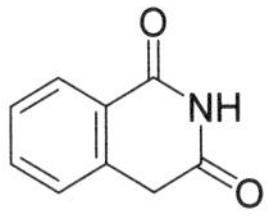 异喹啉-1,3(2H,4H)-二酮	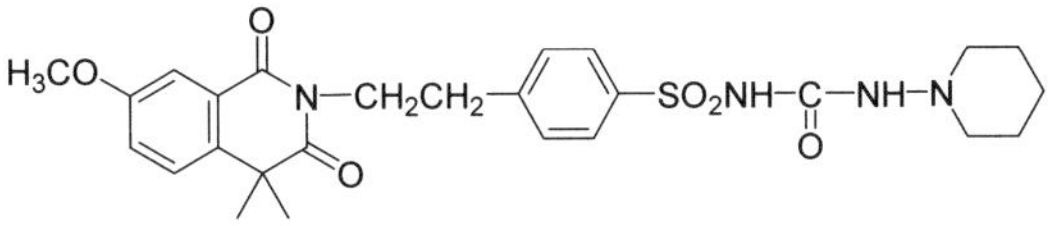 格列喹酮（gliquidone）	降血 糖药
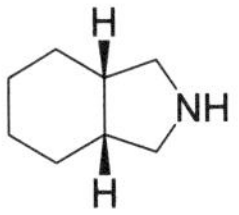 十氢-1H-异吲哚	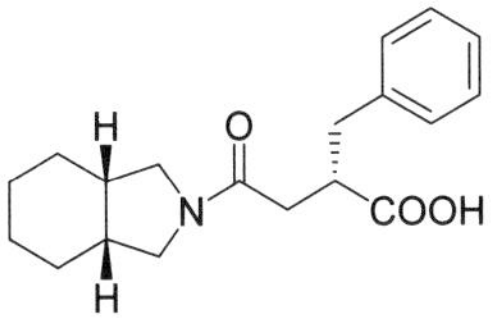 米格列奈（mitiglinide）	降血 糖药
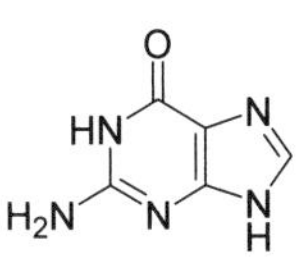 1,9-二氢-6H-嘌呤-6-酮	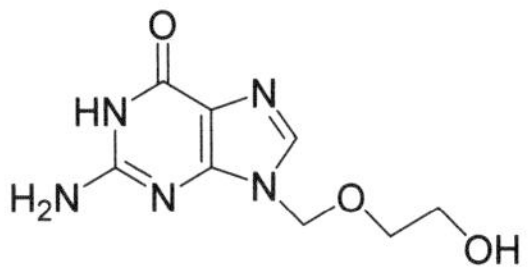 阿昔洛韦（acyclovir）	抗病 毒药

骨架	代表药物	类别
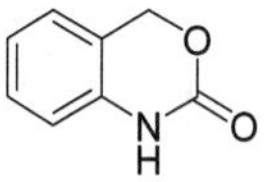 1*H*-苯并[*d*][1,3]噁嗪-2(4*H*)-酮	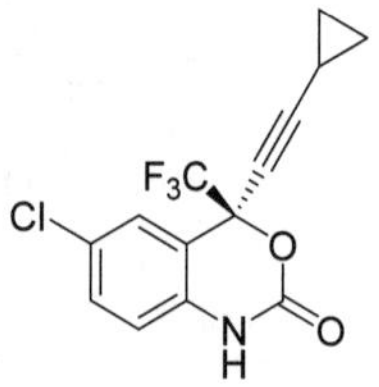 依非韦伦（efavirenz）	抗艾滋病药
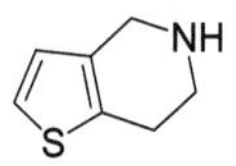 4,5,6,7-四氢噻吩并[3,2-*c*]哌啶	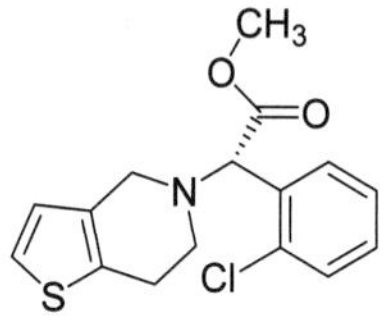 氯吡格雷（clopidogrel）	抗血小板药
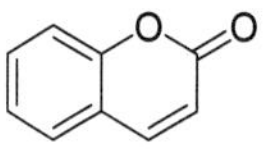 香豆素	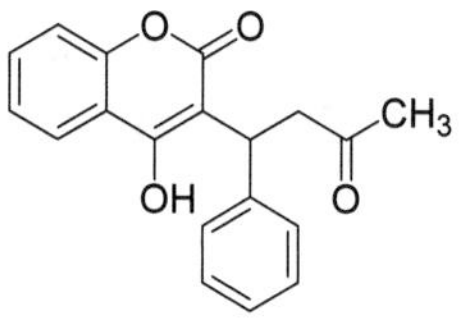 华法林（warfarin）	抗凝血药
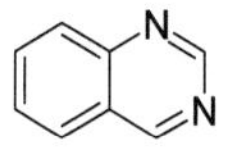 喹唑啉	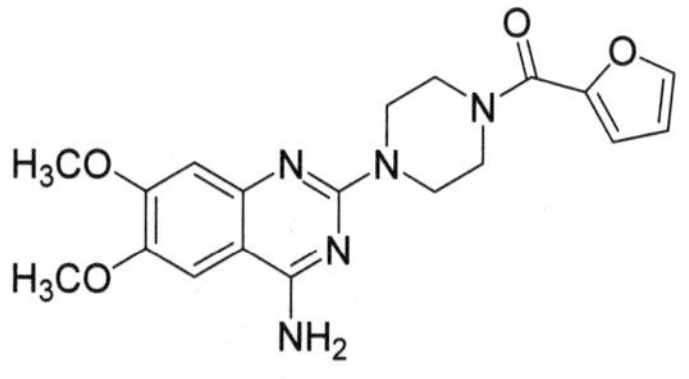 哌唑嗪（prazosin）	降压药
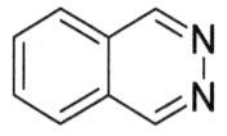 酞嗪	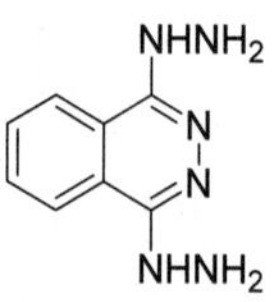 双肼屈嗪（dihydralazine）	降压药

骨架	代表药物	类别
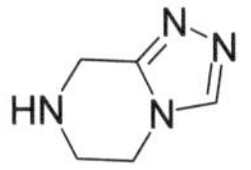 5,6,7,8-四氢-[1,2,4]三唑并[4,3-*a*]吡嗪	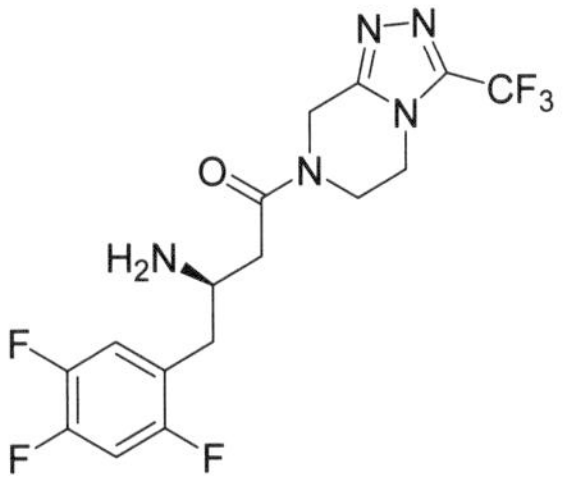 西他列汀（sitagliptin）	降血糖药
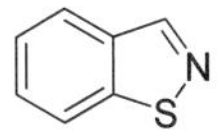 苯并异噻唑	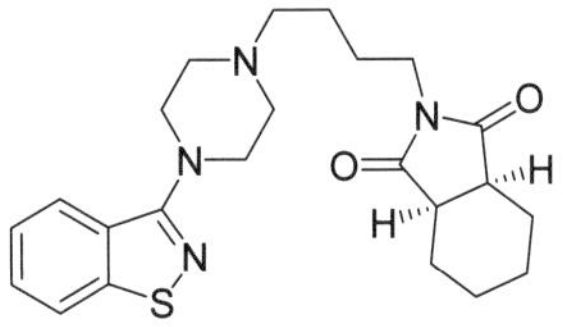 哌罗匹隆（perospirone）	抗精神病药
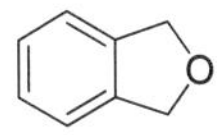 1,3-二氢异苯并呋喃	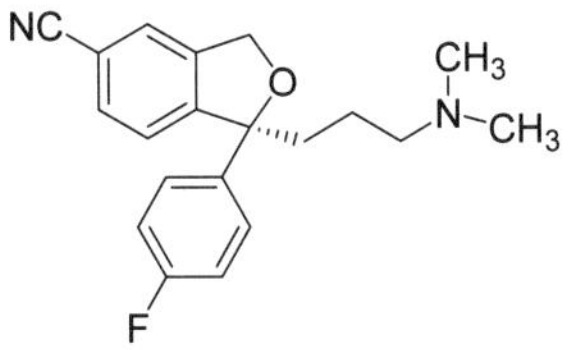 西酞普兰（escitalopram）	抗忧郁症药
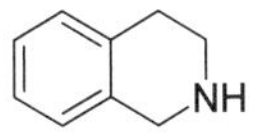 四氢异喹啉	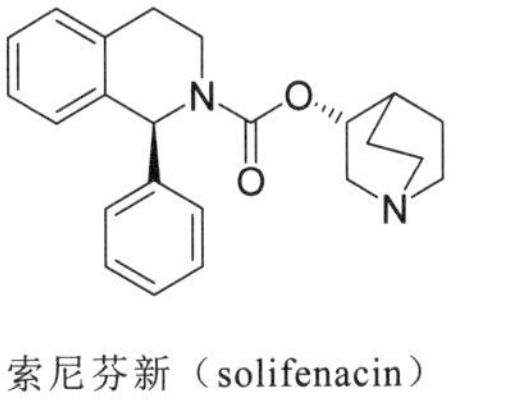 索尼芬新（solifenacin）	抗尿失禁药
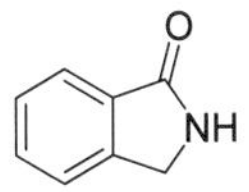 异吲哚-1-酮	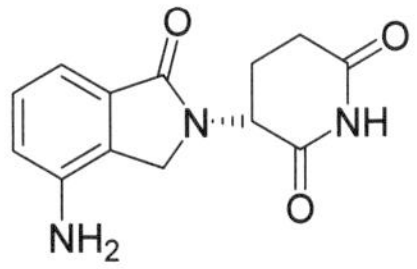 来那度胺（lenalidomide）	用于骨髓增生异常综合征
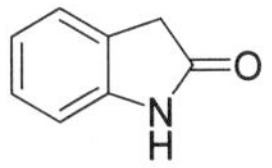 吲哚-2-酮	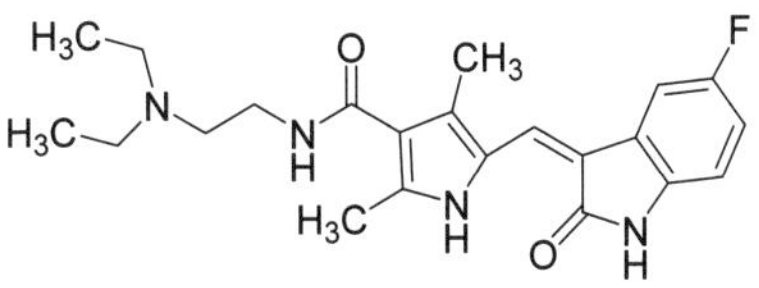 舒尼替尼（sunitinib）	用于胃肠道间质瘤和晚期肾癌

骨架	代表药物	类别
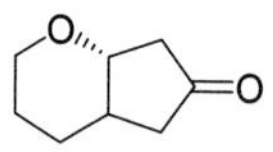 (7aR)-六氢环戊二烯并[b]吡喃-6(2H)-酮	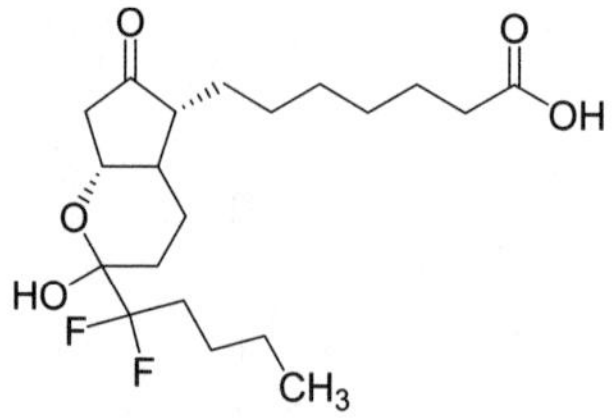 鲁比前列酮（lubiprostone）	用于成人便秘的轻泻药
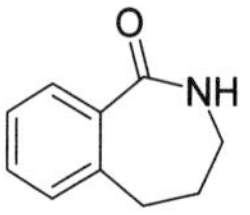 2,3,4,5-四氢-1H-苯并[c]氮杂䓬-1-酮	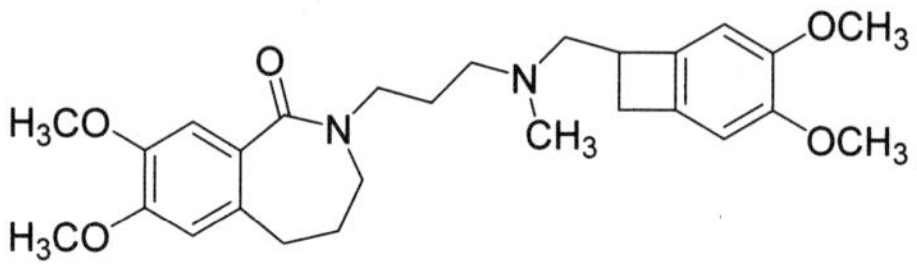 伊伐布雷定（ivabradine）	心绞痛药
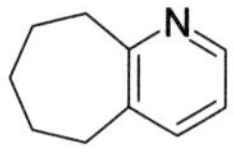 环庚烷并[b]吡啶	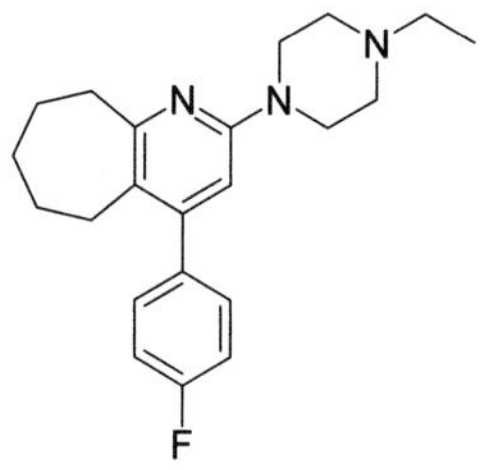 布南瑟林（blonanserin）	抗精神分裂症药
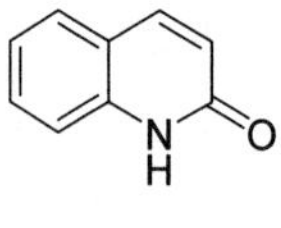 喹啉-2(1H)-酮	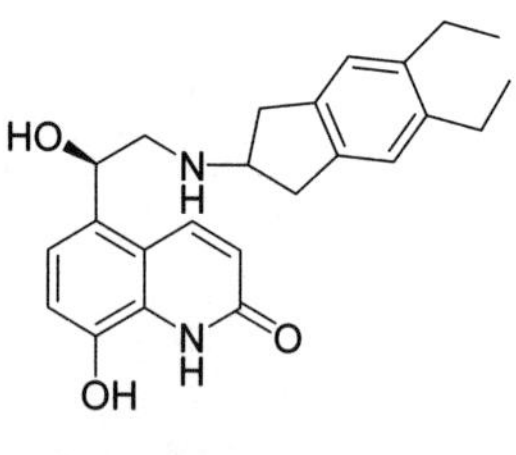 茚达特罗（indacaterol）	哮喘药
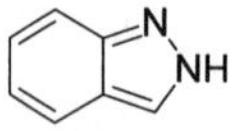 2H-吲唑	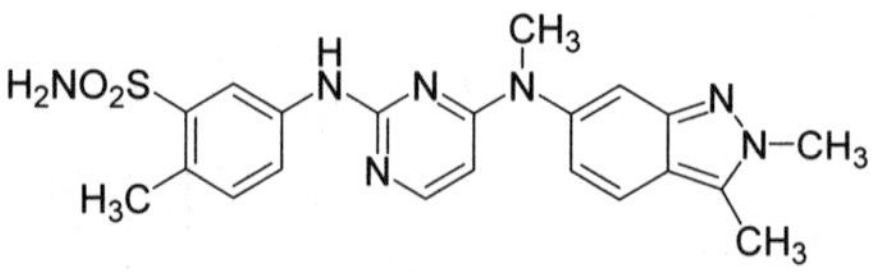 帕唑帕尼（pazopanib）	用于晚期肾细胞癌患者

骨架	代表药物	类别
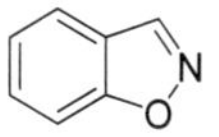 苯并异噁唑	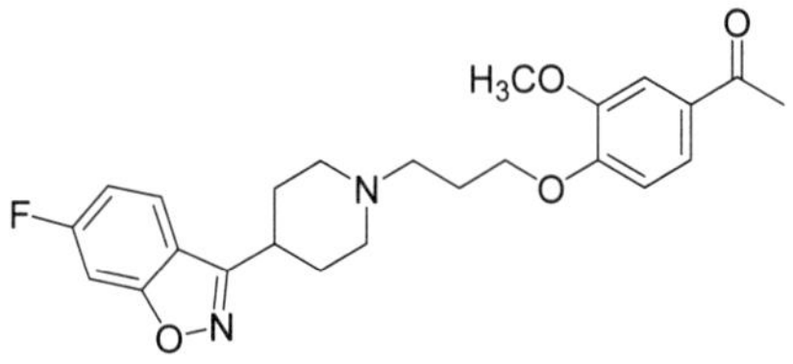 伊潘立酮（iloperidone）	抗精神分裂症药
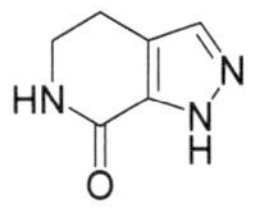 吡唑并哌嗪酮	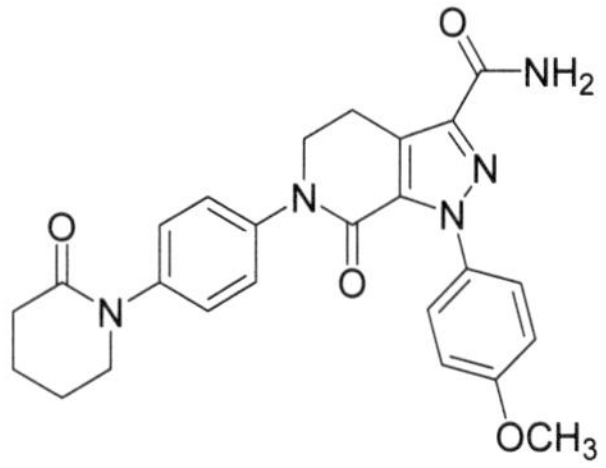 阿哌沙班（apixaban）	抗凝血药
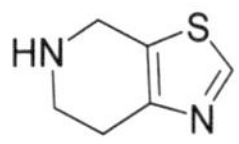 4,5,6,7-四氢噻唑并[5,4-c]吡啶	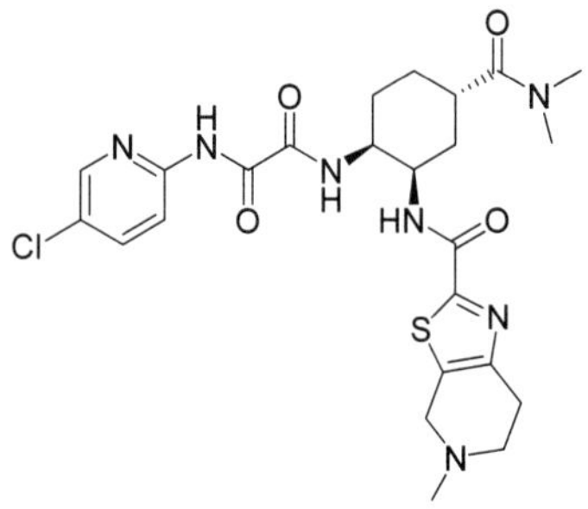 依度沙班（edoxaban）	抗凝血药
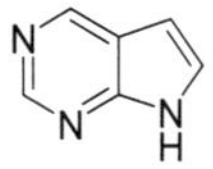 7H-吡咯并[2,3-d]嘧啶	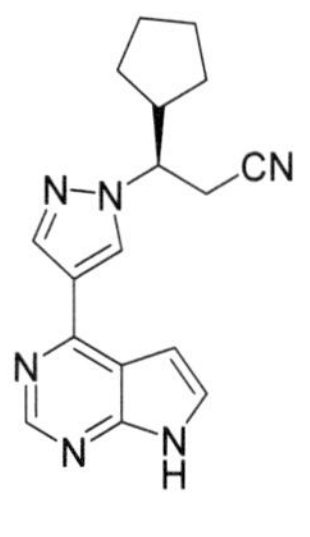 鲁索替尼（ruxolitinib）	治疗骨髓纤维化

骨架	代表药物	类别
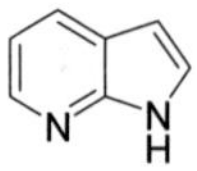 1*H*-吡咯并[2,3-*b*]吡啶	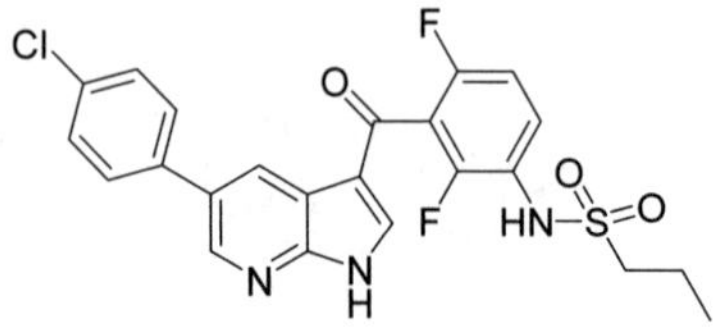 威罗菲尼（vemurafenib）	治疗黑色素瘤皮肤癌
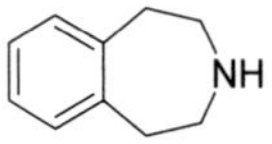 2,3,4,5-四氢-1*H*-苯并[*d*]氮杂䓬	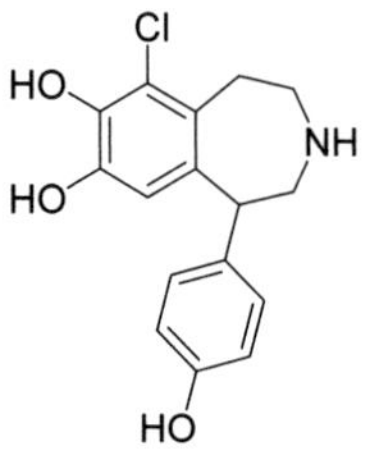 非诺多泮（fenoldopam）	降压药
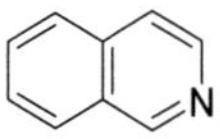 异喹啉	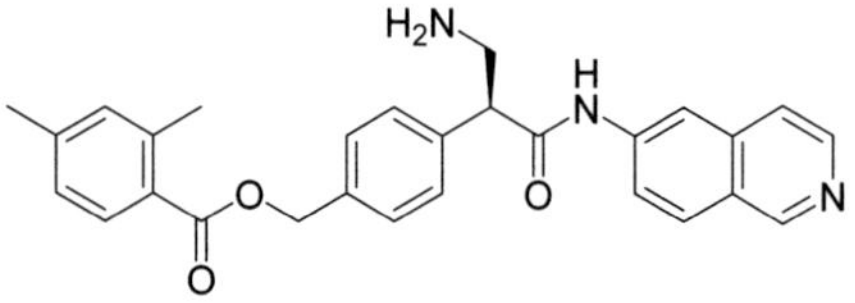 奈他地尔（netarsudil）	治疗高眼压、开角型青光眼
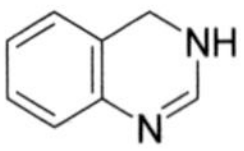 3,4-二氢喹唑啉	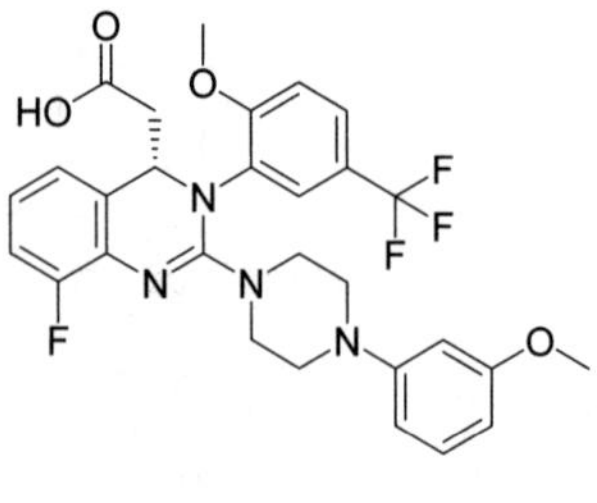 来特莫韦（letermovir）	抗病毒药

骨架	代表药物	类别
咪唑并[1,5-*a*]吡嗪	阿卡替尼（acalabrutinib）	抗肿瘤药
奎宁	乌美溴铵（umeclidinium bromide）	治疗哮喘、慢性阻塞性肺疾病
1-氮杂双环[3.2.0]庚-2-烯-7-酮	美罗培南（meropenem）	抗生素
9*H*-嘌呤	替诺福韦酯（tenofovir disoproxil）	抗病毒药

骨架	代表药物	类别
喹喔啉	厄达替尼（erdafitinib）	抗肿瘤药
苯并[d]噁唑	培马贝特（pemafibrate）	治疗高脂血症
1,5-二氢-4H-吡咯并[3,2-d]嘧啶-4-酮	呋咯地新（forodesine）	治疗周围T-细胞淋巴瘤
吡唑并[1,5-a]嘧啶	拉罗替尼（larotrectinib）	抗肿瘤药
5,6,7,8-四氢蝶呤-4(3H)-酮	左亚叶酸（levoleucovorin）	抗肿瘤药

骨架	代表药物	类别
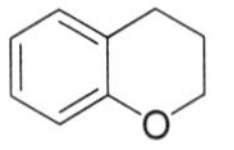 色烷	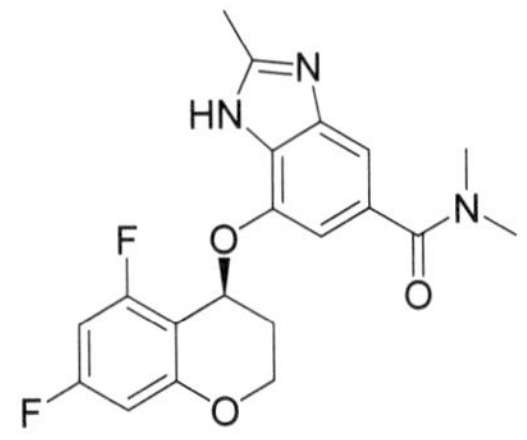 特戈拉赞（tegoprazan）	抑制胃酸分泌药
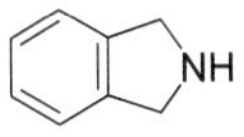 二氢异吲哚	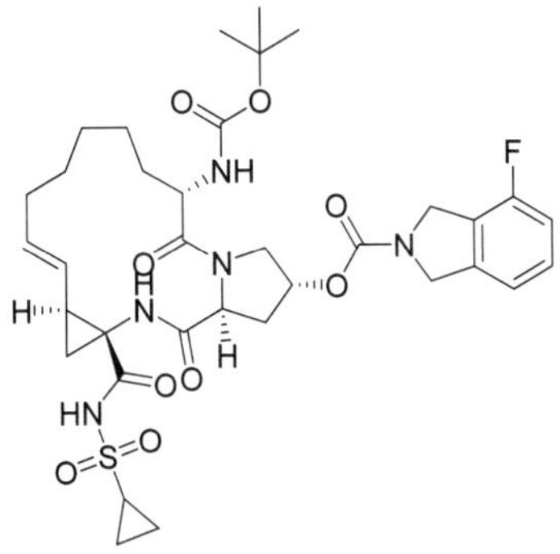 达诺瑞韦（danoprevir）	治疗丙型肝炎
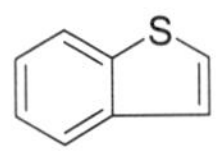 苯并[b]噻吩	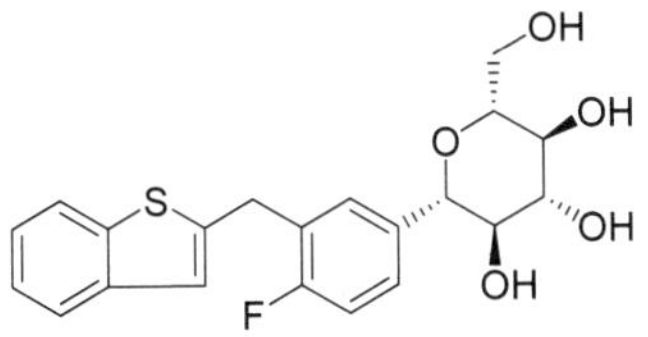 伊格列净（ipragliflozin）	治疗 II 型糖尿病
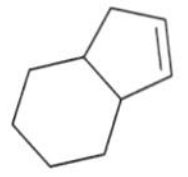 3a,4,5,6,7,7a-六氢-1H-茚	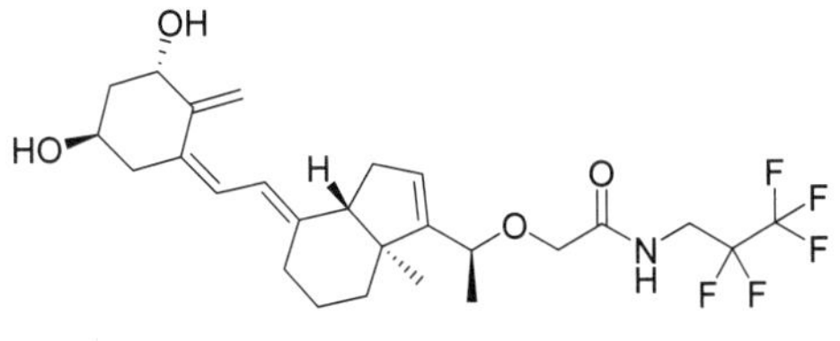 替扎卡托（tezacaftor）	治疗囊性纤维化
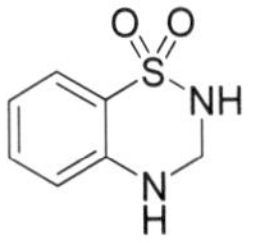 3,4-二氢-2H-苯并[e][1,2,4]噻二嗪-1,1-二氧化物	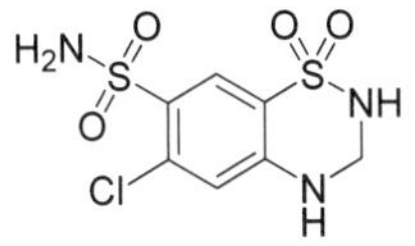 氢氯噻嗪（hydrochlorothiazide）	利尿药

续表

骨架	代表药物	类别
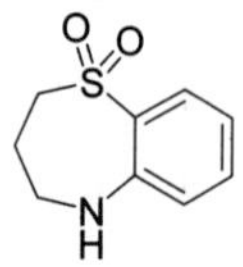 2,3,4,5-四氢苯并[b][1,4]噻氮杂䓬-1,1-二氧化物	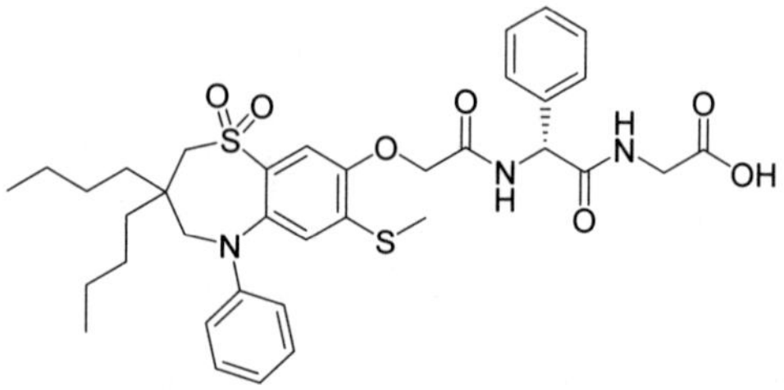 依洛昔巴特（elobixibat）	治疗便秘
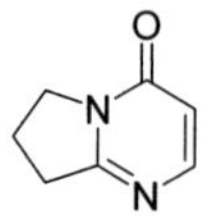 7,8-二氢吡咯并[1,2-a]嘧啶-4(6H)-酮	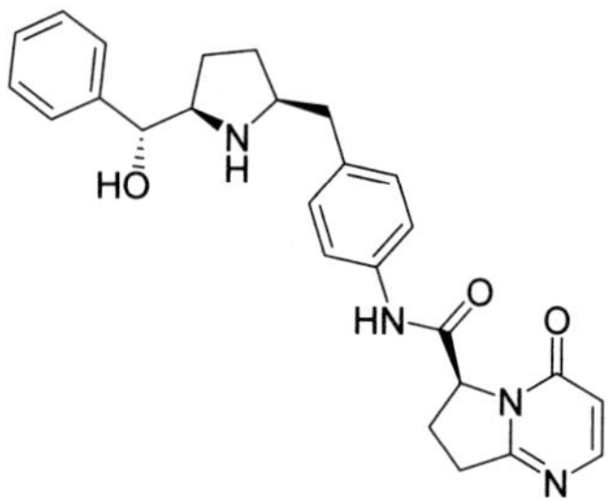 维贝格龙（vibegron）	治疗膀胱过度活动症
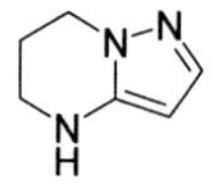 4,5,6,7-四氢吡唑并[1,5-a]嘧啶	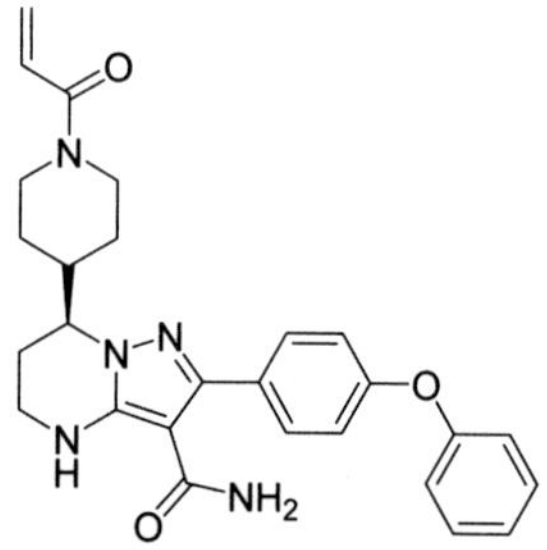 泽布替尼（zanubrutinib）	抗肿瘤药
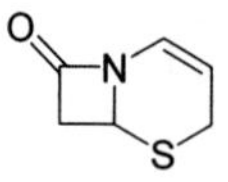 5-硫代-1-氮杂双环[4.2.0]辛-2-烯-8-酮	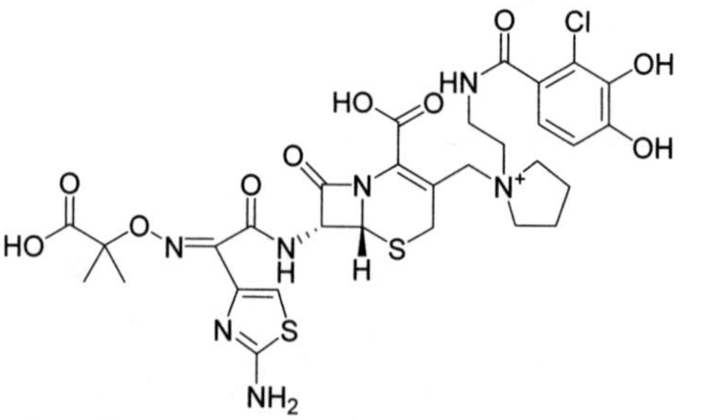 头孢地尔（cefiderocol）	抗菌药

118　第二部分　药物结构优化的设计策略

骨架	代表药物	类别
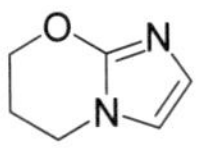 6,7-二氢-5H-咪唑并 [2,1-b][1,3]噁嗪	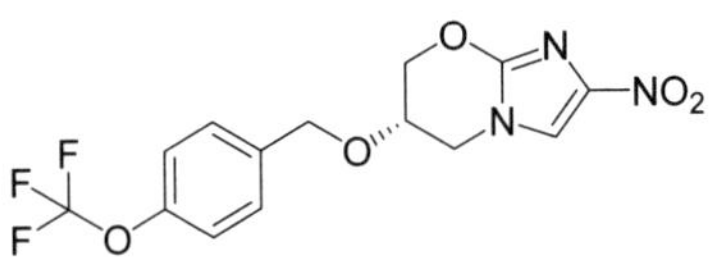 普托马尼（pretomanid）	抗生素
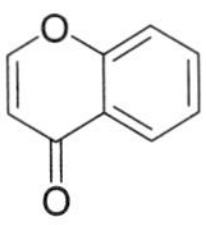 色酮	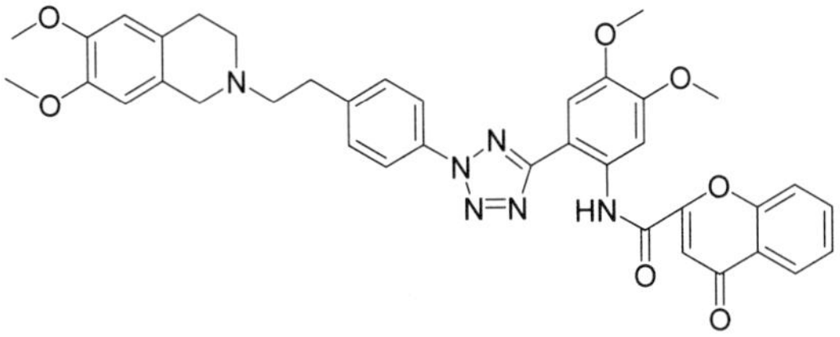 encequidar	与紫杉醇联用治疗乳腺癌
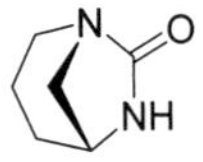 (1S,5R)-1,6-二氮杂二环 [3.2.1]辛烷-7-酮	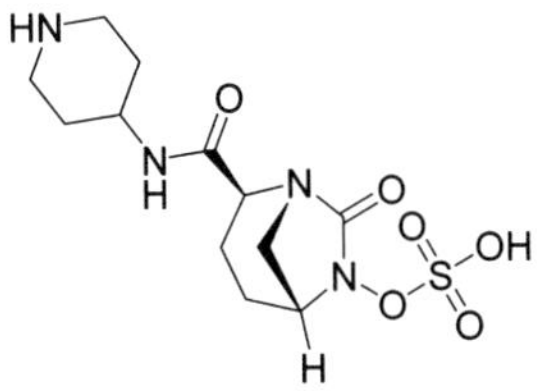 瑞来巴坦（relebactam）	抗生素
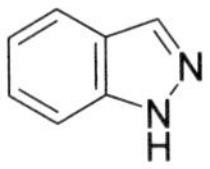 1H-吲唑	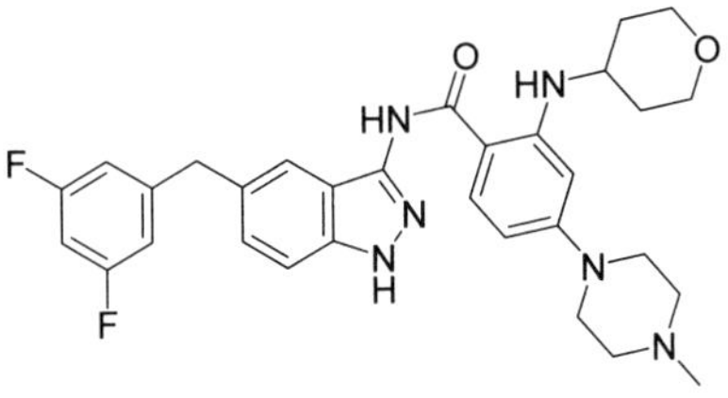 恩曲替尼（entrectinib）	抗肿瘤药
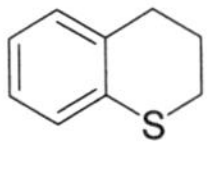 硫色烷	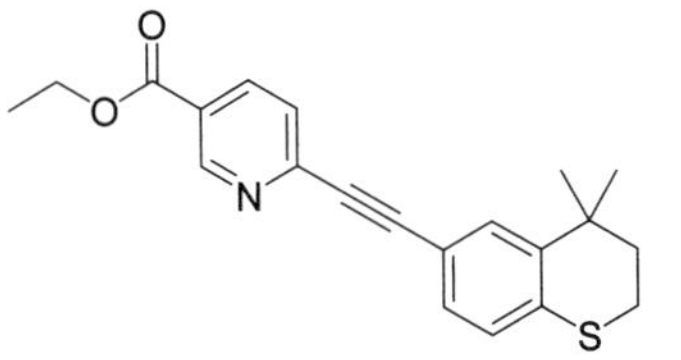 他扎罗汀（tazarotene）	治疗银屑病

骨架	代表药物	类别
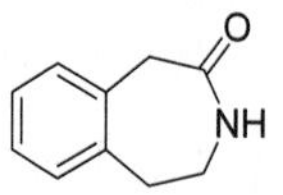 1,3,4,5-四氢-2H-苯并[d]氮杂草-2-酮	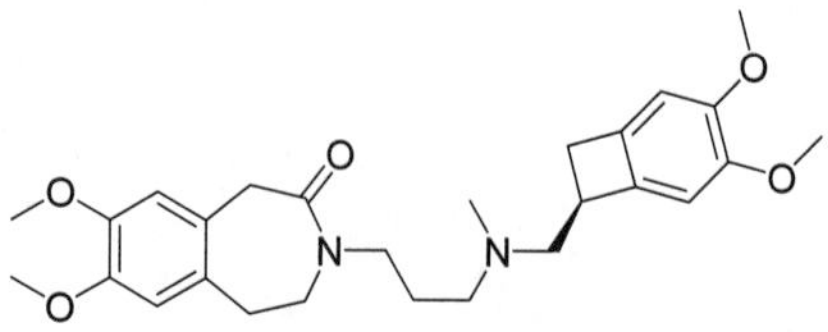 伊伐布雷定（ivabradine）	治疗心绞痛
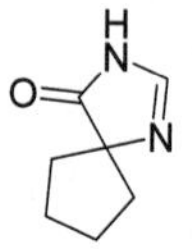 1,3-二氮杂螺环[4.4]壬-1-烯-4-酮	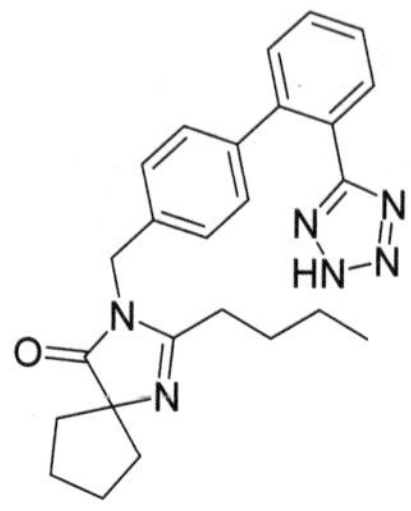 厄贝沙坦（irbesartan）	降压药
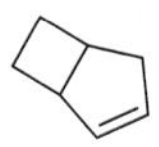 双环[3.2.0]庚-2-烯	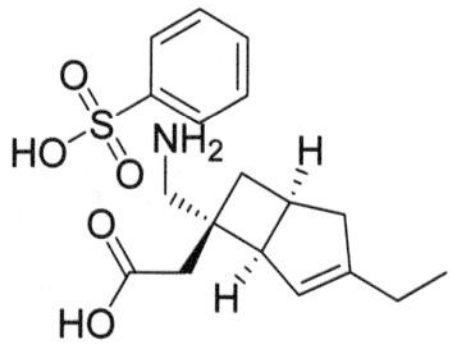 米洛巴林（mirogabalin）	治疗神经痛、神经病变等
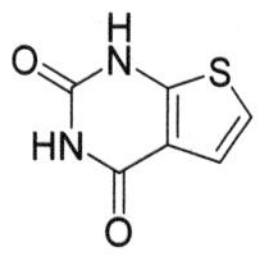 噻吩并[2,3-d]嘧啶-2,4(1H,3H)-二酮	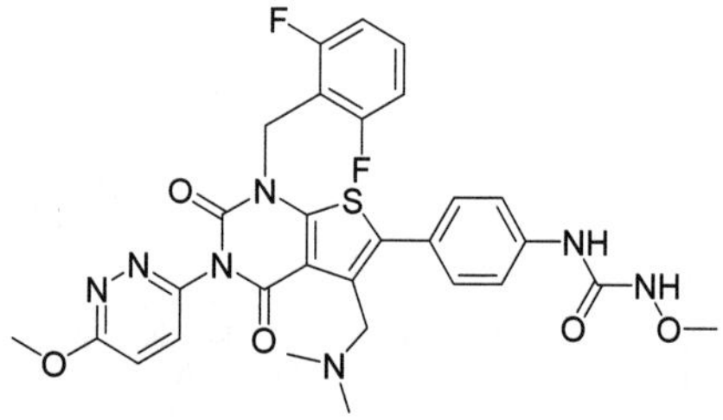 瑞卢戈利（relugolix）	抗肿瘤药
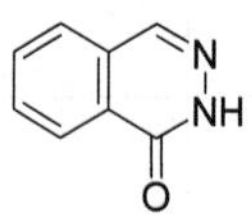 酞嗪-1(2H)-酮 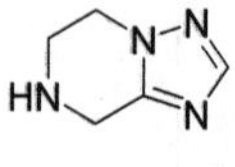 5,6,7,8-四氢-[1,2,4]三唑并[1,5-a]吡嗪	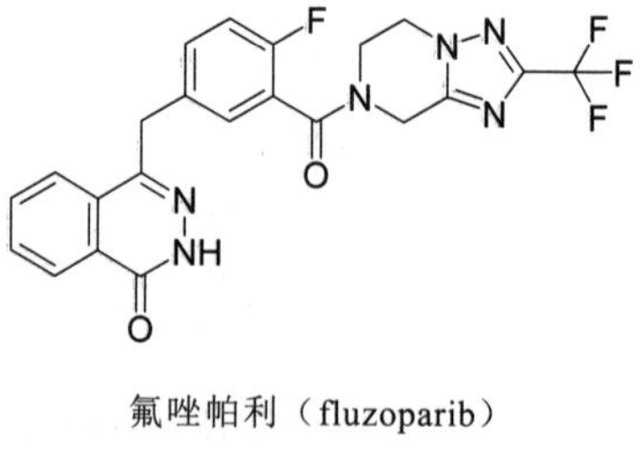 氟唑帕利（fluzoparib）	抗肿瘤药

骨架	代表药物	类别
[1,2,4]三唑并[1,5-*a*]吡啶	恩那司他（enarodustat）	治疗贫血
2*H*-苯并[*e*][1,2]噻嗪 1,1-二氧化物	美洛昔康（meloxicam）	非甾体类抗炎药
4*H*-吡啶并[1,2-*a*]嘧啶-4-酮	利司扑兰（risdiplam）	治疗脊髓性肌萎缩
(3a*R*)-八氢-1*H*-茚	卡泊三醇（calcipotriol）	治疗银屑病

骨架	代表药物	类别
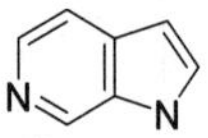 1H-吡咯并[2,3-c]吡啶	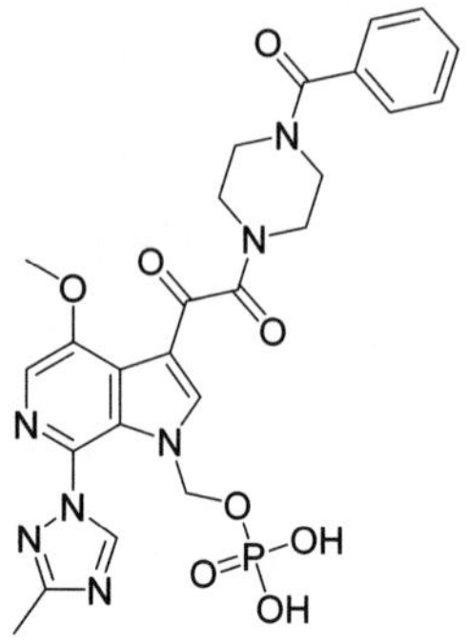 磷坦姆沙韦（fostemsavir）	抗艾滋病药
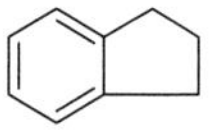 2,3-二氢-1H-茚	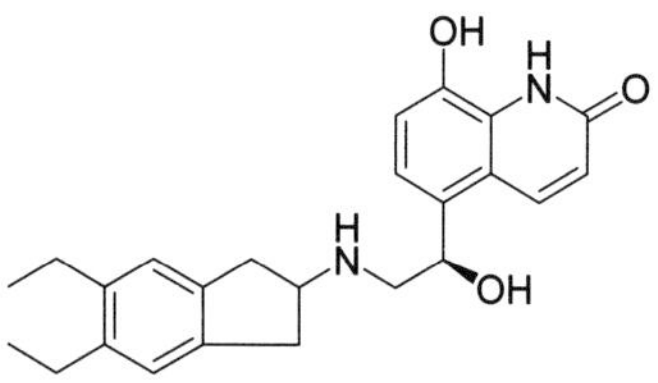 茚达特罗（indacaterol）	支气管舒 张剂
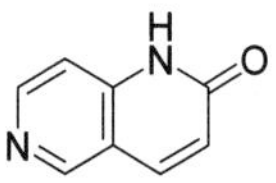 1,6-萘啶-2(1H)-酮	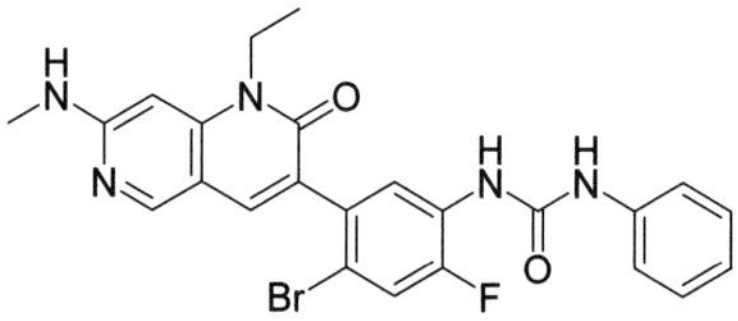 瑞派替尼（ripretinib）	抗肿瘤药
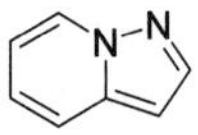 吡唑并[1,5-a]吡啶	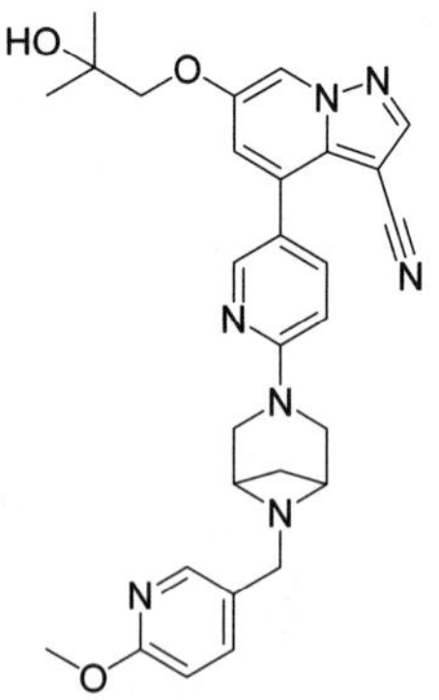 塞普替尼（selpercatinib）	抗肿瘤药

骨架	代表药物	类别
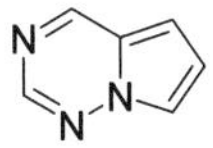 吡咯并[2,1-*f*][1,2,4]三嗪	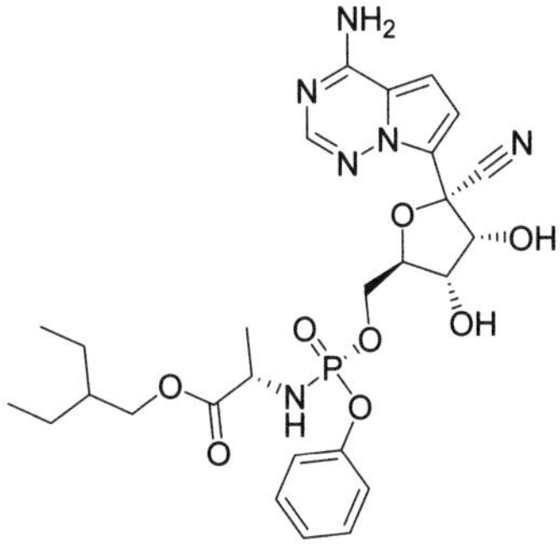 瑞德西韦（remdesivir）	治疗新型冠状病毒肺炎
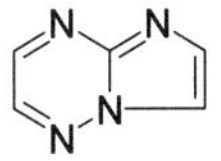 咪唑并[1,2-*b*][1,2,4]三嗪	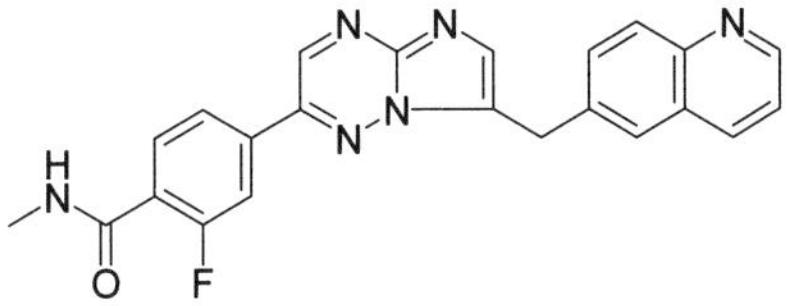 卡马替尼（capmatinib）	抗肿瘤药
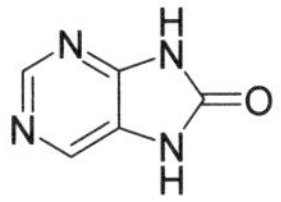 7,9-二氢-8*H*-嘌呤-8-酮	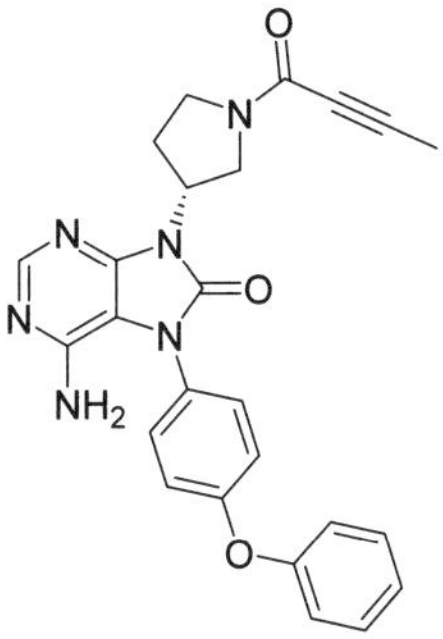 替拉鲁替尼（tirabrutinib）	抗肿瘤药
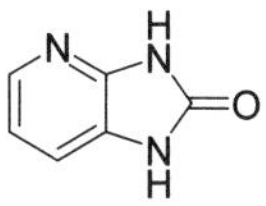 1,3-二氢-2*H*-咪唑并[4,5-*b*]吡啶-2-酮	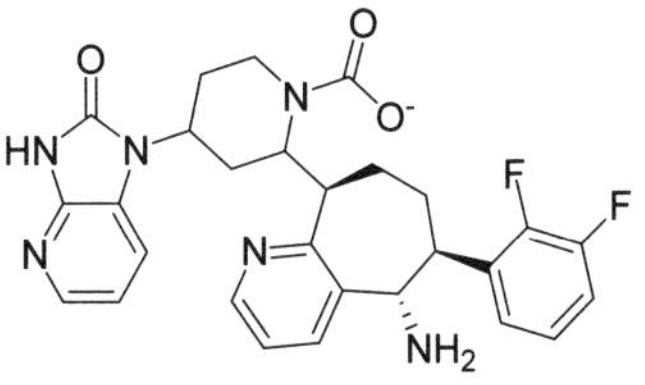 利美戈潘（rimegepant）	治疗偏头痛

骨架	代表药物	类别
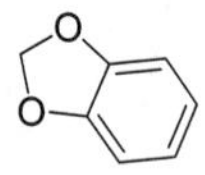 苯并[d][1,3]二氧戊环	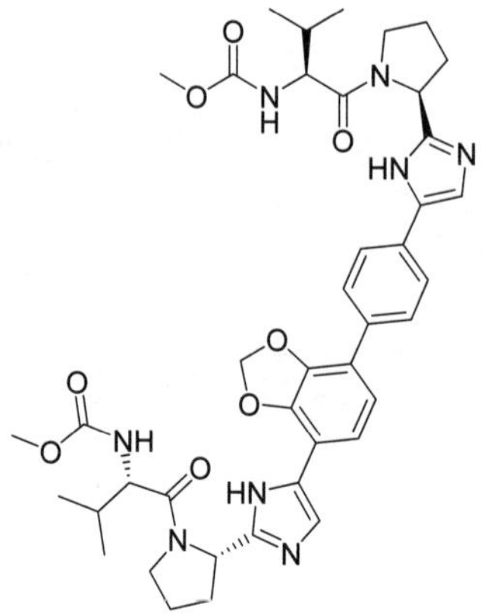 可洛派韦（coblopasvir）	治疗丙型肝炎
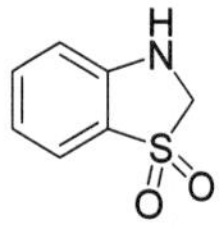 2,3-二氢苯并[d]噻唑-1,1-二氧化物	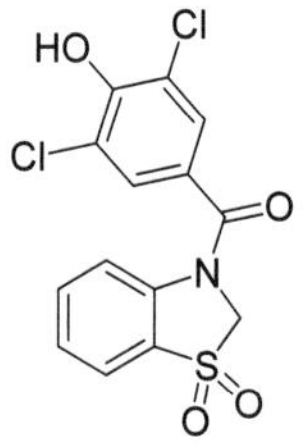 多丁那德（dotinurad）	治疗高尿酸血症和痛风
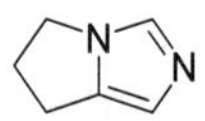 6,7-二氢-5H-吡咯并[1,2-c]咪唑	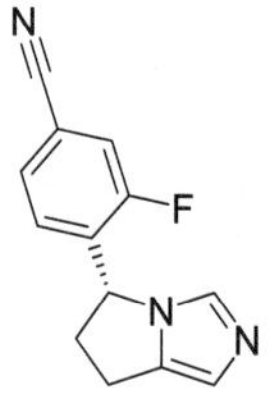 奥唑司他（osilodrostat）	治疗库欣综合征
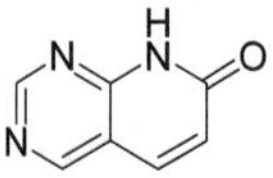 吡啶并[2,3-d]嘧啶-7(8H)-酮	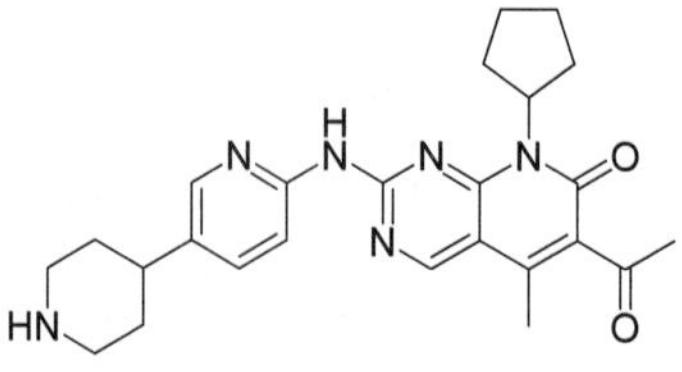 达尔西利（dalpiciclib）	抗肿瘤药

骨架	代表药物	类别
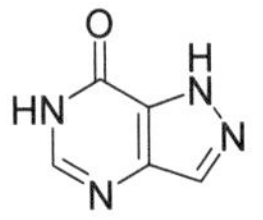 1,6-二氢-7H-吡唑并[4,3-d]嘧啶-7-酮	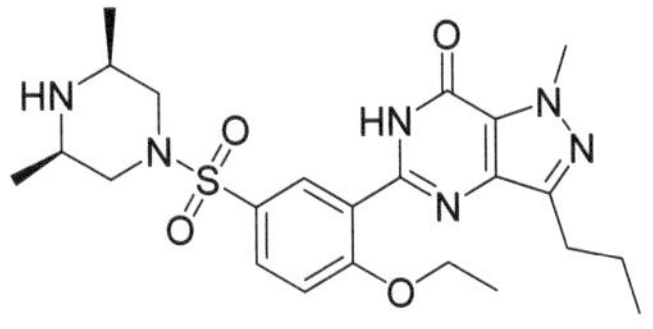 爱地那非（aildenafil）	治疗男性勃起功能障碍
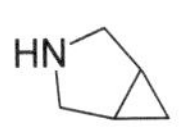 3-氮杂双环[3.1.0]己烷	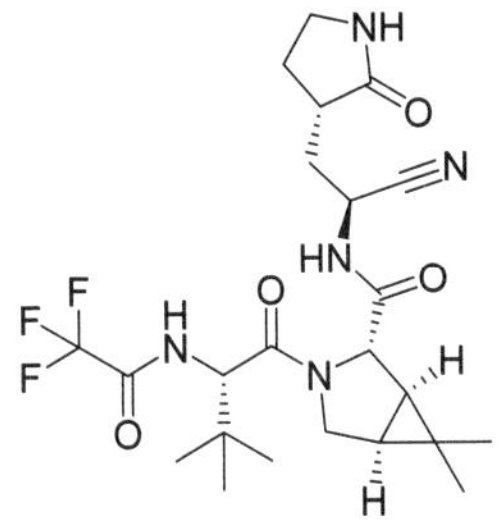 奈玛特韦（nirmatrelvir）	抗病毒药
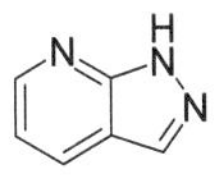 1H-吡唑并[3,4-b]吡啶	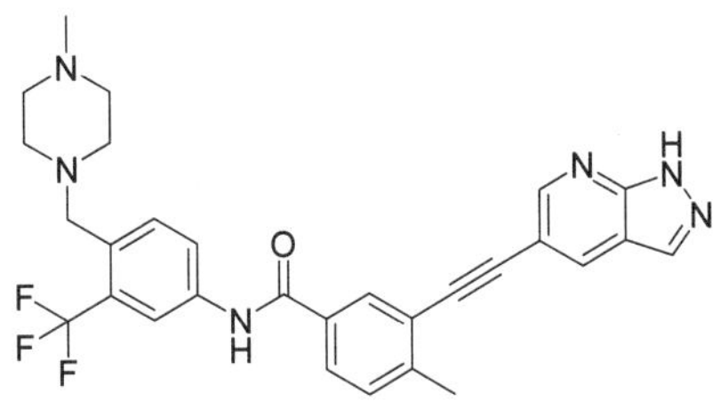 奥雷巴替尼（olverembatinib）	抗肿瘤药
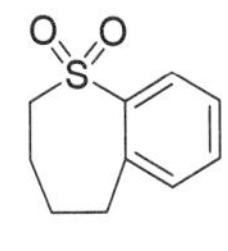 2,3,4,5-四氢苯并[b]硫杂䓬-1,1-二氧化物	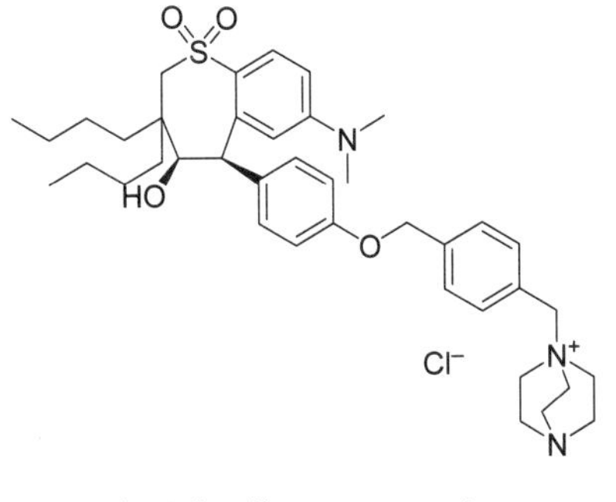 氯马昔巴特（maralixibat）	治疗 Alagille 综合征

骨架	代表药物	类别
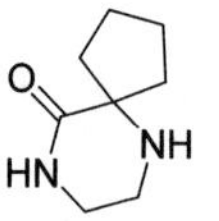 6,9-二氮杂螺[4.5]癸-10-酮	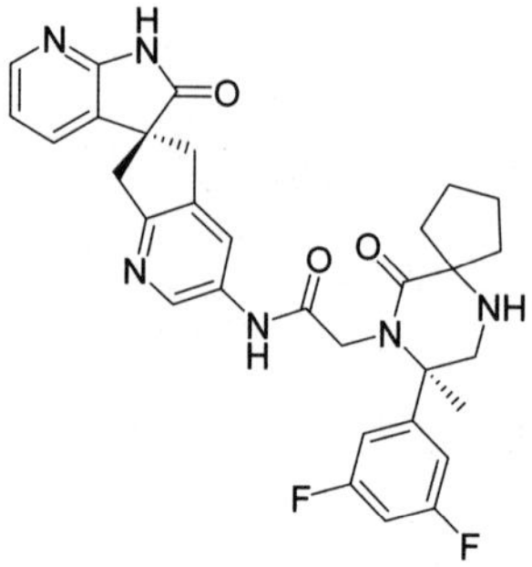 atogepant	治疗偏头痛
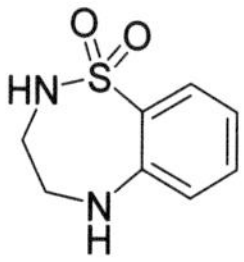 2,3,4,5-四氢苯并[*f*][1,2,5]噻二氮草-1,1-二氧化物	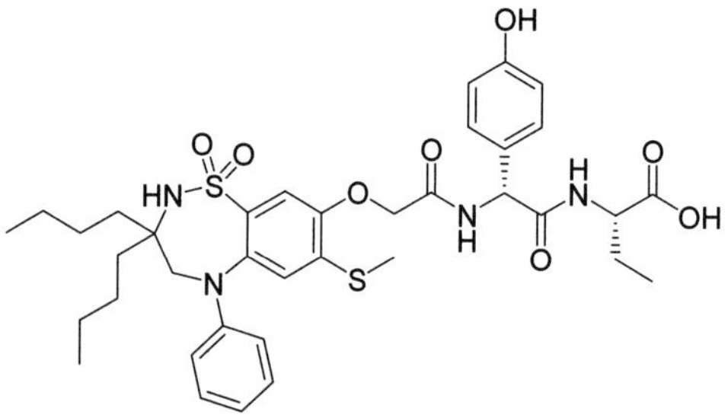 奥德昔巴特（odevixibat）	治疗肝内胆汁淤积症
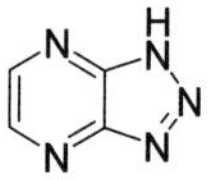 1*H*-[1,2,3]三唑并[4,5-*b*]吡嗪	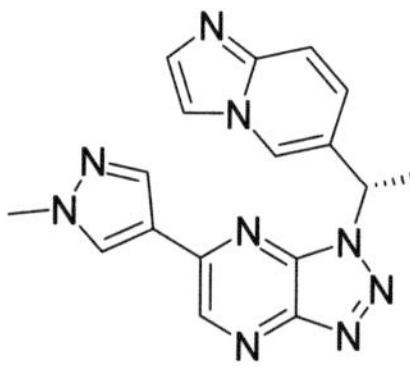 赛沃替尼（savolitinib）	抗肿瘤药
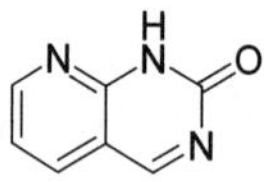 吡啶并[2,3-*d*]嘧啶-2(1*H*)-酮	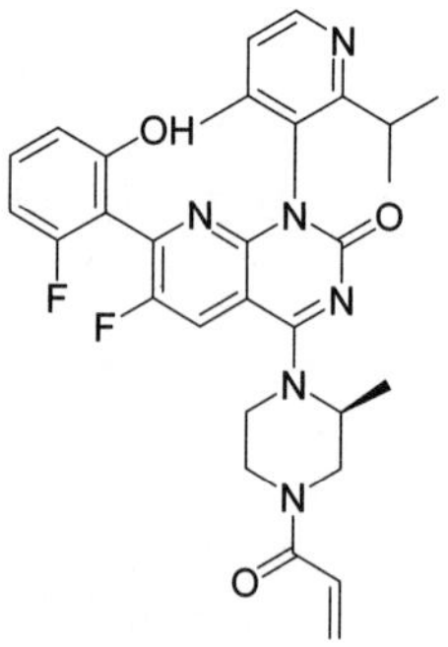 索托雷塞（sotorasib）	抗肿瘤药

骨架	代表药物	类别
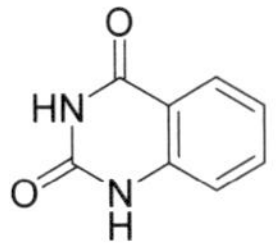 喹唑啉-2,4(1*H*,3*H*)-二酮	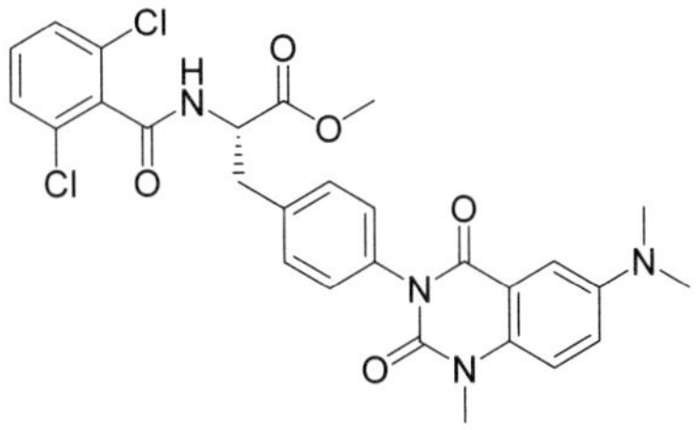 甲基卡泰司特（carotegrast methyl）	治疗溃疡性 结肠炎
三环骨架		
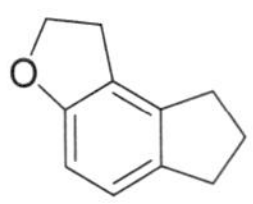 茚并呋喃	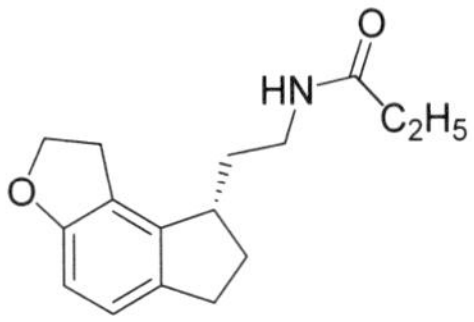 雷美替胺（ramelteon）	镇静催眠药
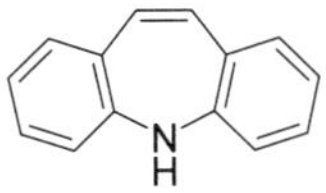 二苯并氮杂䓬	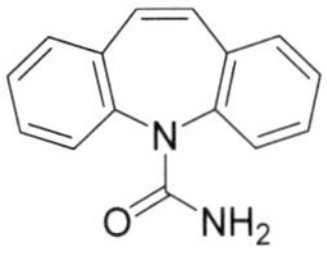 卡马西平（carbamazepine）	抗癫痫药
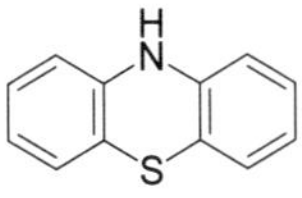 吩噻嗪	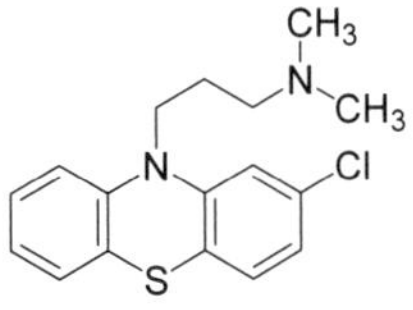 氯丙嗪（chlopromazine）	抗精神病药
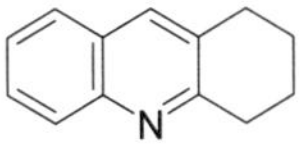 四氢吖啶	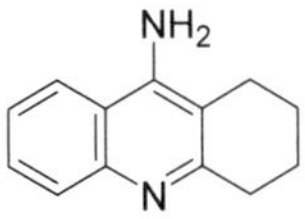 他克林（tacrine）	治疗阿尔茨 海默病物
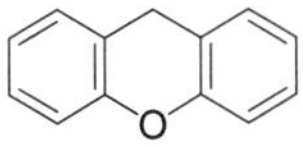 氧杂蒽	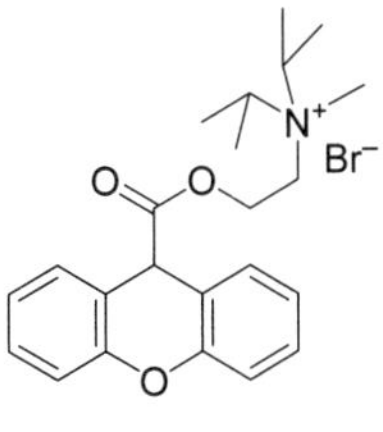 溴丙胺太林（propantheline）	抗胆碱药

骨架	代表药物	类别
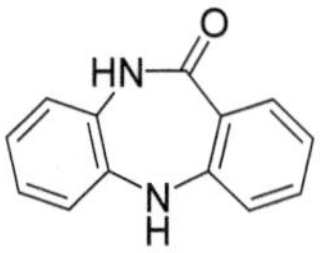 二苯并氮杂䓬-11-酮	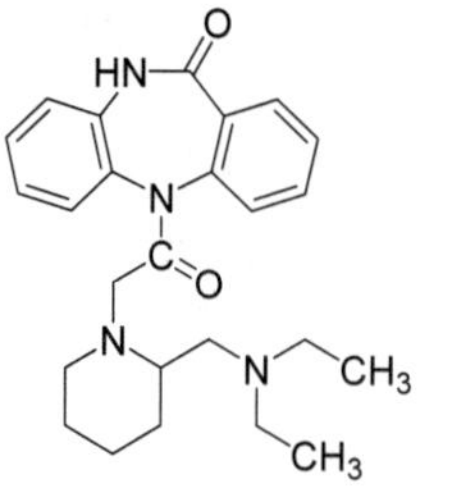 奥腾折帕（otenzepad）	抗胆碱药
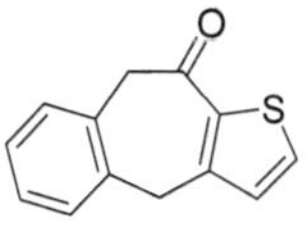 4H-苯并[4,5]环庚三烯并[1,2-b]噻吩-10(9H)-酮	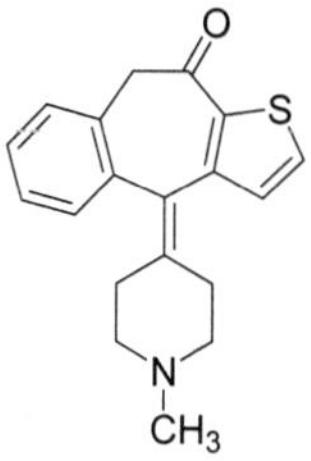 酮替芬（ketotifen）	抗过敏药
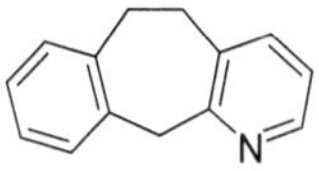 6,11-二氢-5H-苯并[5,6]环庚三烯并[1,2-b]吡啶	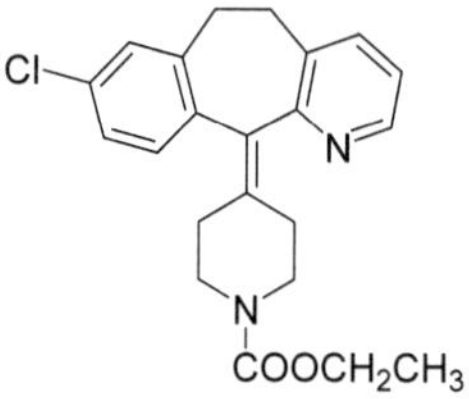 氯雷他定（loratadine）	抗过敏药
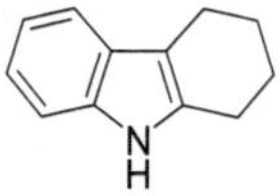 四氢咔唑	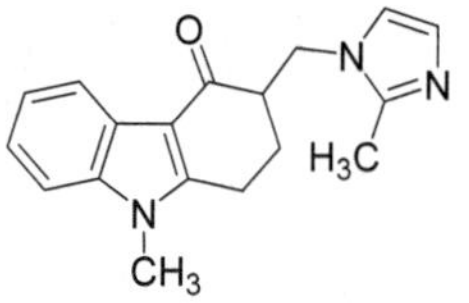 昂丹司琼（ondansetron）	止吐药
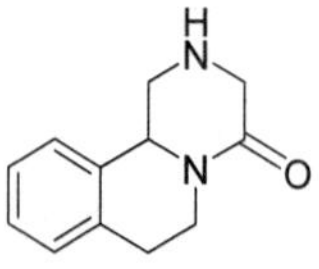 2,3,6,7-四氢-1H-哌嗪并[2,1-a]异喹啉-4(11bH)-酮	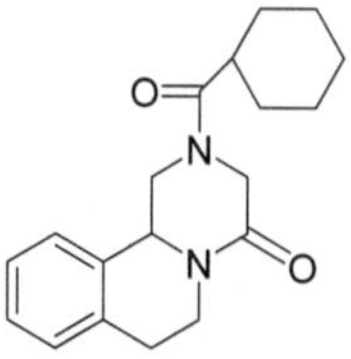 吡喹酮（nitroscanate）	抗血吸虫

骨架	代表药物	类别
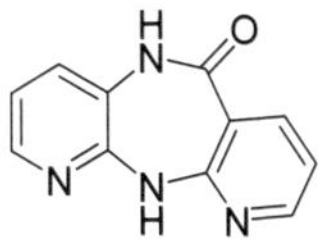 5H-二吡啶并[3,2-b:2',3'-e][1,4]二氮杂䓬-6(11H)-酮	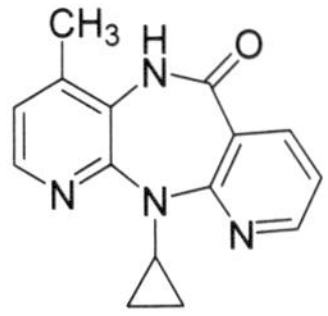 萘韦拉平（nevirapine）	抗艾滋病药
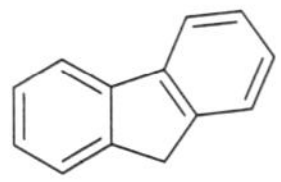 9H-芴	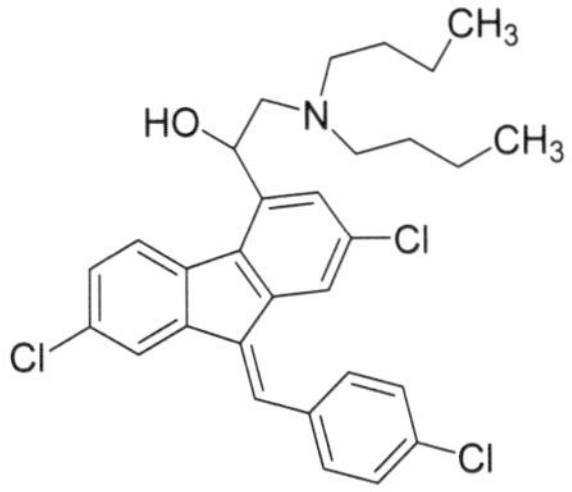 本芴醇（benflumetol）	抗疟药
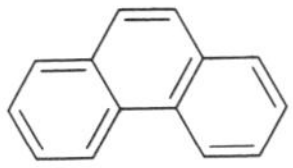 菲	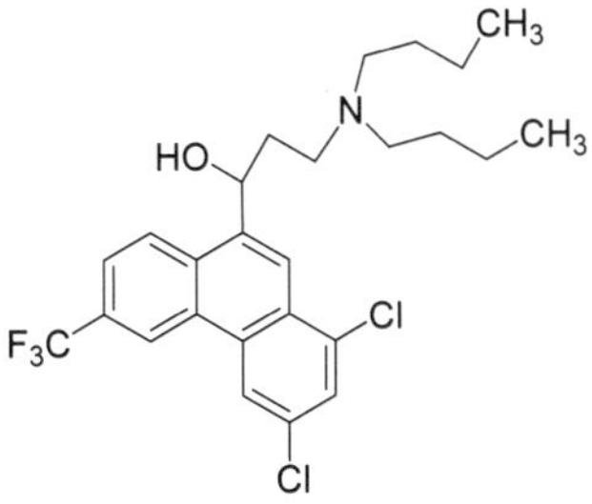 卤泛群（halofantrine）	抗疟药
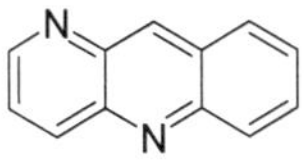 苯并[b][1,5]萘啶	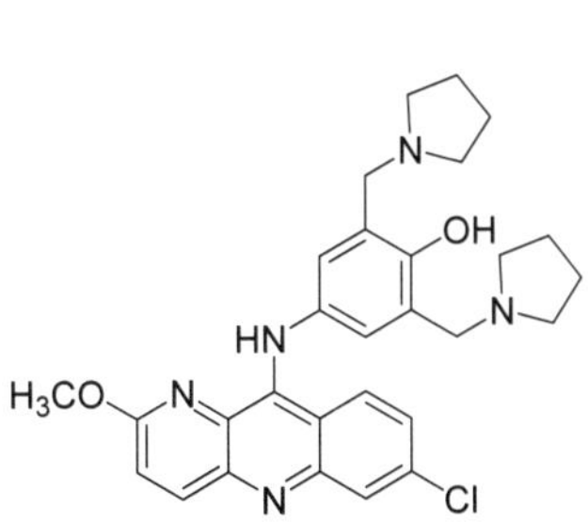 咯萘啶（malaridine）	抗疟药

骨架	代表药物	类别
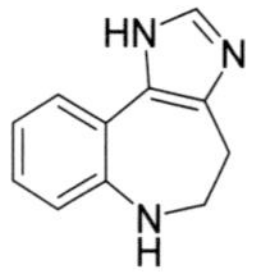 1,4,5,6-四氢苯并[b]咪唑并[4,5-d]氮杂䓬	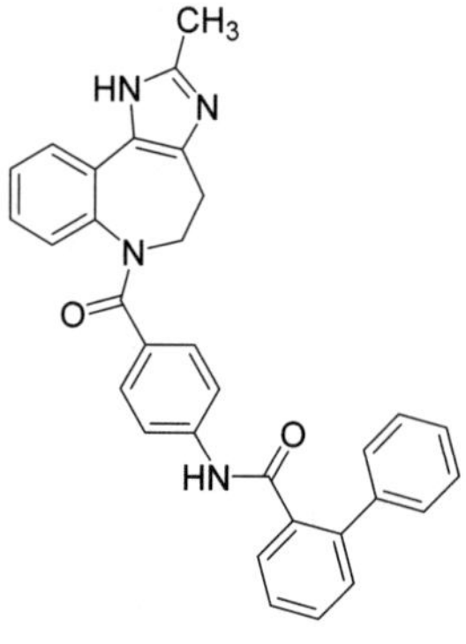 考尼伐坦（conivaptan）	治疗与肾病相关的低血钠和水肿等
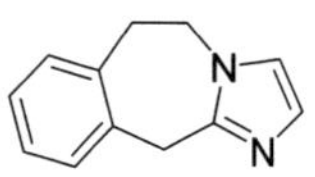 6,11-二氢-5H-苯并[d]咪唑并[1,2-a]氮杂䓬	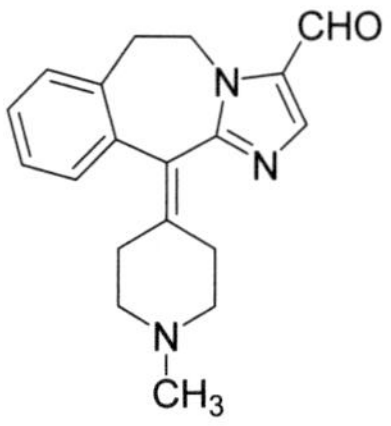 阿卡他定（alcaftadine）	预防过敏性结膜炎引起的瘙痒
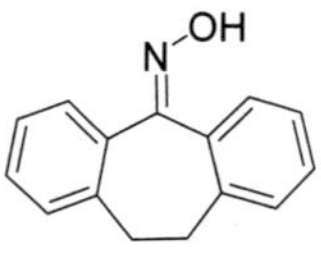 10,11-二氢-5H-二苯并[a,d][7]轮烯-5-酮肟	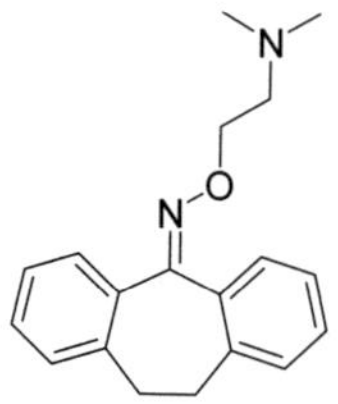 诺昔替林（noxiptiline）	抗抑郁药
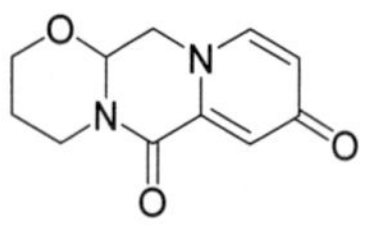 3,4,12,12a-四氢-2H-吡啶并[1',2':4,5]吡嗪并[2,1-b][1,3]噁嗪-6,8-二酮	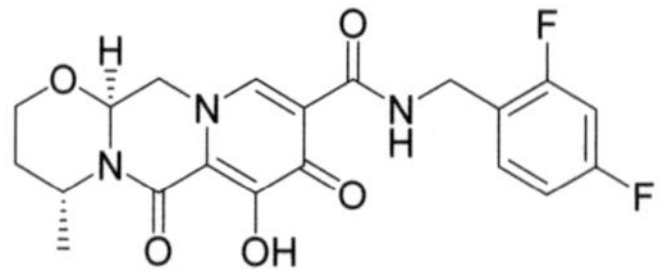 多替拉韦（dolutegravir）	抗艾滋病药

骨架	代表药物	类别
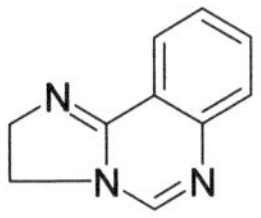 2,3-二氢咪唑并[1,2-*c*]喹唑啉	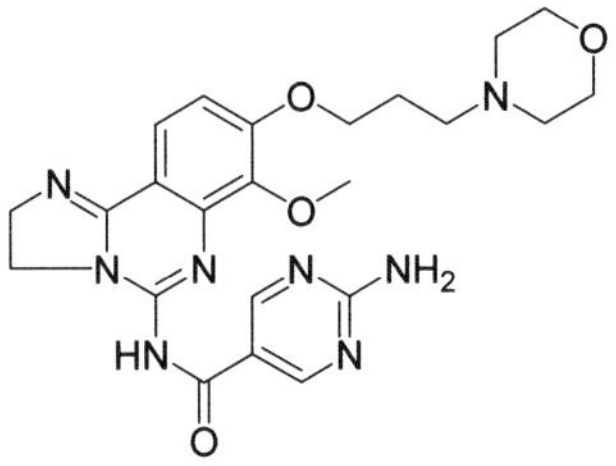 考泮利司（copanlisib）	抗肿瘤药
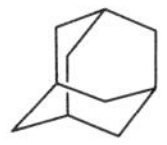 金刚烷	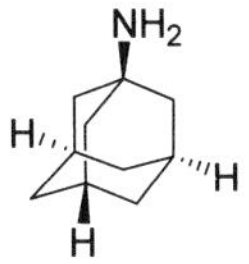 金刚烷胺（amantadine）	抗病毒药
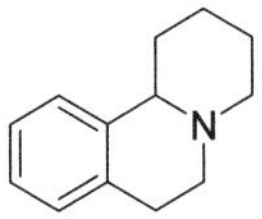 1,3,4,6,7,11b-六氢-2*H*-吡啶并[2,1-*a*]异喹啉	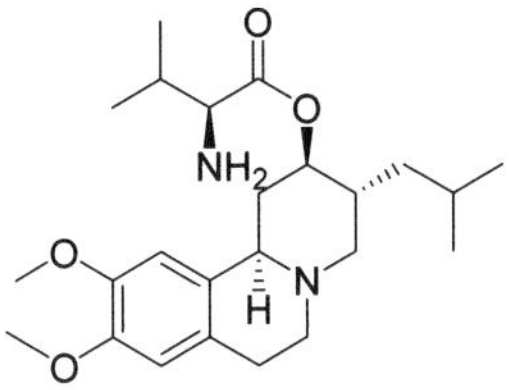 缬苯那嗪（valbenazine）	治疗迟发性运动障碍
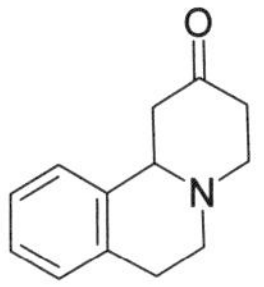 1,3,4,6,7,11b-六氢-2*H*-吡啶并[2,1-*a*]异喹啉-2-酮	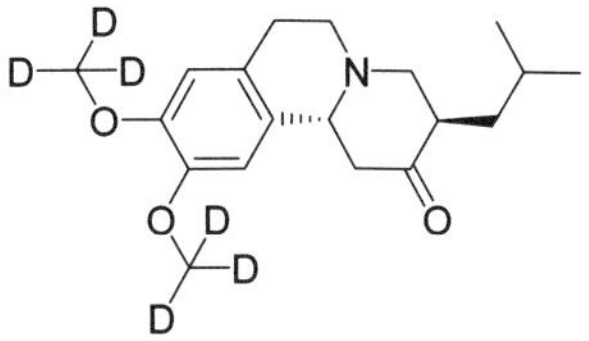 氘代丁苯那嗪（deutetrabenazine）	治疗迟发性运动障碍、亨廷顿舞蹈症
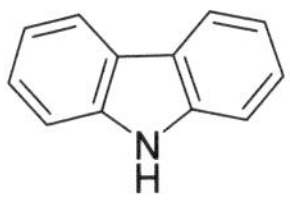 9*H*-咔唑	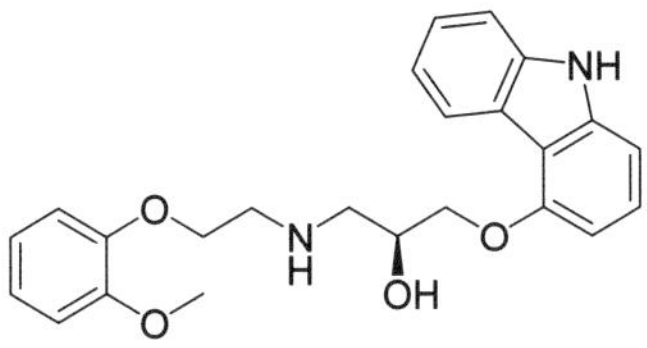 *S*-卡维地洛（*S*-carvedilol）	降压药

骨架	代表药物	类别
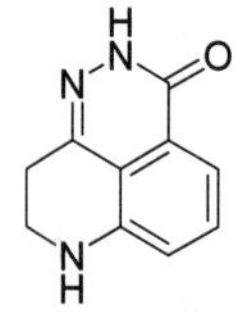 2,7,8,9-四氢-3*H*-吡啶并 [4,3,2-*de*]酞嗪-3-酮	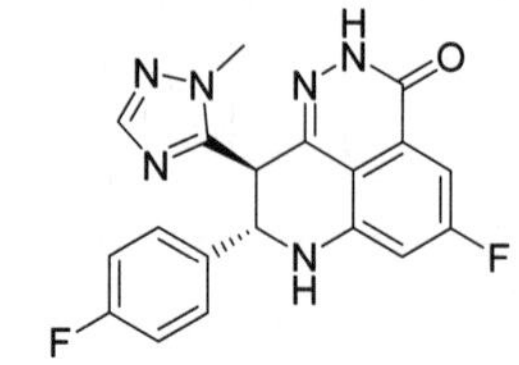 他拉唑帕尼（talazoparib）	抗肿瘤药
 3,4,12,12a-四氢- 1*H*-[1,4]噁嗪并[3,4-*c*]吡啶 并[2,1-*f*][1,2,4]三嗪- 6,8-二酮 6,11-二氢二苯并[*b,e*] 硫杂䓬	 巴洛沙韦酯（baloxavir marboxil）	抗流感药
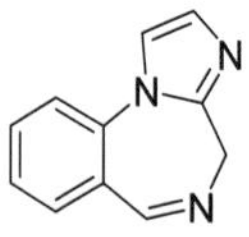 4*H*-苯并[*f*]咪唑并 [1,2-*a*][1,4]二氮杂䓬	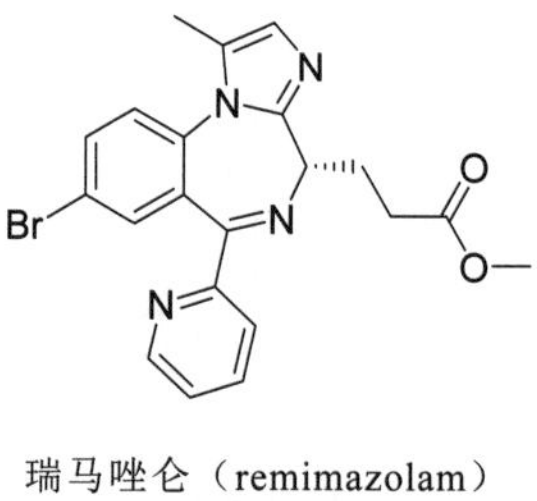 瑞马唑仑（remimazolam）	麻醉镇静药
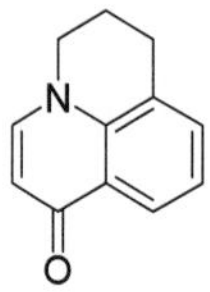 6,7-二氢-1*H*,5*H*-吡啶并 [3,2,1-*ij*]喹啉-1-酮	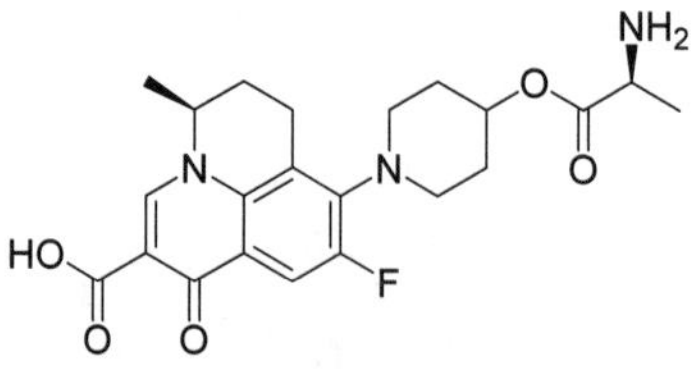 丙左那氟沙星（alalevonadifloxacin）	抗菌药

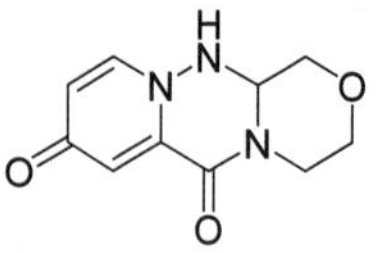

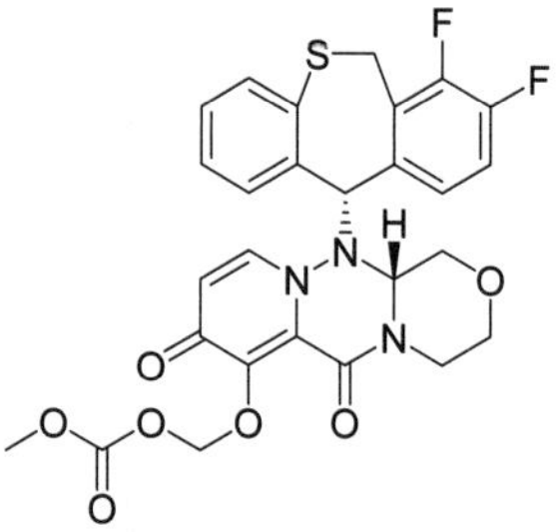

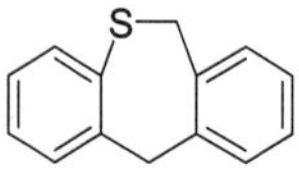

骨架	代表药物	类别
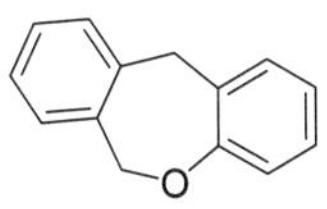 6,11-二氢二苯并[*b*,*e*]氧杂草	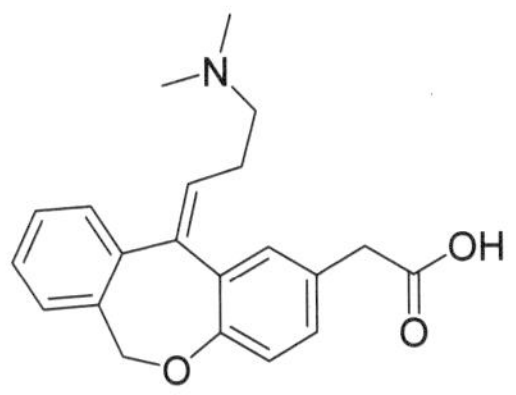 奥洛他定（olopatadine）	治疗过敏性鼻炎、结膜炎等
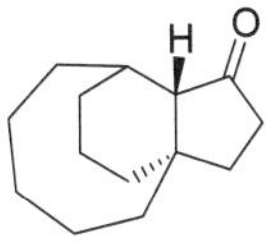 (3a*S*,9a*S*)-八氢-3a,9-桥丙基环戊二烯并[8]轮烯-1(4*H*)-酮	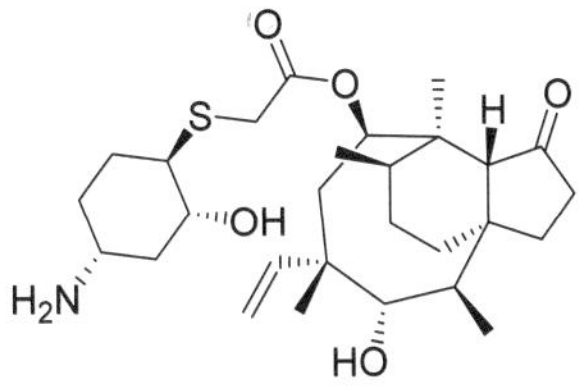 拉法姆林（lefamulin）	抗生素
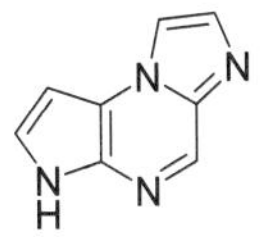 3*H*-咪唑并[1,2-*a*]吡咯并[2,3-*e*]吡嗪	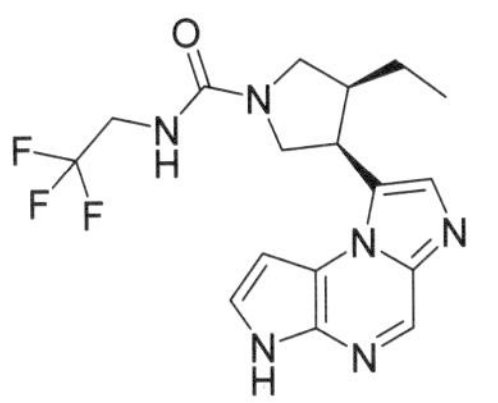 乌帕替尼（upadacitinib）	治疗多种自身免疫性疾病及炎症性疾病
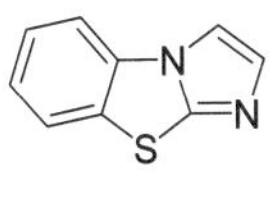 苯并[*d*]咪唑并[2,1-*b*]噻唑	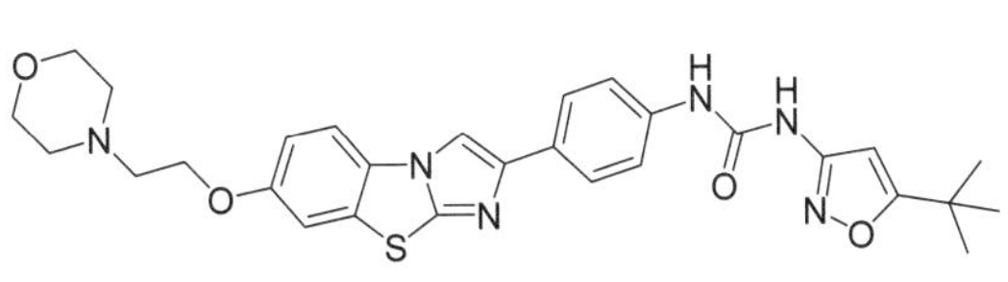 奎扎替尼（quizartinib）	抗肿瘤药
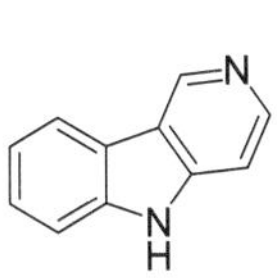 5*H*-吡啶并[4,3-*b*]吲哚	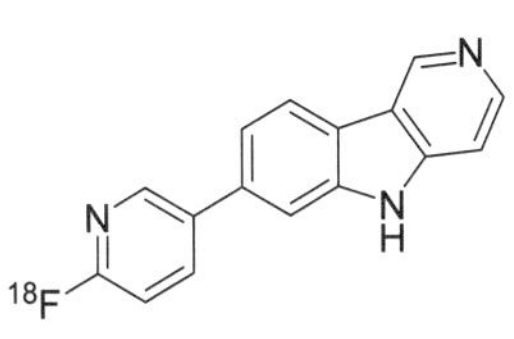 氟妥西吡[18F]（flortaucipir F 18）	放射诊断剂

骨架	代表药物	类别
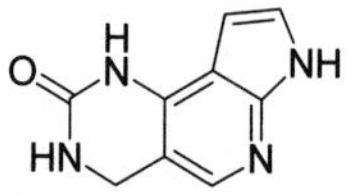 1,3,4,7-四氢-2H-吡咯并[3',2':5,6]吡啶并[4,3-d]嘧啶-2-酮	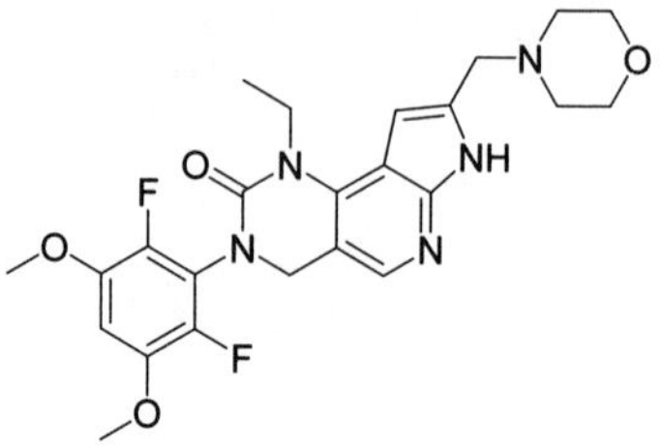 佩米替尼（pemigatinib）	抗肿瘤药
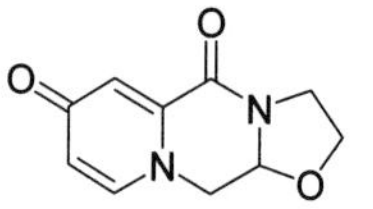 2,3,11,11a-四氢噁唑并[3,2-a]吡啶并[1,2-d]吡嗪-5,7-二酮	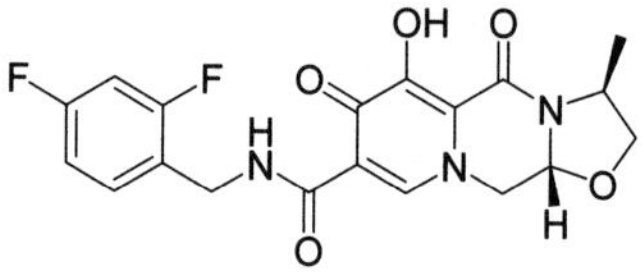 卡替拉韦（cabotegravir）	抗艾滋病药
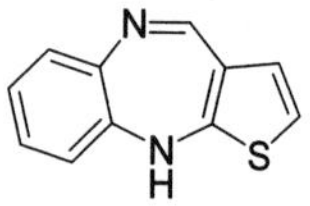 10H-苯并[b]噻吩并[2,3-e][1,4]二氮䓬	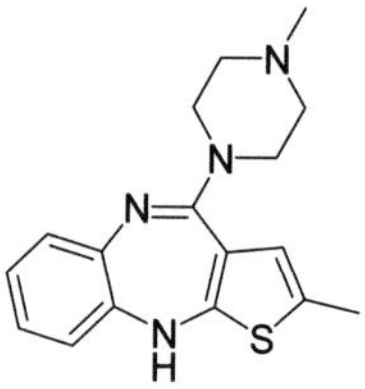 奥氮平（olanzapine）	治疗精神分裂症
四环骨架		
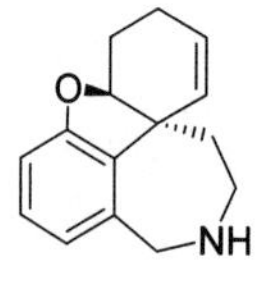 (4aS,8aS)-5,6,9,10,11,12-六氢-4aH-苯并[2,3]苯并呋喃并[4,3-cd]氮杂䓬	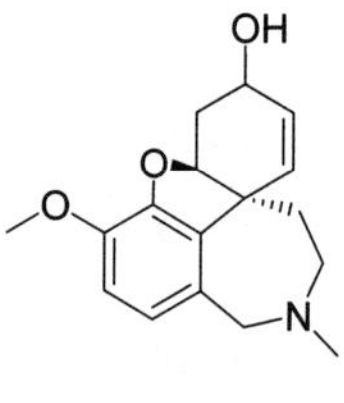 加兰他敏（galantamine）	治疗老年性痴呆药物
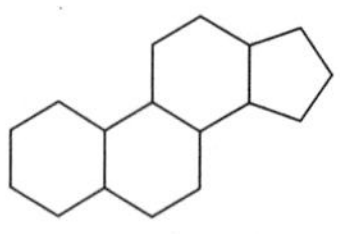 甾体	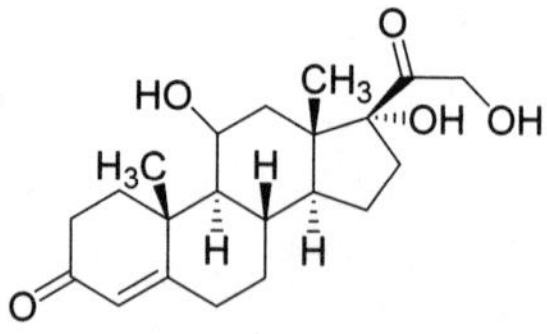 氢化可的松（hydrocortisone）	激素

骨架	代表药物	类别
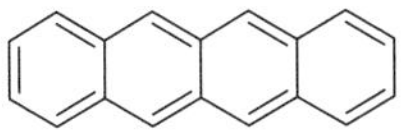 并四苯基	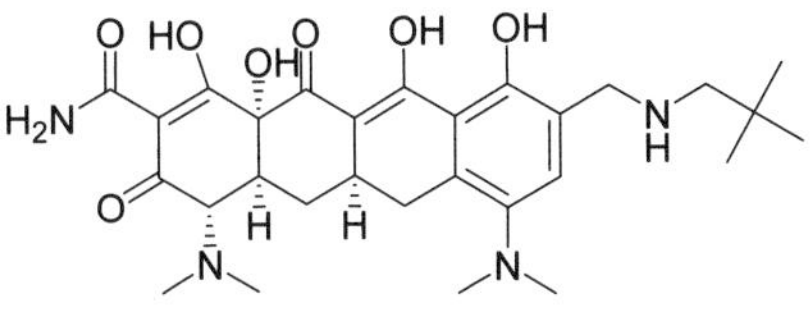 奥马环素（omadacycline）	抗生素
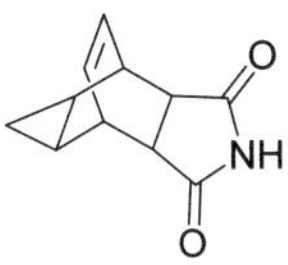 (4R,5aS,6S)-4,4a,5,5a,6,6a-六氢-4,6-亚乙烯基环丙烷并[f]异吲哚-1,3(2H,3aH)-二酮	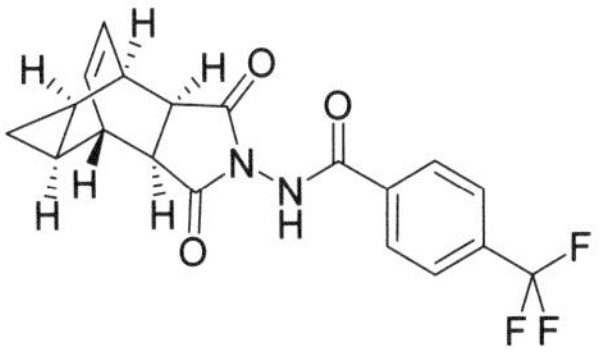 特考韦瑞（tecovirimat）	抗病毒药
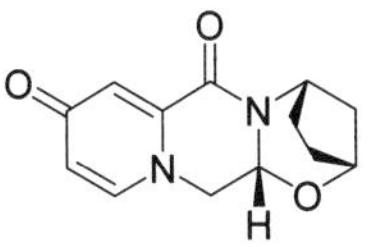 (2R,5S,13aR)-2,3,4,5,13,13a-六氢-2,5-桥亚甲基吡啶并[1′,2′:4,5]吡嗪并[2,1-b][1,3]氧氮杂草-7,9-二酮	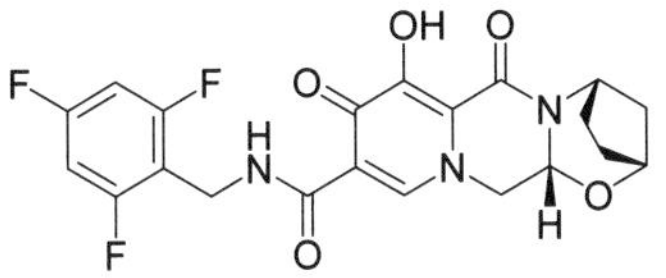 比克替拉韦（bictegravir）	抗艾滋病药
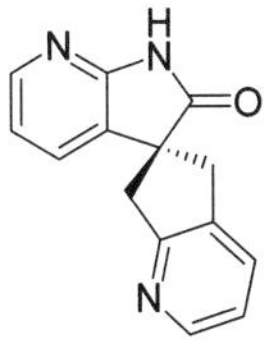 (S)-5,7-二氢螺[环戊二烯并[b]吡啶-6,3′-吡咯并[2,3-b]吡啶]-2′(1′H)-酮	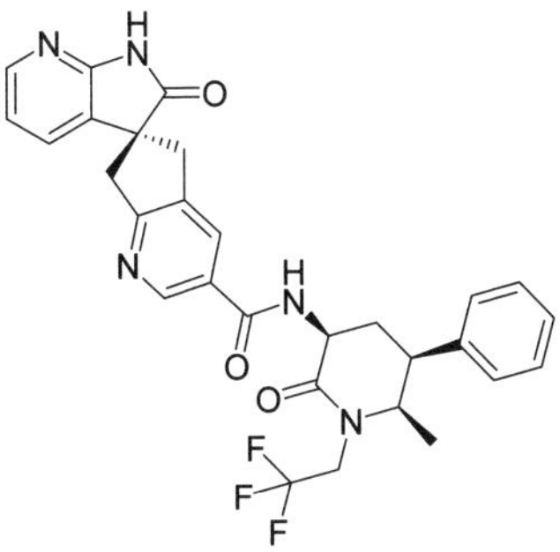 乌布吉泮（ubrogepant）	治疗偏头痛

骨架	代表药物	类别
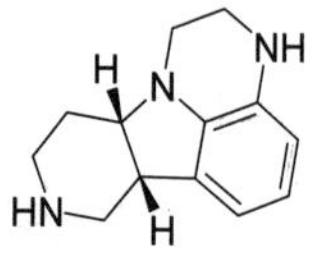 (6bR,10aS)-2,3,6b,7,8,9, 10,10a-八氢-1H-吡啶并 [3′,4′:4,5]吡咯并 [1,2,3-de]喹喔啉	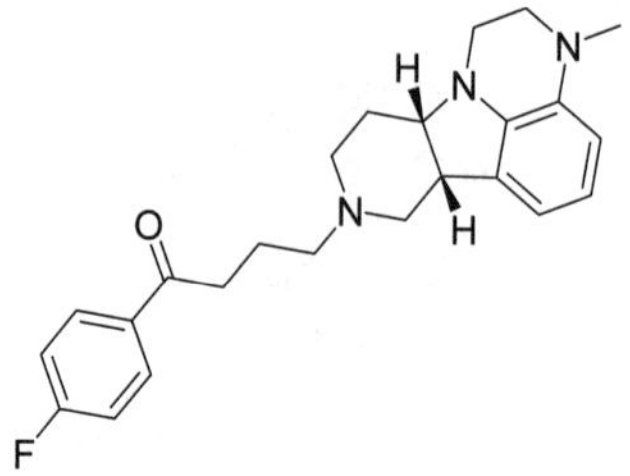 卢美哌隆（lumateperone）	治疗抑郁症、 精神分裂症
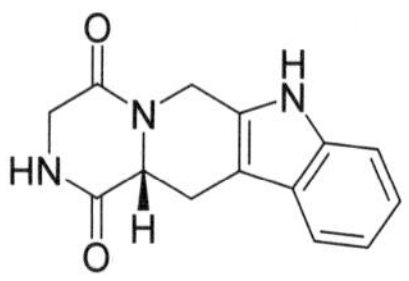 (R)-2,3,6,7,12,12a-六氢 吡嗪并[1′,2′:1,6]吡啶并 [3,4-b]吲哚-1,4-二酮	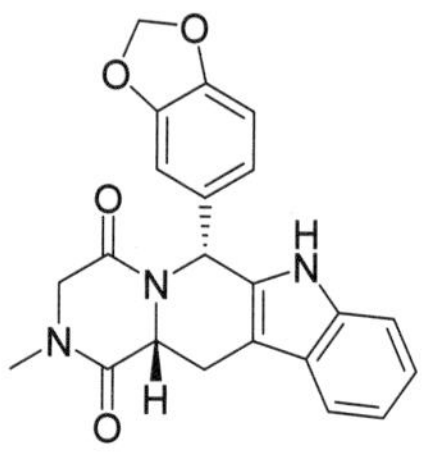 他达拉非（tadalafil）	治疗男性勃 起功能障碍
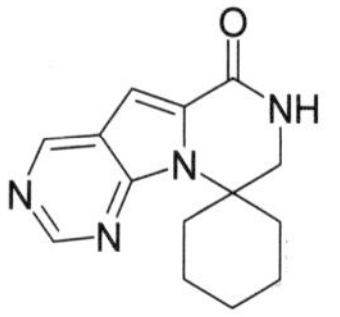 7′,8′-二氢-6′H-螺(环己 烷-1,9′-吡嗪并[1′,2′:1,5] 吡咯并[2,3-d]嘧啶)-6′-酮	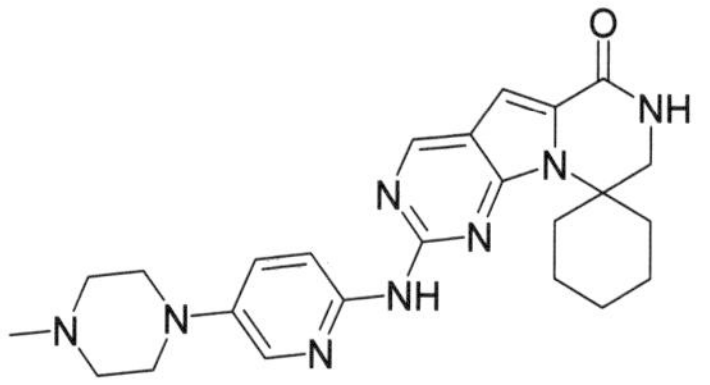 曲拉西利（trilaciclib）	缓解化疗引 起的骨髓 抑制
五环骨架		
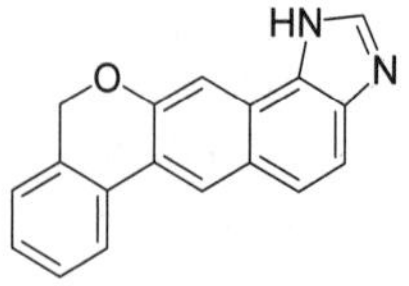 1,11-二氢异色烯 [4′,3′:6,7]萘并[1,2-d]咪唑	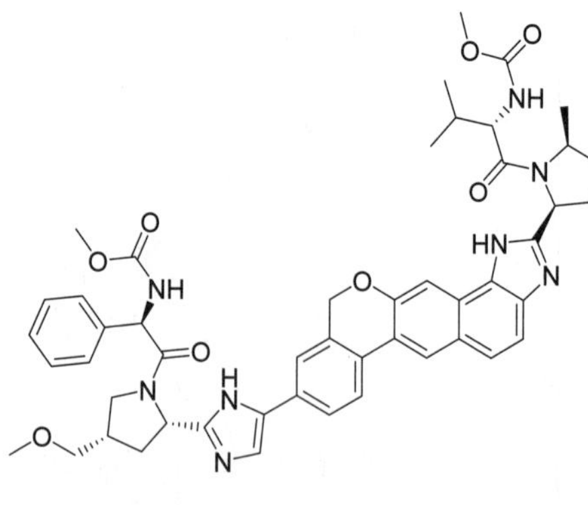 维帕他韦（velpatasvir）	抗病毒药

骨架	代表药物	类别
5,8,9,10,10a,11-六氢-5,6,7a,11-四氮杂环庚并[def]环戊并[a]芴-4(7H)-酮	帕米帕利（pamiparib）	抗肿瘤药

3.6 优势骨架

"优势骨架"（privileged scaffold）或者"优势结构"（privileged structure）是药物设计中另外一个重要的概念，于 1988 年由 Merck 公司的 Evans 提出[15]。优势骨架是指经常出现于生物活性分子中，可以和多种受体或靶标结合的骨架结构，理论上具有较好的合成可行性和成药性。图 3-11 列举了常见的优势骨架，可在药物设计时参考。人体内的一些内源性物质也常具有相同的骨架，例如多肽骨架、单糖骨架、甾体骨架、前列烷骨架、核酸骨架等，当其连接不同的基团时，可以产生多样性的生理生化功能。此外，天然产物，尤其是植物和微生物的次生代谢产物，也为药物设计提供了丰富的优势骨架结构（例如黄酮等）。值得注意的是，基于优势骨架开展药物设计虽然具有较高的成功率，但是其作用的选择性也是必须要考虑的问题。

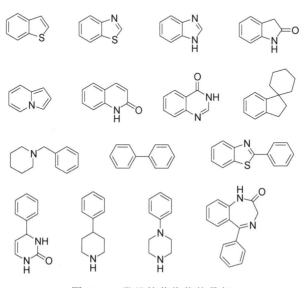

图 3-11　常见的药物优势骨架

2014 年，Taylor 等对美国 FDA 批准的 1175 种药物进行了化学信息学分析，发现这些上市药物中存在 351 种环系统和 1197 种骨架。图 3-12 列举了其中 100 种最为常见的药物优势骨架，可在骨架跃迁设计中用作参考。此外，还有多项针对药物骨架的统计分析研究，具体可参考相关文献[16-21]。

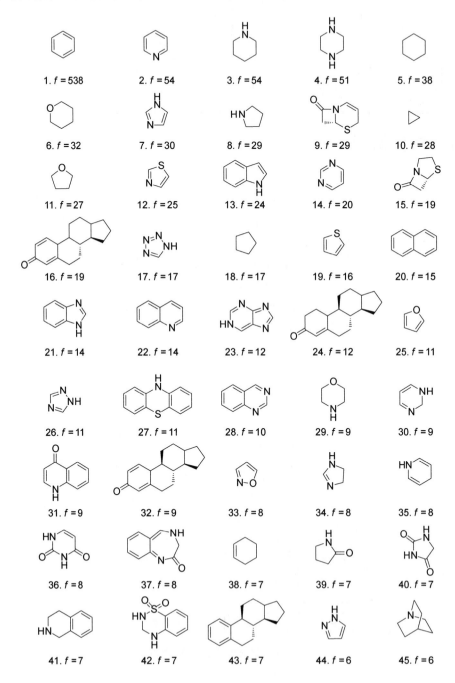

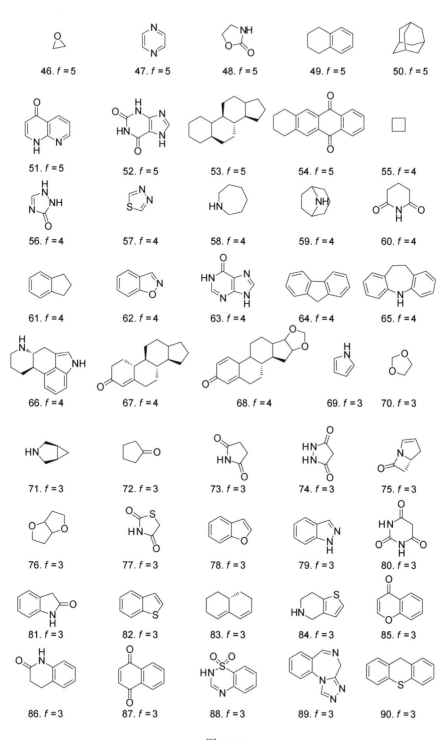

46. *f* = 5   47. *f* = 5   48. *f* = 5   49. *f* = 5   50. *f* = 5

51. *f* = 5   52. *f* = 5   53. *f* = 5   54. *f* = 5   55. *f* = 4

56. *f* = 4   57. *f* = 4   58. *f* = 4   59. *f* = 4   60. *f* = 4

61. *f* = 4   62. *f* = 4   63. *f* = 4   64. *f* = 4   65. *f* = 4

66. *f* = 4   67. *f* = 4   68. *f* = 4   69. *f* = 3   70. *f* = 3

71. *f* = 3   72. *f* = 3   73. *f* = 3   74. *f* = 3   75. *f* = 3

76. *f* = 3   77. *f* = 3   78. *f* = 3   79. *f* = 3   80. *f* = 3

81. *f* = 3   82. *f* = 3   83. *f* = 3   84. *f* = 3   85. *f* = 3

86. *f* = 3   87. *f* = 3   88. *f* = 3   89. *f* = 3   90. *f* = 3

图 3-12

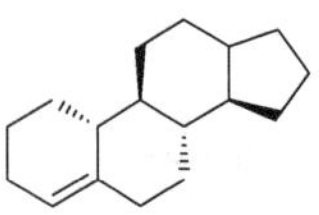

91. *f* = 3 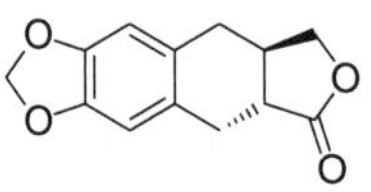　　92. *f* = 3 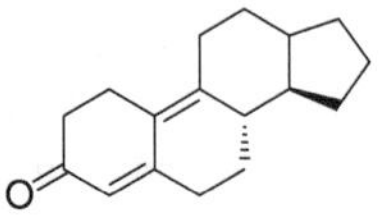　　93. *f* = 3 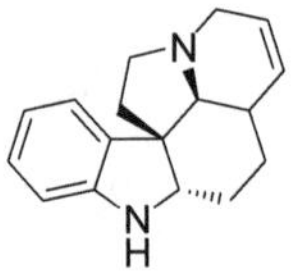　　94. *f* = 3 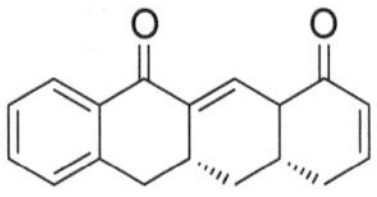　　95. *f* = 3

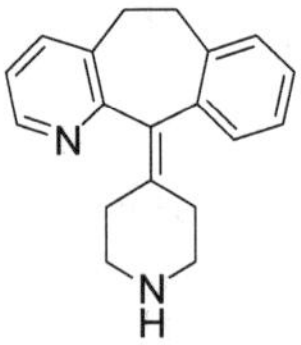

96. *f* = 3 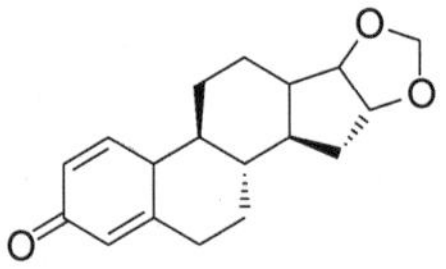　　97. *f* = 3 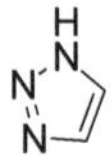　　98. *f* = 2 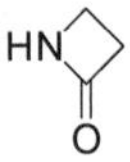　　99. *f* = 2 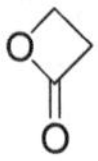　　100. *f* = 2

图 3-12　上市药物中最为常见的 100 种骨架

结构式下方数字 1～100 表示排名，*f* 值为该骨架出现的频次

3.7　杂环作为药物骨架

从上述分析可以发现，药物骨架大多数是杂环。杂环在药物设计中有很重要的作用，它们作为重要的结构元素在药物分子中普遍存在。杂环具有丰富的结构多样性，它们在尺寸大小、形状、电性和理化性质等方面的差异在调节药物与靶标之间相互作用时具有重要作用，其中重要的性质是作为氢键供体与受体的成氢键能力、吸电子与供电子效应、π-π 相互作用等。在药物设计中，深入理解每个杂环的性质尤为重要，这样才能有效地利用杂环独特的性质来解决实际问题。

3.7.1　杂环成氢键能力与结构优化

氢键的强弱与很多因素有关，例如在元素周期表中的位置，可极化程度，取代基在氢键受体原子周围的诱导效应，共振效应和空间效应，氢键受体邻近的立体位阻，分子间氢键以及孤对电子的相互作用等。氢键碱度（hydrogen bond basicity，pK_{BHX}）可以作为衡量氢键受体成氢键能力的指标，pK_{BHX} 值越高，成氢键能力越强[22]。常见基团和杂环的 pK_{BHX} 值见表 3-4 和表 3-5。

表 3-4　常见官能团的 pK_{BHX} 值

官能团	pK_{BHX}	官能团	pK_{BHX}
三甲基磷酰基（Me₃P=O）	3.53	环丙基胺（*c*-C₃H₅NH₂）	1.72
吡咯烷	2.59	*δ*-戊内酯	1.57
二甲基亚砜（MeSOMe）	2.54	环己酮	1.39
四甲基酰二胺[(Me)₂NCON(Me)₂]	2.44	氧杂环丁烷	1.36
N-甲基吡咯烷酮	2.38	*N,N*-二甲基甲磺酰胺[MeSO₂N(Me)₂]	1.30
N,N-二甲基正丙基酰胺[*n*-PrCON(Me)₂]	2.36	四氢呋喃（THF）	1.28

官能团	pK_{BHX}	官能团	pK_{BHX}
二乙胺（Et₂NH）	2.25	丙酮（CH₃COCH₃）	1.18
N-甲基吡咯烷	2.19	二甲基砜（MeSO₂Me）	1.10
乙胺（EtNH₂）	2.17	乙酸乙酯（EtOAc）	1.07
二甲基氮甲醛（Me₂NCHO）	2.10	乙醇（EtOH）	1.02
三乙胺（Et₃N）	1.98	乙醚（EtOEt）	1.01
吗啉	1.78	乙腈（CH₃CN）	0.91

表 3-5　常见五元杂环与六元杂环的 pK_{BHX} 值

杂环	pK_{BHX}	杂环	pK_{BHX}
1-甲基咪唑	2.72	呋喃	−0.40
异咪唑	2.42	哒嗪	1.65
1-甲基吡唑	1.84	吡啶	1.86
噻唑	1.37	嘧啶	1.07
噁唑	1.30	吡嗪	0.92
异噁唑	0.81	三嗪	0.88

酯类、醚类和酮类化合物的 pK_{BHX} 在 1～1.5 之间，酰胺类、氨基甲酸酯类和脲类是更强的氢键受体，pK_{BHX} 在 2～2.55 之间。亚砜类是比较好的氢键受体，pK_{BHX} 在 1.7～2.5 之间，砜和磺酰胺类化合物稍微较弱，它们的 pK_{BHX} 在 1.1～1.4 之间。虽然这些官能团经常用于药物设计中，但是它们在电子性质以及拓扑学结构方面很难有进一步优化的空间。另外，其中部分官能团还存在药物代谢动力学和毒理学问题。与其相比，杂环具有诸多优势，它们具有多样性的成氢键能力以及更好的代谢稳定性。

部分杂环或取代杂环（例如甲氧基吡啶、噁唑和异噁唑等）同时含有 O 原子和 N 原子，它们同时作为氢键受体时存在竞争关系。研究显示，在与 sp² π-体系结合或共轭（例如杂环体系）时，N 原子的成氢键能力远强于 O 原子[23]。

化合物 **3-21**～**3-23** 是不含前列烷骨架的前列腺素 PGI₂ 类似物，在体外有抑制 ADP 和胶原诱导的血小板富集作用[24,25]。它们分子结构中噁唑环的连接方式和构象差异影响了 N 和 O 原子与 PGI₂ 受体的氢键相互作用，从而对活性产生重要影响。化合物 **3-21**（EC₅₀ = 27 nmol/L）和 **3-22**（EC₅₀ = 160 nmol/L）是同分异构体，仅是噁唑环上 N 和 O 原子的位置进行了互换，但是其活性相差约 5 倍。化合物 **3-23**（EC₅₀ = 180 nmol/L）仅保留了噁唑环的双键部分，但是活性仅比 **3-22** 略有下降（图 3-13）。上述构效关系说明在化合物 **3-21** 中噁唑环 N 原子可能作为氢键受体与靶标作用，这个位置用成氢键能力较差的 O 原子替换，活性下降明显，将 O 原子去除对活性也没有明显影响。

3-21
EC_{50} = 27 nmol/L

3-22
EC_{50} = 160 nmol/L

3-23
EC_{50} = 180 nmol/L

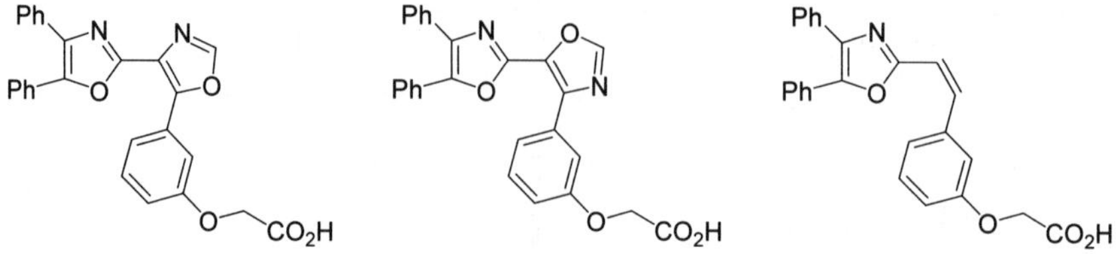

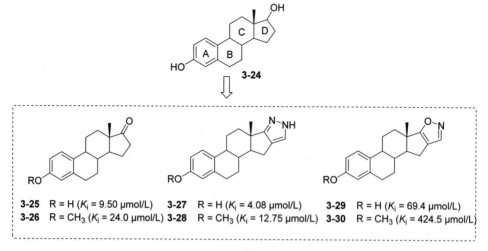

图 3-13　前列腺素 PGI_2 类似物中噁唑的成氢键能力和生物活性

雌二醇（**3-24**）是雌二醇 17*β*-脱氢酶的底物，推测其 A 环和 D 环两个羟基分为作为氢键供体和氢键受体与活性位点催化残基 His209 和 His201 形成氢键。Sweet 等将雌酮（**3-25**）D 环与吡唑和异噁唑并合（图 3-14），并通过其构效关系来验证这一假设[26]。首先，将 A 环羟基成甲醚均会导致抑制活性下降，验证了 A 环羟基的氢键供体功能。其次，将雌酮（K_i = 9.5 μmol/L）的 D 环与吡唑并合后，化合物 **3-27** 的活性增强（K_i = 4.08 μmol/L）。主要原因是吡唑烯胺 N 原子与雌酮羰基 O 原子都可以作为氢键受体和 His201 形成氢键，而吡唑另外一个 NH 可以作为氢键供体与 His198 形成新的氢键相互作用（图 3-15）。如果将吡唑换为异噁唑，由于杂环 O 原子与 His201 的氢键作用大幅减弱，而且无法与 His198 形成氢键，化合物 **3-29**（K_i = 69.4 μmol/L）的活性明显低于雌酮和吡唑化合物 **3-27**。

3-25　R = H (K_i = 9.50 μmol/L)
3-26　R = CH_3 (K_i = 24.0 μmol/L)
3-27　R = H (K_i = 4.08 μmol/L)
3-28　R = CH_3 (K_i = 12.75 μmol/L)
3-29　R = H (K_i = 69.4 μmol/L)
3-30　R = CH_3 (K_i = 424.5 μmol/L)

图 3-14　雌二醇 17*β*-脱氢酶抑制剂的骨架跃迁

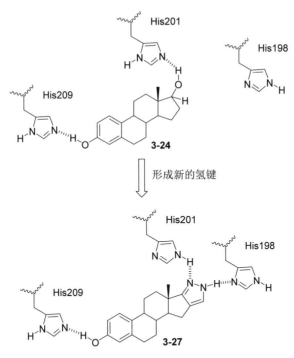

图 3-15　雌二醇 17β-脱氢酶抑制剂的结合模式

3.7.2　杂环与金属离子配位结合

杂环中的杂原子可以和受体结合口袋的金属离子配位结合，因此选取合适的杂环会对活性产生重要影响。例如，在 HIV-1 整合酶抑制剂设计中，唑类杂环可用作酰胺的生物电子等排体，杂环 N 原子可以和活性位点的一个 Mg^{2+} 形成配位键（表 3-6）。杂环的空间取向会影响与 Mg^{2+} 形成配位键的能力，例如杂环与螯合元素采取共平面的结合方式有利于配位作用。如表 3-6 所示，3-取代的 1,2,4-噁二唑（**3-32**）用 5-取代的 1,2,4-噁二唑（**3-33**）替换后，N 原子无法与 HIV-1 整合酶形成氢键相互作用，因此抑酶活性丧失[27,28]。在系列杂环化合物中，噻唑类化合物 **3-29** 活性最好，IC$_{50}$ 值为 20 nmol/L[29]。

表 3-6　吡啶并嘧啶类 HIV-1 整合酶抑制剂的构效关系

化合物	杂环	IC_{50}/(nmol/L)	化合物	杂环	IC_{50}/(nmol/L)
3-28	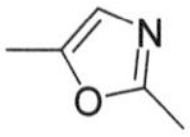	59	**3-32**	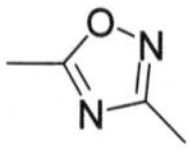	450
3-29	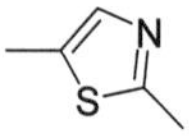	20	**3-33**	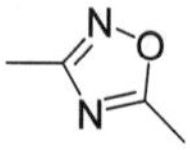	>10000
3-30	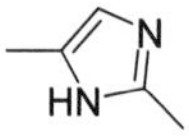	45	**3-34**	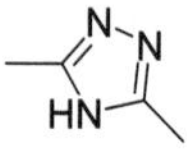	—
3-31	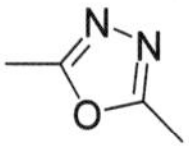	310	**3-35**	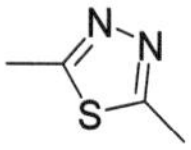	225

3.7.3 杂环在 C—H 键弱相互作用中的应用

芳环和杂环上与 sp^2 杂化碳原子连接的氢原子已经被证实是较弱的 C—H 键供体，并且在药物设计日趋引起重视[30,31]。Pierce 等计算了 C—H 键作为氢键供体与 H_2O 形成氢键的相互作用能[31]。如表 3-7 所示，这些氢原子是比 H_2O 弱的氢键供体，但是要比 CH_4 强，而且杂环氢原子成氢键能力比苯环强[31]。虽然上述 C—H 键相互作用不是小分子与蛋白质之间的主导作用力，但是这些弱相互作用已经成功应用于药物结构优化设计，对合理解释杂环构效关系和选择杂环取代基等方面起到重要的指导作用。

表 3-7 C—H 键作为氢键供体与 H_2O 形成氢键的相互作用能（计算值）

结构	相互作用能/(kJ/mol)	结构	相互作用能/(kJ/mol)
HO—H	−5.51	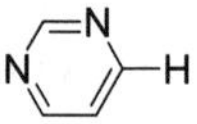	−2.71
H_3C—H	−0.87	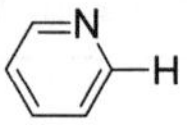	−2.23
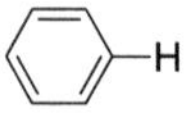	−1.47	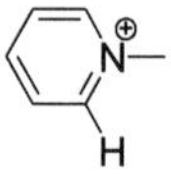	−11.6
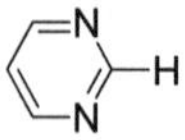	−1.77	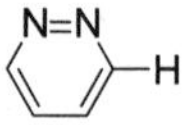	−2.90

结构	相互作用能 /(kJ/mol)	结构	相互作用能 /(kJ/mol)
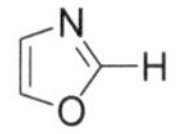	−3.06	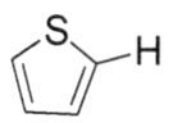	−2.24
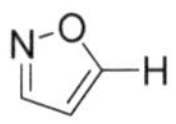	−3.48	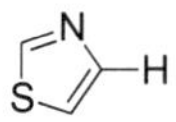	−2.41
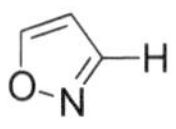	−3.04	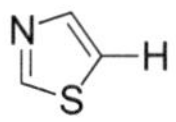	−2.71
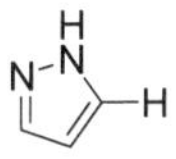	−2.91	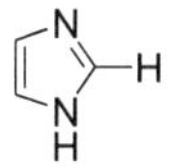	−3.21
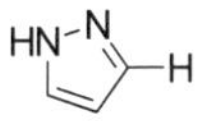	−2.08	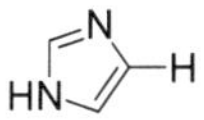	−2.16
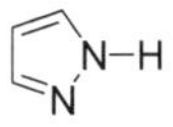	−6.37	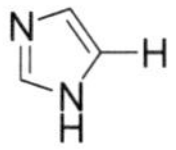	−2.71
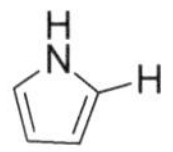	−2.22		

例如，AZ-960（**3-36**）是一个高效的 JAK2 抑制剂（IC$_{50}$≤3 nmol/L），其氨基吡唑可以作为氢键供体和受体与 JAK2 铰链区形成 3 个氢键（图 3-16）[32,33]。另外，其吡唑 C—H 可以和相邻的吡啶 N 原子形成弱氢键，从而使两个杂环保持了平面构象，有利于 3 对氢键作用。将化合物 **3-37**（IC$_{50}$≤3 nmol/L）吡唑用噻唑替换后，化合物 **3-38** 的 JAK2 抑制活性略有下降（IC$_{50}$ = 4 nmol/L）。构效关系和结合模式分析发现，噻唑化合物 **3-38** 的 S 原子（δ^+）与相邻嘧啶 N 原子（δ^-）形成了 n$_o$→σ*相互作用，维持了平面构象（图 3-16）。氨基和噻唑 N 原子分别作为氢键供体和受体与 JAK2 铰链区形成 2 个氢键，噻唑的 C—H 也可以作为氢键供体与 JAK2 形成一个氢键，但强度弱于 N—H 氢键，因此活性有所下降（图 3-16）[32,33]。

除了吡啶 N 原子形成 n$_o$→σ*相互作用外，杂环中 S 原子还可以和相邻的羰基氧原子形成 n$_o$→σ*相互作用，从而对分子构象起到重要作用。杂环中 S 原子对稳定构象的贡献已经被诸多文献所证实，代表性的结构如图 3-17 所示。

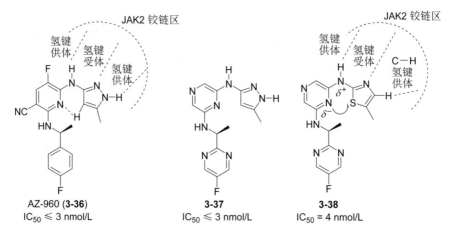

图 3-16　JAK2 与抑制剂的杂环替换和氢键作用网络

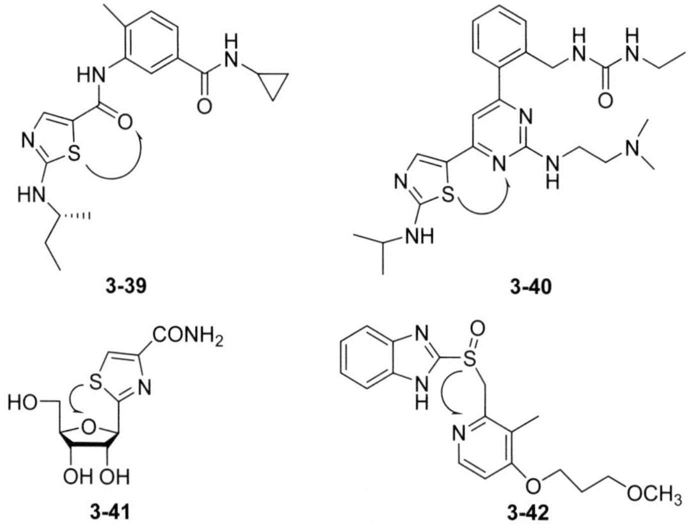

3-39

3-40

3-41

3-42

图 3-17　杂环中硫原子与相邻的羰基氧原子的 $n_o \rightarrow \sigma^*$ 相互作用

　　糖原合成酶 3（GSK3）是一个 Ⅱ 型糖尿病和阿尔兹海默病的分子靶标。在对 4-氨基喹唑啶类抑制剂结构优化研究中（表 3-8）发现吡唑衍生物 **3-43** 活性最强（K_i = 24 nmol/L）[34]。该化合物与 GSK3 复合物晶体结构显示，分子以平面构象与 GSK3 结合，并形成三个氢键（图 3-18）。将吡唑替换为异噁唑（**3-44**），由于丧失一个氢键，活性大幅下降（K_i > 2 μmol/L）。将化合物 **3-43** 吡唑甲基去除，由于丧失了重要的疏水作用，化合物 **3-45** 的活性也明显下降（K_i = 0.11 μmol/L）。但是，将化合物 **3-43** 的吡咯环用三唑环取代得到化合物 **3-46**，尽管保留了氢键供体，活性却降低了近 1000 倍（K_i = 23 μmol/L）。然而将其甲基去除后，化合物 **3-47** 的活性却又重新提高了 100 倍（K_i = 0.25 μmol/L）。该构效关系不能从化合物 **3-43**

的结合模式得到解释。

X 射线晶体结构复合物显示，化合物 **3-46** 三唑环与喹唑啉两个 N 原子之间存在不利的偶极-偶极相互作用，因此三唑环构象翻转形成分子内氢键（图 3-18）。这种平面构象更加稳定（能量上低 10.1 kcal/mol），但是与 GSK3 结合时减少了一个氢键，而且甲基存在一定的空间位阻。将甲基去除后，在一定程度上释放了不利的立体相互作用，而且三唑上的 C—H 与酶形成了弱氢键，因此化合物 **3-47** 的活性优于化合物 **3-46**。

同样，将化合物 **3-43** 喹唑啉环上一个 N 原子用 C 原子替换后，吡唑环发生构象翻转，N 原子与喹啉 C—H 形成弱氢键，得到能量上更为稳定的平面构象。但是该构象与 GSK3 结合时减少了一个氢键相互作用，而且吡唑甲基存在立体位阻，因此化合物 **3-48** 的活性降低 1000 倍。同样，将化合物 **3-43** 的吡唑环用噻唑环替换后得到的，化合物 **3-49** 仍具有较强的活性（K_i = 150 nmol/L）。这是由于 S 原子和 N 原子存在 $n_o \rightarrow \sigma^*$ 相互作用，使分子保持平面构象，而且也可以和 GSK3 形成 3 个氢键，但是噻唑 C—H 键与 GSK3 形成氢键较弱（图 3-18），因此化合物 **3-49** 的活性低于化合物 **3-43**。

表 3-8　GSK3 抑制剂的构效关系

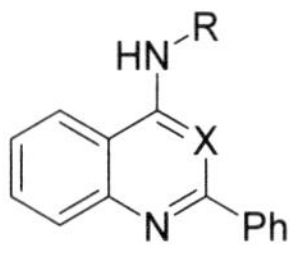

化合物	X	R	GSK3 K_i/(μmol/L)	化合物	X	R	GSK3 K_i/(μmol/L)
3-43	N	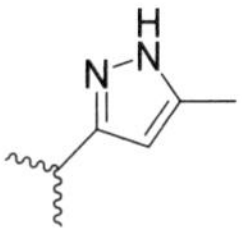	0.024	**3-46**	N	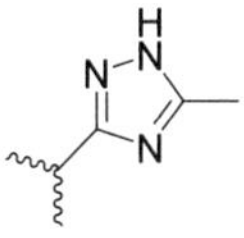	23
3-44	N	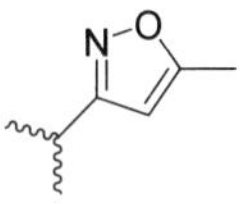	>2.0	**3-47**	N	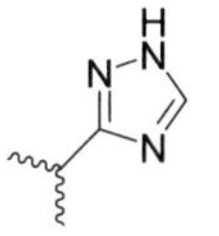	0.25
3-45	N	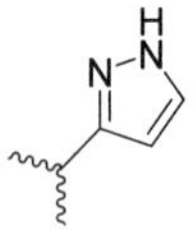	0.11	**3-48**	CH	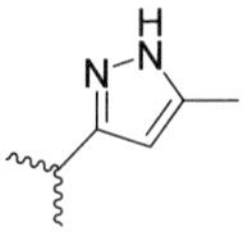	2.5

化合物	X	R	GSK3 K_i/(μmol/L)	化合物	X	R	GSK3 K_i/(μmol/L)
3-49		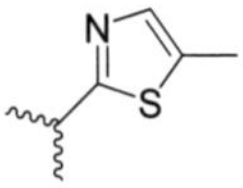	0.15				

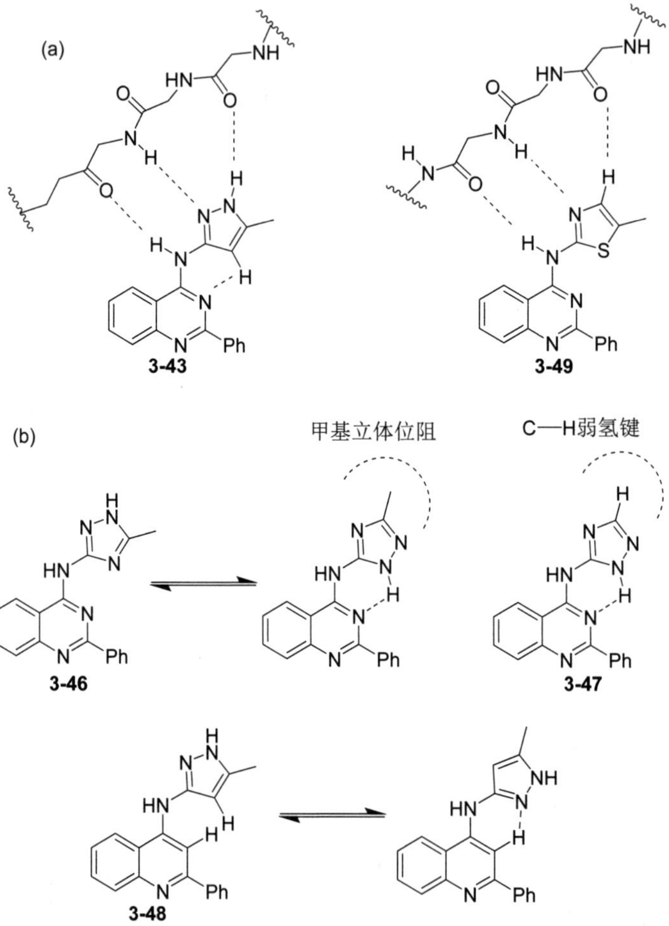

图 3-18　GSK3 抑制剂的作用模式（a）和构象转换（b）

3.7.4　杂环的吸电子性质及其应用

　　杂环的吸电子性质取决于杂环的种类、连接位点和取代基的性质和位置。杂环的吸电子性质在药物设计中有两个最重要的应用：①杂环将相邻羰基活化，使其成为亲电试剂，从而能够与丝氨酸蛋白酶或丝氨酸水解酶催化位点的丝氨酸发生加成反应，得到的基于机制的抑制剂（mechanism-based inhibitor）；②杂环将胺或酰胺片段酸化，提高其作为氢键供体的性能，这在磺胺类抗菌药物研发中已经得到广泛应用。

例如，在人中性白细胞弹性蛋白酶（human neutrophil elastase，HNE）抑制剂设计中，通常模拟底物结构中具有亲电性能的羰基，与催化残基丝氨酸进行加成得到具有四面体结构的过渡态，这称为基于机制的药物设计（mechanism-based drug design）。如图3-19所示，苯并噁唑抑制剂 3-50 与 HNE 复合物晶体结构揭示了酶与抑制剂的关键的相互作用，证实了催化残基丝氨酸的羟基与活化后的羰基发生了加成反应，同时也发现苯并噁唑 N 原子与另一催化残基组氨酸上咪唑环的 NH 形成氢键作用[35]。

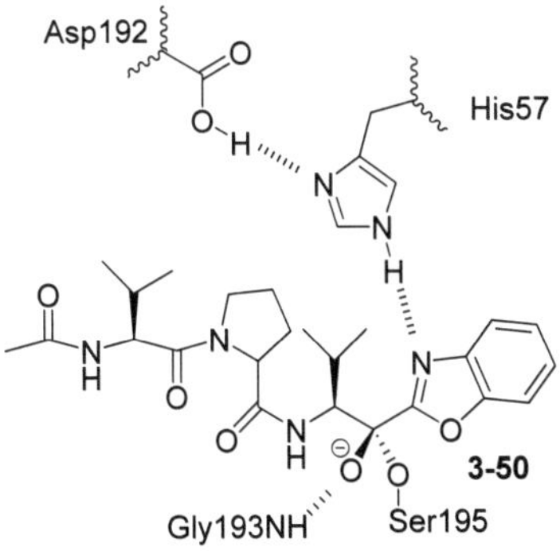

图 3-19 HNE 抑制剂的作用模式

对三肽类 HNE 抑制剂的构效关系研究发现，分子的抑制活性与杂环对羰基活化程度成正比（图 3-20）[36]。例如，1,3,4-噁二唑对羰基活化能力较强，因此化合物 3-51 是一种高效的 HNE 抑制剂（$K_i = 0.025$ nmol/L）。但是，1,3,4-噁二唑用 1,2,4-噁二唑替换后，由于对羰基活化能力降低，化合物 3-52 活性降低了 20 倍（$K_i = 0.49$ nmol/L）[37]。基于 1,3,4-噁二唑进一步优化，得到非肽类小分子抑制剂 HNE 抑制剂 ONO-6818（3-53），具有口服活性，已经进入临床研究[38]。

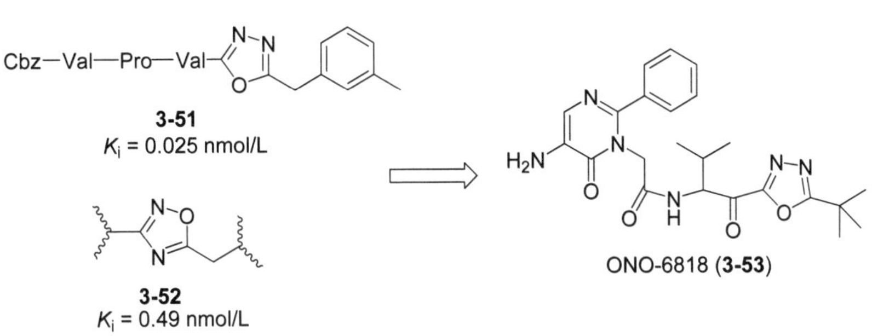

图 3-20 HNE 抑制剂的结构优化

3.8 螺环作为药物骨架

螺环（spirocycle）是指两个单环共用一个碳原子的多环结构，共用的碳原子称为螺原子。在药物结构优化过程中，引入螺环是一种常用的方法，有助于提升分子的立体性和刚性，进而调节生物活性、理化性质和药代性能[39,40]。更为重要的是，用螺环进行骨架跃迁往往会形成新的知识产权，这对于开展药物结构优化是非常实用的。图 3-21 列举了部分含有螺环结构的上市药物。但是，引入螺环结构会带来合成难度的增加，尤其是螺环的手性对生物活性有着重要的影响[40,41]。基于螺环的骨架跃迁设计主要有两种方法：①将环结构与相邻基团成螺环；②将环结构拆分成螺环。

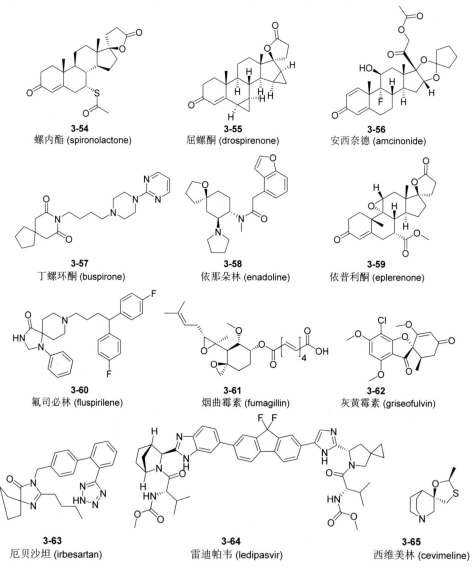

3-54
螺内酯 (spironolactone)

3-55
屈螺酮 (drospirenone)

3-56
安西奈德 (amcinonide)

3-57
丁螺环酮 (buspirone)

3-58
依那朵林 (enadoline)

3-59
依普利酮 (eplerenone)

3-60
氟司必林 (fluspirilene)

3-61
烟曲霉素 (fumagillin)

3-62
灰黄霉素 (griseofulvin)

3-63
厄贝沙坦 (irbesartan)

3-64
雷迪帕韦 (ledipasvir)

3-65
西维美林 (cevimeline)

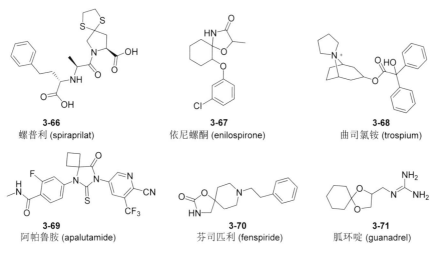

3-66
螺普利 (spiraprilat)

3-67
依尼螺酮 (enilospirone)

3-68
曲司氯铵 (trospium)

3-69
阿帕鲁胺 (apalutamide)

3-70
芬司匹利 (fenspiride)

3-71
胍环啶 (guanadrel)

图 3-21　部分含有螺环结构的上市药物

环系结构与相邻基团通过成并环或螺环是常用的骨架跃迁策略（图 3-22）。例如，诺华（Novartis）公司研究小组在优化蛋白质酪氨酸磷酸酶 2（protein tyrosine phosphatase 2，SHP2）抑制剂过程中，将先导化合物 **3-72** 的（4-甲基哌啶-4-基）甲胺部分通过成环的方式所得哌啶螺四氢呋喃化合物 **3-73** 对 SHP2 抑制活性和细胞水平活性均得到提升（图 3-22）[42]。为减少色氨酸羟化酶（tryptophan hydroxylase-1，TPH1）抑制剂的脑部暴露量，Goldberg 等将先导化合物 **3-74** 末端苯乙胺结构成螺环后，不仅保持了对 TPH1 优秀的抑制活性（IC$_{50}$ = 33 nmol/L），而且无法进入中枢神经系统，降低脑部毒副作用[43,44]。Schwertz 等基于丝氨酸羟甲基转移酶（serine hydroxymethyltransferase，SHMT）来研发新型抗疟药物，将先导化合物 **3-76**（IC$_{50}$ = 0.11 μmol/L）吡唑并吡喃骨架与相邻基团成螺环，所得化合物 **3-77** 对恶性疟原虫（*Plasmodium falciparum*）SHMT 的抑制活性得到提升（IC$_{50}$ = 0.061 μmol/L）[45]。螺环的手性对 SHMT 的抑制活性有重要影响，*S*-异构体（IC$_{50}$ = 0.043 μmol/L）的活性显著优于 *R*-异构体（IC$_{50}$ = 2.51 μmol/L）。

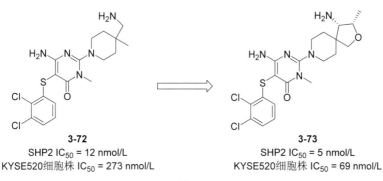

3-72
SHP2 IC$_{50}$ = 12 nmol/L
KYSE520细胞株 IC$_{50}$ = 273 nmol/L

3-73
SHP2 IC$_{50}$ = 5 nmol/L
KYSE520细胞株 IC$_{50}$ = 69 nmol/L

图 3-22

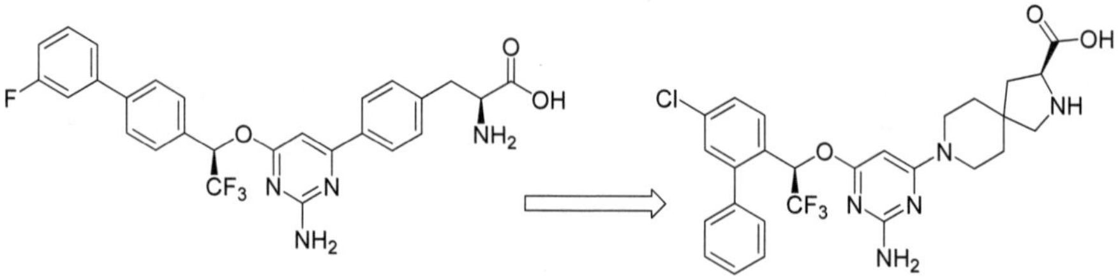

3-74
可入脑
中枢副作用

3-75
不能入脑

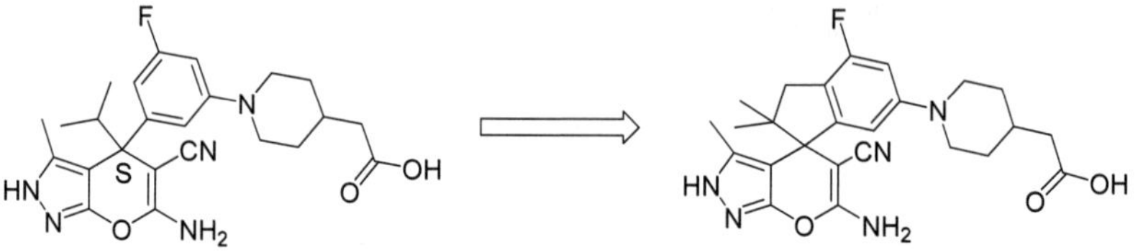

3-76
PfSHMT IC$_{50}$ = 0.110 μmol/L

3-77
消旋体: IC$_{50}$ = 0.061 μmol/L
S-193: IC$_{50}$ = 0.043 μmol/L
R-193: IC$_{50}$ = 2.51 μmol/L

图 3-22　与相邻基团形成螺环的骨架跃迁设计

　　将哌啶、哌嗪、1,4-噁氮杂烷等拆分成氧杂或氮杂螺环在结构优化中有广泛的应用（图 3-23）。Johansson 等对激素受体 1（hormone receptor 1，MCHr1）拮抗剂 **3-78** 进行结构优化，将 1,4-噁氮杂烷结构用氮杂环丁烷螺四氢呋喃（**3-79**）和氮杂环丁烷螺氧杂环丁烷（**3-80**）替换后，对 MCHr1 的抑制活性得到小幅提升，对 hERG 的抑制活性下降，并且代谢稳定性增强[46]。Chobanian 等对髓质钾通道 ROMK 抑制剂 **3-81**（IC$_{50}$ = 140 nmol/L）进行结构优化，将哌嗪用哌啶螺四氢吡咯替换后，所得化合物 **3-82** 对 ROMK 的抑制活性有大幅提升（IC$_{50}$ = 10 nmol/L），而且对 hERG 抑制剂活性降低，选择性提高[47]。螺环化合物 **3-82** 具有优良的药代动力学性质，口服生物利用度达到 100%。

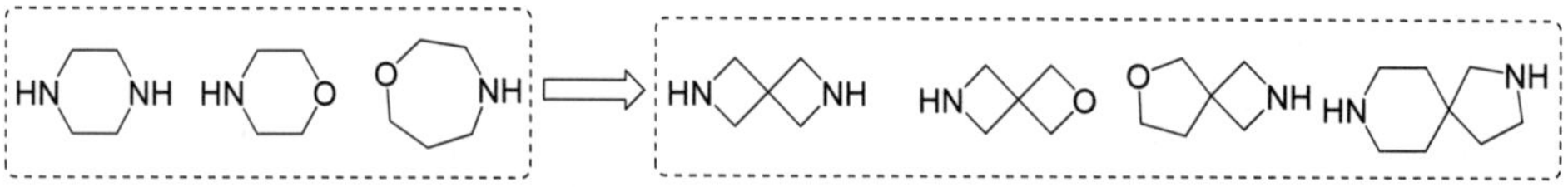

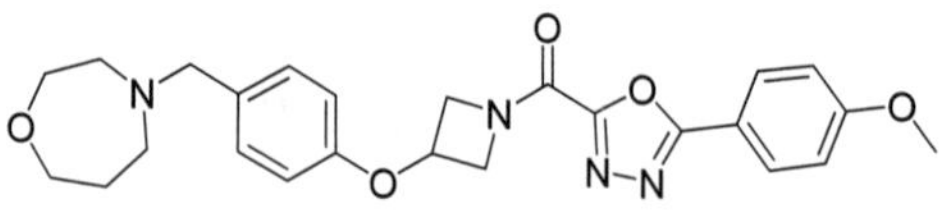

3-78

MCHr1 IC$_{50}$ = 34 nmol/L
hERG　IC$_{50}$ = 25000 nmol/L
pK_a = 8.1, lg$D$ = 2.4
Cl$_{int}$ (HLM) = 37 μL/(min·mg)

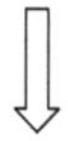

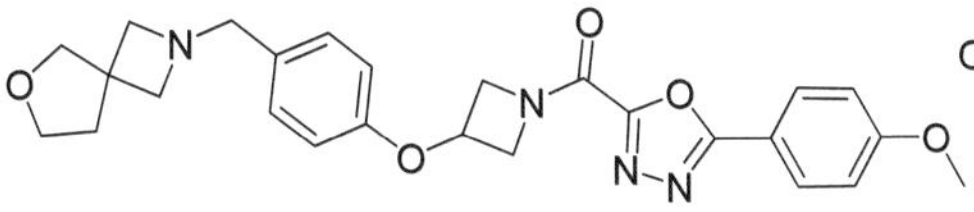

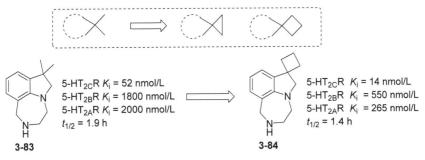

图 3-23 氧杂和氮杂脂肪螺环的骨架跃迁设计

将骨架中偕二甲基（或甲基）设计成环丙烷或环丁烷螺环也是常用的方法（图 3-24）。Ren 等将 5-羟色胺（5-HT）受体拮抗剂 3-83（K_i = 52 nmol/L）骨架上偕二甲基用环丙烷形成螺环，所得化合物 3-84 对 5-HT$_{2C}$ 的亲和力得到提升（K_i = 14 nmol/L），对其他亚型的选择得到保持[48]。Alen 等通过基于片段的药物设计获得了墨蝶呤还原酶（sepiapterin reductase，SPR）抑制剂 3-85（IC$_{50}$ = 5.1 μmol/L），在片段结构优化过程中将四氢吡咯环上偕二甲基用环丙基替换，所得螺环分子 3-86 的 SPR 抑制活性（IC$_{50}$ = 0.98 μmol/L）和溶解性均得到提升[49]。Pettus 等设计了原癌基因蛋白 Pim-1/Pim-2 抑制剂 3-87，但存在快速清除和半衰期短等缺陷。将化合物 3-87 骨架上甲基成环丙烷螺环后，所得化合物 3-88 保持了对 Pim-1/Pim-2 的高抑制活性，并且半衰期从 3 h 延长到 4.5 h，生物利用度从 62% 提升到 100%[50]。

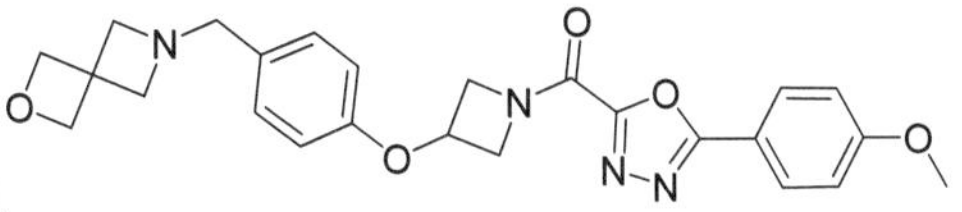

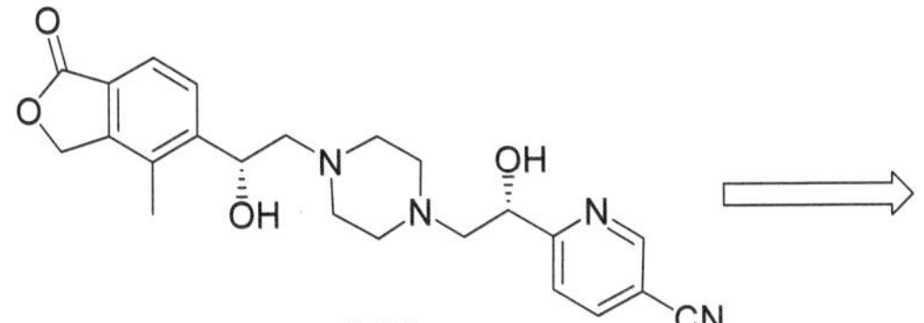

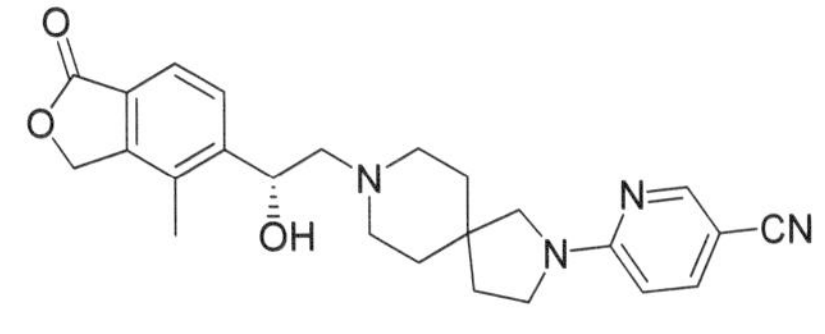

图 3-24

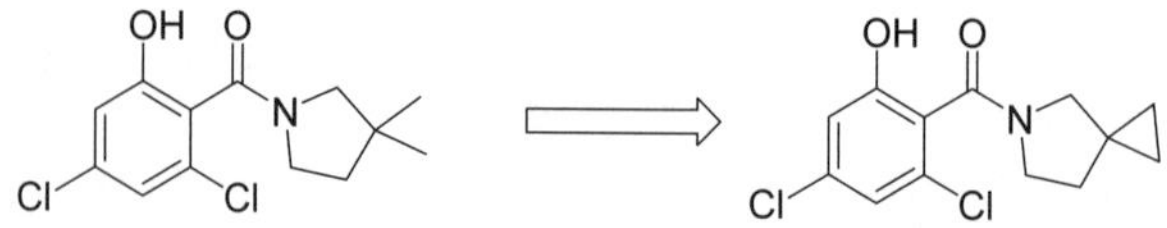

3-85
SPR IC$_{50}$ = 5.10 μmol/L

3-86
SPR IC$_{50}$ = 0.98 μmol/L

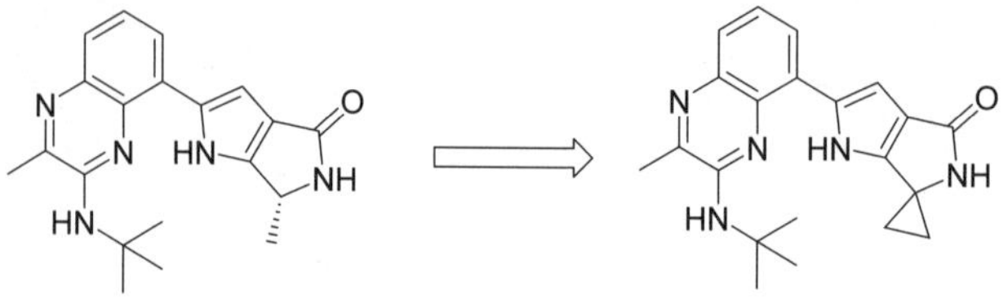

3-87
Pim-1/Pim-2 IC$_{50}$ = 0.7/1.0 nmol/L

3-88
Pim-1/Pim-2 IC$_{50}$ = 0.4/0.5 nmol/L

图 3-24 基于偕二甲基设计螺环骨架

3.9 骨架跃迁在结构优化中的应用实例

3.9.1 骨架跃迁提高生物活性

洛伐他汀（lovastatin，**3-89**）是从红曲霉菌和土曲霉菌中分离得到的降血脂天然产物，于 1987 年被 FDA 批准成为第一个上市的羟基甲基戊二酸辅酶 A 还原酶（HMG-CoA reductase）抑制剂。洛伐他汀为前药，它在体内水解开环成 β-羟基酸形式后才具有活性。例如，普伐他汀（pravastatin，**3-90**）是第一个以开环形式上市的天然的 HMG-CoA 还原酶抑制剂。由于天然的他汀类药物结构复杂，合成困难，对其六氢萘进行骨架跃迁后得到了一系列全合成类的他汀类降血脂药物（图 3-25）。例如，具有吡咯骨架的阿托伐他汀（atorvastatin，**3-91**，商品名：立普妥）是第一个批准用于治疗混合型高脂血症和家族性高脂血症的药物，连续多年销售额超过 100 亿美元，位居全球第一。具有吲哚骨架的氟伐他汀（fluvastatin，**3-92**）口服吸收迅速而完全，不仅具有强效降血脂作用，而且能够抗动脉硬化。嘧啶类衍生物瑞舒伐他汀（rosuvastatin，**3-93**）对 HMG-CoA 还原酶的抑制活性是阿托伐他汀的 6 倍，并且半衰期是现有他汀类药物中最高的（$t_{1/2}$ = 20 h）。具有喹啉骨架的匹伐他汀（pitavastatin，**3-94**）口服生物利用度高达 80%，在他汀类药物中位居第一，临床剂量仅为阿托伐他汀的 1/10。但是，骨架跃迁引起药效提高和药代改善的同时也会产生毒副作用。例如，吡啶衍生物西立伐他汀（cerivastatin，**3-95**）会产生致命的横纹肌溶解症，于 2001 年退出市场。

羊毛甾醇 14α-去甲基化酶（lanosterol 14α-demethylase，CYP51）是重要的抗真菌药靶，以氟康唑为代表的唑类抑制剂是目前临床一线药物。但是，唑类药物可以和人体 P450 家族蛋白结合，具有较大的肝肾毒性。为研发新一代的 CYP51 抑制剂，笔者课题组基于白色念珠菌 CYP51 的同源模建结构，通过全新药物设计方法设计得到了苯并吡喃类 CYP51 抑制剂 **3-96**[51]。在此基础上，采用骨架跃迁方法进一步提高先导化合物的抗真菌活性，将其苯并吡喃骨架用苯并噁唑（**3-97**）、苯并噻唑（**3-98**）、喹唑啉酮（**3-99**）、苯并咪唑（**3-100**）、四氢咔啉（**3-101**）母核替换，发现引入苯并苯并咪唑骨架有利于提高抗真菌活性（图 3-26）[52]。与先导化合物相比，苯并咪唑类化合物 **3-100** 对白色念珠菌的 MIC 值为 1 μg/mL，与氟康唑相当，比先导化合物活性提高 40 倍。

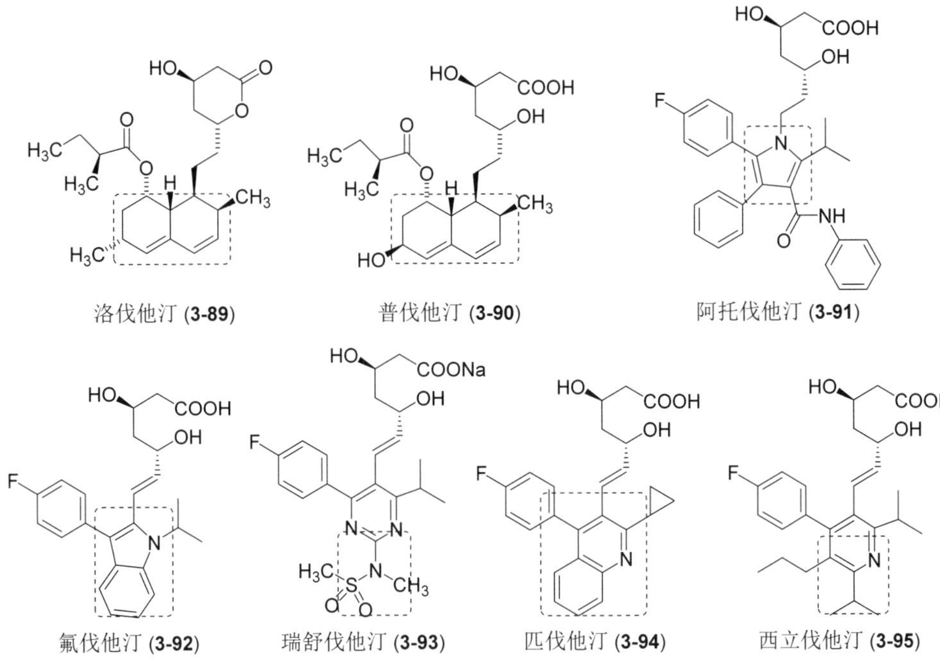

图 3-25　基于骨架跃迁研发系列"他汀"类降脂药

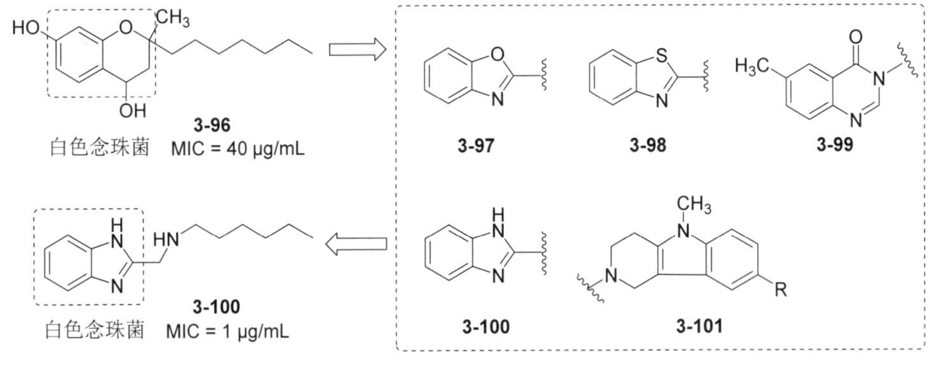

图 3-26　羊毛甾醇 14α-去甲基化酶抑制剂的骨架跃迁

BTK（Bruton's tyrosine kinase）的异常活化在 B-细胞淋巴瘤致病过程中发挥了重要作用，是研发血液肿瘤治疗药物的重要靶点。BTK 抑制剂依鲁替尼

（ibrutinib，**3-102a**）中的吡唑并嘧啶骨架是激酶抑制剂中的优势骨架。Guo 等设计了氨基吡唑甲酰胺类化合物（图 3-27），旨在通过分子内氢键模拟吡唑并嘧啶骨架，其中化合物 **3-102b** 具有优良的 BTK 抑制活性（$IC_{50} = 0.17$ nmol/L）[53]。进一步将氨基吡唑骨架用吡唑并哌啶替换，得到了具有新骨架的高活性抑制剂 BGB-3111（**3-102c**，$IC_{50} = 0.3$ nmol/L），对 BTK 的选择性优于依鲁替尼[53]。在细胞水平，化合物对 BTK 依赖的 OCI-LY10 细胞株具有强效抑制活性（$IC_{50} = 0.35$ nmol/L）。复合物晶体结构显示，化合物 **3-102c** 的分子内氢键得到确证，验证了设计思想。相比于依鲁替尼的骨架，化合物 **3-102c** 骨架甲酰胺基团与 Met477 形成了新的氢键，而且由于骨架的变换，哌啶侧链的作用模式也发生了变化。化合物 **3-102** 在小鼠中的口服生物利用度为 23.6%，并且在 OCI-LY10 移植瘤动物模型中的体内药效优于依鲁替尼。该化合物被命名为 zanubrutinib，已经获得美国 FDA 突变性疗法的认定，正在进行治疗套细胞淋巴瘤（mantle cell lymphoma）的临床开发。

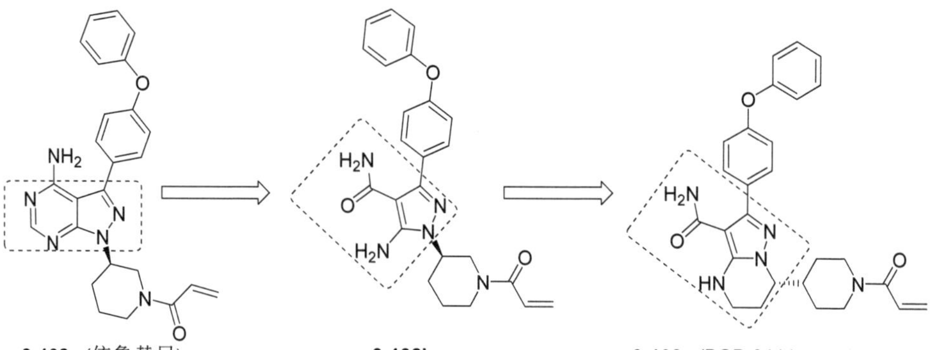

3-102a (依鲁替尼)   **3-102b**   **3-102c** (BGB-3111, zanubrutinib)

图 3-27　BTK 抑制剂的骨架跃迁设计

吴茱萸碱（evodiamine）是一种具有多靶点作用机制的中药有效成分，笔者课题组对吴茱萸碱进行了系统的结构优化研究，并初步阐明其机制为拓扑异构酶（topoisomerase）和微管蛋白（tubulin）双重抑制剂。基于吴茱萸碱分子骨架 A～E 环，开展了骨架跃迁和抗肿瘤活性研究，设计了 10 余种全新的分子骨架（图 3-28）。其中，D 环硫杂吴茱萸碱骨架的衍生物 **3-103** 具有优秀的体外抗肿瘤活性，对肠癌 HCT116 细胞株和乳腺癌 MDA-MB-435 株的 IC_{50} 值均低于 3 nmol/L。但是，化合物 **3-103** 的水溶性差，导致体内抗肿瘤药效有限。进一步将吴茱萸碱 C 环哌啶骨架翻转，得到吲哚并哌嗪并喹唑啉酮骨架，并通过成季铵盐得到化合物 **3-104**，水溶性显著提升（850.4 μg/mL）[54]。在肠癌 HCT116 裸鼠移植瘤模型中，化合物 **3-104** 在腹腔注射 16 mg/kg 剂量下的体内抑瘤率达到 66.6%，并且毒性显著低于上市拓扑异构酶抑制剂拓扑替康。徐进宜研究组对吴茱萸碱进行骨架跃迁设计，将 B 环和 D 环氮原子用氧原子替换，得到了双氧杂吴茱萸碱骨架[55]。化合物

3-105 在三阴性乳腺癌人源性肿瘤组织异种移植模型（patient-derived tumor xenograft，PDTX）中显示出优于紫杉醇的体内药效。

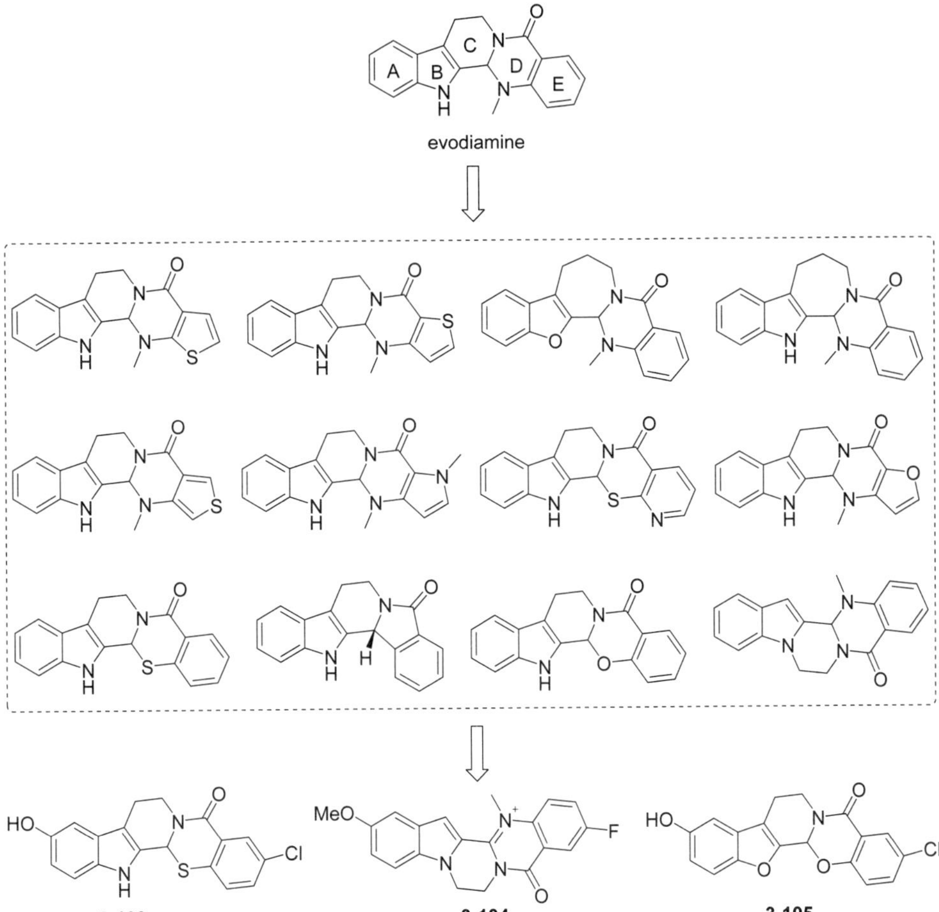

evodiamine

3-103　　　　　　　　　　　　　**3-104**　　　　　　　　　　　　**3-105**

图 3-28　吴茱萸碱的骨架跃迁设计

　　间质表皮转化因子 c-Met（c-mesenchymal-epithelial transition factor）是一个激酶类靶标。以安进公司的 c-Met 抑制剂 **3-106** 为先导化合物（IC$_{50}$ = 0.12 μmol/L），首先将其三唑并哒嗪骨架固定，两侧分别引入 c-Met 抑制剂的活性片段甲基吡唑和喹啉（图 3-29）[56]。然后将三唑并哒嗪骨架用不同的含氮二元杂环替换，发现嘧啶并三唑衍生物 **3-107** 具有最佳的抑制活性（IC$_{50}$ = 0.005 μmol/L），而且形成了新的知识产权。进一步优化骨架两侧的基团，将其右侧喹啉环用吡唑并吡啶替换，并且在芳环侧链的 α-亚甲基上引入甲基，阻断了该位置的氧化代谢，提升了代谢稳定性。最佳化合物 **3-108** 在分子水平（IC$_{50}$ = 0.005 μmol/L）和细胞水平（IC$_{50}$ = 0.006 μmol/L）均显示出优秀的抑制活性，并且具有优良的药代动力学性质，被选作候选药物进行开发，命名为赛沃替尼（savolitinib）。赛沃替尼于 2021 年 6 月上市，成为我国自行研制的首个针对 c-Met 变异的非小细胞肺癌口服治疗药。

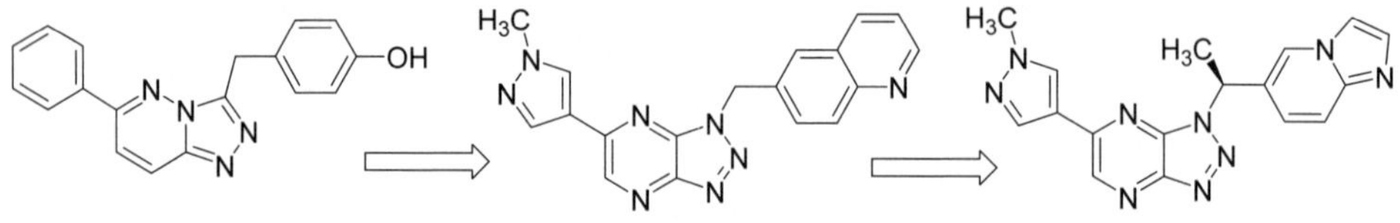

图 3-29　骨架跃迁研发 c-Met 抑制剂赛沃替尼

3.9.2　骨架跃迁克服耐药性

　　Bcr-Abl 蛋白激酶抑制剂伊马替尼（imatinib；商品名：格列卫）在临床上常用于治疗慢性骨髓性白血病（chronic myelogenous leukemia，CML）。但是，长期服用伊马替尼会产生严重的耐药性，主要原因是 Bcr-Abl 发生了耐药突变，最为常见的突变体是 T315I。T315I 突变会影响抑制剂与 Thr315 的氢键相互作用，并引起 Bcr-Abl 激酶构象改变，阻碍了抑制剂与 Abl 激酶域结合。普纳替尼（ponatinib，3-109）是 2012 年上市的第三代 Bcr-Abl 抑制剂，对各种 Bcr-Abl 突变体均有效。分析普纳替尼与 Bcr-Abl 野生型和突变体复合物的晶体结构发现，其咪唑[1,2-*b*]并吡嗪骨架与激酶铰链区的 Met318 主链 NH 形成氢键相互作用，不与野生型的 Thr315 形成氢键，而且其炔基部分还可以和突变后的 Ile315 形成疏水相互作用。

　　丁克课题组用 1*H*-吡唑[3,4-*b*]并吡啶骨架替换普纳替尼的咪唑[1,2-*b*]并吡嗪骨架（GZD824，3-110），这样可以和 Met318 形成 1 个新的氢键[57]。GZD824 对野生型 Abl 蛋白激酶的抑制活性与普纳替尼相当，对 T315I 等各种突变体的活性优于普纳替尼（表 3-9）。GZD824 在细胞水平上也具有优秀的抗肿瘤活性，对 Bcr-Abl 阳性的白血病

表 3-9　普纳替尼和 GZD824 对 Abl 蛋白激酶野生型和突变体的抑制活性（IC_{50}，nmol/L）

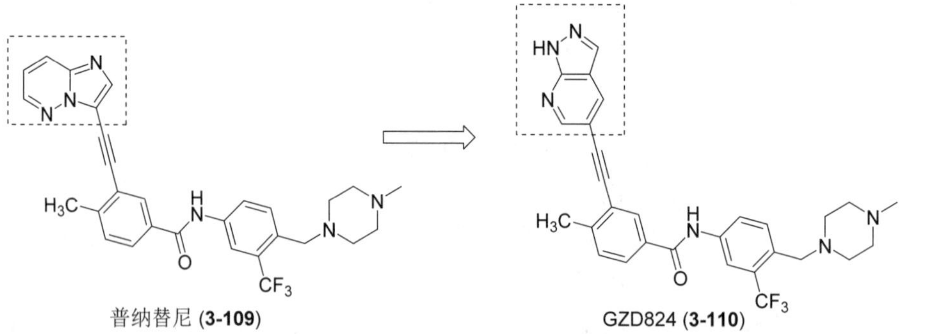

普纳替尼 (3-109)　　　　　　　　　　　GZD824 (3-110)

化合物	野生型	T315I	E255K	G250E	Q252H	H396P	M351T	Y253F
GZD824	0.34	0.68	0.27	0.71	0.15	0.35	0.29	0.35
普纳替尼	0.33	1.39	1.08	1.43	0.32	0.43	0.41	0.50

细胞株 K562 和人 CML 细胞株的 IC$_{50}$ 值达到了 0.2 nmol/L 和 0.13 nmol/L；在大鼠模型中具有良好的口服吸收，生物利用度达到 48.7%，半衰期为 10.6 h；在 1.0~20.0 mg/（kg·d）的口服剂量下能够完全抑制肿瘤生长，目前正作为候选药物进行临床前评价。

3.9.3 骨架跃迁提高选择性和降低毒副作用

1 型细胞周期检查点激酶（checkpoint kinase 1，CHK1）是一个抗肿瘤新靶标，其同源蛋白 2 型细胞周期检查点激酶（CHK2）具有完全不同的生物功能，因此需要研发选择性 CHK1 抑制剂。吡唑并吡啶化合物 **3-111** 对 CHK1 具有 μmol/L 级的抑制活性（IC$_{50}$ = 1.2 μmol/L），对 CHK2 的选择性指数为 50[58]。通过分析化合物 **3-111** 与 CHK1 复合物晶体结构发现，将其二环骨架延伸可以与活性位点结晶水形成氢键相互作用。因此，Reader 等合成了一系列具有三环骨架的类似物（图 3-30）[59]，发现 9H-嘧啶[2,3-b]并氮杂吲哚化合物（**3-112**）对 CHK1 的抑制活性提高（IC$_{50}$ = 0.88 μmol/L），但选择性降低。将化合物 **3-112** 的三环平面骨架打开，得到 N-(吡嗪-2-基)嘧啶-4-胺（**3-113**），其活性（IC$_{50}$ = 0.13 μmol/L）和选择性（SI＞66）均有提高。分析复合物晶体结构发现，化合物 **3-113** 的柔性提高，其吡嗪氰基可以和 Lys38 及结晶水形成氢键网络。进一步将化合物 **3-113** 的嘧啶骨架用氯代异喹啉替换，得到活性（IC$_{50}$ = 0.013 μmol/L）和选择性（SI＞7692）最佳的化合物 **3-114**(SAR-020106)。分析 SAR-020106/CHK1 复合物晶体结构发现，氯代异喹啉部分作用在 ATP 位点特异性表面，是产生高选择性的重要因素，而其侧链中分支甲基与 Val23 相互作用，末端二甲氨基作用于 CHK1 的核糖位点，进一步提升了对 CHK1 的抑制活性。在体内抗肿瘤药效模型中，SAR-020106 能够增强细胞毒药物伊立替康和吉西他滨对结肠癌的疗效，但是生物利用度比较低，药代性质有待于进一步优化。

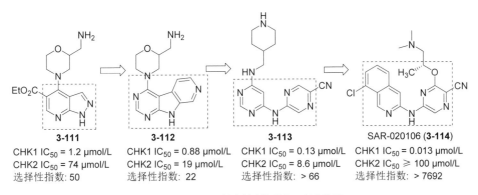

3-111
CHK1 IC$_{50}$ = 1.2 μmol/L
CHK2 IC$_{50}$ = 74 μmol/L
选择性指数：50

3-112
CHK1 IC$_{50}$ = 0.88 μmol/L
CHK2 IC$_{50}$ = 19 μmol/L
选择性指数：22

3-113
CHK1 IC$_{50}$ = 0.13 μmol/L
CHK2 IC$_{50}$ = 8.6 μmol/L
选择性指数：> 66

SAR-020106 (**3-114**)
CHK1 IC$_{50}$ = 0.013 μmol/L
CHK2 IC$_{50}$ ≥ 100 μmol/L
选择性指数：> 7692

图 3-30 CHK1 抑制剂的骨架跃迁设计

流感病毒核蛋白（nucleoprotein，NP）是抗流感药物新靶点，其抑制剂可以有效阻止甲型病毒流感核蛋白进入细胞核进行繁殖，从而抑制病毒进行复制和扩散。NP 抑制剂 nucleozin（**3-115**）虽然抗流感病毒活性较强，但具有中度的细胞毒性（CC$_{50}$ = 15.9 μmol/L），选择性指数不高（表 3-10）。丁克课题组以 nucleozin 为先导化合物，将其异噁唑骨架用反式异噁唑（**3-116**）、三唑（**3-117**）、吡唑（**3-118**）和苯基（**3-119**）替换（图 3-31），发现三唑类似物 **3-117** 活性最佳[60]。化合物 **3-117** 的抗流感病毒活性虽然比 nucleozin 低 3～5 倍，但是其细胞毒性明显降低（CC$_{50}$＞100 μmol/L）。进一步优化取代基发现了高活性化合物 **3-120**，它对 H1N1 型流感病毒的抑制活性（IC$_{50}$ = 0.68 μmol/L）优于 nucleozin，而且选择性指数大为提高。

表 3-10   流感病毒核蛋白抑制剂的抗病毒活性、细胞毒性和选择性

化合物	IC$_{50}$/(μmol/L)		CC$_{50}$/(μmol/L)	选择性
	H3N2	H1N1		
3-116	6.00	4.83		
3-117	5.16	3.13	＞100	＞19/＞32
3-118	8.64	3.38		
3-119	7.61	5.24		
3-120	1.97	0.68	＞100	＞53/＞147
nucleozin	1.08	1.32	15.9	14/12

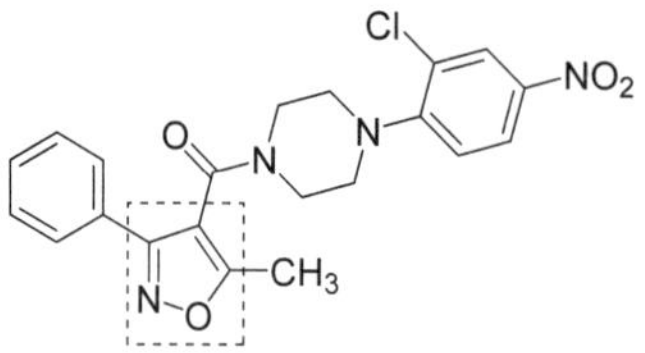

nucleozin (**3-115**)

骨架跃迁

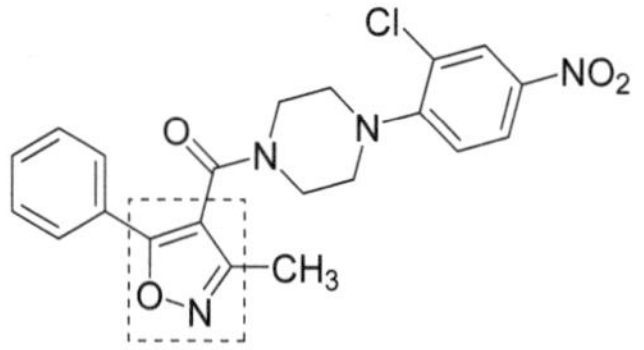

3-116 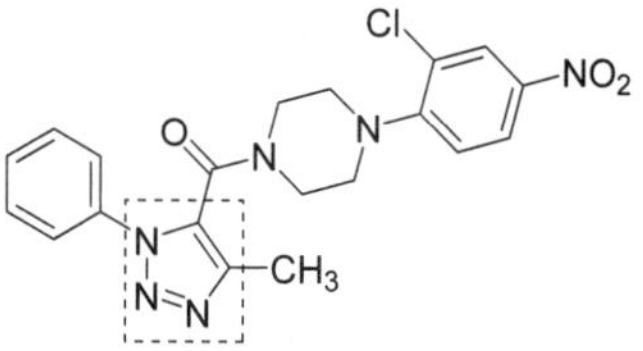   **3-117**

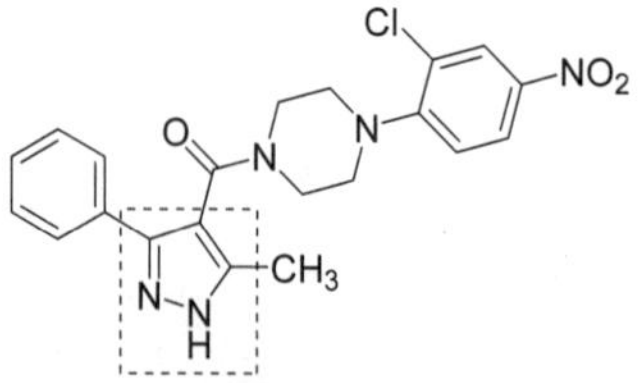

3-118 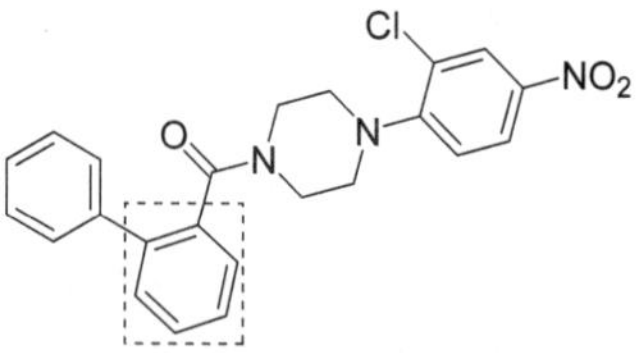   **3-119**

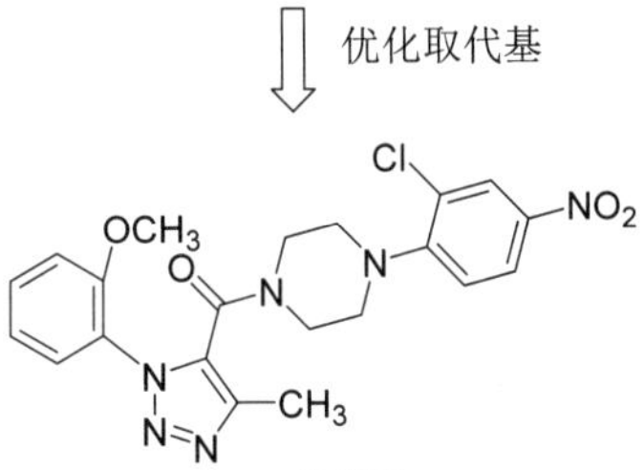

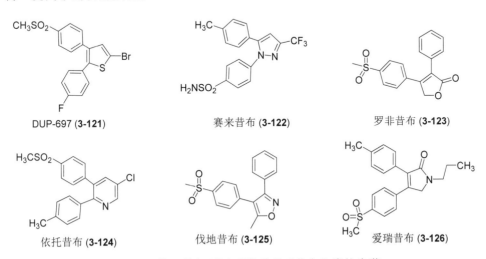

图 3-31 流感病毒核蛋白抑制剂的骨架跃迁设计

选择性的环氧合酶-2（COX-2）抑制剂可以避免非甾类抗炎药对胃肠道的副作用。20 世纪 90 年代初发现了选择性 COX-2 抑制剂 Dup607（**3-121**），以 Dup607 为先导化合物，通过优化其噻吩骨架，研发了赛来昔布（celecoxib，**3-122**）和罗非昔布（rofecoxib，**3-123**）。将罗非昔布的呋喃酮骨架用吡啶和甲基异噁唑替换得到了依托昔布（etoricoxib，**3-124**）和伐地昔布（valdecoxib，**3-125**），两者的专利权分属于默克（Merck）和辉瑞（Pfizer）公司（图 3-32）。赛来昔布等高选择性 COX-2 抑制剂在长期应用后会发生严重的心血管事件，而相继退出市场。郭宗儒在分析赛来昔布药效团的基础上，设计了具有不饱和吡咯烷酮骨架的新型 COX-2 抑制剂，并从中优选得到具有自主知识产权的创新药物爱瑞昔布（imrecoxib，**3-126**）。具有吡咯烷酮骨架的爱瑞昔布对 COX-2 和 COX-1 的 IC_{50} 值分别为 91 nmol/L 和 15 nmol/L，将选择性调节在一定范围内，即通过"适度抑制"提高了药物的安全性[61]。

DUP-697 (**3-121**)

赛来昔布 (**3-122**)

罗非昔布 (**3-123**)

依托昔布 (**3-124**)

伐地昔布 (**3-125**)

爱瑞昔布 (**3-126**)

图 3-32 基于骨架跃迁研发系列"昔布"类抗炎药

电压门控型钠通道（voltage-gated sodium channel）Nav1.7 是治疗疼痛的药靶，但是研发高活性、高选择、可口服的 Nav1.7 抑制剂仍面临巨大挑战。已报道的

Na$_V$1.7 抑制剂大多具有取代芳基磺酰胺结构（图 3-33），虽然在分子水平有很好的活性，但是进一步的临床开发受限于药代动力学性质不佳、无法口服、与细胞色素 P450 酶（CYP3A4 和 CYP2C9）结合带来安全性风险等。Ramdas 等以文献报道的苯并噁嗪类抑制剂 **3-127** 为先导化合物，将其骨架用苯并二氢吡喃替换，所得抑制剂 **3-128** 具有良好的 Na$_V$1.7 抑制活性（IC$_{50}$ = 0.4 nmol/L），并且水溶性和药代性能均得到提升[62]。但是，化合物 **3-128** 的选择性有待提升，而且需降低对 CYP2C9 的抑制活性。进一步将磺酰胺噻唑取代基用嘧啶替换，所得化合物 **3-129** 对 Na$_V$1.5 的选择性提升，而且对 CYP2C9 的抑制活性下降（表 3-11）。虽然化合物 **3-129** 具有优良的生物利用度，但是没有显示出显著的镇痛药效。最后，将苯并二氢吡喃骨架用二氢化茚替换，得到最佳化合物 **3-130**，在小鼠和大鼠中口服生物利用度分别达到 99% 和 58%，而且在炎性疼痛和神经性疼痛模型中均显示出剂量依赖的镇痛疗效。

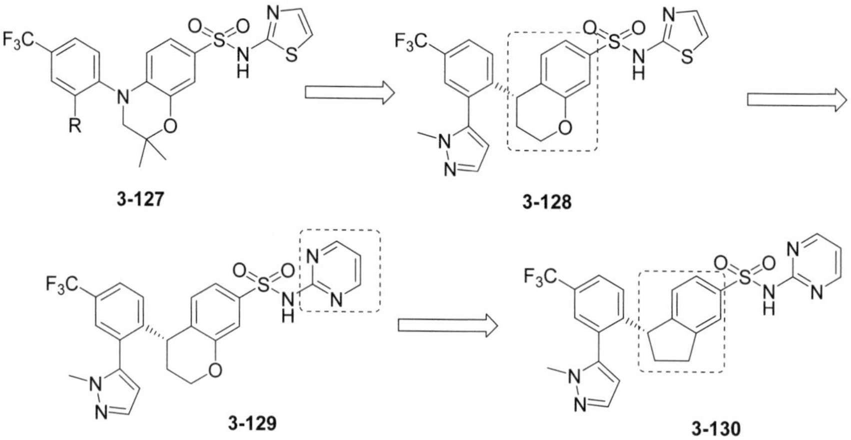

图 3-33　Na$_V$1.7 抑制剂的骨架跃迁设计

表 3-11　Na$_V$1.7 抑制剂的生物活性

化合物	IC$_{50}$/(nmol/L)		水溶性 /(μmol/L)	10 μmol/L 抑制率	
	Na$_V$1.7	Na$_V$1.5		CYP3A4	CYP2C9
3-128	0.4	812	83	28	93
3-129	17.8	无活性	532	15	36
3-130	10.3	60%@10 μmol/L	316	11	-8

3.9.4　骨架跃迁改善药代动力学性能

神经氨酸酶（neuraminidase，NA）是流感病毒复制关键酶，唾液酸（**3-131**）是其天然的底物。将唾液酸 2 位羟基去除，4 位的羟基用胍基替换，得到了抗流感药物扎那米韦（zanamivir，**3-132**）。扎那米韦对 NA 具有很强的抑制活性，

其 IC_{50} 值为 5 nmol/L，但其不能口服，只能通过滴鼻或口腔吸入给药。通过分析扎那米韦的分子结构发现，扎那米韦口服生物利用度低主要由三个因素引起：二氢吡喃环的化学和酶稳定性差，胍基和甘油基导致分子极性过大。因此，对扎那米韦进行进一步的优化，首先用环己烯骨架来代替二氢吡喃，增强了体内稳定性；其次，用极性较小的氨基取代高极性的胍基；最后，用烷氧基来替代甘油基，不仅降低分子极性，而且增强了疏水相互作用（图 3-34）。这样就得到了 GS4071（3-133），对 NA 的 IC_{50} 值为 1 nmol/L，抑制活性比扎那米韦提高 5 倍，但是其生物利用度还是不够理想。进一步研究发现，将其羧基成酯后，生物利用度得到那很大的改善，这样就发现了奥赛米韦（oseltamivir，3-134；商品名：达菲）。奥赛米韦的人体生物利用度达到了 80%，是一个比较理想的口服药物。同样，将扎那米韦的二氢吡喃环戊烷替代，并进一步优化取代基，得到了帕拉米韦（peramivir，3-135），对甲型和乙型流感均有效。但是，如果将二氢吡喃骨架用平面的苯环替换，化合物 3-136 的活性大为下降，这说明骨架需维持一个合理的构象，使其取代基与 NA 活性位点形成最佳的相互作用（图 3-34）。

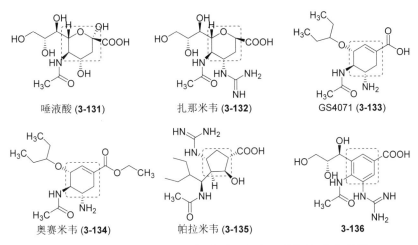

图 3-34 基于骨架跃迁研发系列"米韦"类抗流感病毒药

二氢乳清酸脱氢酶（dihydroorotate dehydrogenase，DHODH）是恶性疟原虫（*Plasmodium falciparum*，*Pf*）核酸生物合成过程中的关键酶。三唑并嘧啶类化合物 3-137 是一个高效的 *Pf* DHODH 抑制剂（IC_{50} = 0.047 μmol/L），并对人 DHODH（*h*DHODH）无抑制作用，但是在体内缺乏口服抗疟活性。Marwaha 等对先导化合物 3-137 进行了骨架跃迁研究，通过将其三唑并嘧啶骨架 N 原子位置移动或减少 1 个 N 原子，设计合成了 6 种骨架（图 3-35）[63]。生物活性测试结果表明，在上述 6 种骨架结构中，具有咪唑[1,2-*a*]并嘧啶骨架的化合物 3-138 具有最佳的 *Pf* DHODH 抑制活性（IC_{50} = 0.15 μmol/L），但仍比先导化合物 3-137 低 3

倍（表 3-12）。进一步优化化合物 **3-138** 的取代基，所得化合物 **3-144** 对 *Pf* DHODH 的抑制活性（IC$_{50}$ = 0.077 μmol/L）与化合物 **3-137** 相当。且体内抗疟药效试验证实，化合物 **3-144** 在口服 50 mg/kg 剂量下具有显著的抗疟效果。

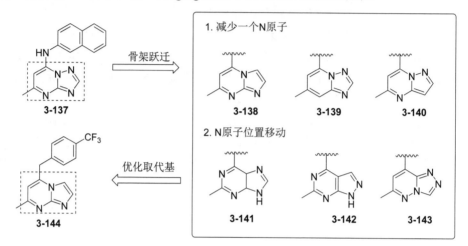

图 3-35　三唑并嘧啶类 *Pf* DHODH 抑制剂的骨架跃迁设计

表 3-12　三唑并嘧啶类 *Pf* DHODH 抑制剂的生物活性

化合物	IC$_{50}$/(μmol/L)		
	Pf DHODH	*Pf*3D7	*h*DHODH
3-137	0.047	0.076	>100
3-138	0.15	0.19	>100
3-139	4.8	5.2	
3-140	0.4	0.91	>100
3-141	0.44	2.2	>100
3-142	>100	>12.5	
3-143	>50	>5	
3-144	0.077	0.32	>100

　　化合物 **3-145** 作用于微管蛋白，具有优秀的抗肿瘤活性，并且进入了临床前研究。Tung 等针对其吲哚母核进行了骨架跃迁设计[64]，通过 N 原子移动（N-shuffle）设计得到中氮茚（indolizine）骨架 **3-146** 和 **3-147**，通过在环系中插入 1 个或 2 个 N 原子得到吲唑（**3-148**）、咪唑[1,2-*a*]并吡啶（**3-149**）、7-氮杂吲哚（**3-150**）、7*H*-吡咯[2,3-*d*]并嘧啶（**3-151**）和吡咯[1,5-*b*]并哒嗪（**3-152**）骨架（图 3-36）。体外抗肿瘤活性测试结果显示（表 3-13），将先导化合物 **3-145** 中的吲哚骨架用其他二元杂环替换后均会引起活性降低。其中 7-氮杂吲哚类似物 **3-150** 的抗肿瘤活性最强，虽然略低于先导化合物 **3-145**，但是其代谢稳定性得到了很大提高。进一步将化合物 **3-150** 的甲氧

基用甲基替换，所得化合物 **3-153** 具有更好的水溶性。体内药代动力学结果显示，化合物 **3-153** 的生物利用度达到 35%，优于先导化合物 **3-145**（9.7%）。

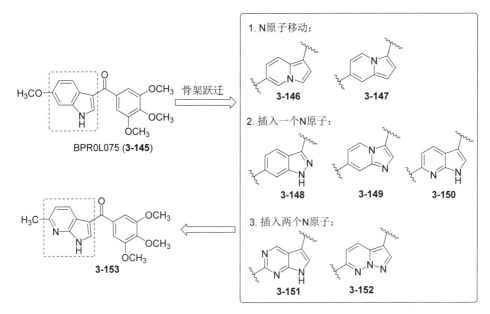

图 3-36　吲哚类微管蛋白抑制剂的骨架跃迁设计

表 3-13　抗肿瘤活性和代谢稳定性

化合物	抗肿瘤活性［IC_{50}/(nmol/L)］		代谢稳定性[①]/%	生物利用度[②]/%
	KB 细胞株 （子宫颈癌）	MKN-45 细胞株 （胃癌）		
3-145	6	5	54.1	9.7
3-146	284	80		
3-148	70	95		
3-149	770	730		
3-150	20	16	88.3	
3-151	284	80		
3-152	>1000	>1000	99.6	
3-153	23	22	86.7	35

① 用人肝微粒体细胞处理 30 min 后原型药物所占的百分比。

② 大鼠口服 20 mg/kg 剂量下的生物利用度。

苯基噁唑化合物 **3-154** 是生长激素促泌素受体（growth hormone secretagogue receptor，GHS-R）拮抗剂（IC_{50} = 130 nmol/L）。该化合物的口服生物利用度仅为 3.9%，将其苯基噁唑骨架用四氢萘替换后，得到了一类全新的 GHS-R 拮抗剂（见图 3-37），可以申请专利保护。通过构效关系研究，发现化合物 **3-155** 不仅活性提高（IC$_{50}$ = 16 nmol/L），而且生物利用度提升至 19%[65]。

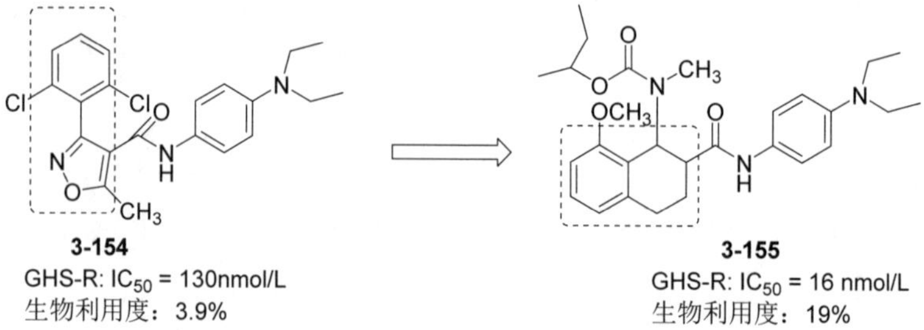

图 3-37　GHS-R 拮抗剂的骨架跃迁设计

内脏利什曼病（visceral leishmaniasis），又称黑热病，是一种由杜氏利什曼原虫（*Leishmania donovani*）感染所引起的疾病，在东非等地区具有较高的发病率和死亡率。如图 3-38 所示，Gilbert 研究组基于先导化合物 **3-156** 进行骨架跃迁，优化得到 2-苯基咪唑并嘧啶衍生物 **3-157**，其能在 THP-1 细胞中显著抑制杜氏利什曼原虫（pEC$_{50}$<4.3），并具有优良的药代动力学和药效（PK/PD）性质[66]。但是进一步研究发现，化合物 **3-157** 在禁食状态模拟肠道液中溶解度很低（15 μmol/L），并且 Ames 试验阳性，具有致畸风险。进一步对化合物 **3-157** 的二元杂环部分进行骨架跃迁，设计了 28 种骨架并计算模拟评估其理化性质，选取其中 14 种骨架进行合成和测试[66]。综合活性和理化性质，经骨架翻转的嘧啶并吡唑衍生物 **3-158** 不仅保留了细胞水平的活性（pEC$_{50}$<4.3），而且在肠道液中溶解度显著提升（440 μmol/L），Ames 试验阴性。初步机制研究证实，化合物 **3-158** 通过抑制蛋白酶发挥抗寄生虫药效。化合物 **3-158** 具有优良的药代性能，已作为候选新药进入临床前评价。

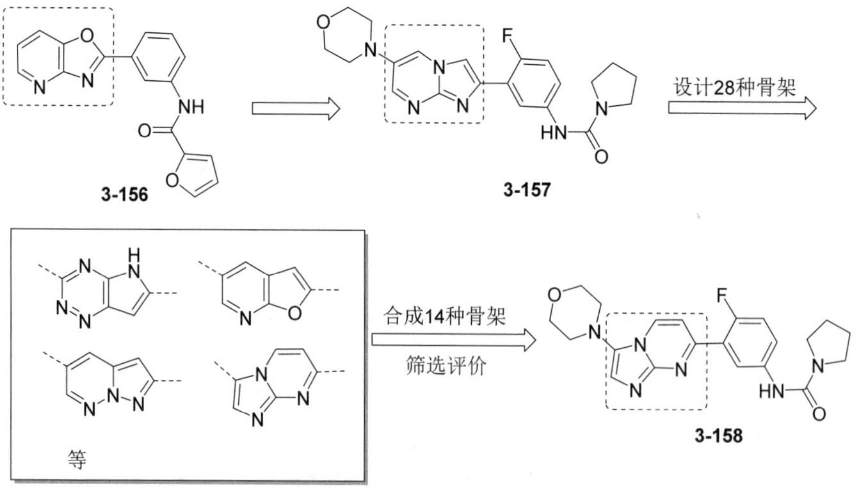

图 3-38　抗杜氏利什曼原虫药物的骨架跃迁设计

3.9.5　骨架跃迁突破专利保护

　　非结构蛋白 NS5A 是研发抗丙型抗炎病毒（HCV）药物的新靶标。2010 年，百时美施贵宝公司利用化学基因组方法发现高效 NS5A 抑制剂 BMS-790052[67]。BMS-790052 的发现和优化过程见图 3-39。BMS-858（**3-159**）是在高通量筛选中发现的先导化合物，它是 NS5A 的特异性抑制剂，对 HCV RNA 复制的 EC_{50} 值为 0.58 μmol/L，细胞毒性 CC_{50} 值大于 50 μmol/L。对 BMS-858 进行构效关系研究发现 BMS-824（**3-160**）具有很好的活性。BMS-824 与 BMS-858 结构非常相似，仅是用苯乙酰胺替代了苄氧甲酰，但其活性提高了将近 100 倍（EC_{50} = 5 nmol/L）。NS5A 蛋白中 Leu31Val 和 Gln54Leu 双突变或 Tyr93His 单点突变均会导致对 BMS-858

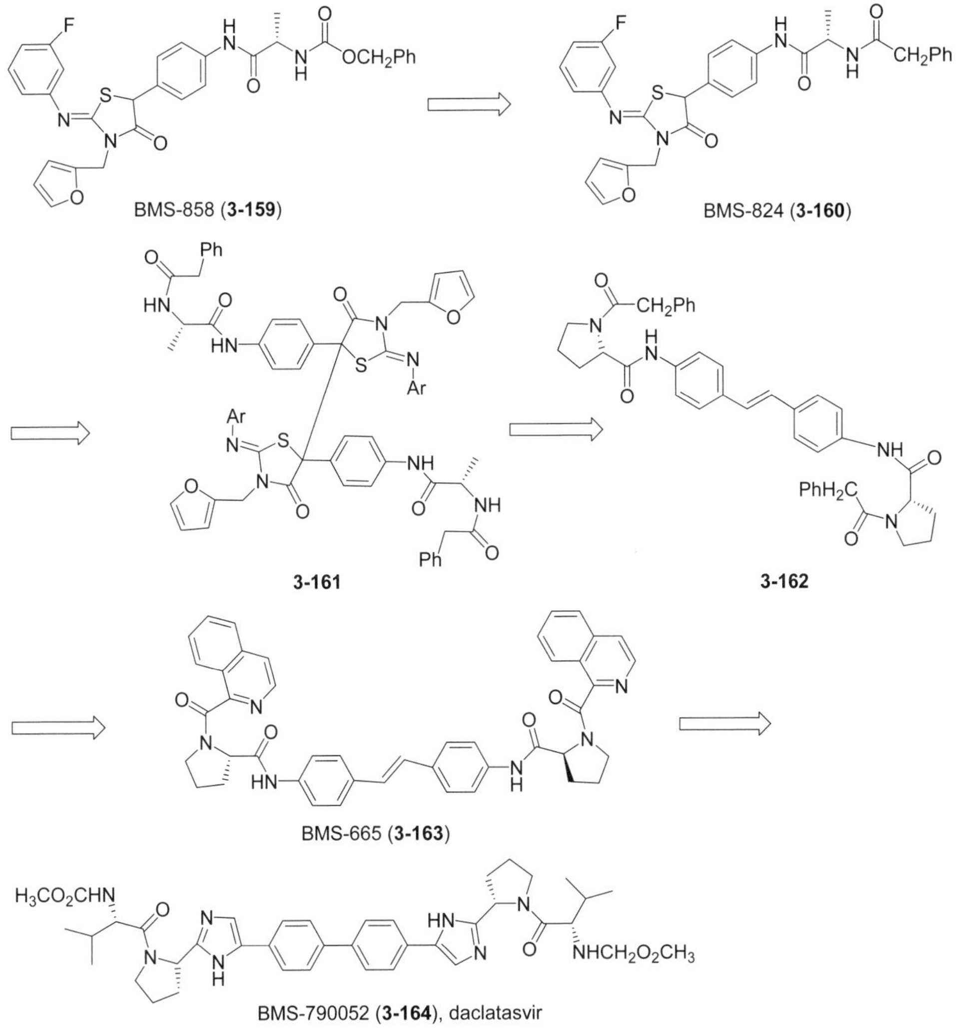

BMS-858 (**3-159**)

BMS-824 (**3-160**)

3-161

3-162

BMS-665 (**3-163**)

BMS-790052 (**3-164**), daclatasvir

图 3-39　抗 HCV 新药 daclatasvir 的发现和优化

耐药。BMS-858 在 DMSO 溶液中不稳定,从其在活性测试培养基中的转化产物中发现了具有很强抗病毒活性的二聚体——化合物 **3-161**（EC_{50} = 0.6 nmol/L）[68]。随后,根据结构简化的设想,将化合物 **3-161** 结构中的亚胺噻唑烷二酮杂环去除,得到了一个更为简单、结构对称的化合物 **3-162**（EC_{50} = 30 nmol/L）。进一步提高分子刚性,发现了高活性的二苯乙烯类化合物 BMS-665（**3-163**）[69]。该化合物对 HCV基因亚型 1b 的 EC_{50} 值为 86 pmol/L,但是对 HCV 基因亚型 1a 无效（EC_{50}＞10 μmol/L）。将 BMS-665 的二苯乙烯骨架用对称的双（苯基咪唑）骨架替换,并进行取代基优化,得到了首个具有 pmol/L 级抗病毒活性的 NS5A 抑制剂BMS-790052(**3-164**,daclatasvir)。Daclatasvir 是强效的 HCV 复制抑制剂,它对HCV 基因型 1a 和 1b 复制的 EC_{50} 值分别为 50 pmol/L 和 9 pmol/L,并且具有非常高的治疗指数（CC_{50}/EC_{50}＞100000）[70,71]。此外,daclatasvir 对 HCV 具有很好的选择性,它对其他 RNA 或 DNA 病毒的 EC_{50} 值均大于 10 μmol/L。Daclatasvir 的发现和开发被认为 HCV 新药研发领域的重大突破。

Daclatasvir 研究结果发表之后,多个制药公司开展了"me-too"药物研究,骨架跃迁被证实是突破 daclatasvir 专利保护的有效手段,已经开发得到多个上市或临床候选药物（表 3-14 和图 3-40）[72]。大量研究证实,骨架对称性不是 daclatasvir产生抗 HCV 活性的必需结构要素。Gilead 公司将 daclatasvir 的双(苯基咪唑)骨架用"咪唑—二氟芴—苯并咪唑"替换,并对侧链吡咯结构进行替换,得到了 ledipasvir（GS-5885,**3-165**）[73]。Ledipasvir 对 HCV 基因亚型 1a 的 EC_{50} 值为 31 pmol/L,并且比 daclatasvir 具有更长的半衰期（37～45 h）,于 2014 年被美国 FDA 批准上市。Merck 公司研究人员用四环骨架"苯并噁嗪并吲哚"替换 daclatasvir 的联苯骨架,发现了 elbasvir（MK-8742,**3-166**）[74]。Elbasvir 具有广谱的抗 HCV 活性,与daclatasvir 相当或者更优,而且 elbasvir 在体内的清除率比较低,有利于每天小剂量口服给药。AbbVie 公司研究人员设计了以吡咯烷母核为核心的 NS5A 抑制剂,发现具有"苯基—吡咯烷—苯基"骨架的 daclatasvir 衍生物具有广谱的抗 HCV 活性[75]。吡咯烷 N 原子上的取代基和骨架的立体构型对活性和药代性质具有较大影响,ombitasvir（ABT-267,**3-167**）是从中优选得到临床候选药物,它在人体内的半衰期为 25～32 h,有望能够实现每日一次给药。基于类似的设计理念,Idenix 公司研究小组将 daclatasvir 骨架一侧咪唑环用"噻吩[3,2-*b*]并噻吩—苯并咪唑"替换,发现候选药物 samatasvir（IDX-719,**3-168**）具有优秀的广谱抗 HCV 活性[76]。

表 3-14 Daclatasvir 及其骨架跃迁衍生物的抗 HCV 活性

化合物	GT-1a	GT-1b	GT-2a	GT-3a	GT-4a	GT-5a	GT-6a
ledipasvir	0.031	0.005	20.8	10.1	0.007	—	—
elbasvir	0.004	0.003	0.003	0.02	0.003	—	—

续表

化合物	GT-1a	GT-1b	GT-2a	GT-3a	GT-4a	GT-5a	GT-6a
ombitasvir	0.014	0.005	0.0124	0.0193	0.00171	0.0043	0.415
samatasvir	0.008	0.003	0.024	0.017	0.002	0.037	—
daclatasvir	0.05	0.009	0.071	0.146	0.012	0.033	—

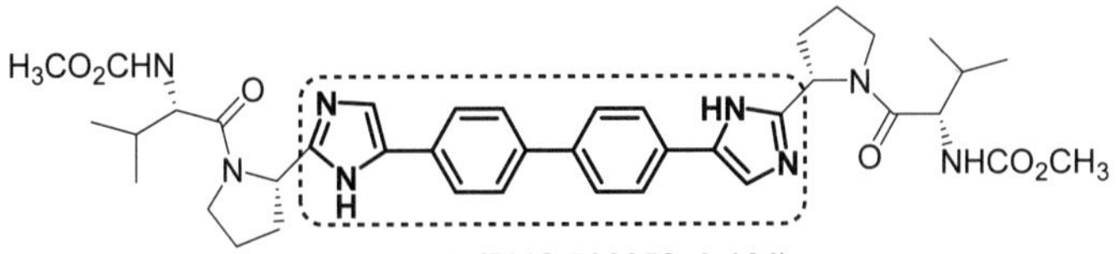

daclatasvir (BMS-790052, **3-164**)

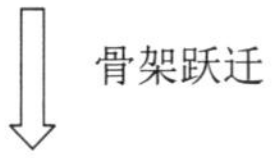

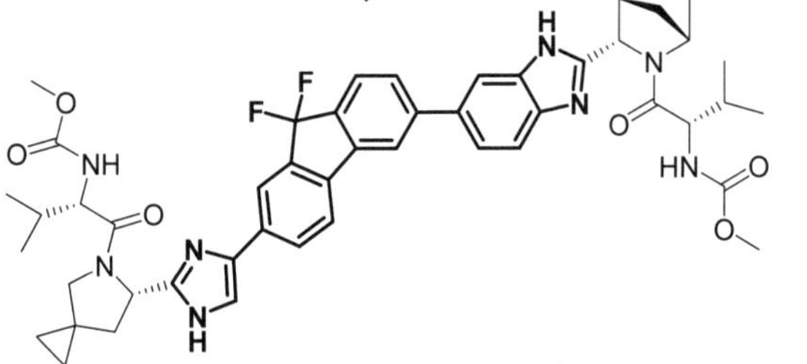

ledipasvir (GS-5885, **3-165**)

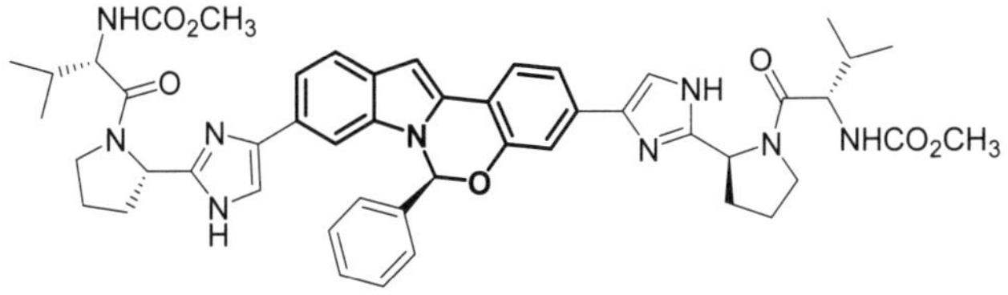

elbasvir (MK-8742, **3-166**)

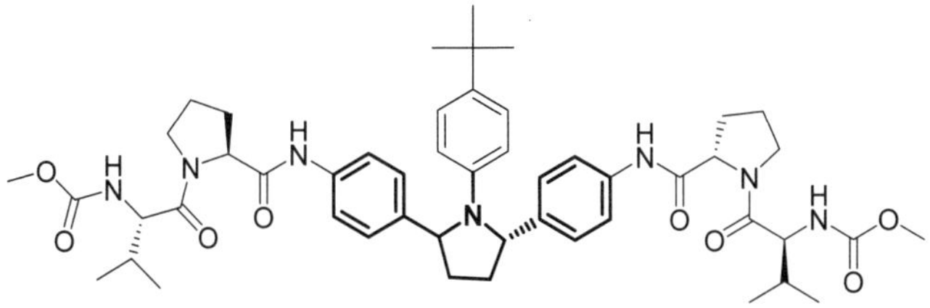

ombitasvir (ABT-267, **3-167**)

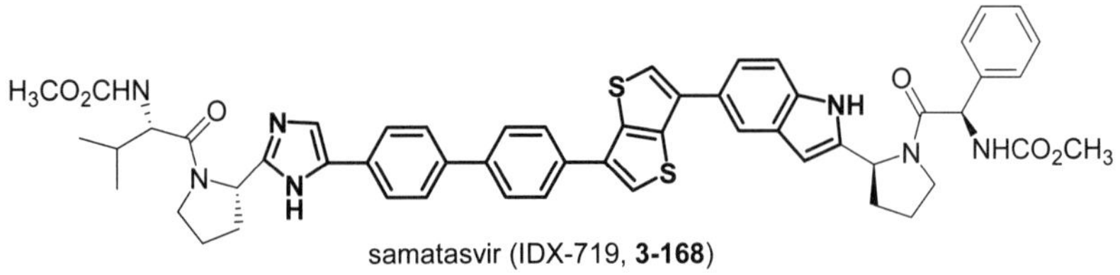

samatasvir (IDX-719, **3-168**)

图 3-40 进入到开发阶段的 daclatasvir 骨架跃迁衍生物

除了上述候选药物，另有大量文献报道了 daclatasvir 的骨架跃迁研究（图 3-41）[72]。强生公司的研究人员将 daclatasvir 骨架中的一侧咪唑基用噻吩并咪唑替换，得到了化合物**3-169**，对 HCV 基因亚型 1a 和 1b 的 EC$_{50}$ 值分别为 17 pmol/L 和 8 pmol/L。强生公司的研究人员将 daclatasvir 的双(苯基咪唑)骨架用"萘—喹唑啉酮"母核替换，所得化合物 **3-170** 的 EC$_{50}$ 值达到了 6 pmol/L。RFS Pharma 公司的研究人员用三联苯结构替换 daclatasvir 的二联苯骨架，发现化合物 **3-171** 的抗 HCV 病毒活性与 daclatasvir 相当（EC$_{50}$ = 26 pmol/L），并且细胞毒性明显降低[77]。

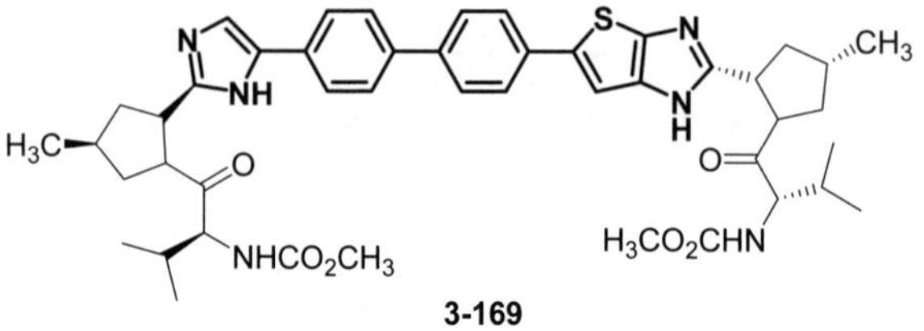

3-169

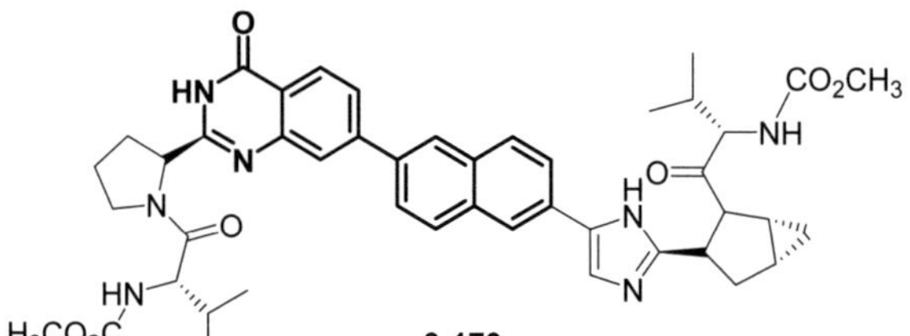

3-170

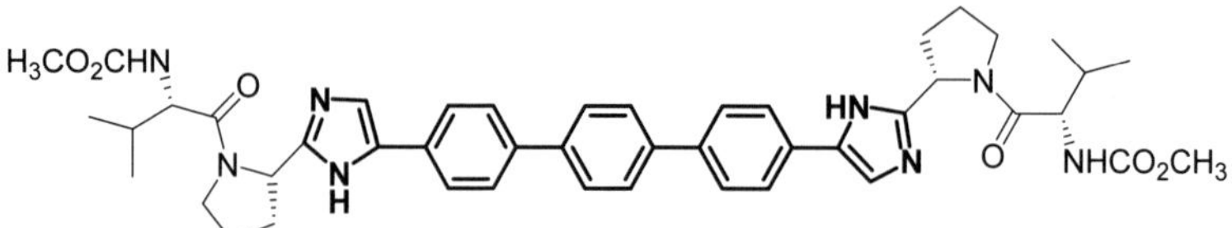

3-171

图 3-41　其他骨架跃迁衍生物

除了上述实例，骨架跃迁还在新药研发中有着广泛的应用。表 3-15 和表 3-16 总结了部分代表性的案例。

表 3-15　上市药物中的骨架跃迁实例

类别	研究实例		
镇静催眠药	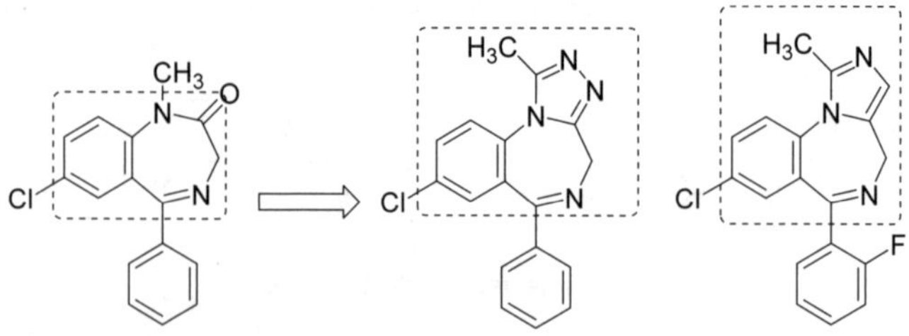 地西泮	 阿普唑仑	 咪达唑仑

类别	研究实例
镇静催眠药	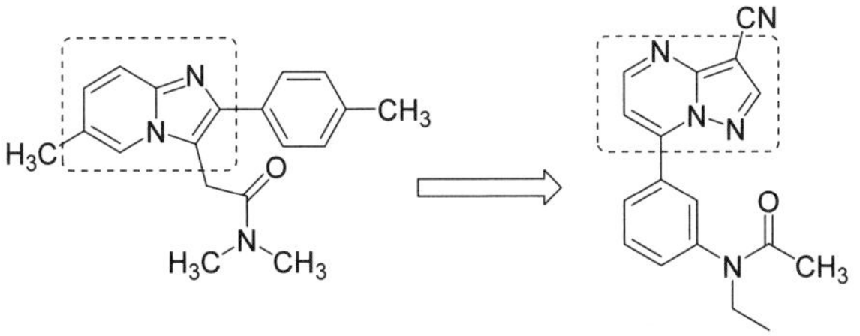 唑吡旦　　　　　　　　　扎来普隆
抗癫痫药	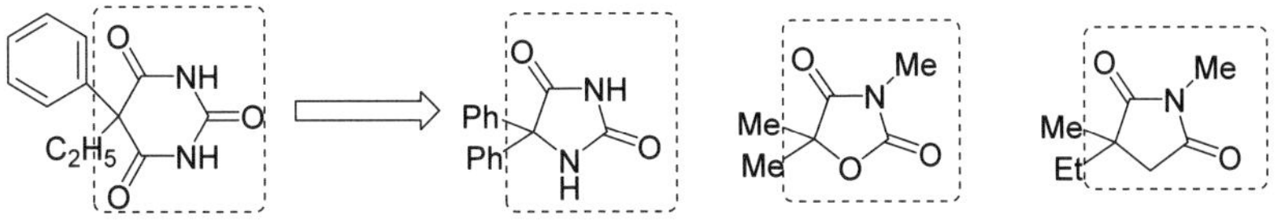 苯巴比妥　　　苯妥因　　　三甲双酮　　　乙琥胺
抗精神病药	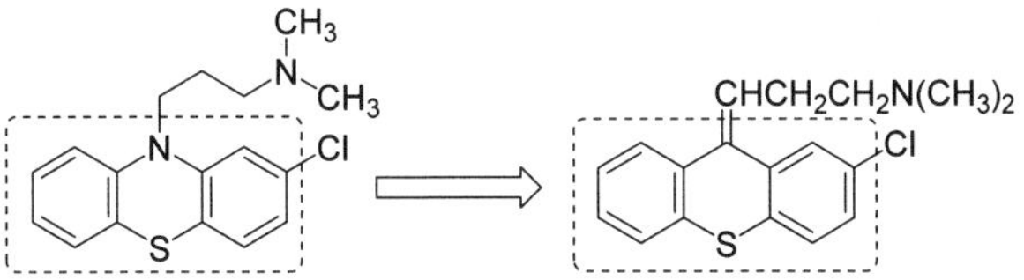 氯丙嗪　　　　　　　　氯普噻吨 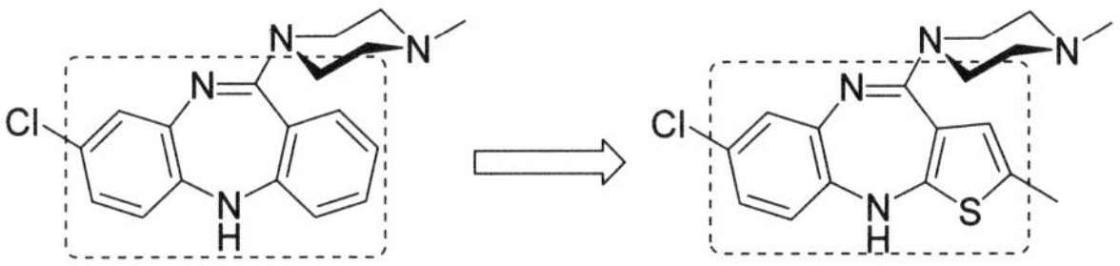 氯氮平　　　　　　　　奥氮平
抗抑郁药	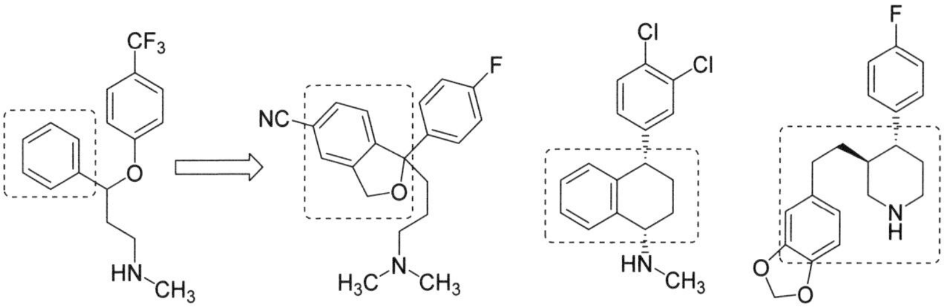 氟西汀　　　　西酞普兰　　　舍曲林　　　帕罗西汀

续表

类别	研究实例
抗胆碱药	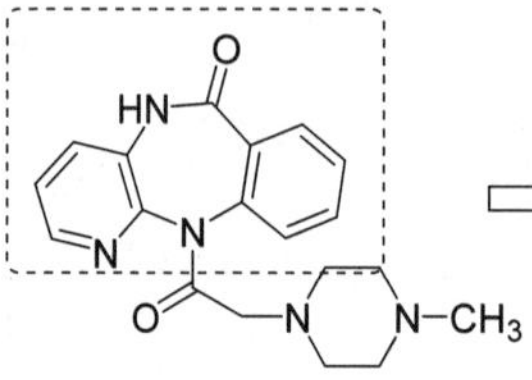 哌仑西平 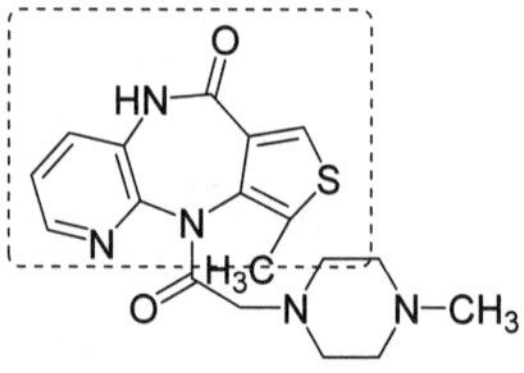 替仑西平
拟胆碱药	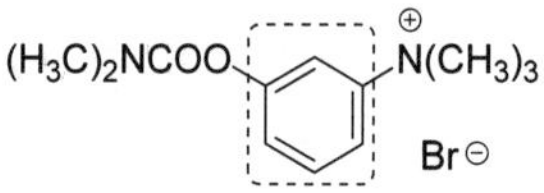 溴新斯的明 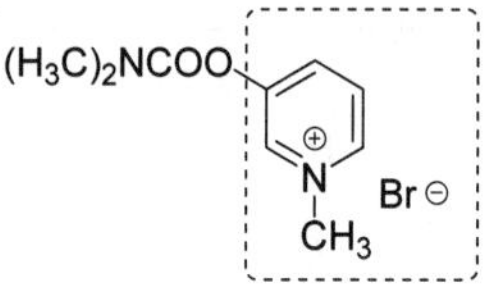 溴吡斯的明
抗过敏药	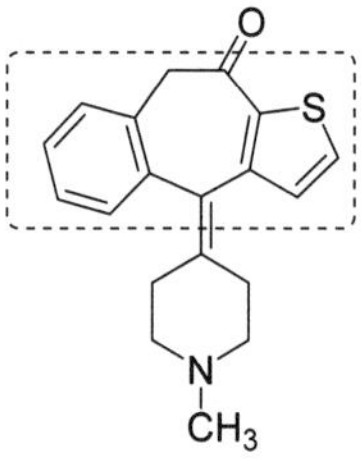 酮替芬 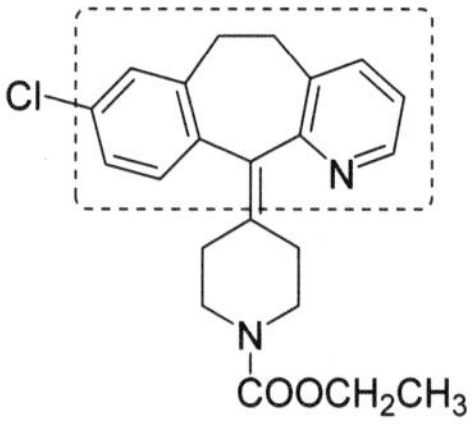 氯雷他定
降血压药	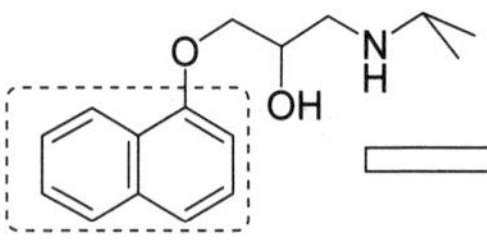 普萘洛尔 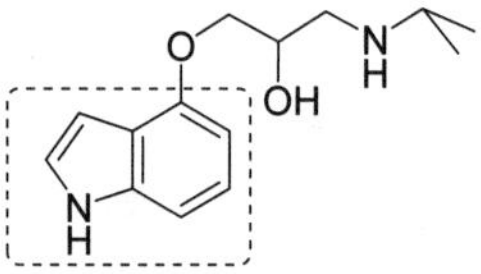 吲哚洛尔 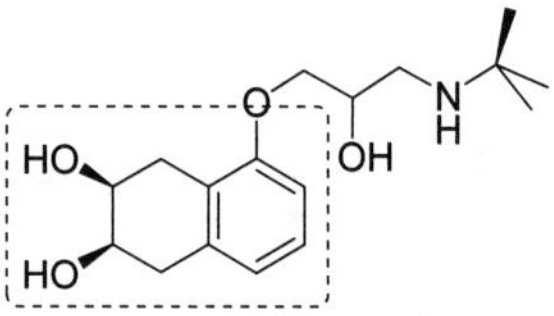 纳多洛尔
抗胃溃疡药	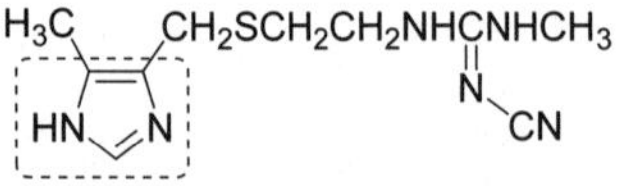 西咪替丁 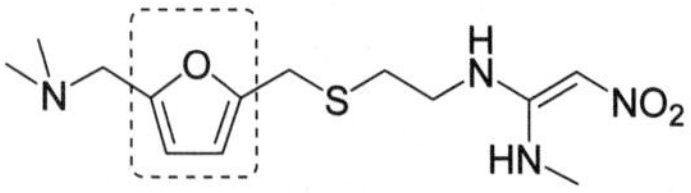 雷尼替丁 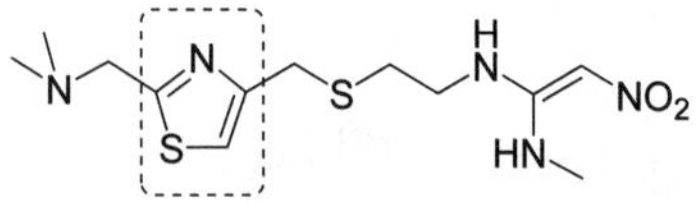 尼扎替丁

续表

类别	研究实例
抗炎药	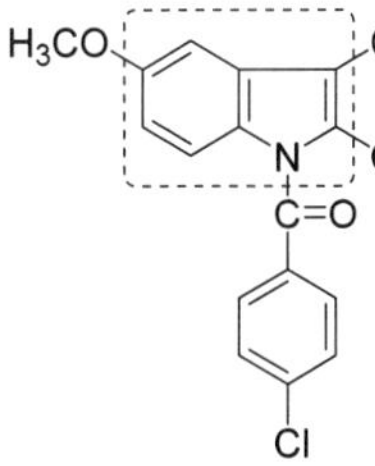 吲哚美辛 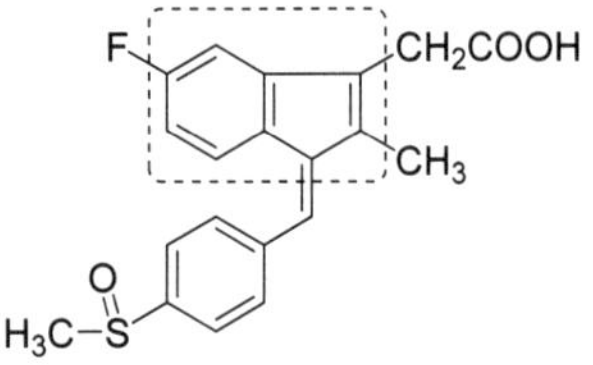 舒林酸
抗肿瘤药	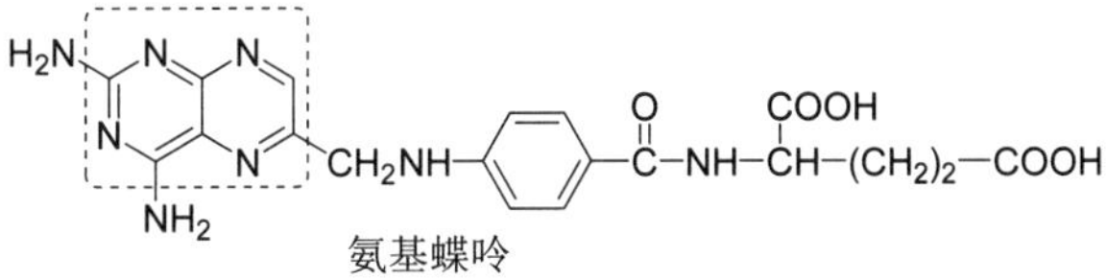 氨基蝶呤 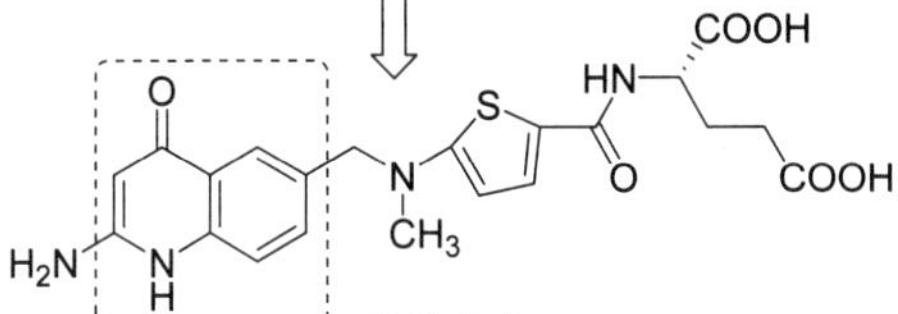 雷替曲占
抗菌药	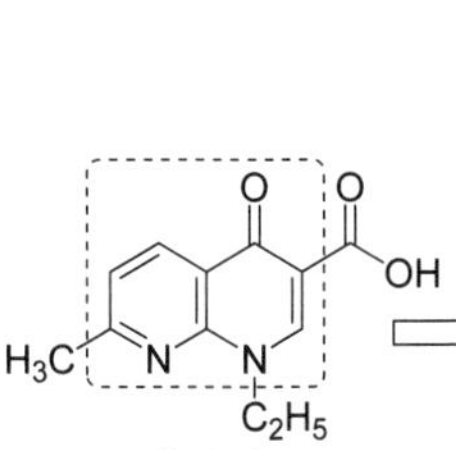 萘啶酸 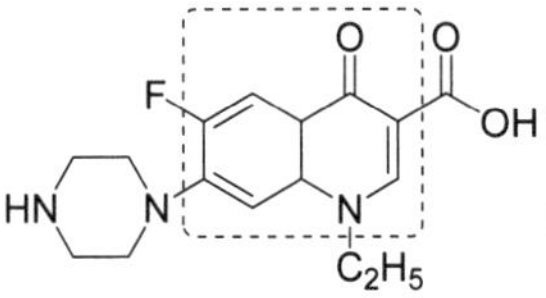 诺氟沙星 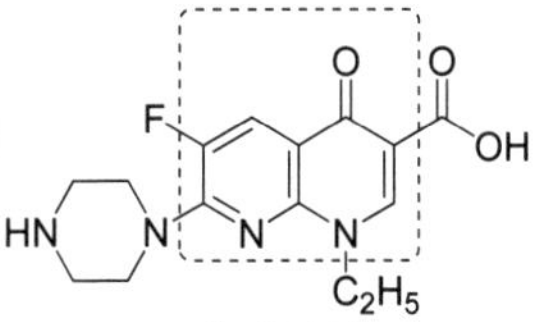 依诺沙星 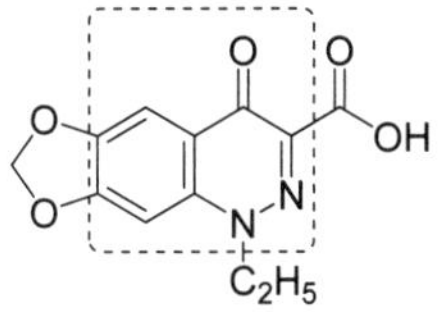 西诺沙星 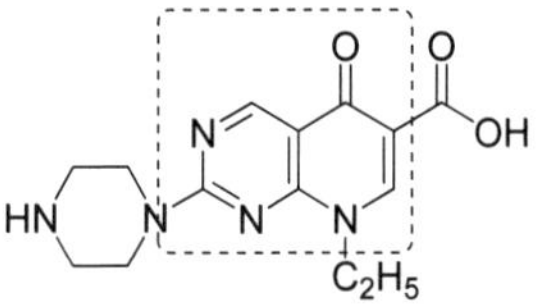 吡哌酸

续表

类别	研究实例
降血糖药	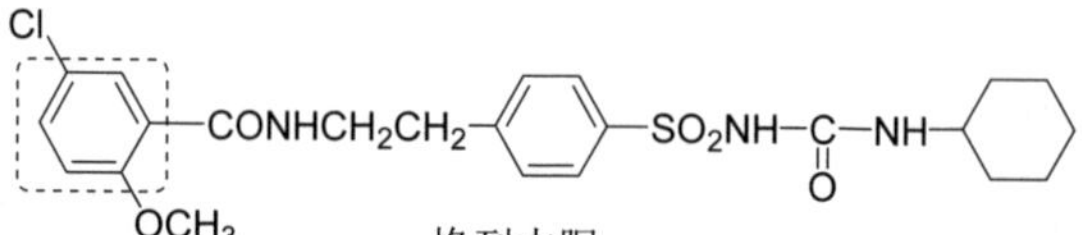 格列本脲 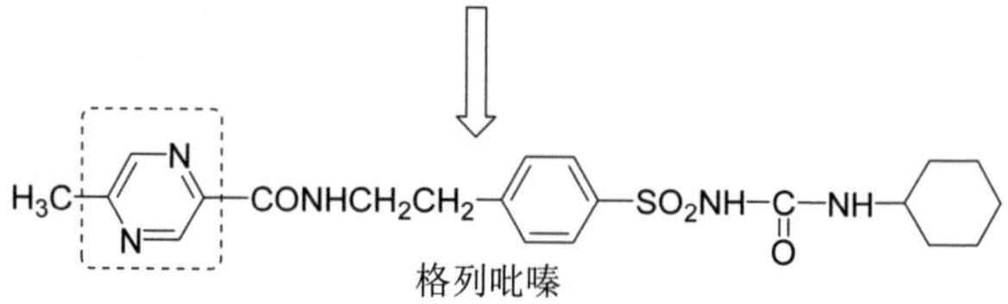 格列吡嗪 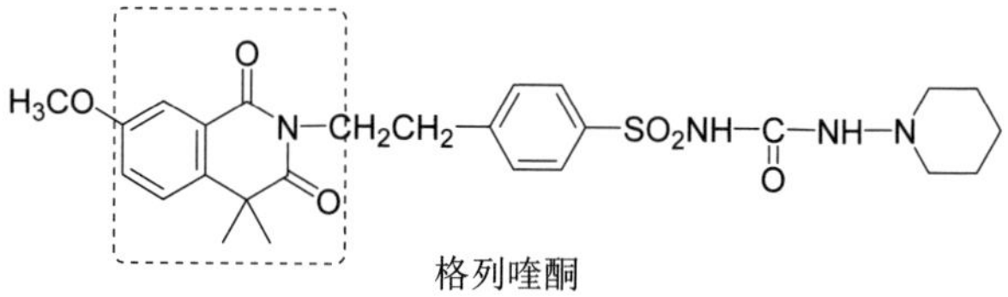 格列喹酮
止吐药	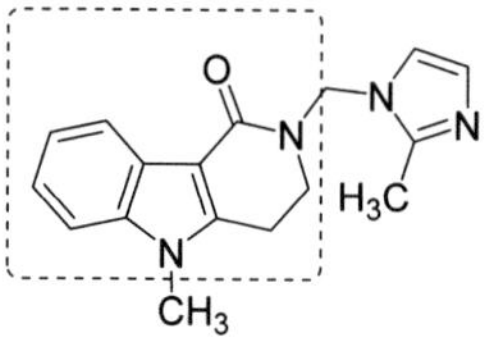 阿洛司琼 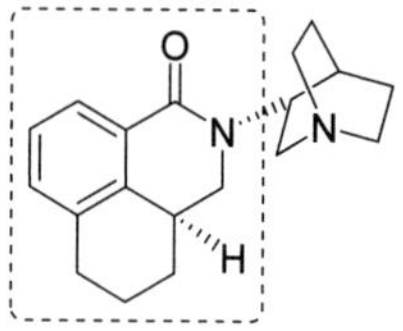 帕洛司琼 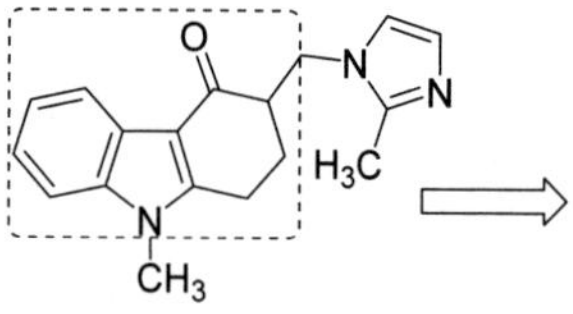 昂丹司琼 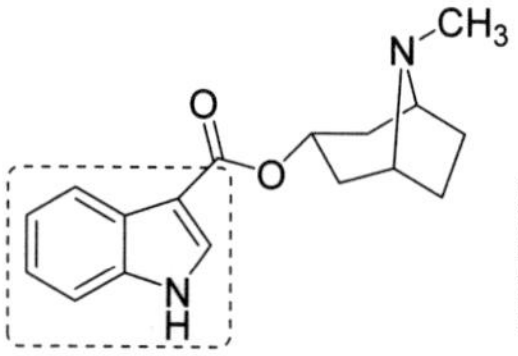 托烷司琼 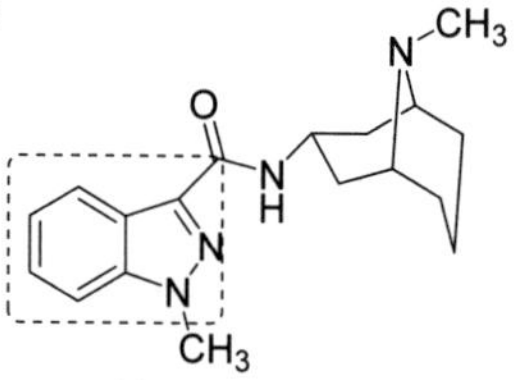 格拉司琼 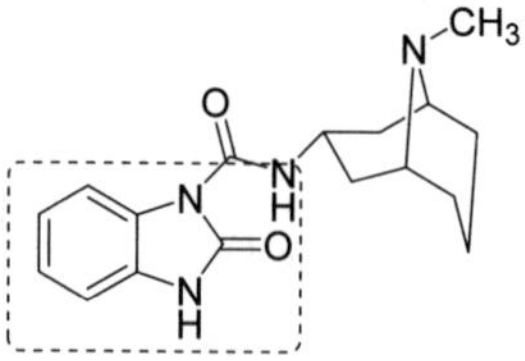 伊他司琼 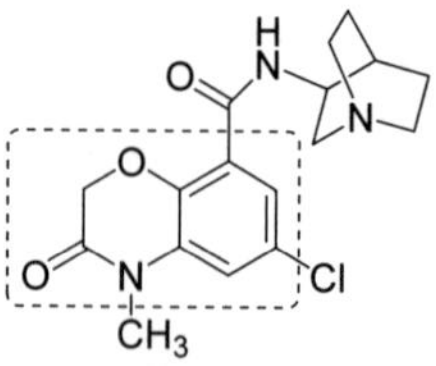 阿扎司琼

类别	研究实例
降压药	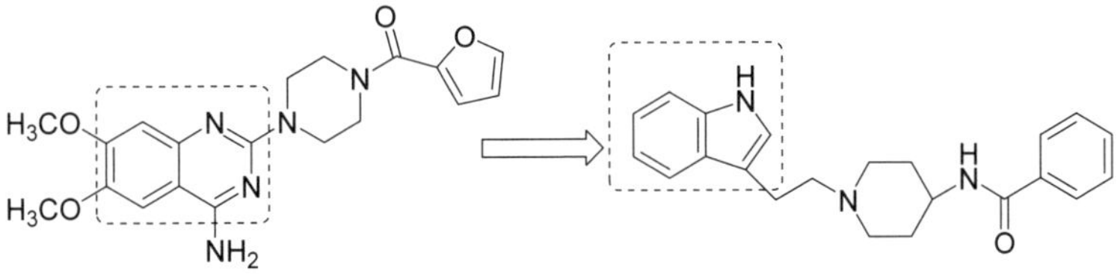 哌唑嗪 吲哚拉明

表 3-16　骨架跃迁的代表性研究案例

序号	实例	文献
1	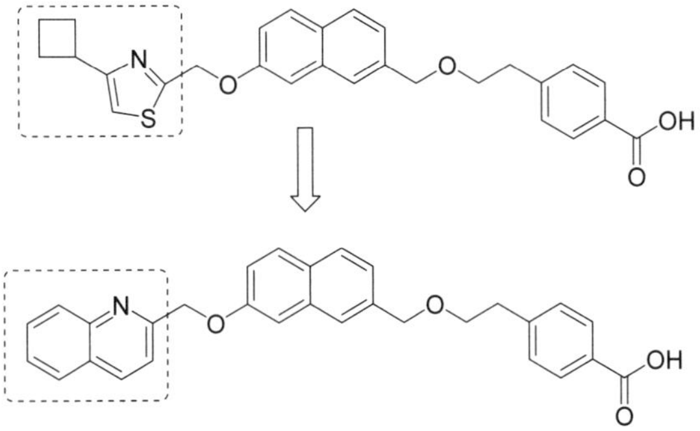	[78]
2	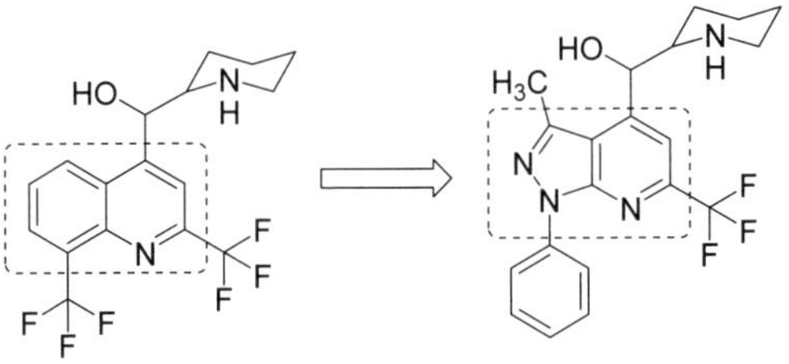	[79]
3	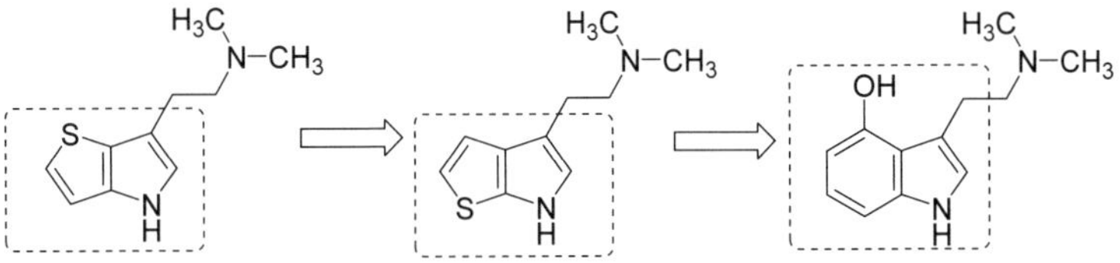	[80]
4	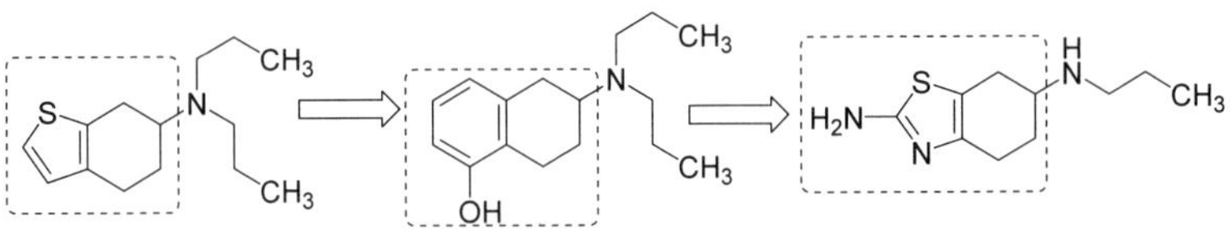	[81,82]

序号	实例	文献
5	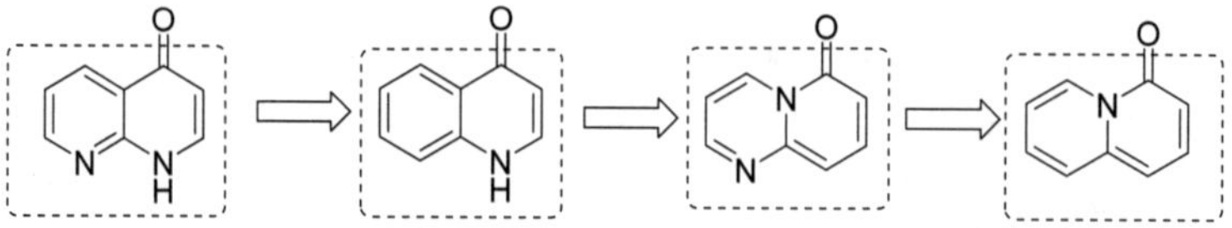	[83]
6	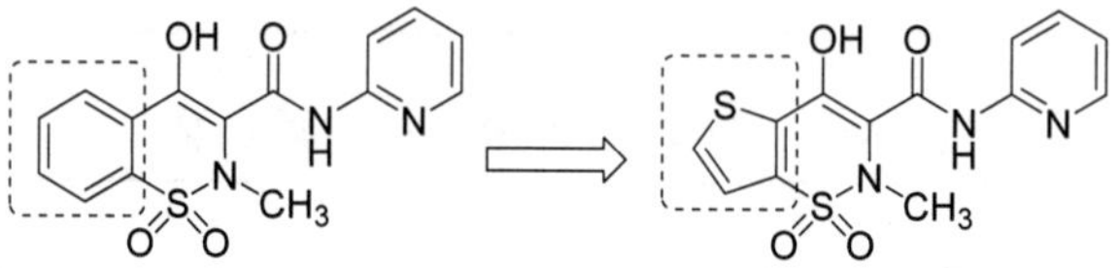	[84]
7	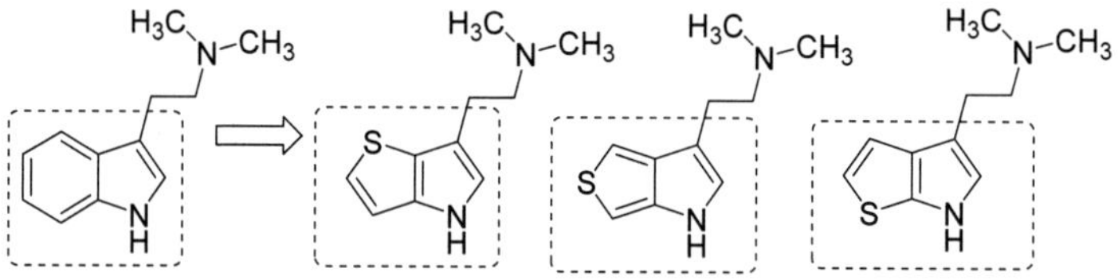	[80]
8	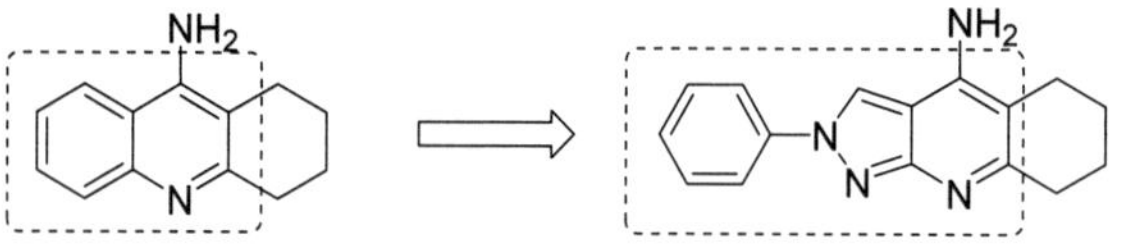	[85]
9	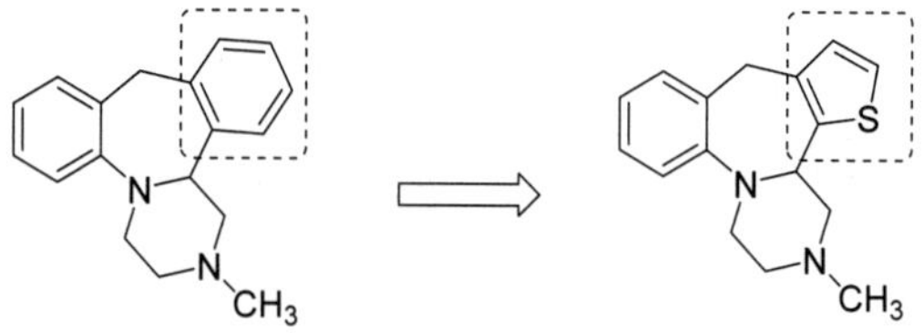	[86]
10	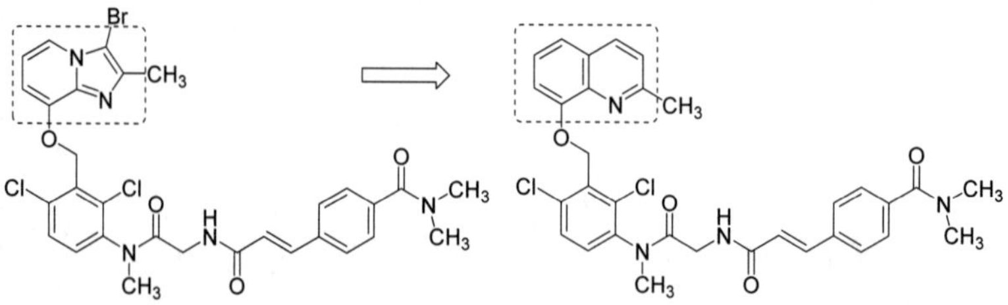	[87]

序号	实例	文献
11		[88]
12		[89]
13		[90]
14		[91]

続表

序号	实例	文献
15	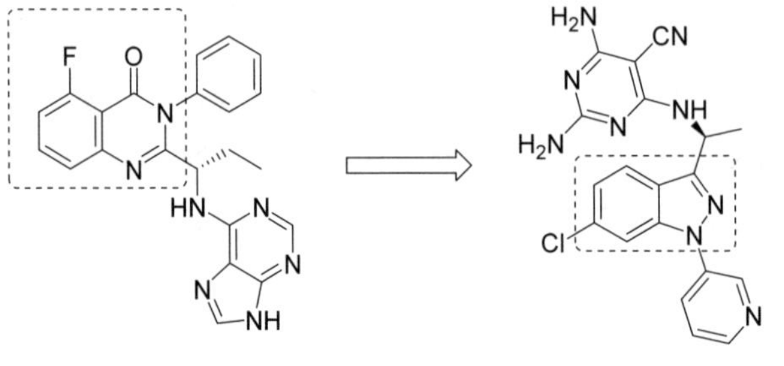	[92]
16	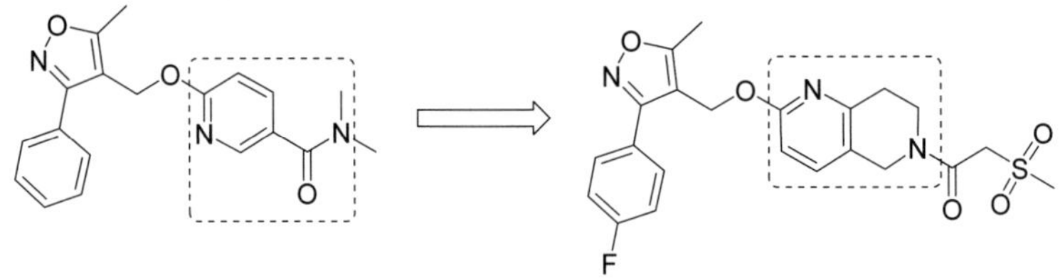	[93]
17	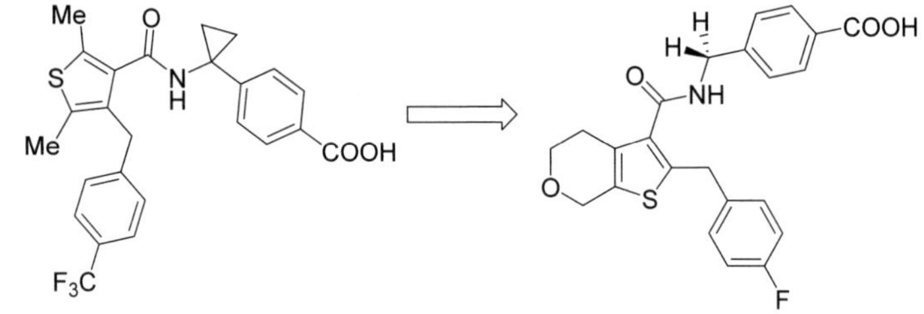	[94]
18	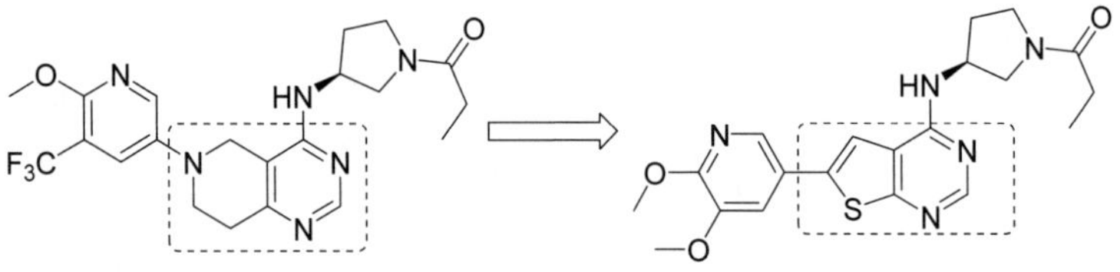	[95]
19	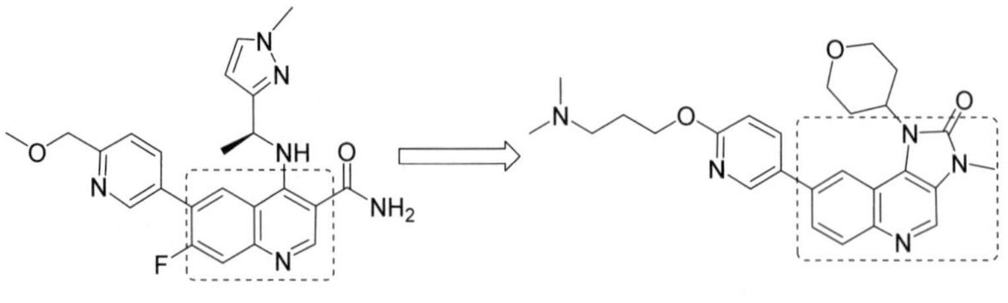	[96]

序号	实例	文献
20		[97]
21		[98, 99]
22		[100]
23		[101]
24		[102, 103]

参 考 文 献

[1] Bemis, G. W.; Murcko, M. A. The properties of known drugs. 1. Molecular frameworks. *J. Med. Chem.* **1996**, *39*, 2887-2893.

[2] Schneider, G.; Neidhart, W.; Giller, T.; *et al.* "Scaffold-Hopping" by topological pharmacophore search: a contribution to virtual screening. *Angew. Chem. Int. Ed. Engl.* **1999**, *38*, 2894-2896.

[3] Sun, H.; Tawa, G.; Wallqvist, A. Classification of scaffold-hopping approaches. *Drug Discovery Today* **2012**, *17*, 310-324.

[4] Nicholls, A.; Grant, J. A. Molecular shape and electrostatics in the encoding of relevant chemical information. *J. Comput. Aided Mol. Des.* **2005**, *19*, 661-686.

[5] Rush, T. S., 3rd; Grant, J. A.; Mosyak, L.; *et al.* A shape-based 3-D scaffold hopping method and its application to a bacterial protein-protein interaction. *J. Med. Chem.* **2005**, *48*, 1489-1495.

[6] Shoda, M.; Harada, T.; Kogami, Y.; *et al.* Identification of structurally diverse growth hormone secretagogue agonists by virtual screening and structure-activity relationship analysis of 2-formylaminoacetamide derivatives. *J. Med. Chem.* **2004**, *47*, 4286-4290.

[7] Naerum, L.; Norskov-Lauritsen, L.; Olesen, P. H. Scaffold hopping and optimization towards libraries of glycogen synthase kinase-3 inhibitors. *Bioorg. Med. Chem. Lett.* **2002**, *12*, 1525-1528.

[8] Franke, L.; Schwarz, O.; Muller-Kuhrt, L.; *et al.* Identification of natural-product-derived inhibitors of 5-lipoxygenase activity by ligand-based virtual screening. *J. Med. Chem.* **2007**, *50*, 2640-2646.

[9] Bergmann, R.; Liljefors, T.; Sorensen, M. D.; *et al.* SHOP: receptor-based scaffold HOPping by GRID-based similarity searches. *J. Chem. Inf. Model.* **2009**, *49*, 658-669.

[10] Fontaine, F.; Cross, S.; Plasencia, G.; *et al.* SHOP: a method for structure-based fragment and scaffold hopping. *ChemMedChem* **2009**, *4*, 427-439.

[11] Maass, P.; Schulz-Gasch, T.; Stahl, M.; *et al.* Recore: a fast and versatile method for scaffold hopping based on small molecule crystal structure conformations. *J. Chem. Inf. Model.* **2007**, *47*, 390-399.

[12] BROOD: Fragment Replacement and Molecular Design, v. O. S. S., Inc., Santa Fe, NM, 2013.

[13] Lewell, X. Q.; Judd, D. B.; Watson, S. P.; *et al.* RECAP--retrosynthetic combinatorial analysis procedure: a powerful new technique for identifying privileged molecular fragments with useful applications in combinatorial chemistry. *J. Chem. Inf. Comput. Sci.* **1998**, *38*, 511-522.

[14] Deng, J.; Li, N.; Liu, H.; *et al.* Discovery of novel small molecule inhibitors of dengue viral NS2B-NS3 protease using virtual screening and scaffold hopping. *J. Med. Chem.* **2012**, *55*, 6278-6293.

[15] Evans, B. E.; Rittle, K. E.; Bock, M. G.; *et al.* Methods for drug discovery: development of potent, selective, orally effective cholecystokinin antagonists. *J. Med. Chem.* **1988**, *31*, 2235-2246.

[16] Siegel, M. G.; Vieth, M. Drugs in other drugs: a new look at drugs as fragments. *Drug Discovery Today* **2007**, *12*, 71-79.

[17] Lewell, X. Q.; Jones, A. C.; Bruce, C. L.; *et al.* Drug rings database with web interface. A tool for identifying alternative chemical rings in lead discovery programs. *J. Med. Chem.* **2003**, *46*, 3257-3274.

[18] Ertl, P.; Jelfs, S.; Muhlbacher, J.; *et al.* Quest for the rings. In silico exploration of ring universe to identify novel bioactive heteroaromatic scaffolds. *J. Med. Chem.* **2006**, *49*, 4568-4573.

[19] Wang, J.; Hou, T. Drug and drug candidate building block analysis. *J. Chem. Inf. Model.* **2010**, *50*, 55-67.

[20] Lee, M. L.; Schneider, G. Scaffold architecture and pharmacophoric properties of natural products and

trade drugs: application in the design of natural product-based combinatorial libraries. *J. Comb. Chem.* **2001**, *3*, 284-289.

[21] Zdrazil, B.; Guha, R. The rise and fall of a scaffold: a trend analysis of scaffolds in the medicinal chemistry literature. *J. Med. Chem.* **2018**, *61*, 4688-4703.

[22] Laurence, C.; Brameld, K. A.; Graton, J.; *et al.* The pK(BHX) database: toward a better understanding of hydrogen-bond basicity for medicinal chemists. *J. Med. Chem.* **2009**, *52*, 4073-4086.

[23] Bohm, H. J.; Klebe, G.; Brode, S.; *et al.* Oxygen and nitrogen in competitive situations: which is the hydrogen-bond acceptor? *Chem. Eur. J.* **1996**, *2*, 1509-1513.

[24] Meanwell, N. A.; Romine, J. L.; Rosenfeld, M. J.; *et al.* Nonprostanoid prostacyclin mimetics. 5. Structure-activity relationships associated with [3-[4-(4,5-diphenyl-2-oxazolyl)-5-oxazolyl] phenoxy] acetic acid. *J. Med. Chem.* **1993**, *36*, 3884-3903.

[25] Meanwell, N. A.; Rosenfeld, M. J.; Wright, J. J.; *et al.* Nonprostanoid prostacyclin mimetics. 4. Derivatives of 2-[3-[2-(4,5-diphenyl-2-oxazolyl)ethyl]phenoxy]acetic acid substituted alpha to the oxazole ring. *J. Med. Chem.* **1993**, *36*, 3871-3883.

[26] Sweet, F.; Boyd, J.; Medina, O.; *et al.* Hydrogen bonding in steroidogenesis: studies in new heterocyclic analogues of estrone that inhibit human estradiol 17β-dehydrogenase. *Biochem. Biophys. Res. Commun.* **1991**, *180*, 1057-1063.

[27] Le, G.; Vandegraaff, N.; Rhodes, D. I.; *et al.* Design of a series of bicyclic HIV-1 integrase inhibitors. Part 2: Azoles: effective metal chelators. *Bioorg. Med. Chem. Lett.* **2010**, *20*, 5909-5912.

[28] Johns, B. A.; Weatherhead, J. G.; Allen, S. H.; *et al.* The use of oxadiazole and triazole substituted naphthyridines as HIV-1 integrase inhibitors. Part 1: Establishing the pharmacophore. *Bioorg. Med. Chem. Lett.* **2009**, *19*, 1802-1806.

[29] Le, G.; Vandegraaff, N.; Rhodes, D. I.; *et al.* Discovery of potent HIV integrase inhibitors active against raltegravir resistant viruses. *Bioorg. Med. Chem. Lett.* **2010**, *20*, 5013-5018.

[30] Desiraju, G. R.; Steiner, T. The weak hydrogen bond in structural chemistry and biology. *Oxford University Press: Oxford, U.K.* **1999**.

[31] Pierce, A. C.; Sandretto, K. L.; Bemis, G. W. Kinase inhibitors and the case for CH···O hydrogen bonds in protein-ligand binding. *Proteins* **2002**, 567-576.

[32] Ioannidis, S.; Lamb, M. L.; Davies, A. M.; *et al.* Discovery of pyrazol-3-ylamino pyrazines as novel JAK2 inhibitors. *Bioorg. Med. Chem. Lett.* **2009**, *19*, 6524-6528.

[33] Ioannidis, S.; Lamb, M. L.; Almeida, L.; *et al.* Replacement of pyrazol-3-yl amine hinge binder with thiazol-2-yl amine: discovery of potent and selective JAK2 inhibitors. *Bioorg. Med. Chem. Lett.* **2010**, *20*, 1669-1673.

[34] Pierce, A. C.; ter Haar, E.; Binch, H. M.; *et al.* CH...O and CH...N hydrogen bonds in ligand design: a novel quinazolin-4-ylthiazol-2-ylamine protein kinase inhibitor. *J. Med. Chem.* **2005**, *48*, 1278-1281.

[35] Edwards, P. D.; Meyer, E. F., J.; Vijayalakshmi, J.; *et al.* Elastase inhibitors, the peptidyl R-ketobenzoxazoles, and the X-ray crystal structure of the covalent complex between porcine pancreatic elastase and Ac-Ala-Pro-Val-2-benzoxazole. *J. Am. Chem. Soc.* **1992**, *114*, 1854-1863.

[36] Edwards, P. D.; Wolanin, D. J.; Andisik, D. A.; *et al.* Peptidyl R-ketoheterocyclic inhibitors of human neutrophil elastase. 2. Effect of varying the heterocyclic ring on in vitro potency. *J. Med. Chem.* **1995**, *38*, 76-85.

[37] Ohmoto, K. Y.; Yamamoto, T.; Horiuchi, T.; *et al.* Design and synthesis of new orally active nonpeptidic inhibitors of human neutrophil elastase. *J. Med. Chem.* **2000**, *43*, 4927-4929.

[38] Ohmoto, K. Y.; Yamamoto, T.; Okuma, M.; *et al.* Development of orally active nonpeptidic inhibitors of human neutrophil elastase. *J. Med. Chem.* **2001**, *44*, 1268-1285.

[39] Zheng, Y.; Tice, C. M.; Singh, S. B. The use of spirocyclic scaffolds in drug discovery. *Bioorg. Med. Chem. Lett.* **2014**, *24*, 3673-3682.

[40] Hiesinger, K.; Dar'in, D.; Proschak, E.; *et al.* Spirocyclic scaffolds in medicinal chemistry. *J. Med. Chem.* **2021**, *64*, 150-183.

[41] Ding, A.; Meazza, M.; Guo, H.; *et al.* New development in the enantioselective synthesis of spiro compounds. *Chem. Soc. Rev.* **2018**, *47*, 5946-5996.

[42] Sarver, P.; Acker, M.; Bagdanoff, J. T.; *et al.* 6-Amino-3-methylpyrimidinones as potent, selective, and orally efficacious SHP2 inhibitors. *J. Med. Chem.* **2019**, *62*, 1793-1802.

[43] Goldberg, D. R.; De Lombaert, S.; Aiello, R.; *et al.* Discovery of spirocyclic proline tryptophan hydroxylase-1 inhibitors. *Bioorg. Med. Chem. Lett.* **2016**, *26*, 1124-1129.

[44] Goldberg, D. R.; De Lombaert, S.; Aiello, R.; *et al.* Optimization of spirocyclic proline tryptophan hydroxylase-1 inhibitors. *Bioorg. Med. Chem. Lett.* **2017**, *27*, 413-419.

[45] Schwertz, G.; Witschel, M. C.; Rottmann, M.; *et al.* Potent inhibitors of plasmodial serine hydroxymethyltransferase (SHMT) featuring a spirocyclic scaffold. *ChemMedChem* **2018**, *13*, 931-943.

[46] Johansson, A.; Lofberg, C.; Antonsson, M.; *et al.* Discovery of (3-(4-(2-Oxa-6-azaspiro[3.3]heptan-6-yl-methyl)phenoxy)azetidin-1-yl)(5-(4-methoxy phenyl)-1,3,4-oxadiazol-2-yl)methanone (AZD1979), a melanin concentrating hormone receptor 1 (MCHr1) antagonist with favorable physicochemical properties. *J. Med. Chem.* **2016**, *59*, 2497-2511.

[47] Chobanian, H. R.; Guo, Y.; Pio, B.; *et al.* The design and synthesis of novel spirocyclic heterocyclic sulfone ROMK inhibitors as diuretics. *Bioorg. Med. Chem. Lett.* **2017**, *27*, 1109-1114.

[48] Ren, A.; Zhu, X.; Feichtinger, K.; *et al.* Discovery of a lead series of potent benzodiazepine 5-HT2C receptor agonists with high selectivity in functional and binding assays. *Bioorg. Med. Chem. Lett.* **2020**, *30*, 126929.

[49] Alen, J.; Schade, M.; Wagener, M.; *et al.* Fragment-based discovery of novel potent sepiapterin reductase inhibitors. *J. Med. Chem.* **2019**, *62*, 6391-6397.

[50] Pettus, L. H.; Andrews, K. L.; Booker, S. K.; *et al.* Discovery and optimization of quinazolinonepyrrolo-pyrrolones as potent and orally bioavailable pan-pim kinase inhibitors. *J. Med. Chem.* **2016**, *59*, 6407-6430.

[51] Ji, H.; Zhang, W.; Zhang, M.; *et al.* Structure-based de novo design, synthesis, and biological evaluation of non-azole inhibitors specific for lanosterol 14alpha-demethylase of fungi. *J. Med. Chem.* **2003**, *46*, 474-485.

[52] Sheng, C.; Che, X.; Wang, W.; *et al.* Design and synthesis of antifungal benzoheterocyclic derivatives by scaffold hopping. *Eur. J. Med. Chem.* **2011**, *46*, 1706-1712.

[53] Guo, Y.; Liu, Y.; Hu, N.; *et al.* Discovery of zanubrutinib (BGB-3111), a novel, potent, and selective covalent inhibitor of bruton's tyrosine kinase. *J. Med. Chem.* **2019**, *62*, 7923-7940.

[54] Wang, L.; Fang, K.; Cheng, J.; *et al.* Scaffold hopping of natural product evodiamine: discovery of a novel antitumor scaffold with excellent potency against colon cancer. *J. Med. Chem.* **2020**, *63*, 696-713.

[55] Xu, S.; Yao, H.; Qiu, Y.; *et al.* Discovery of novel polycyclic heterocyclic derivatives from evodiamine for the potential treatment of triple-negative breast cancer. *J. Med. Chem.* **2021**, *64*, 17346-17365.

[56] Jia, H.; Dai, G.; Weng, J.; *et al.* Discovery of (*S*)-1-(1-(imidazo[1,2-*a*]pyridin-6-yl)ethyl)-6-(1-meth

yl-1H-pyrazol-4-yl)-1H-[1,2,3]triazolo[4,5-b]pyrazine (volitinib) as a highly potent and selective mesenchymal-epithelial transition factor (c-Met) inhibitor in clinical development for treatment of cancer. *J. Med. Chem.* **2014**, *57*, 7577-7589.

[57] Ren, X.; Pan, X.; Zhang, Z.; *et al.* Identification of GZD824 as an orally bioavailable inhibitor that targets phosphorylated and nonphosphorylated breakpoint cluster region-Abelson (Bcr-Abl) kinase and overcomes clinically acquired mutation-induced resistance against imatinib. *J. Med. Chem.* **2013**, *56*, 879-894.

[58] Matthews, T. P.; Klair, S.; Burns, S.; *et al.* Identification of inhibitors of checkpoint kinase 1 through template screening. *J. Med. Chem.* **2009**, *52*, 4810-4819.

[59] Reader, J. C.; Matthews, T. P.; Klair, S.; *et al.* Structure-guided evolution of potent and selective CHK1 inhibitors through scaffold morphing. *J. Med. Chem.* **2011**, *54*, 8328-8342.

[60] Cheng, H.; Wan, J.; Lin, M. I.; *et al.* Design, synthesis, and in vitro biological evaluation of 1H-1,2,3-triazole-4-carboxamide derivatives as new anti-influenza A agents targeting virus nucleoprotein. *J. Med. Chem.* **2012**, *55*, 2144-2153.

[61] Shen, F.; Bai, A. P.; Guo, Z. R.; *et al.* Inhibitory effect of 3,4-diaryl-3-pyrrolin-2-one derivatives on cyclooxygenase 1 and 2 in murine peritoneal macrophages. *Acta Pharmacol. Sin.* **2002**, *23*, 762-768.

[62] Ramdas, V.; Talwar, R.; Kanoje, V.; *et al.* Discovery of potent, selective, and state-dependent NaV1.7 inhibitors with robust oral efficacy in pain models: structure-activity relationship and optimization of chroman and indane aryl sulfonamides. *J. Med. Chem.* **2020**, *63*, 6107-6133.

[63] Marwaha, A.; White, J.; El Mazouni, F.; *et al.* Bioisosteric transformations and permutations in the triazolopyrimidine scaffold to identify the minimum pharmacophore required for inhibitory activity against Plasmodium falciparum dihydroorotate dehydrogenase. *J. Med. Chem.* **2012**, *55*, 7425-7436.

[64] Tung, Y. S.; Coumar, M. S.; Wu, Y. S.; *et al.* Scaffold-hopping strategy: synthesis and biological evaluation of 5,6-fused bicyclic heteroaromatics to identify orally bioavailable anticancer agents. *J. Med. Chem.* **2011**, *54*, 3076-3080.

[65] Zhao, H.; Xin, Z.; Liu, G.; *et al.* Discovery of tetralin carboxamide growth hormone secretagogue receptor antagonists via scaffold manipulation. *J. Med. Chem.* **2004**, *47*, 6655-6657.

[66] Thomas, M.; Brand, S.; De Rycker, M.; *et al.* Scaffold-hopping strategy on a series of proteasome inhibitors led to a preclinical candidate for the treatment of visceral leishmaniasis. *J. Med. Chem.* **2021**, *64*, 5905-5930.

[67] Gao, M.; Nettles, R. E.; Belema, M.; *et al.* Chemical genetics strategy identifies an HCV NS5A inhibitor with a potent clinical effect. *Nature* **2010**, *465*, 96-100.

[68] Lemm, J. A.; Leet, J. E.; O'Boyle, D. R., 2nd; *et al.* Discovery of potent hepatitis C virus NS5A inhibitors with dimeric structures. *Antimicrob. Agents Chemother.* **2011**, *55*, 3795-3802.

[69] Lemm, J. A.; O'Boyle, D., 2nd; Liu, M.; *et al.* Identification of hepatitis C virus NS5A inhibitors. *J. Virol.* **2010**, *84*, 482-491.

[70] Wang, C.; Jia, L.; Huang, H.; *et al.* In vitro activity of BMS-790052 on hepatitis C virus genotype 4 NS5A. *Antimicrob. Agents Chemother.* **2012**, *56*, 1588-1590.

[71] Fridell, R. A.; Qiu, D.; Valera, L.; *et al.* Distinct functions of NS5A in hepatitis C virus RNA replication uncovered by studies with the NS5A inhibitor BMS-790052. *J. Virol.* **2011**, *85*, 7312-7320.

[72] Belema, M.; Lopez, O. D.; Bender, J. A.; *et al.* Discovery and development of hepatitis C virus NS5A replication complex inhibitors. *J. Med. Chem.* **2014**, *57*, 1643-1672.

[73] Link, J. O.; Taylor, J. G.; Xu, L.; *et al.* Discovery of ledipasvir (GS-5885): a potent, once-daily oral NS5A inhibitor for the treatment of hepatitis C virus infection. *J. Med. Chem.* **2014**, *57*, 2033-2046.

[74] Coburn, C. A.; Meinke, P. T.; Chang, W.; *et al.* Discovery of MK-8742: an HCV NS5A inhibitor with broad genotype activity. *ChemMedChem* **2013**, *8*, 1930-1940.

[75] Degoey, D. A.; Randolph, J. T.; Liu, D.; *et al.* Discovery of ABT-267, a pan-genotypic inhibitor of HCV NS5A. *J. Med. Chem.* **2014**, *57*, 2047-2057.

[76] Dousson, C. B. D., D.; Parsy, C. C.; Pierra, C.; *et al.* Preparation of 5,5-fused arylenes or heteroarylenes endcapped with amino acid and peptide derivatives useful in treatment and prevention of drug resistant hepatitis C infection. World Patent Application WO-2012/135581, October 4, **2012**.

[77] Shi, J.; Zhou, L.; Amblard, F.; *et al.* Synthesis and biological evaluation of new potent and selective HCV NS5A inhibitors. *Bioorg. Med. Chem. Lett.* **2012**, *22*, 3488-3491.

[78] Ballart, B.; Marti, J.; Velasco, D.; *et al.* Synthesis and pharmacological evaluation of new 4-2-(7-heterocyclemethoxynaftalen-2-ylmethoxy)ethylbenzoic acids as LTD(4)-antagonists. *Eur. J. Med. Chem.* **2000**, *35*, 439-447.

[79] Dias, L. R.; Freitas, A. C.; Barreiro, E. J.; *et al.* Synthesis and biological activity of new potential antimalarial: 1*H*-pyrazolo[3,4-b]pyridine derivatives. *Boll. Chim. Farm.* **2000**, *139*, 14-20.

[80] Blair, J. B.; Marona-Lewicka, D.; Kanthasamy, A.; *et al.* Thieno[3,2-b]- and thieno[2,3-b]pyrrole bioisosteric analogues of the hallucinogen and serotonin agonist *N,N*-dimethyltryptamine. *J. Med. Chem.* **1999**, *42*, 1106-1111.

[81] Rodenhuis, N.; Timmerman, W.; Wikstrom, H. V.; *et al.* Thiophene analogs of naphthoxazines and 2-aminotetralins: bioisosteres with improved relative oral bioavailability, as compared to 5-OH-DPAT. *Eur. J. Pharmacol.* **2000**, *394*, 255-263.

[82] van Vliet, L. A.; Rodenhuis, N.; Wikstrom, H.; *et al.* Thiazoloindans and thiazolobenzopyrans: a novel class of orally active central dopamine (partial) agonists. *J. Med. Chem.* **2000**, *43*, 3549-3557.

[83] Li, Q.; Mitscher, L. A.; Shen, L. L. The 2-pyridone antibacterial agents: bacterial topoisomerase inhibitors. *Med. Res. Rev.* **2000**, *20*, 231-293.

[84] Binder, D.; Hromatka, O.; Geissler, F.; *et al.* Analogues and derivatives of tenoxicam. 1. Synthesis and antiinflammatory activity of analogues with different residues on the ring nitrogen and the amide nitrogen. *J. Med. Chem.* **1987**, *30*, 678-682.

[85] Barreiro, E. J.; Camara, C. A.; Verli, H.; *et al.* Design, synthesis, and pharmacological profile of novel fused pyrazolo[4,3-*d*]pyridine and pyrazolo[3,4-*b*][1,8]naphthyridine isosteres: a new class of potent and selective acetylcholinesterase inhibitors. *J. Med. Chem.* **2003**, *46*, 1144-1152.

[86] Watthey, J. W.; Gavin, T.; Desai, M.; *et al.* Synthesis and biological properties of thiophene ring analogues of mianserin. *J. Med. Chem.* **1983**, *26*, 1116-1122.

[87] Abe, Y.; Kayakiri, H.; Satoh, S.; *et al.* A novel class of orally active non-peptide bradykinin B2 receptor antagonists. 3. Discovering bioisosteres of the imidazo[1,2-*a*]pyridine moiety. *J. Med. Chem.* **1998**, *41*, 4062-4079.

[88] Mostinski, Y.; Heynen, G.; Lopez-Alberca, M. P.; *et al.* From pyrazolones to azaindoles: evolution of active-site SHP2 inhibitors based on scaffold hopping and bioisosteric replacement. *J. Med. Chem.* **2020**, *63*, 14780-14804.

[89] Chen, W.; Chen, X.; Li, D.; *et al.* Discovery of DDO-2213 as a potent and orally bioavailable inhibitor of the WDR5-mixed lineage leukemia 1 protein-protein interaction for the treatment of MLL fusion leukemia. *J. Med. Chem.* **2021**, *64*, 8221-8245.

[90] Gavai, A. V.; Norris, D.; Delucca, G.; *et al.* Discovery and preclinical pharmacology of an oral bromodomain and extra-terminal (BET) inhibitor using scaffold-hopping and structure-guided drug design. *J. Med. Chem.* **2021**, *64*, 14247-14265.

[91] Kawahata, W.; Asami, T.; Kiyoi, T.; *et al.* Discovery of AS-1763: a potent, selective, noncovalent,

and orally available inhibitor of Bruton's Tyrosine kinase. *J. Med. Chem.* **2021**, *64*, 14129-14141.

[92] Qi, J.; Wang, W.; Tang, Y.; *et al.* Discovery of novel indazoles as potent and selective PI3Kdelta inhibitors with high efficacy for treatment of hepatocellular carcinoma. *J. Med. Chem.* **2022**, *65*, 3849-3865.

[93] Szabo, G.; Elias, O.; Erdelyi, P.; *et al.* Multiparameter optimization of naphthyridine derivatives as selective alpha5-GABAA receptor negative allosteric modulators. *J. Med. Chem.* **2022**, *65*, 7876-7895.

[94] Wang, W.; He, J.; Yang, J.; *et al.* Scaffold hopping strategy to identify prostanoid EP4 receptor antagonists for cancer immunotherapy. *J. Med. Chem.* **2022**, *65*, 7896-7917.

[95] Zhang, J.; Jiang, H.; Lin, S.; *et al.* Design and optimization of thienopyrimidine derivatives as potent and selective PI3Kdelta inhibitors for the treatment of B-cell malignancies. *J. Med Chem.* **2022**.

[96] Pike, K. G.; Barlaam, B.; Cadogan, E.; *et al.* The identification of potent, selective, and orally available inhibitors of ataxia telangiectasia mutated (ATM) kinase: the discovery of AZD0156 (8-{6-[3-(dimethylamino)propoxy]pyridin-3-yl}-3-methyl-1-(tetrahydro-2*H*-pyran-4-yl)-1,3-dihydro-2*H*-imidazo[4,5-c]quinolin-2-one). *J. Med. Chem.* **2018**, *61*, 3823-3841.

[97] Kopinathan, A.; Draper-Joyce, C.; Szabo, M.; *et al.* Subtle modifications to the indole-2-carboxamide motif of the negative allosteric modulator *N*-((trans)-4-(2-(7-cyano-3,4-dihydroisoquinolin-2(1*H*)-yl)-ethyl)cyclohexyl)-1*H*-indole-2-carboxamide (SB269652) yield dramatic changes in pharmacological activity at the dopamine D2 receptor. *J. Med. Chem.* **2019**, *62*, 371-377.

[98] Wang, T.; Ueda, Y.; Zhang, Z.; *et al.* Discovery of the human immunodeficiency virus type 1 (HIV-1) attachment inhibitor temsavir and its phosphonooxymethyl prodrug fostemsavir. *J. Med. Chem.* **2018**, *61*, 6308-6327.

[99] Meanwell, N. A.; Krystal, M. R.; Nowicka-Sans, B.; *et al.* Inhibitors of HIV-1 attachment: the discovery and development of temsavir and its prodrug fostemsavir. *J. Med. Chem.* **2018**, *61*, 62-80.

[100] Nelson, D. L.; Phebus, L. A.; Johnson, K. W.; *et al.* Preclinical pharmacological profile of the selective 5-HT1F receptor agonist lasmiditan. *Cephalalgia* **2010**, *30*, 1159-1169.

[101] Munchhof, M. J.; Li, Q.; Shavnya, A.; *et al.* Discovery of PF-04449913, a potent and orally bioavailable inhibitor of smoothened. *ACS Med. Chem. Lett.* **2012**, *3*, 106-111.

[102] Wehn, P. M.; Rizzi, J. P.; Dixon, D. D.; *et al.* Design and activity of specific hypoxia-inducible factor-2alpha (HIF-2alpha) inhibitors for the treatment of clear cell renal cell carcinoma: discovery of clinical candidate (*S*)-3-((2,2-difluoro-1-hydroxy-7-(methylsulfonyl)-2,3-dihydro-1*H*-inden-4-yl)oxy)-5-fluorobenzonitrile (PT2385). *J. Med. Chem.* **2018**, *61*, 9691-9721.

[103] Xu, R.; Wang, K.; Rizzi, J. P.; *et al.* 3-[(1*S*,2*S*,3*R*)-2,3-difluoro-1-hydroxy-7-methylsulfonylindan-4-yl]oxy-5-fluorobenzo nitrile (PT2977), a hypoxia-inducible factor 2alpha (HIF-2alpha) i nhibitor for the treatment of clear cell renal cell carcinoma. *J. Med. Chem.* **2019**, *62*, 6876-6893.

第4章
基团添加策略

4.1 基团添加方法

在研究药物或先导化合物与靶分子的作用模式时，经常可以发现已有的分子并不"完美"，它只能与靶标结合口袋中的部分结合位点形成相互作用。如果能够发现靶分子中没有被先导化合物占据的新结合位点，然后在先导化合物分子中引入相应官能团与其形成新的相互作用，则有望提高先导化合物对靶分子的亲和力和选择性（图 4-1）。例如，将吗啡（**4-1**）分子中的 N-甲基延长为 N-苯乙基后（化合物 **4-2**），会与阿片受体形成新的疏水相互作用。同样，将抗高血压药物卡托普利（captopril，**4-3**）分子中延长了一个苯乙基后，可以与血管紧张素转化酶形成新的疏水相互作用，并主要由此发现了抗高血压新药依那普利（enalaprilate，**4-4**）。由此可以看出，先导化合物结构的延伸是与靶分子形成新结合相互作用的常用方法。

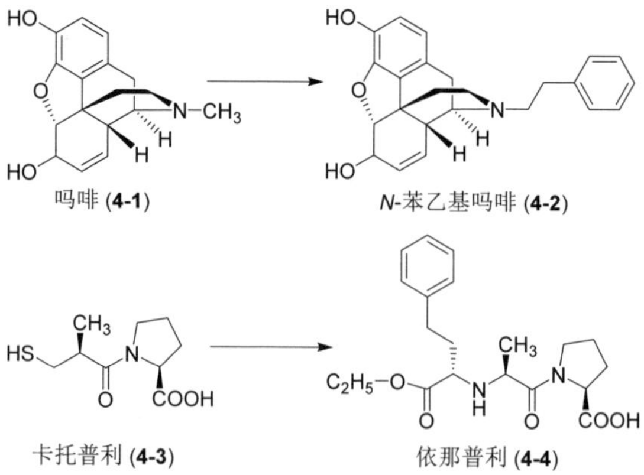

吗啡 (**4-1**)　　　　　　　　N-苯乙基吗啡 (**4-2**)

卡托普利 (**4-3**)　　　　　　　依那普利 (**4-4**)

图 4-1　经典的基团添加案例

4.1.1　基团添加的方法：延伸或拼接

在药物分子中引入新的官能团一般有两种方法：①根据分子结构特征和合成可行性，在母体分子的一个或多个位置添加新的基团，通过构效关系研究，确定适宜添加基团的位置和最佳的添加基团；②通过结构生物学或者分子模拟技术阐明药物与靶标的作用模式，确定靶标结合口袋中未被占据的新结合位点，在此基础上根据新位点的性质添加适宜的基团。例如，如果新结合位点是疏水口袋，可以考虑在分子中引入疏水性的烷基侧链或芳香侧链；如果新结合位点是氢键位点，则可考虑在分子中引入氢键受体或供体基团。在基团的选取过程中可以结合分子模拟方法，通过分子对接预测新分子与靶分子的相互作用，这样可大大提高设计的成功率。

基团添加的方法有两种：延伸或拼接。如图 4-2(a)所示，先导化合物的 A、B、C 基团分别与靶标的 3 个结合位点形成相互作用，在先导化合物结构上衍生一个 D 基团即能作用于新的结合位点。还存在另一种情况，如图 4-2(b)所示，有两个先导化合物分别占据靶标结合口袋的不同位点，将其通过适当的连接基团连接即能组成一个新分子，后者与靶标具有更强的亲和力。

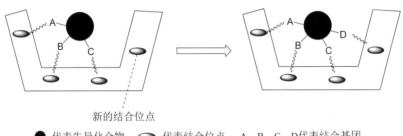

(a) 延伸法

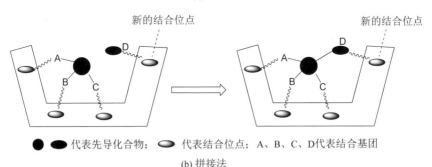

(b) 拼接法

图 4-2　基团添加的设计方法

4.1.2　基团添加需要注意的问题

通过基团添加方法优化先导化合物会引起分子量和疏水性的增加，这样会给口服吸收带来障碍。因此，在基团添加时必须要考虑理化性质的变化。由于疏水作用不具有特异性，添加大的疏水基团会导致分子量和脂溶性的大幅上升，口服生物利用度降低，因此需要慎重对待。而添加极性基团不仅能够与靶标形成氢键相互作用，而且能够提高分子水溶性，有利于口服吸收。因此，在采用基团添加方法优化先导化合物时，一方面要考虑亲和力问题，另一方面更需要估算目标分子的理化性质。另外，基团添加形成新分子后可能会发生与靶标结合模式的改变，这就需要在分子设计时进行细致的计算模拟。在某些情况下，添加基团并不一定是为了提高与靶标的亲和力，添加合适的基团也会起到改善分子药代动力学性质、提高选择性、降低毒副作用的效果。

4.2　基团添加在结构优化中的应用

4.2.1　三唑类抗真菌药物的结构优化

真菌羊毛甾醇 14α-去甲基化酶（CYP51）是三唑类抗真菌药物氟康唑（**4-5**）的作用靶酶。致病真菌 CYP51 属于跨膜蛋白，难以采用 X 射线单晶衍射法测定其三维结构。本课题组采用同源模建技术构建了 CYP51 的三维结构，通过多拷贝同时搜寻方法（multi-copy simultaneous search，MCSS）分析了 CYP51 活性位点的性质，运用分子对接技术研究了唑类药物与 CYP51 的作用模式。通过 MCSS 分析，CACYP51 活性位点可以划分为 S1～S4，依次代表亲水性氢键结合区、核心疏水配位区、狭长疏水口袋和疏水性氢键结合区（图 4-3）。

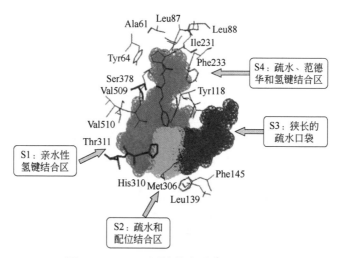

图 4-3　CYP51 活性位点功能区域分布

在此基础上，通过分子对接研究了氟康唑与 CYP51 活性位点的作用模式，发现氟康唑分子中的三唑环 N4 原子与卟啉环 Fe 原子（S2 区域）形成配位结合，间二氟苯基落入 S3 区域 Phe126，Leu139，Phe145，Ile304 和 Met 306 等残基组成的疏水空穴中，并形成较强的疏水和范德华相互作用（图 4-4）。氟康唑的 C3-三唑环作用于 S4 区域，并形成一定的疏水作用。S4 区域是一个狭长的疏水口袋，氟康唑三唑基仅占据其一小部分，因此通过添加基团的方式增强与 S4 区域的相互作用。根据这一设计思路，已经研发了一系列新一代三唑类抗真菌药物。

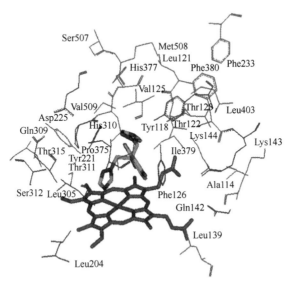

图 4-4　氟康唑与 CYP51 的相互作用模式

伏立康唑（voriconazole，**4-6**）是在氟康唑 C-3 位置增加了一个甲基，这样可以增强和 CYP51 的 S4 区域的疏水和范德华相互作用，并有利于药代动力学性质。同时，采用氟代嘧啶基取代三唑基，进一步增强了与 S4 区域的相互作用（图 4-5）。与氟康唑相比，伏立康唑具有广谱抗真菌作用，包括对氟康唑耐药的念珠菌属具有抗菌作用，而且对曲菌属真菌有杀菌作用。伏立康唑具有良好的药代动力学性质，口服吸收迅速而完全，绝对生物利用度高达 96%。伏立康唑在临床上主要用于治疗侵袭性曲霉病、对氟康唑耐药的念珠菌引起的严重侵袭性感染（包括克柔念珠菌）和由足放线病菌属和镰刀菌属引起的严重感染。

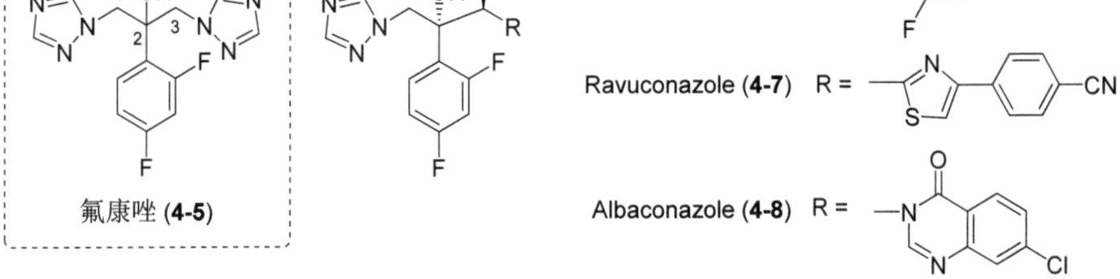

氟康唑 (**4-5**)

伏立康唑 (**4-6**)　R =

Ravuconazole (**4-7**)　R =

Albaconazole (**4-8**)　R =

图 4-5

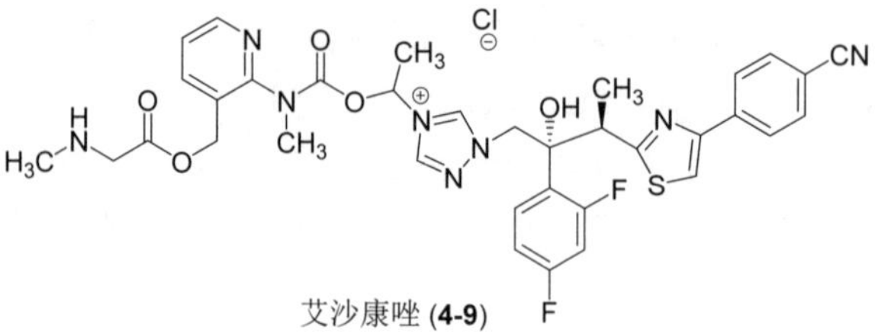

艾沙康唑 (**4-9**)

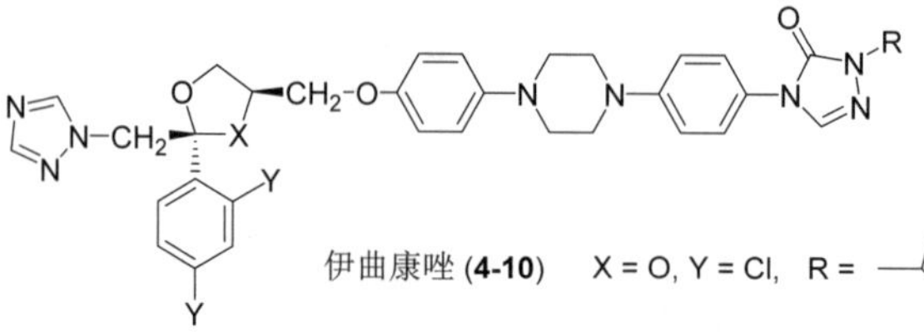

伊曲康唑 (**4-10**)　　X = O, Y = Cl, R =

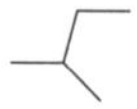

泊沙康唑 (**4-11**)　　X = C, Y = F,　R =

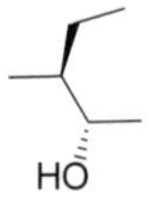

图 4-5　三唑类抗真菌药物的结构优化

　　Ravuconazole（**4-7**）和 albaconazole（**4-8**）也是基于相似的基团添加原理设计得到的新一代三唑类抗真菌候选新药。例如，ravuconazole 对氟康唑进行了三个方面的结构修饰：①在 C-3 位添加了一个甲基；②用噻唑基替代三唑基；③在噻唑基上添加了 4-氰基苯基，增强了与 CYP51 的相互作用（图 4-5）。Ravuconazole 由百时美施贵宝公司开发，其抗真菌活性和抗真菌谱与伏立康唑类似，半衰期比伏立康唑长。Ravuconazole 曾经进入到Ⅱ期临床试验阶段，但其未有进一步的数据报道。瑞士生物科技公司 Basilea 公司开发了 ravuconazole 的前药艾沙康唑（isavuconazole，**4-9**），于 2013 年获得美国 FDA 孤儿药（orphan drug）地位，用于治疗侵袭性曲霉菌病。

　　Albaconazole 通过二元并环的 7-氯喹唑啉酮基替换氟康唑的三唑基，这样增强了与 CYP51 的相互作用。Albaconazole 具有广谱抗真菌活性，并具有良好的安全性，可口服治疗外阴-阴道念珠菌病（vulvo-vaginitis）、灰指甲（onychomycosis）及其他真菌感染。Albaconazole 由西班牙 Palau 制药开发，后将专利权转让给美国仿制药商阿特维斯（Actavis），目前该药处于临床试验阶段。

　　伊曲康唑（itraconazole，**4-10**）由杨森制药公司于 1984 年开发上市。与氟康唑相比，伊曲康唑具有长侧链结构，能够完全占据 CYP51 活性位点的 S4 区域。但是，长侧链结构在增强与 CYP51 作用的同时，也会引起分子量和脂溶性的增大，导致伊曲康唑口服生物利用度相对较低，特别在空腹服药后吸收率很低。

　　泊沙康唑（posaconazole，**4-11**）是伊曲康唑的衍生物，于 2006 年由先灵葆雅公司（Schering-Plough）开发上市。泊沙康唑对伊曲康唑进行了三个方面的结构修饰：①末端侧链增加一个甲基和羟基；②用四氢化呋喃替换二氧五环结构；③用二氟苯基替换二氯苯基。泊沙康唑对 CYP51 的抑制活性强于伊曲康唑，具有抗菌谱广的特点，对耐氟康唑的非白色念珠菌株、新型隐球菌和曲霉菌都有强大的抑制活性，而且对比较罕见但威胁生命的真菌疾病（接合菌病、镰刀菌病和球孢子菌病等）也有效。泊沙康唑的脂溶性也非常强，难溶于水，目前只有口服悬液剂，空腹或餐后口服，分别在3～4 h和4～10 h达到血药峰浓度。与氟康唑和伊曲康唑相比，泊沙康唑能更有效预防侵袭性曲霉菌感染并可降低侵袭性真菌感染相关的病死率。

笔者课题组基于对CYP51的分子模拟结果，研究建立了唑类抗真菌药物优化设计模型（图4-6）。该模型的设计理念如下：①三唑、叔醇羟基和间二氟苯基是唑类抗真菌药物必需的药效基团，必须给予保留；②3位侧链是唑类抗真菌药物优化设计的关键部位。由于氟康唑侧链过短，我们提出了"连接基团—苯环—氢键受体—疏水立体基团"的设计模型[1]。首先，需要有一个连接基团与C-3原子相连，它可以起到调节分子构象和理化性质的作用；其次，需要苯环与连接基团相连，它可以和关键残基Tyr118形成π-π相互作用；再次，苯环对位需要连接氢键受体基团，它可以和Ser378形成氢键相互作用；最后，需要有立体疏水性基团和氢键受体相连，它可以S4区域末端的强疏水性FG loop区域形成疏水和范德华相互作用。该分子模型中的三个功能性氨基酸残基Tyr118、S378、His310均通过定点突变实验证实[2]。Tyr118、S378、His310三个氨基酸残基突变后显著影响靶酶的活性，尤以His310最为明显。Tyr118、S378对化合物有较强的选择性，尤其是Tyr118最为显著。该分子设计模型已经为国内外多个课题组应用于唑类抗真菌药物的优化设计，其可靠性得到了验证[3]。

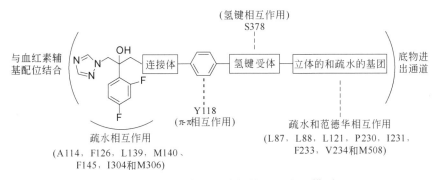

图4-6　三唑抗真菌药物优化设计分子模型

基于该模型，我们设计并合成得到一系列新型三唑醇类抗真菌化合物（**4-12～4-16**）[1]。这些化合物对白念珠菌和新型隐球菌的MIC值范围在0.001～0.25 μg/mL，并发现多个化合物体外抗真菌活性优于氟康唑和伊曲康唑。我们从中优选出了抗真菌创新药艾迪康唑（iodiconazle，**4-12**）[4-6]进行开发，艾迪康唑与CYP51的结合模式见图4-7。艾迪康唑具有高效、广谱、低毒和性质稳定等特点，但是在体内半衰期过短，因此目前作为外用抗真菌新药进行新药开发。临床试验结果证实，艾迪康唑对浅部真菌感染具有很好的疗效，并且不易复发。

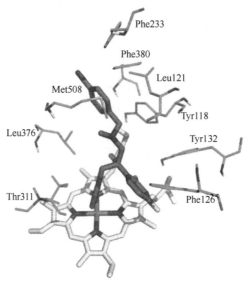

图 4-7　艾迪康唑与 CYP51 的结合模式

　　为进一步开发对深部真菌感染有效的创新药物，我们基于基团添加策略又开展了一系列唑类药物的结构优化研究（图 4-8）。这些化合物显示了很好的广谱抗真菌活性，部分化合物对氟康唑耐药菌株也具有较好的抑制作用（表 4-1）[7-10]。另外，含肟结构（4-19，4-20）[11]、含哌啶结构（4-21）[12]、含酰胺结构（4-22）[13] 的三唑醇类化合物对烟曲霉菌也具有较强的抑制活性。

表 4-1　唑类化合物的体外抗真菌活性

化合物	MIC/(µg/mL)			化合物	MIC/(µg/mL)		
	白念珠菌	新型隐球菌	烟曲霉菌		白念珠菌	新型隐球菌	烟曲霉菌
4-12	0.032	≤0.125	≤0.125	**4-19**	0.004	0.016	1
4-13	0.016	≤0.125	4	**4-20**	0.016	0.016	0.25
4-14	0.008	0.125	16	**4-21**	0.0625	0.0625	1
4-15	0.001	0.25	8	**4-22**	0.016	0.016	1
4-16	0.002	0.008	2	**4-23**	0.0625	1	4
4-17	0.001	0.004	64	**4-24**	0.0625	0.0625	0.25
4-18	0.0156	0.25	4				

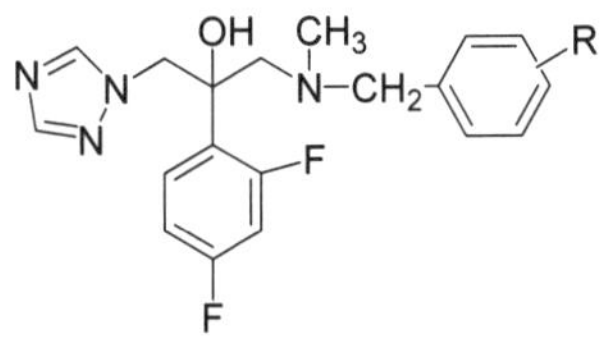

4-12 R = 4-I
4-13 R = 2,4-2Cl

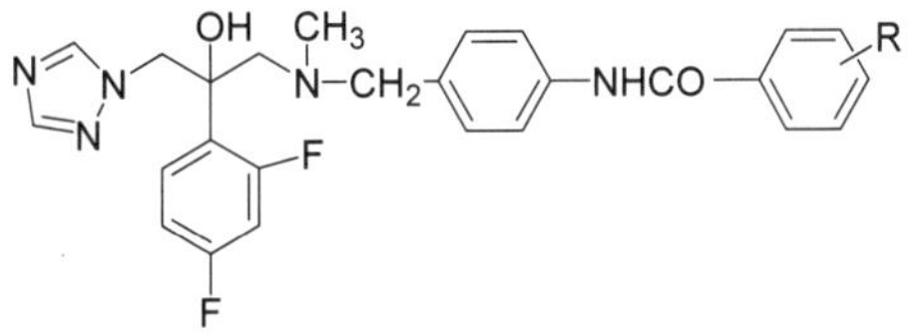

4-14 R = 4-Br

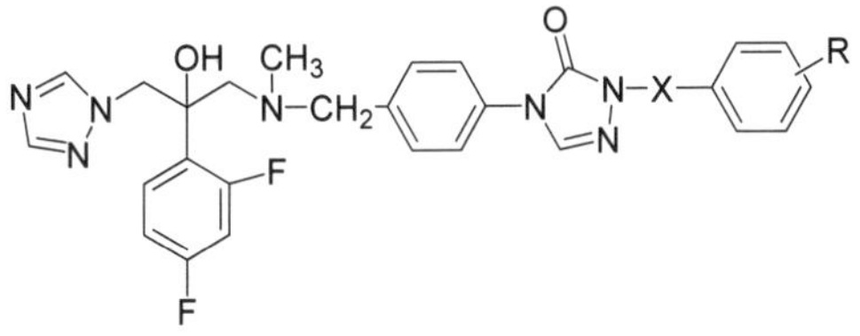

4-15 X = CH₂, R = 4-CF₃
4-16 X = CH₂, R = 2,4-2Cl

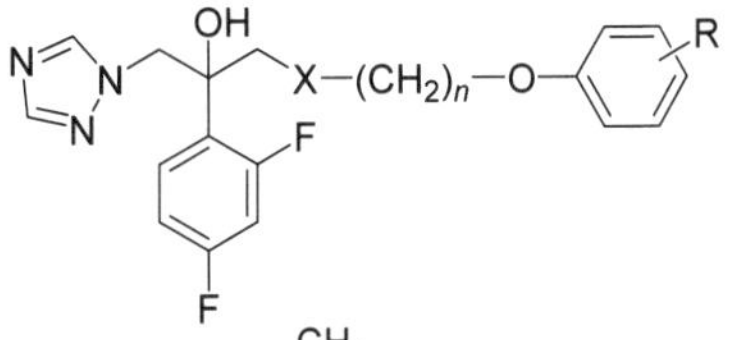

4-17 X = —N(CH₃)— n = 3 R = 4-Cl

4-18 X = —N(piperazine)N— n = 3 R = 4-Cl

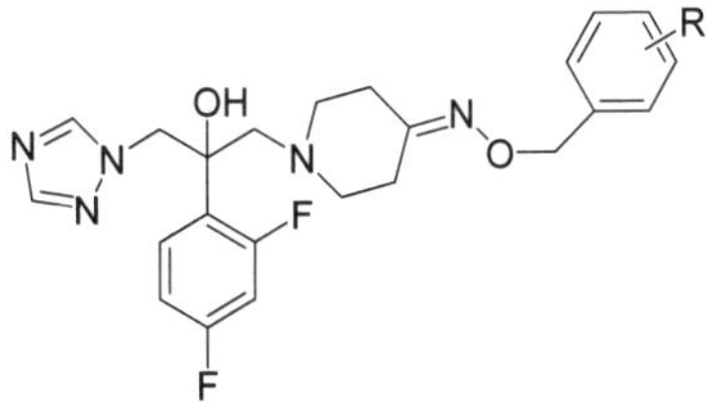

4-19 R = H
4-20 R = 3-F

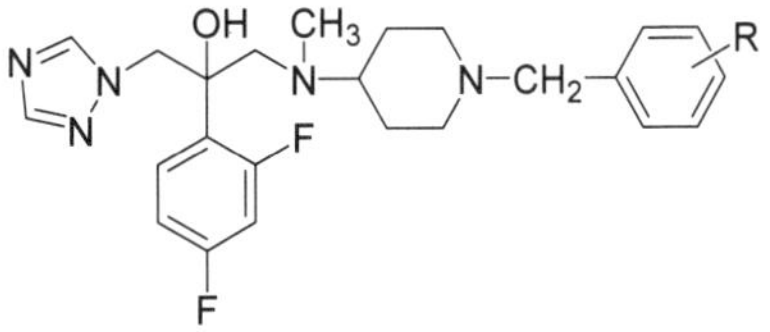

4-21 R = 4-CN

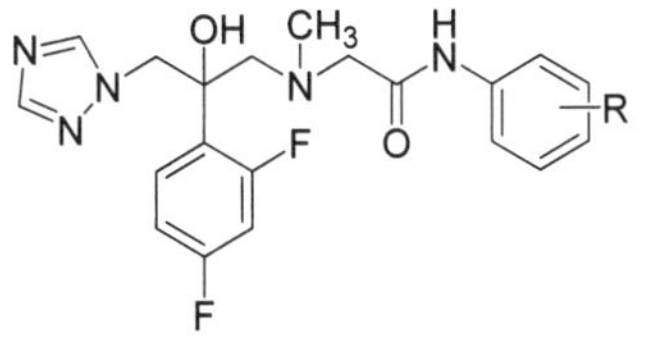

4-22 R = 2,5-2Cl

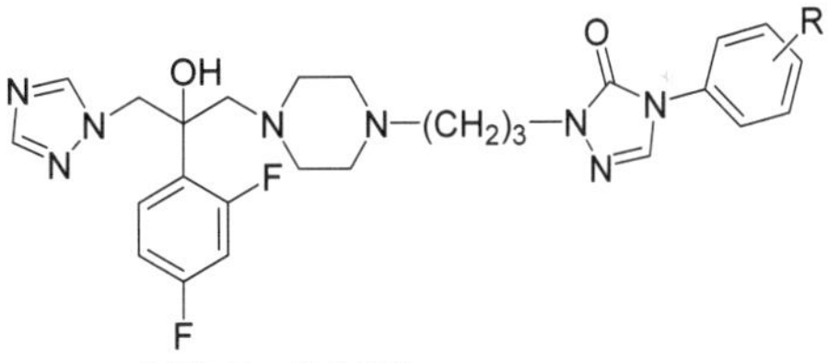

4-23 R = 3,4-2Cl

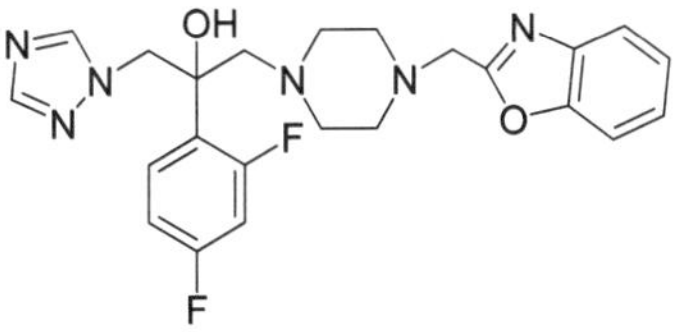

4-24

图 4-8　抗真菌药物艾迪康唑（**4-12**）的结构优化

4.2.2　雄激素受体调节剂的结构优化

Balog 等发现化合物 **4-25** 是雄激素受体（androgen receptor，AR）的部分激动剂（K_i = 1 nmol/L），对成肌细胞 C2C12 的功能性激动活性 EC_{50} 值为 385 nmol/L，但是在 Amers 试验中呈阳性，具有潜在的致畸风险[14]。化合物 **4-25** 与 AR 的分子对接试验显示其硝基与 Arg752 和 Glu711 形成 2 个氢键，乙内酰脲部分与 Asp705 形成弱氢键[15]。将化合物 4-25 的硝基用氰基替换后，所得化合物 4-26 对 AR 亲和力有所下降（K_i = 24 nmol/L），在功能性实验中失去活性，但是 Amers 试验呈阴性。Sun 等以 4-26 为先导化合物进行结构优化，将体积过大的六元桥环结构简化为五元环，并且增加了一个羟基，旨在与 Asp705 形成新的氢键相互作用（图 4-9）[16]。光学异构体 4-27 对 AR 的 K_i 值为 3.2 nmol/L，并且在细胞功能性实验中显示了优秀活性（EC_{50} = 2.3 nmol/L），是先导化合物 4-25 的 167 倍。化合物 4-27 与 AR 的复合物晶体结构显示，其氰基的作用与先导化合物 4-25 的硝基相一致，与 Arg752 和 Glu711 形成 2 个氢键。五元环上的羟基与 Asp705 形成氢键，与设计思想相吻合。在体内实验中，化合物 4-27 能够显著促进成年雄性大鼠骨骼肌生长，ED_{50} 值为 2 mg/kg，并且具有肌肉选择性，对前列腺组织具有 50 倍以上的选择性。此外，化合物 4-27 还能显著抑制成年雄性大鼠血清促黄体生成激素分泌，ED_{50} 值为 60 mg/kg。

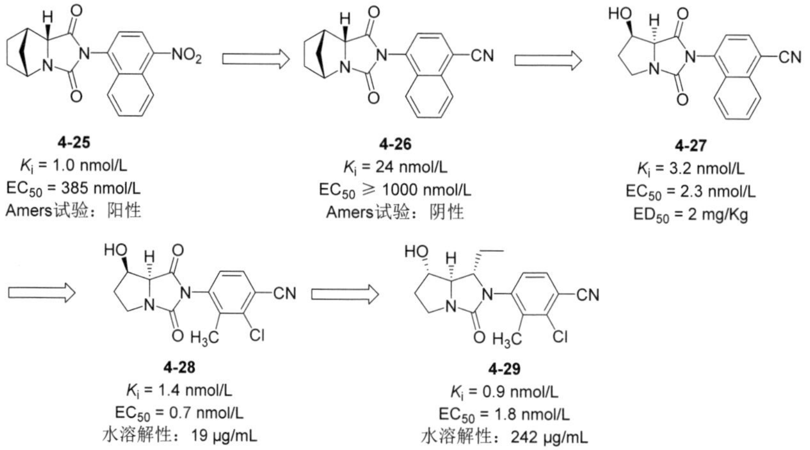

4-25
K_i = 1.0 nmol/L
EC_{50} = 385 nmol/L
Amers试验：阳性

4-26
K_i = 24 nmol/L
EC_{50} ≥ 1000 nmol/L
Amers试验：阴性

4-27
K_i = 3.2 nmol/L
EC_{50} = 2.3 nmol/L
ED_{50} = 2 mg/Kg

4-28
K_i = 1.4 nmol/L
EC_{50} = 0.7 nmol/L
水溶解性：19 μg/mL

4-29
K_i = 0.9 nmol/L
EC_{50} = 1.8 nmol/L
水溶解性：242 μg/mL

图 4-9　选择性雄激素受体调节剂的结构优化

但是，化合物 4-27 具有乙内酰脲结构，在体内易降解为具有致畸活性的代谢产物 4-氰基萘基胺。为克服这一缺陷，百时美施贵宝公司的研究人员采用了两种策略进行结构优化。首先，对萘基部分进行优化，寻找不具有致畸风险的芳基胺，发现 3-氯-4-氰基-2-甲基苯胺无致畸毒性，这样得到了苯环衍生物 BMS-564929（4-28）。BMS-564929 是可口服的选择性的 AR 调节剂，曾进入到临床试验阶段，用于治疗衰老引起的雄激素水平下降[17]。其次，对代谢不稳定的乙内酰脲进行修饰，使其不能降解为芳基胺。Li 等分析了 BMS-564929 与 AR 的结合模式，发现其乙内酰脲上侧羰基未与 AR 形成直接的相互作用，但其附近存在一个由 Trp741、Met742 和 Met745 组成的疏水小口袋。因此，在羰基位置添加一个小烷基能够实现三个方面的优化：①增强与 AR 的亲和力；②提高代谢稳定性；③阻断分子间氢键，提高水溶性（图 4-9）[18]。例如，乙基衍生物 **4-29** 对 AR 的 K_i 值达到了 0.9 nmol/L，溶解度为 242 μg/mL，活性和溶解性均优于 BMS-564929。化合物 **4-29** 在体内显示了优秀的药效和药代性能，进入到临床前试验阶段。**4-29** 选择性作用于肌肉组织，能够显著促进肌肉生长，ED_{50} 值为 0.9 mg/kg，血浆半衰期为 5.5 h，口服生物利用度达到 65%。

4.2.3　CCR3 受体拮抗剂的结构优化

CCR3 属于 G 蛋白偶联受体，是研发抗哮喘和抗过敏性药物的靶标。AZ10565259（**4-30**）是阿斯利康公司（AstraZeneca）研究人员发现的 CCR3 拮抗剂，曾进入到早期开发阶段，但是对 hERG 编码的钾通道具有较强的抑制活性，存在心脏毒性风险。Bahl 等通过基团添加的方法来提高 AZ10565259 的活性和选择性的同时降低心脏毒性[19]。首先，在哌啶的 α 位添加一个羧基，这样使化合物成为两性分子，降低对 hERG 的活性。其次，在两个哌啶之间和哌啶的 α 位引入 2 个甲基，提高了分子的活性。通过构效关系研究，发现了高活性化合物 AZ12436092（**4-31**），对 CCR3 受体的拮抗活性得到提高，并且提高了组胺 H_1 受体的选择性，尤其对 hERG 的活性得到有效降低（表 4-2）。AZ12436092 还显示了优良的药代动力学性质，大鼠体内的半衰期为 8.7 h，大鼠口服生物利用度为 52%，狗口服生物利用度高达 83%，均优于先导化合物 AZ10565259。此外，AZ12436092 还显示了非常好的选择性，在 10 μmol/L 浓度下对 100 余种其他 GPCR 蛋白无活性。

表 4-2　CCR3 拮抗剂的结构优化、生物活性和药代参数

化合物	pK_i		$t_{1/2}$/h	生物利用度
	CCR3 受体	H_1 受体		
AZ10565259	8.2	7.5	2.7	30%
AZ12436092	9.2	6.8	8.7	52%

4.2.4　结核分枝杆菌蛋白酪氨酸磷酸酯酶抑制剂的结构优化

结核分枝杆菌蛋白酪氨酸磷酸酯酶（*Mycobacterium tuberculosis* protein tyrosine phosphatase B，mPTPB），是结核菌分泌的毒力因子，也是研发抗结核药物的新药靶。苯并呋喃水杨酸衍生物 **4-32** 是 mPTPB 底物磷酸化酪氨酸的类似物，具有中度的 mPTPB 抑制活性（IC_{50} = 7.3 μmol/L）。Zhang 研究组通过对 mPTPB

抑制剂 **4-32** 炔基部分进行基团添加来提高其活性和选择性（图 4-10）[20]。基团添加的设计思想主要两个方面：①占据 mPTPB 活性位点相邻的第二个结合口袋，形成新的相互作用；②降低分子极性，提高口服生物利用度。首先，通过炔基的"点击"（Click）反应引入了吗啉苯基酰胺结构，发现化合物 **4-33** 的活性（IC_{50} = 1.27 μmol/L）和选择性均优于先导结构 **4-32**。其次，在炔基位置引入各种取代基，发现活性能够得到显著提升。**4-34** 是该系列中活性最强的化合物，IC_{50} 值为 38 nmol/L。酶动力学研究发现化合物 **4-34** 是 mPTPB 可逆的非竞争性抑制剂，K_i 值为 44 nmol/L。化合物 **4-34** 对 mPTPB 具有高度的选择性，对其他哺乳动物 PTP 酶的选择性超过 47 倍。进一步研究发现化合物 **4-34** 具有较强的细胞活性，能够在结核分枝杆菌细胞内抑制 mPTPB，因此可作为研发抗结核新药的先导结构。

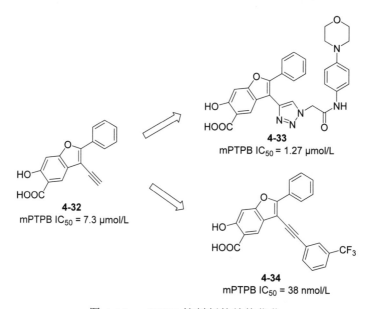

图 4-10　mPTPB 抑制剂的结构优化

4.2.5　KRAS G12C 抑制剂索托雷塞的研发

　　KRAS 基因突变与癌症直接相关，但是 KRAS 蛋白结构复杂且柔性大，缺乏合适的小分子药物结合口袋，因此长期被认为是一个不可成药的靶点。KRAS G12C 是一种常见的突变体，美国安进公司（Amgen）通过共价结合策略设计得到了 G12C 突变体的小分子抑制剂，并成功研发得到索托雷塞（sotorasib）。先导化合物 ARS-1620（**4-35**，IC_{50} = 0.939 μmol/L）是通过筛选与半胱氨酸（Cys）反应片段并优化得到（图 4-11）。作用模式显示，化合物 ARS-1620 苯并嘧啶骨架附近有一个由 His95、Tyr96 和 Gln99 组成的结合位点（简称 Q99 口袋），但没有形成直接相互作用。通过构效关系研究，发现将苯并嘧啶母核替换为苯并嘧啶酮，并在嘧啶酮环上引入 2-异丙基苯基,所得化合物 **4-36** 的 KRAS G12C 的抑制活性(IC$_{50}$ = 0.101 μmol/L)和下游 P-ERK 的抑制活性(IC$_{50}$ = 0.335 μmol/L)均得到显著提升。复合物晶体结构显示,新引入的 2-异丙基苯基可以有效占据 Q99 口袋,与设计思想相吻合。进一步在哌嗪和苯环上引入两个甲基,优化了分子结合构象,并将母核苯基部分用吡啶替换,得到活性更优的化合物 **4-37**(IC$_{50}$ = 0.025 μmol/L, P-ERK IC$_{50}$ = 0.028 μmol/L),口服生物利用度达到 21%。最后,为提升化合物的水溶性和极性表面积,将母核上氯原子由氟原子替换,在异丙基苯基中插入氮原子,最终获得了索托雷塞(**4-38**),呈现最优的活性与成药性质。索托雷塞于 2021 年上市,是全球第一个获批的 KRAS G12C 共价小分子抑制剂,用于治疗 KRAS G12C 突变的晚期非小细胞肺癌患者。

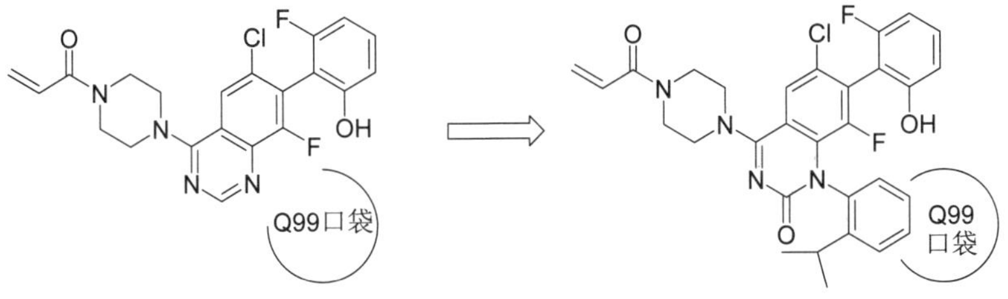

ARS-1620 (**4-35**)
IC$_{50}$ = 0.939 μmol/L
P-ERK IC$_{50}$ = 0.831 μmol/L

4-36
IC$_{50}$ = 0.101 μmol/L
P-ERK IC$_{50}$ = 0.335 μmol/L

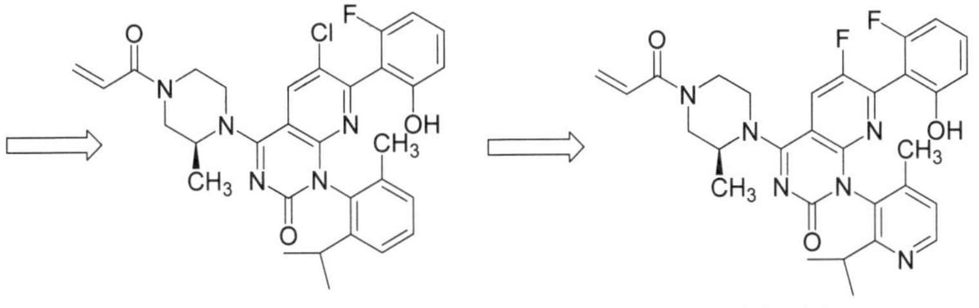

4-37
IC$_{50}$ = 0.025 μmol/L
P-ERK IC$_{50}$ = 0.028 μmol/L

索托雷塞 (**4-38**)
P-ERK IC$_{50}$ = 0.068 μmol/L

图 4-11　KRAS G12C 抑制剂的结构优化

4.2.6　PARP 抑制剂尼拉帕尼的研发

烟酰胺腺嘌呤二核苷酸(NAD$^+$)是聚腺苷二磷酸核糖聚合酶(poly ADP-ribose polymerase,PARP)的辅酶。通过模拟 NAD$^+$结构中的烟酰胺片段,设计了苯并吡唑甲酰胺类先导化合物 **4-39**,对 PAPR 的 IC$_{50}$ 值为 24 nmol/L,并且具有中度的细胞活性(EC$_{50}$ = 3.7 μmol/L)。但是,化合物 **4-39** 的溶解性低,不利于口服吸收,因此结构优化的目的旨在同步提升活性和水溶性。研究发现,在化合物 **4-39** 苯基对位引入哌啶基,不仅可以增强与 PARP 腺苷位点的结合,而且有利于提升水溶性（图 4-12）。化合物 **4-40** 对 PARP1（IC_{50} = 3.2 nmol/L）和 PARP2（IC_{50} = 2.1 nmol/L）具有高活性和高选择性，口服生物利用度达到 65%，被命名为尼拉帕尼（niraparib）进行开发。尼拉帕尼于 2017 年 3 月被美国 FDA 批准上市，用于治疗 *BRCA1*、*BRCA2* 基因突变的卵巢癌和乳腺癌。

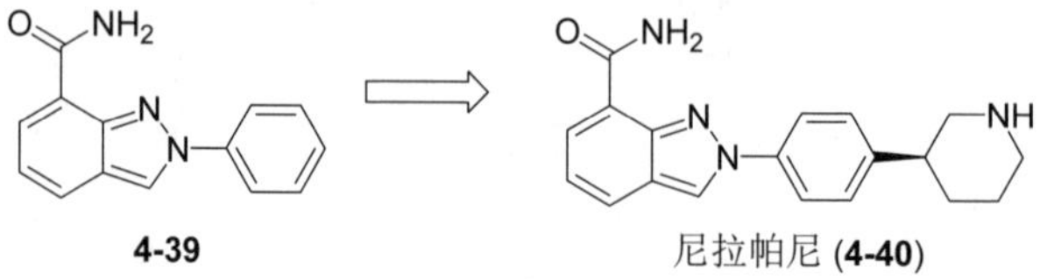

图 4-12　PARP 抑制剂的结构优化

4.2.7　PAR4 拮抗剂的结构优化

蛋白酶激活受体 4（protease-activated receptor 4，PAR4）是一种位于细胞表面的 G 蛋白偶联受体，具有广泛的生理功能。PAR4 是凝血酶受体，PAR4 拮抗剂可选择性减少血小板活化，但不影响凝血酶的其他凝结功能。百时美施贵宝（Bristol-Myers Squibb）公司的研究组通过高通量筛选获得了先导化合物 **4-41**（IC_{50} = 11 nmol/L），但由于甲硫基易氧化而导致肝微粒体稳定性低[21]。因此，结构优化的主要目标是提升对 PAR4 的拮抗活性和代谢稳定性（图 4-13）。将甲硫基用甲氧基替换，有效提升了代谢稳定性。进一步在呋喃环引入各种取代基以增强与 PAR4 的相互作用，其中引入双苄氧基侧链和甲氧基所得的化合物 UDM-001651（**4-42**）具有最佳的 PAR4 拮抗活性（IC_{50} = 2.4 nmol/L）和成药性[21]。化合物 **4-42** 在大鼠、狗和猴模型中具有优良的代谢稳定性（半衰期 $t_{1/2}$ 范围：6.2～7 h）和口服生物利用度（*F*：11%～26%），在猴颈动脉血栓形成模型中显示了剂量依赖的抗凝作用，并且发生出血风险的比较低。

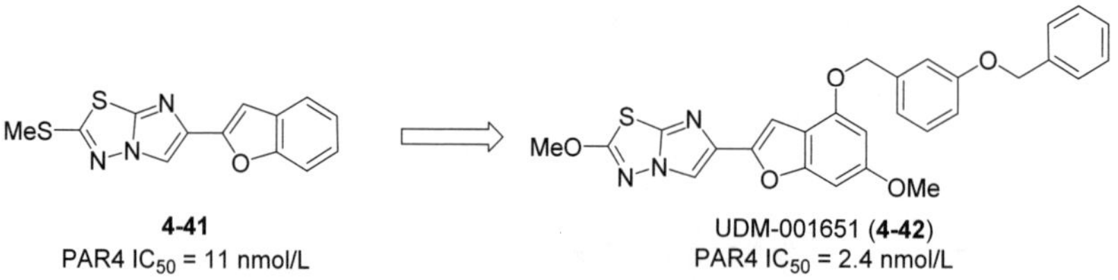

图 4-13　PAR4 拮抗剂的结构优化

4.2.8　DCN1 抑制剂的结构优化

DCN1（defective in cullin neddylation 1）是类泛素化修饰（neddylation）通路中的一个重要蛋白，与 E3 连接酶具有协同功能。Guy 等通过高通量筛选化合物库获得了吡唑并吡啶酮衍生物 **4-43**（IC_{50} = 5.1 μmol/L），并解析了与 DCN1 复合物的晶体结构[22]。通过分析结合模式发现,吡啶酮的氨基朝向 *N*-乙酰基疏水口袋,该口袋调控了与天然底物的结合（图 4-14）。因此, 在该位置引入乙酰基可提升 DCN1 的疏水相互作用。另外, 优化吡啶酮相连苯基上的取代基可调节与 DCN1 的结合活性和理化性质, 发现 4-氟取代最佳。化合物 **4-44** 具有最佳的 DCN1 抑制活性（IC_{50} = 0.2 μmol/L）, 比先导化合物提升了 25 倍。化合物 **4-44** 可有效阻断 DCN1 与 UBE2M 的相互作用, 并具有良好的水溶性和代谢稳定性。复合物晶体结构显示, 化合物 **4-44** 的 *N*-乙酰基占据了疏水口袋, 验证了设计思想（图 4-14）。

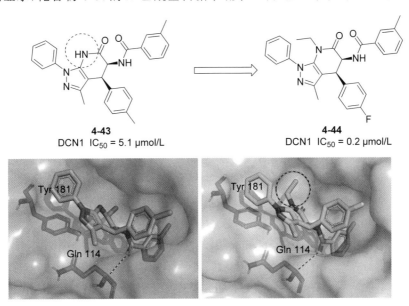

图 4-14　DCN1 抑制剂的结构优化和作用模式

4.2.9　SMYD3 抑制剂的结构优化

SMYD3（SET and MYND domain-containing protein 3）是一种蛋白质赖氨酸甲基转移酶, 在肿瘤细胞增殖中发挥了重要作用。葛兰素史克（GlaxoSmithKline）公司的研究组通过高通量筛选发现异噁唑酰胺衍生物 **4-45** 是 SMYD3 的抑制剂（IC_{50} = 5 μmol/L）[23]。通过测定化合物 **4-45** 与 SMYD3 的复合物晶体结构, 发现其末端哌啶磺酰胺部分指向底物结合区域。在该位置引入新的基团, 有助于提升与 SMYD3 的相互作用。通过设计合成一系列取代氨基环己基衍生物, 化合物 **4-46** 在分子水平（IC_{50} = 6.3 nmol/L）和细胞水平（IC_{50} = 44 nmol/L）显示了最佳的抑制活性, 并且对激酶和其他组蛋白甲基转移酶具有很好的选择性（图 4-15）[23]。复合物晶体结构显示, 氨基与相邻的负电性残基 Glu192、Asp241 形成电性相互作用, 三氟甲基丁基侧链则形成了新的疏水相互作用。化合物 **4-46** 具有优良的药代动力学性质, 口服生物利用度达到了 86%。

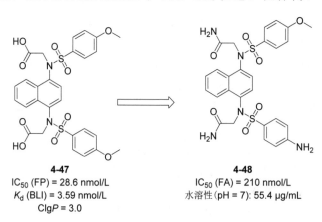

图 4-15 SMYD3 抑制剂的结构优化

4-45
SMYD3 IC$_{50}$ = 5 μmol/L

4-46
SMYD3 IC$_{50}$ = 6.3 nmol/L

4.2.10 Keap1-Nrf2 蛋白相互作用抑制剂的结构优化

氧化应激是机体内一种氧化还原失衡状态，是导致组织损伤和疾病发生的重要因素之一。Keap1-Nrf2 信号通路不仅是抵御氧化应激损伤的重要防御系统，也是增强机体抗氧化能力的关键信号通路之一。大量研究表明，靶向 Keap1-Nrf2 信号通路并激活 Nrf2 已经成为治疗氧化应激和相关疾病的有效策略[24]。分子对称性对化合物的性能和溶解度有显著影响，一般来说，与结构相似但对称性较低的分子相比，对称分子具有较高的熔点和较低的溶解度[24]。庄春林研究组将对称分子 **4-47** 一侧的对甲氧基替换为氨基得到非对称化合物，将不利于血脑屏障通透性的双羧酸基团替换成酰胺得到抑制剂 NXPZ-2（**4-48**），并首次证明了该类抑制剂对小鼠学习记忆、空间记忆等认知功能有明显的改善作用[25]。进一步将天然 Nrf2 共价激活剂莱菔硫烷（sulforaphane）引入到萘磺胺类小分子中，得到了一类全新的双功能非对称小分子抑制剂 **4-49**（图 4-16）[26]，在体内外均表现出优秀的抗炎、抗急性肺损伤活性。在解析 Keap1 Kelch 结构域与化合物 **4-47** 的复合物晶体结构的基础上，通过基于结构的基团添加策略在溶剂暴露区域引入溶解性哌嗪基团，获得非对称萘磺酰胺抑制剂 **4-50**（图 4-16）。该化合物可显著抑制脂多糖诱导的腹腔巨噬细胞中活性氧（reactive oxygen species，ROS）和一氧化氮（nitric oxide，NO）的产生以及促炎细胞因子 TNF-α 的表达。在体内，化合物 **4-50**

4-47
IC$_{50}$ (FP) = 28.6 nmol/L
K_d (BLI) = 3.59 nmol/L
ClgP = 3.0

4-48
IC$_{50}$ (FA) = 210 nmol/L
水溶性 (pH = 7): 55.4 μg/mL

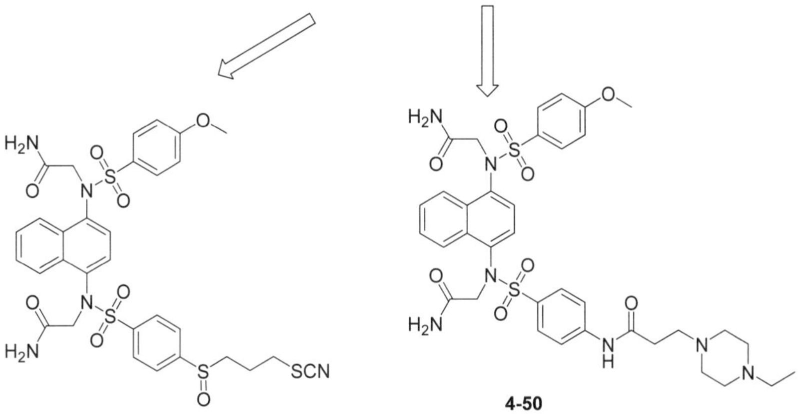

4-49
IC_{50} (FA) = 455 nmol/L

4-50
K_{D2} (FA) = 210 nmol/L
水溶性 (pH = 7): 91.1 μg/mL
生物利用度: 19.86 %

图 4-16　Keap1-Nrf2 抑制剂的结构优化

通过触发 Nrf2 核易位来减轻脂多糖诱导的小鼠急性肺损伤模型炎症[27]，与 **4-48** 相比水溶性有所改善，在酸性条件下溶解性大幅度提高。在保持活性的基础上，化合物 **4-50** 的生物利用度达到 19.86%，是已报道同类抑制剂中生物利用度最高的小分子。

4.3　基团添加后引起分子结合模式改变

4.3.1　PLK4 抑制剂的结构优化

Polo 样激酶 4（polo-like kinase 4，PLK4）是一种重要的细胞周期调节分子，在多种肿瘤细胞中高表达且与肿瘤发病、治疗和预后密切相关。Laufer 等对 PLK4 开展了虚拟筛选，发现吲哚酮衍生物 **4-51**（IC_{50} = 32 μmol/L）具有中度的 PLK4 抑制活性[28]。分子对接研究发现，抑制剂 **4-51** 以反式构象与 PLK4 结合，其吲哚酮氨基与羰基分别与 Glu90、Cys92 形成氢键，末端酚羟基与 His93 形成氢键。根据化合物 **4-51** 的作用模式，Laufer 等开展了一系列的结构优化研究[28]。首先，设计一系列苯并五元杂环作为酚羟基的生物电子等排体，发现吲唑衍生物 **4-52** 的活性（IC_{50} = 0.29 μmol/L）明显优于先导化合物 **4-51**。但是，分子对接研究发现，抑制剂 **4-52** 的构象发生了翻转，其吲唑两个 N 原子分别与 Glu90 和 Cys92 形成氢键，而吲哚酮氨基则与 Asp154 形成氢键（图 4-17）。其次，在化合物 **4-52** 的吲唑环上添加吡啶乙烯基，增强了与 Leu18 的疏水相互作用，所得化合物 **4-53**（IC_{50} = 0.013 μmol/L）对 PLK4 的抑制活性提高了 22 倍。尽管化合物 **4-53** 显示了优秀的 PLK4 抑制活性，但是它仅显示了中度的体外抗肿瘤活性，对 5 种乳腺癌和肝癌细胞株 IC_{50} 值范围为 0.78～30 μmol/L。而且，化合物 **4-53** 含有吡啶基，具有细胞色素 P450 酶（CYP450s）抑制活性，存在药物-药物相互作用的风险。因此，将 **4-53** 的吡啶 N 原子去除，并引入水溶性基团

哌嗪得到化合物 **4-54**（IC$_{50}$ = 0.6 nmol/L），PLK4 抑制活性和体外抗肿瘤活性均得到显著提高。化合物 **4-54** 对 5 种肿瘤株具有很强的抑制活性，IC$_{50}$ 值范围为＜0.01～2.3 μmol/L。在小鼠乳腺癌体内模型中，化合物 **4-54** 在腹腔注射 25 mg/kg 剂量下能够显著抑制肿瘤生长，并且对实验动物的体重不产生明显影响。

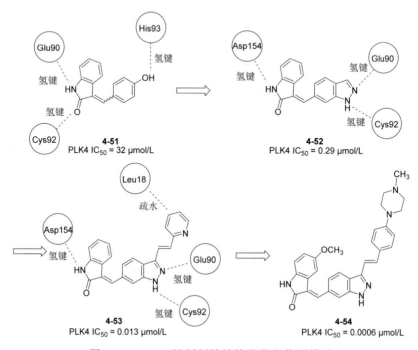

图 4-17　PLK4 抑制剂的结构优化和作用模式

4.3.2　STAT3 抑制剂的结构优化

信号传导与转录激活因子（signal transducer and activator of transcription，STAT）蛋白家族是一组可以被不同的细胞因子受体激活的相关蛋白，在细胞因子-受体相互作用的过程中充当载体，保持信号在细胞内传递的内在特异性。其中，STAT3 与肿瘤的关系较为密切，是研发新型抗肿瘤药物的靶标。多发性骨髓瘤是一种不可治愈的恶性血液病，STAT3 被发现在多发性骨髓瘤中异常高表达，因此 STAT3 抑制剂有望能够治疗多发性骨髓瘤。如图 4-18 所示，化合物 **4-55** 是高通量筛选发现的 STAT3 抑制剂（IC$_{50}$ = 84 μmol/L）[29]，作用于 SH2 区域。分子对接研究发现，化合物 **4-55** 酰胺 N 原子附近有一个较大的空腔，因此引入了具有较大体积的环己基苄基，并将磺酸酯变为磺酰胺，设计得到化合物 **4-56**。后者的结合构象与先导结构 **4-55** 相类似，其添加的环己基苄基与 Val637 和 Trp623 形成新的疏水相互作用，因此活性得到提高（IC$_{50}$ = 35 μmol/L）。进一步在化合物 **4-56** 的 *N*-甲基位置添加各种取代苯基，经过构效关系研究发现了高活性化合物 **4-57**

的，其 STAT3 抑制活性得到明显提高（IC_{50} = 2.8 μmol/L）。分子对接研究发现，化合物 **4-57** 的结合构象发生了很大的翻转，使得分子能够更好地占据 SH2 口袋。磺酰胺N原子上的2-三氟甲基苄基占据了原先 **4-56** 中环己基苄基所处的Val637和Trp623形成的口袋，与 Val637 和 Trp623 形成疏水相互作用，而环己基苄基位于 Ile634 和 Glu594 所处的口袋。4-甲基苯基磺酰胺基团被发现作用于一个由 Cys712、Phe716 和 Glu638 组成的新位点。进一步研究发现，化合物 **4-57** 能够选择性地作用于 STAT3，并且对多发性骨髓瘤细胞具有显著的抑制作用，对正常造血细胞的毒性较低。

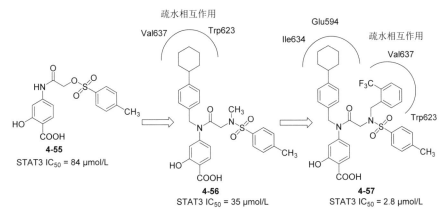

图 4-18　STAT3 抑制剂的结构优化和作用模式

4.3.3　葡萄糖激酶活化剂和葡萄糖激酶调控蛋白抑制剂的结构优化

葡萄糖激酶（glucokinase，GK）活化剂可用于治疗Ⅱ型糖尿病。Hinklin 等发现氨基吡啶化合物 **4-58** 是 GK 活化剂（EC_{50} = 5 μmol/L），并以其为先导结构进行结构优化[30]。化合物 **4-58** 与 GK 复合物晶体结构显示，氨基吡啶结构与 Arg63 形成氢键，苄氧基占据了疏水口袋。有趣的是，5-甲基吡啶衍生物与 GK 结合时会发生较大的构象变化，可在甲基附近产生一个新的大体积口袋。因此，在吡啶 5 位添加咪唑乙基硫醚侧链得到化合物 **4-59**（图 4-19），活性得到了显著提高（EC_{50} = 0.119 μmol/L）。在小鼠体内模型中，化合物 **4-59** 在口服 50 mg/kg 剂量下具有显著的降糖效果，与 DPP-4 抑制剂维达列汀（vildagliptin）效果相当。

4-58
EC_{50} = 5 μmol/L

4-59
EC_{50} = 0.119 μmol/L

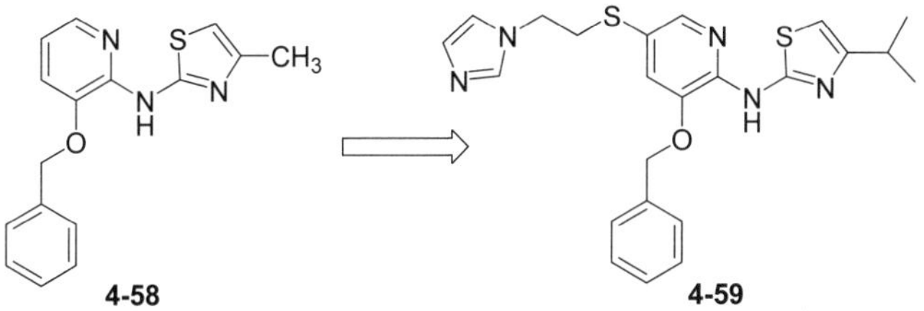

图 4-19　GK 活化剂的结构优化

尽管 GK 活化剂具有显著的降血糖效果，但也会引起血糖过度下降，导致低血糖症。葡萄糖激酶调控蛋白（glucokinase regulatory protein，GKRP）是 GK 的内源性抑制蛋白，因此阻断 GKRP-GK 相互作用可引起 GK 数量的增加，而不影响 GK 本身的酶动力学。哌嗪衍生物 4-60 是通过高通量筛选发现的 GKRP-GK 抑制剂（IC_{50} = 1.42 μmol/L），作用于 GKRP，对 GK 活性无影响[31]。化合物 4-60 与 GKRP 的复合物晶体结构显示，噻吩环与 Arg215 和 Ala214 形成相互作用，苯环部分作用于一个疏水口袋，并与 Ala521、Val28 和 Glu32 形成范德华相互作用，末端羟基与 Arg525 形成 2 个氢键。值得注意的是，在哌嗪环上方存在一个较大的疏水区域，可以通过在哌嗪基引入合适的基团以增强与 GKRP 的相互作用。基于该设计思想，Ashton 等在哌嗪环上引入了烷基、芳基、杂环和环烷基等基团。通过构效关系研究发现，甲基吗啉基衍生物 4-61 具有最佳的 GKRP 抑制活性（IC_{50} = 0.0097 μmol/L）[31]。复合物晶体结构显示，化合物 4-61 的甲基吗啉基除了与 GKRP 形成疏水相互作用外，吗啉氧原子还和 Ile11 主链氨基形成一个氢键。但是，化合物 4-61 细胞水平的活性（EC_{50} = 1.81 μmol/L）没有得到明显提升，与先导化合物 4-60（EC_{50} = 3.64 μmol/L）相类似。因此，进一步优化苯环上取代基来提升细胞水平活性，发现将化合物 4-61 的一个三氟甲基用甲基替换后，分子的脂溶性得以降低（图 4-20）。活性异构体 AMG-1694（4-62）的 EC_{50} 值为 0.082 μmol/L，细胞活性比 4-61 提高了 22 倍。大鼠药代动力学实验显示，AMG-1694 具有较高的清除率，在口服 100 mg/kg 剂量下能够达到 EC_{50} 值。体内实验显示，AMG-1694 在口服 100 mg/kg 剂量下能够显著降低糖尿病大鼠的血糖水平，而不会降低正常大鼠的血糖，因此不会引起低血糖症。

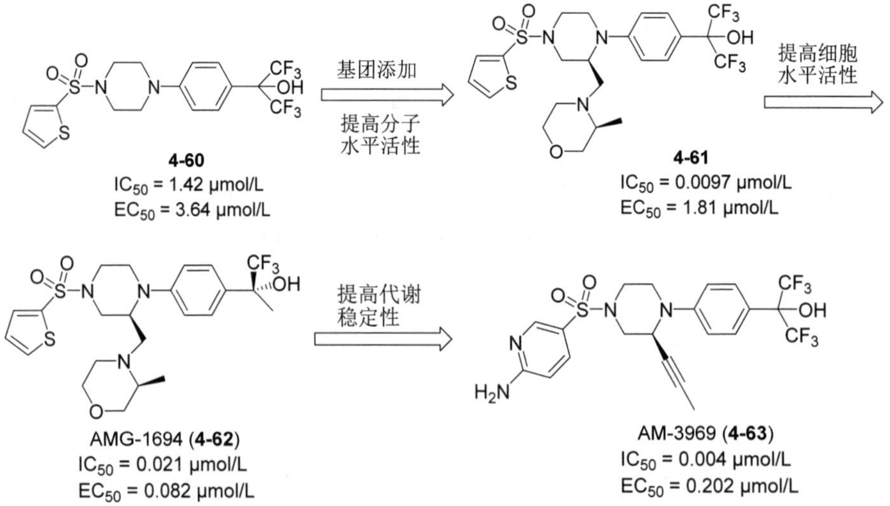

图 4-20　GKRP 抑制剂的结构优化

但是，AMG-1694 在体内会被快速代谢，其吗啉基会产生复杂的代谢产物，造成毒副作用。Jean 等进一步优化了吗啉基和噻吩部分，提高了代谢稳定性和体内活性[32]。首先，用甲炔基替代易代谢的吗啉基，提高代谢稳定性；其次，用氨基吡啶代替噻吩，氨基部分可以与 Gly181 和 Met213 形成 2 个氢键，以补偿吗啉 O 原子与 Ile11 的氢键相互作用。所得化合物 AM-3969（**4-63**）的 IC_{50} 值达到 4 nmol/L，而且代谢稳定性得到提高，口服生物利用度达到 75%以上。在体内降糖模型中，AM-3969 在 30 mg/kg 剂量下即能显著降低糖尿病大鼠的血糖水平。

4.4 基于片段的药物设计

基于片段的药物设计（fragment-based drug design，FBDD）是一种将随机筛选和基于结构的药物设计有机结合的药物发现新方法[33]。基于片段的药物设计方法首先筛选得到低分子量和低亲和力的片段，然后基于药靶结构信息将片段进行优化或连接，得到与药靶亲和力高且类药性强的新分子（图 4-21）。在此过程中，基团添加是重要的片段组装和优化手段。近十年来，随着片段检测、筛选和组装技术的不断成熟和完善，基于片段的药物设计方法逐步从理论走向实践，并取得了飞速的发展[34]。

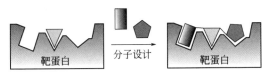

图 4-21　基于片段的药物设计基本原理

1981 年，Jencks 等首次提出了基于片段药物设计的基本设想[35]。研究认为，药物分子结构中的每个片段都在与药靶结合过程中发挥着自身的作用，因此将不同的结构片段进行组合或者延伸，可以得到高活性的新分子。理论研究证实，将作用于药靶结合口袋不同区域的片段连接成为一个新的分子后，会引起结合自由能跳跃式的下降，从而导致亲和力有大幅度的提高。随后在 1985 年，Nakamura 等用该方法设计了 HMG-CoA 还原酶抑制剂，为该理论提供了实验基础[36]。但是在当时而言，与靶蛋白弱结合片段的识别、片段连接和结构优化仍是巨大的挑战。1996 年，基于片段的药物设计真正取得了突破，Shuker 等首次提出了核磁共振构效关系研究法（SAR by NMOL/LR）[37]。该研究小组首先用核磁共振技术检测得到 FK506 蛋白的两个低亲和力片段，然后通过片段连接和优化发现了高活性 FK506 蛋白抑制剂。自此以后，基于片段的药物设计方法开始引起大制药公司和学术界的广大关注，并得到了飞速的发展。

一般来说，基于片段分子的设计研究可以分为片段筛选、片段与药靶复合物的结构确证和基于片段构建新分子 3 个阶段。首先，采用灵敏的检测技术筛选片段库，发现能与药靶结合的片段。片段与药靶的结合力一般比较弱，通常为毫摩尔（mmol/L）级。其次，需要确定片段与药靶结合的结构信息。也就是说，考察片段结合在药靶的哪个区域以及片段与药靶是如何相互作用的。最后，根据片段与药靶相互作用的结构信息来指导对片段进行优化和衍生化，或者将作用于药靶活性位点不同口袋的片段连接起来，构建得到新分子。设计得到新分子后，通过化学合成得到实体化合物并进行生物活性的评价，探讨构效关系，发现高活性的新化学实体。

与高通量筛选等传统的新药发现方法相比，FBDD 的优点主要体现在如下 3 个方面[38]：

① 可以探索更为广阔的化学空间 类药（drug-like）小分子的化学空间约为 10^{60}，而目前即使最全的化合物库也仅有 $10^5 \sim 10^6$ 个分子，仅占类药分子空间极小部分，这就决定了高通量筛选发现活性化合物的概率不会很高。而对于片段分子，符合"三原则"的片段数目估计共有 10^7 个左右，现有片段库大约含 $10^3 \sim 10^4$ 个分子，占总片段库化学空间的比例要大得多，因此从先天上决定了基于片段的药物设计方法发现活性化合物的概率要高于高通量筛选。

② 发现活性化合物的命中率高 片段分子具有体积小和复杂程度低的特征，理论上更加容易与药靶结合，加上片段筛选技术的灵敏度高，因此具有比较高的筛选命中率（hit rate）。

③ 发现新药的可行性高 一般来说，将先导化合物优化至候选药物的过程中会伴随着化合物分子量的增大和疏水性的升高。片段的分子量范围在 120～250，在片段优化至候选药物的优化过程中，分子量和生物活性呈线性增长关系，结构优化空间大，可行性也更强。

4.4.1 活性片段分子的发现

① 片段库的建立 一个高质量的片段库是进行基于片段药物设计的前提条件。构建片段库需要考虑 3 个因素：库容量、化学结构多样性和类药性。鉴于片段分子的分子量比较小，复杂程度比较低，片段的容量一般在 1000～10000 个片段之间。片段库所含片段应具有比较好的化学多样性，这样可以搜寻更大范围的化学空间。在类药性方面，片段应该符合 Astex 提出的"类药三原则"（rule of three，RO3）：片段的分子量应小于 300（一般在 160～250 之间），氢键供体或受体的数目应小于或等于 3 个，脂水分配系数（lg$P$）应小于或等于 3。

② 片段库的筛选 片段库构建完成后，最关键的步骤就是筛选和识别与靶蛋白弱结合的活性片段。目前，常用的识别片段技术主要有：生物化学检测（biochemical assays）、表面等离子共振技术（surface plasmon resonance，SPR）、核磁共振技术（nuclear magnetic resonance，NMOL/LR）、质谱（mass spectrometry，MS）和 X 射线单晶衍射（X-ray crystallography）。

③ 结构信息的确定　确定片段与药靶结合的结构信息对指导片段转化为先导化合物过程起到至关重要的作用。在片段检测的方法中，核磁共振、质谱和X-射线单晶衍射技术都能直接或者间接地进行结构信息的测定。

4.4.2　活性片段分子的优化

从新药发现角度来看，发现活性片段仅仅是研究的第一步，将活性片段转化变为先导化合物甚至是候选药物才是基于片段药物设计研究的最终目的。活性片段虽然活性比较弱，但是它为先导化合物的发现提供了一个高质量的起始结构。片段的优化研究通常是在活性片段与靶蛋白的结合模式基础上开展的，合成可行性也是需要重点考虑的问题。从片段到先导化合物的设计方法主要分为以下3种：片段生长法（fragment growth）；片段连接（fragment linking）或片段融合（fragment fusion）法；片段自组装法（fragment self-assembly）。下面通过基于片段药物设计的成功实例来阐述前两种基于基团添加原理的片段优化方法[39]。

4.4.2.1　片段生长法

片段生长又称为片段演化（fragment evolution）或片段加工（fragment elaboration），其基本原理如图4-22所示。活性片段a与靶蛋白结合在靶蛋白的一个活性口袋。片段a分子量小，结合力弱，基于基团添加理念，在片段a的基础上接入合适的基团或者是小分子片段，使得到的新的分子同时能够结合在片段a相邻的活性口袋，从而提高分子的活性，改善分子的理化性质。应用片段生长法已经发现数个候选新药进入临床试验阶段。

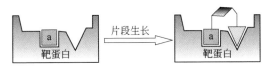

图 4-22　片段生长原理

过氧化物酶体增殖物激活受体（peroxisome proliferator activated receptor, PPAR）是治疗Ⅱ型糖尿病的重要靶点，它有三种亚型：PPARα、PPARγ、PPARδ。Plexxikon公司的科研小组利用结晶筛选方法筛选小分子片段库（分子量在150-350之间），初步筛选得到170个活性片段。其中分子片段 **4-64** 的结合方式与其他已知的配体不同，其吲哚环上1位N原子指向相邻的一个重要结合口袋。在N原子上连一侧链，使其结合到相邻的结合口袋，得到苯磺胺类化合物 **4-65**（图4-23）[40]。根据后者的结构和作用方式，研究人员合成了20个氨苯磺胺侧链的类似物，经过生化试验和细胞活性试验的检测，最终优选到候选新药 indeglitazar（**4-66**）。Indeglitazar是PPARα的完全激动剂和PPARγ的部分激动剂，降低了因完全激动PPARγ造成的副作用。目前，该化合物已经处于临床试验阶段。

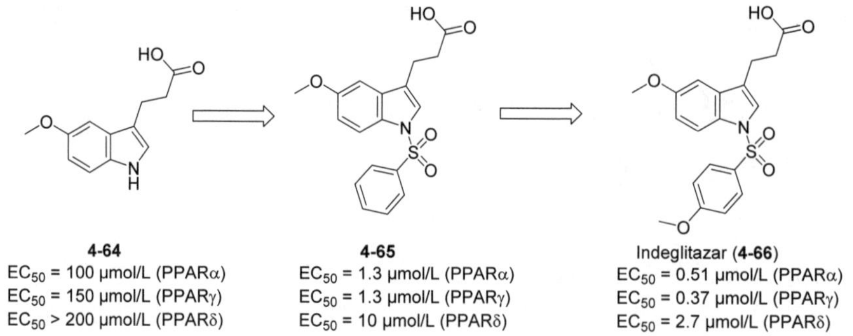

图 4-23　PPAR 激动剂的发现和优化

周期素依赖性蛋白激酶 2（cyclin-dependent kinase 2，CDK2）是细胞周期的重要调控元件，也是癌症治疗的重要靶标。Astex 公司采用高通量的 X 射线衍射晶体学方法筛选在 CDK2 铰链区（Glu81 和 Leu83）至少能形成一个氢键的片段分子，发现片段 **4-67** 能够满足要求。采用基于结构的药物设计方法指导结构优化片段得到化合物 **4-68**，进一步结构优化得到化合物 **4-69**（图 4-24）[41]。晶体结构研究显示，该化合物能够和 CDK2 铰链区的 Glu81 和 Leu83 形成氢键，与 Asp145 形成水分子介导的氢键作用，活性得到极大的提高。研究人员又从分子的选择性、细胞活性和药代动力学性质考虑，优化化合物 **4-69** 得到二酰胺化合物 AT7519（**4-70**），该化合物已进入临床试验。

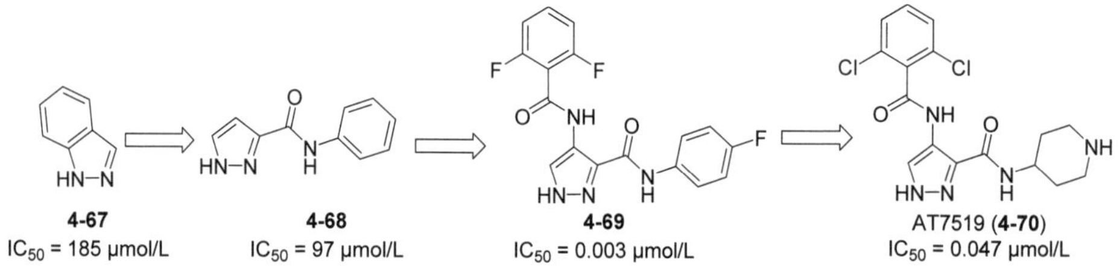

图 4-24　CDK2 抑制剂的发现和优化

凝血因子 Ⅹa 是治疗凝血障碍的重要靶点。Protherics 的研究人员用 X 射线晶体学方法筛选片段库得到活性片段 **4-71**。该片段结合在凝血因子 Ⅹa 的 S1 口袋，与 Asp189 形成氢键相互作用。以片段 **4-71** 为模板，研究人员基于凝血因子 Ⅹa 活性腔结构设计了三类药效团模型。以此药效团模型对 ACD 库进行虚拟筛选，通过分子对接优选分子，生化试验检测活性，最终发现化合物 **4-72** 有良好的抗血栓活性（图 4-25），具有很好的发展前景。但是，化合物 **4-72** 口服生物利用度低，推测可能是其苯甲脒基团对吸收和分布带来不良影响。因此，研究人员将化合物 **4-72** 的苯甲脒基团用吲哚替代得到化合物 LY-517717（**4-73**）[42]。LY-517717 的 K_i 值为 5 nmol/L，并且具有良好的药代动力学性质，目前已进入临床试验。

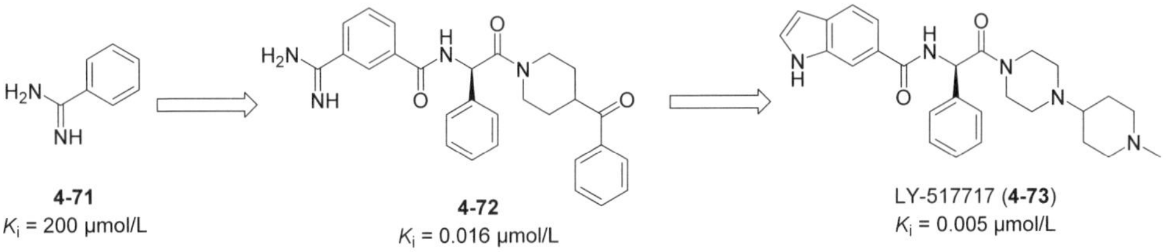

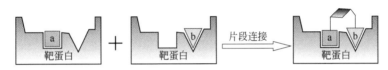

图 4-25　凝血因子Ⅹa抑制剂的发现和优化

4-71
$K_i = 200\ \mu mol/L$

4-72
$K_i = 0.016\ \mu mol/L$

LY-517717 (**4-73**)
$K_i = 0.005\ \mu mol/L$

4.4.2.2　片段连接和融合

片段连接和融合的原理如图 4-26 所示，片段 a 和 b 分别作用在靶蛋白的不同活性口袋，且两个活性口袋相邻，将两个片段用合适的连接基团连接起来得到亲和力增强的新分子。如果两个活性片段结合的位点有部分重合，就可以将重合部分以合适的方式合并，即将两个片段融合成为一个活性更高的新分子。上述设计方法本质上也是应用了基团添加的原理。一般来说，两个毫摩尔级活性的片段能够连接或融合为一个微摩尔级活性的新化合物，这种现象称为"加和效应"(additivity effect)。下面结合具体的实例来介绍片段连接和融合方法的应用。

图 4-26　片段连接和融合原理

肿瘤的发生与 Bcl-2 和 Bcl-X_L 的过表达相关。因此，研制 Bcl-xL 的高效抑制剂对癌症的治疗有重要的意义。Abbott 公司用 HTS 筛选 Bcl-xL 抑制剂未获得成功。随后，他们采用 NMOL/LR 技术筛选片段库得到活性片段 **4-74** 和 **4-75**，它们分别作用在相邻的两个活性位点。根据两个片段与 Bcl-xL 结合的晶体结构复合物，研究人员移除片段 **4-75** 的羧基，用磺酰基连接片段 **4-74** 和 **4-75**，经结构优化得到纳摩尔级活性的化合物 **4-76**（图 4-27）[43]。后者经过分子选择性和药代动力学性质的优化得到 ABT-263（**4-77**），目前已进入临床试验研究。

基质金属蛋白酶（matrix metalloproteinase，MMPs）是抗肿瘤药物作用靶点。Abbott 公司的研究小组用 NMOL/LR 法筛选片段库，发现片段 **4-78** 和 **4-79** 分别结合于锌离子(Zn^{2+})口袋和 S1 口袋，解离常数分别为 17 mmol/L 和 0.02 mmol/L。根据这两个片段在 MMP 活性部位的结构和位置，发现它们可以用两个亚甲基连接得到新分子 **4-80**（图 4-28），后者的活性有了显著提高，其 K_d 值达到了 15 nmol/L[44]。对化合物 **4-80** 进行进一步的结构修饰得到 ABT-518（**4-81**），其对 MMP-2 和 MMP-9 具有良好的活性，目前该化合物已进入临床试验阶段[45]。

丝氨酸蛋白酶尿激酶是一个重要的抗肿瘤作用靶点。Abbott 公司采用 X 射线

第 4 章　基团添加策略　209

晶体学方法筛选与尿激酶相互作用的小分子片段。他们将靶蛋白结晶浸润在多种片段的混合溶液中，随后用 X 射线衍射实验检测片段与尿激酶是否结合及结合位置，得到活性片段 8-羟基-2-氨基喹啉（**4-82**），然而该片段经结构优化未能如期得到理想的化合物。之后，研究人员另辟蹊径，他们发现化合物 **4-83** 是已经发现的尿激酶抑制剂，与化合物 **4-82** 作用在尿激酶的相同活性口袋，但是口服生物利用度极低。因此研究人员将化合物 **4-82** 和 **4-83** 的化学结构融合得到化合物 **4-84**（图 4-29），活性从 56 μmol/L 提高到 0.37 μmol/L，口服生物利用度达到 38%[46]。

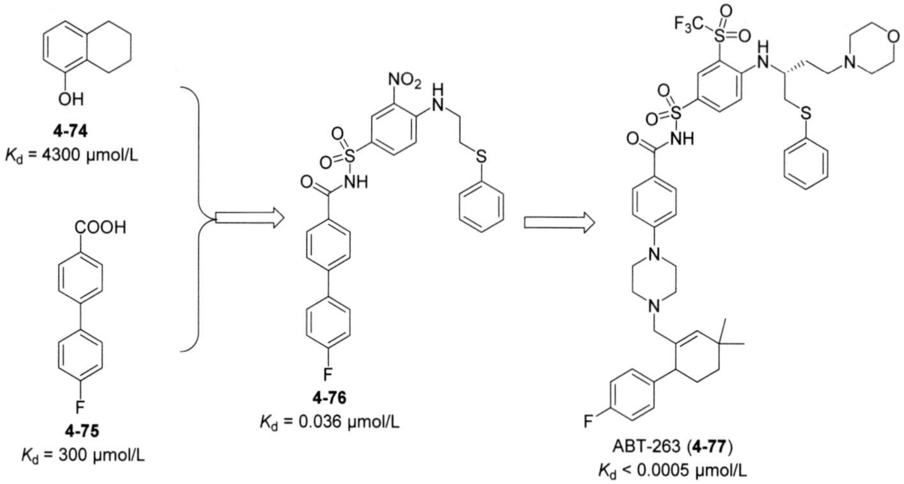

图 4-27　Bcl-xL 抑制剂的发现和优化

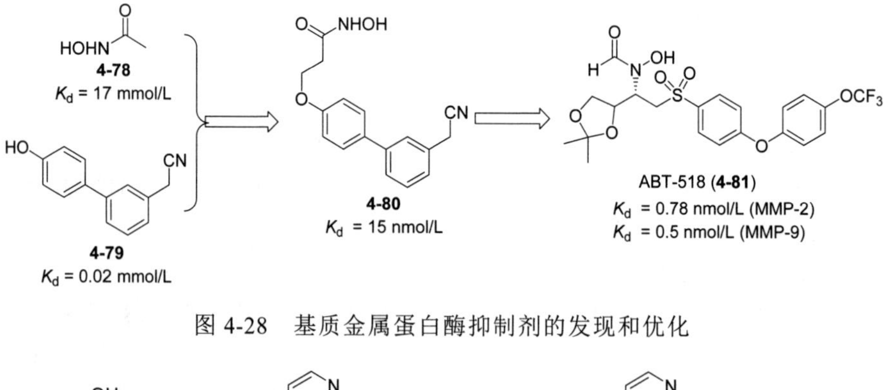

图 4-28　基质金属蛋白酶抑制剂的发现和优化

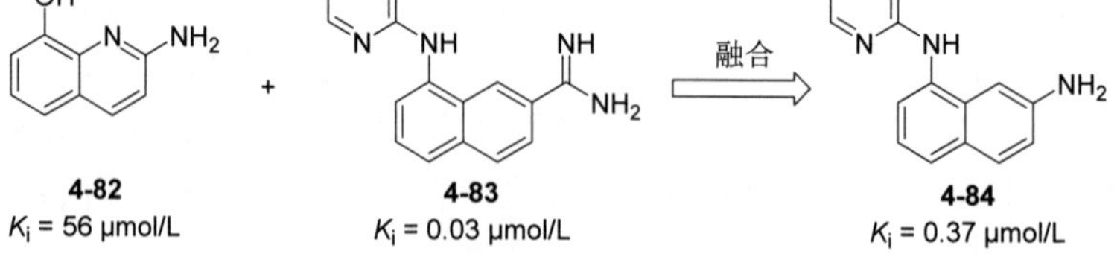

图 4-29　尿激酶抑制剂的发现和优化

4.4.3　基于片段的优化设计研发抗肿瘤新药维奈克拉

　　B 淋巴细胞瘤-2 基因（B-cell lymphoma-2，Bcl-2）家族蛋白是线粒体凋亡通路的重要调节因子，包含抗凋亡蛋白（例如，Bcl-xL、Bcl-2、Bcl-w 和 Mcl-1）和促凋亡蛋白（例如，Bak、Bax 和 Bad）两种类型。Bcl-2 家族抗凋亡蛋白过度表达与肿瘤的发生与发展密切相关，是重要的抗肿瘤药物靶点。Bcl-2 抑制剂维奈克拉的研发是基于片段和基于结构优化设计的代表性成功案例[43,47,48]。Abbott 公司研究组采用 NMR 技术筛选片段库得到活性片段 **4-85**（K_d = 4300 µmol/L）和 **4-86**（K_d = 300 µmol/L）。通过测定两者与 Bcl-xL 结合的复合物晶体结构，发现其分别作用在相邻的两个活性位点。基于两个片段与 Bcl-xL 蛋白结合的模式和空间取向，研究人员采用片段连接法，用磺酰基连接片段 **4-85** 和 **4-86**，并移除片段 **4-86** 的羧基，将片段 **4-85** 优化为 3-硝基-4-(2-苯硫基乙基)氨苯基，所得目标分子 **4-87** 可以和 Bcl-xL 蛋白活性位点形成更好的疏水和 π-π 相互作用（图 4-30），亲和力得到显著提升（K_i = 36 nmol/L）。

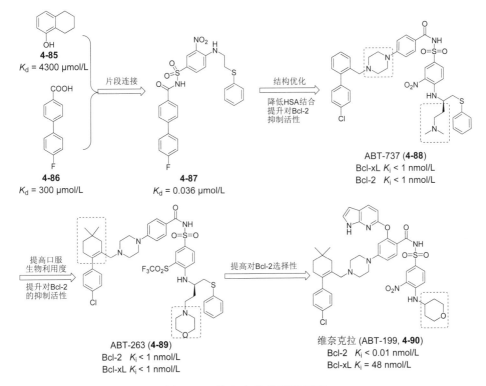

图 4-30　维奈克拉的研发历程

　　先导化合物 **4-87** 的血药浓度比较低，主要原因是和人血清白蛋白（human serum albumin，HAS）有较强的结合力（K_i < 100 nmol/L）。为了降低化合物与

HAS 的结合，在氟代联苯和苯硫基位置分别引入极性基团（哌嗪基和碱性侧链）。同时，研究发现提升对 Bcl-2 蛋白的抑制作用有助于进一步提高抗肿瘤药效。因此，进一步组合优化结合片段获得了 ABT-737（**4-88**，图 4-30），其对 Bcl-xL（$K_i<1$ nmol/L）和 Bcl-2（$K_i<1$ nmol/L）均具有极强的抑制活性（图 4-30）。

对 ABT-737 的临床前研究发现，该分子存在水溶性差、口服生物利用度低、种属差异大等缺陷。因此，进一步结构优化的目标是改善 ABT-737 的药代动力学性质。为了不影响与靶蛋白的结合强度，研究人员保留了 ABT-737 的基本骨架，对非药效基团进行优化。硝基具有吸电子效应，对化合物的溶解性不利，将其替换为三氟甲磺酰基不仅活性保持，而且还可以提高生物利用度和体内暴露量；将弱碱性吗啉环替代二甲氨基，有助于提高生物利用度；联苯基的脂溶性和结构刚性过强，不利于吸收，将中间苯环用六元环烯烃替换，可改善分子的理化性质。通过对上述优势基团进行组合优化，得到了 ABT-263（**4-89**，图 4-30），其分子水平活性保持不变，但口服生物利用度比 ABT-737 提高了 14～22 倍。

但是，临床试验发现 ABT-263 存在暂时性血小板数大幅下降的不良反应，从而导致治疗窗口狭窄。血小板减少症副作用与 Bcl-xL 的抑制作用相关，因此需要提升对 Bcl-2 蛋白的选择性。ABT-263 进一步结构优化的目标转向获得 Bcl-2 选择性抑制剂。构效关系研究发现去除苯硫基有助于提高对 Bcl-2 的选择性。ABT-263 与 Bcl-2 蛋白二聚体复合物晶体结构显示，在哌嗪苯基上通过醚键引入氮杂吲哚，可以形成新的氢键相互作用增强与 Bcl-2 的结合活性。在此基础上，最终优化得到了维奈克拉（ABT-199，**4-90**），其对 Bcl-2 的抑制活性进一步提升（$K_i<0.01$ nmol/L），对 Bcl-xL 的亲和力相对较弱（$K_i = 48$ nmol/L）。晶体结构显示，维奈克拉的氮杂吲哚环分别与 Bcl-2 蛋白 Asp103 和 Arg107 形成氢键相互作用，是其具有高活性和高选择性的重要原因。

维奈克拉通过对 Bcl-2 的选择性抑制作用，大幅度降低了对血小板的损伤，从而具有更高的安全性。2015 年 4 月，维奈克拉获得美国 FDA 突破性疗法认定，2016 年 4 月被 FDA 批准上市，用于治疗染色体 17p 缺失的慢性淋巴细胞白血病（chronic lymphocytic leukemia，CLL）。维奈克拉的研发历程说明对药物靶点的认知是一个不断深入的过程，研发工作始于发现 Bcl-xL 抑制剂，中间经历了研究 Bcl-xL 和 Bcl-2 双靶点抑制剂，最终定位于 Bcl-2 选择性抑制剂。在结构优化过程中，分阶段制订优化目标，并在结构生物学指导下进行合理药物设计，大大提升了结构优化的效率。

参 考 文 献

[1] Sheng, C.; Zhang, W.; Ji, H.; *et al.* Structure-based optimization of azole antifungal agents by CoMFA, CoMSIA, and molecular docking. *J. Med. Chem.* **2006**, *49*, 2512-2525.

[2] Chen, S. H.; Sheng, C. Q.; Xu, X. H.; *et al.* Identification of Y118 amino acid residue in *Candida albicans* sterol 14alpha-demethylase associated with the enzyme activity and selective antifungal activity of azole analogues. *Biol. Pharm. Bull.* **2007**, *30*, 1246-1253.

[3] Sheng, C.; Zhang, W. New lead structures in antifungal drug discovery. *Curr. Med. Chem.* **2011**, *18*, 733-766.

[4] Gao, S.; Tao, X.; Sun, L.; *et al.* An liquid chromatography-tandem mass spectrometry assay for determination of trace amount of new antifungal drug iodiconazole in human plasma. *J. Chromatogr. B-Analyt. Technol. Biomed. Life Sci.* **2009**, *877*, 382-386.

[5] Sun, N.; Wen, J.; Lu, G.; *et al.* An ultra-fast LC method for the determination of iodiconazole in microdialysis samples and its application in the calibration of laboratory-made linear probes. *J. Pharm. Biomed. Anal.* **2010**, *51*, 248-251.

[6] Wen, J.; Fan, G. R.; Hong, Z. Y.; *et al.* High performance liquid chromatographic determination of a new antifungal compound, ADKZ in rat plasma. *J. Pharm. Biomed. Anal.* **2007**, *43*, 655-658.

[7] Che, X.; Sheng, C.; Wang, W.; *et al.* New azoles with potent antifungal activity: design, synthesis and molecular docking. *Eur. J. Med. Chem.* **2009**, *44*, 4218-4226.

[8] Sheng, C.; Wang, W.; Che, X.; *et al.* Improved model of lanosterol 14alpha-demethylase by ligand-supported homology modeling: validation by virtual screening and azole optimization. *ChemMedChem* **2010**, *5*, 390-397.

[9] Wang, W.; Sheng, C.; Che, X.; *et al.* Discovery of highly potent novel antifungal azoles by structure-based rational design. *Bioorg. Med. Chem. Lett.* **2009**, *19*, 5965-5969.

[10] Wang, W.; Sheng, C.; Che, X.; *et al.* Design, synthesis, and antifungal activity of novel conformationally restricted triazole derivatives. *Arch. Pharm. (Weinheim)* **2009**, *342*, 732-739.

[11] Xu, Y.; Sheng, C.; Wang, W.; *et al.* Structure-based rational design, synthesis and antifungal activity of oxime-containing azole derivatives. *Bioorg. Med. Chem. Lett.* **2010**, *20*, 2942-2945.

[12] Wang, W.; Wang, S.; Liu, Y.; *et al.* Novel conformationally restricted triazole derivatives with potent antifungal activity. *Eur. J. Med. Chem.* **2010**, *45*, 6020-6026.

[13] Sheng, C.; Che, X.; Wang, W.; *et al.* Structure-based design, synthesis, and antifungal activity of new triazole derivatives. *Chem. Biol. Drug. Des.* **2011**, *78*, 309-313.

[14] Balog, A.; Salvati, M. E.; Shan, W.; *et al.* The synthesis and evaluation of [2.2.1]-bicycloazahydantoins as androgen receptor antagonists. *Bioorg. Med. Chem. Lett.* **2004**, *14*, 6107-6111.

[15] Sack, J. S.; Kish, K. F.; Wang, C.; *et al.* Crystallographic structures of the ligand-binding domains of the androgen receptor and its T877A mutant complexed with the natural agonist dihydrotestosterone. *Proc. Natl. Acad. Sci. U.S.A.* **2001**, *98*, 4904-4909.

[16] Sun, C.; Robl, J. A.; Wang, T. C.; *et al.* Discovery of potent, orally-active, and muscle-selective androgen receptor modulators based on an *N*-aryl-hydroxybicyclohydantoin scaffold. *J. Med. Chem.* **2006**, *49*, 7596-7599.

[17] Ostrowski, J.; Kuhns, J. E.; Lupisella, J. A.; *et al.* Pharmacological and x-ray structural characterization of a novel selective androgen receptor modulator: potent hyperanabolic stimulation of skeletal muscle with hypostimulation of prostate in rats. *Endocrinology* **2007**, *148*, 4-12.

[18] Li, J. J.; Sutton, J. C.; Nirschl, A.; *et al.* Discovery of potent and muscle selective androgen receptor modulators through scaffold modifications. *J. Med. Chem.* **2007**, *50*, 3015-3025.

[19] Bahl, A.; Barton, P.; Bowers, K.; *et al.* Scaffold-hopping with zwitterionic CCR3 antagonists: identification and optimisation of a series with good potency and pharmacokinetics leading to the discovery of AZ12436092. *Bioorg. Med. Chem. Lett.* **2012**, *22*, 6694-6699.

[20] He, Y.; Xu, J.; Yu, Z. H.; *et al.* Discovery and evaluation of novel inhibitors of mycobacterium

protein tyrosine phosphatase B from the 6-Hydroxy-benzofuran-5-carboxylic acid scaffold. *J. Med. Chem.* **2013**, *56*, 832-842.

[21] Miller, M. M.; Banville, J.; Friends, T. J.; *et al.* Discovery of potent protease-activated receptor 4 antagonists with *in vivo* antithrombotic efficacy. *J. Med. Chem.* **2019**, *62*, 7400-7416.

[22] Kim, H. S.; Hammill, J. T.; Scott, D. C.; *et al.* Discovery of novel pyrazolo-pyridone DCN1 inhibitors controlling cullin neddylation. *J. Med. Chem.* **2019**, *62*, 8429-8442.

[23] Guo, Y.; Liu, Y.; Hu, N.; *et al.* Discovery of zanubrutinib (BGB-3111), a novel, potent, and selective covalent inhibitor of bruton's tyrosine kinase. *J. Med. Chem.* **2019**, *62*, 7923-7940.

[24] Pinal, R. Effect of molecular symmetry on melting temperature and solubility. *Org. Biomol. Chem.* **2004**, *2*, 2692-2699.

[25] Sun, Y.; Huang, J. x.; Chen, Y. f.; *et al.* Direct inhibition of Keap1-Nrf2 protein-protein interaction as a potential therapeutic strategy for Alzheimer's disease. *Bioorg. Chem.* **2020**, *103*, 104172-104188.

[26] Zhang, L.; Xu, L. j.; Chen, H. h.; *et al.* Structure-based molecular hybridization design of Keap1-Nrf2 inhibitors as novel protective agents of acute lung injury. *Eur. J. Med. Chem.* **2021**, *222*, 113599-113613.

[27] Liu, G.; Hou, R.; Xu, L.; Zhang, X.; *et al.* Crystallography-guided optimizations of the Keap1-Nrf2 inhibitors on the solvent exposed region: From symmetric to asymmetric naphthalenesulfonamides. *J. Med. Chem.* **2022**, *65*, 8289-8302..

[28] Laufer, R.; Forrest, B.; Li, S. W.; *et al.* The discovery of PLK4 inhibitors: (*E*)-3-((1*H*-Indazol-6-yl)methylene)indolin-2-ones as novel antiproliferative agents. *J. Med. Chem.* **2013**, *56*, 6069-6087.

[29] Siddiquee, K.; Zhang, S.; Guida, W. C.; *et al.* Selective chemical probe inhibitor of Stat3, identified through structure-based virtual screening, induces antitumor activity. *Proc. Natl. Acad. Sci. U.S.A.* **2007**, *104*, 7391-7396.

[30] Hinklin, R. J.; Boyd, S. A.; Chicarelli, M. J.; *et al.* Identification of a new class of glucokinase activators through structure-based design. *J. Med. Chem.* **2013**, *56*, 7669-7678.

[31] Ashton, K. S.; Andrews, K. L.; Bryan, M. C.; *et al.* Small molecule disruptors of the glucokinase-glucokinase regulatory protein interaction: 1. Discovery of a novel tool compound for *in vivo* proof-of-concept. *J. Med. Chem.* **2014**, *57*, 309-324.

[32] St Jean, D. J., Jr.; Ashton, K. S.; Bartberger, M. D.; *et al.* Small molecule disruptors of the glucokinase- glucokinase regulatory protein interaction: 2. Leveraging structure-based drug design to identify analogues with improved pharmacokinetic profiles. *J. Med. Chem.* **2014**, *57*, 325-338.

[33] Rees, D. C.; Congreve, M.; Murray, C. W.; *et al.* Fragment-based lead discovery. *Nat. Rev. Drug Discov.* **2004**, *3*, 660-672.

[34] Hajduk, P. J.; Greer, J. A decade of fragment-based drug design: strategic advances and lessons learned. *Nat. Rev. Drug Discov.* **2007**, *6*, 211-219.

[35] Jencks, W. P. On the attribution and additivity of binding energies. *Proc. Natl. Acad. Sci. U.S.A.* **1981**, *78*, 4046-4050.

[36] Nakamura, C. E.; Abeles, R. H. Mode of interaction of beta-hydroxy-beta-methylglutaryl coenzyme A reductase with strong binding inhibitors: compactin and related compounds. *Biochemistry* **1985**, *24*, 1364-1376.

[37] Shuker, S. B.; Hajduk, P. J.; Meadows, R. P.; *et al.* Discovering high-affinity ligands for proteins: SAR by NMR. *Science* **1996**, *274*, 1531-1534.

[38] Erlanson, D. A.; McDowell, R. S.; O'Brien, T. Fragment-based drug discovery. *J. Med. Chem.* **2004**, *47*, 3463-3482.

[39] Chessari, G.; Woodhead, A. J. From fragment to clinical candidate--a historical perspective. *Drug*

Discov. Today **2009**, *14*, 668-675.

[40] Artis, D. R.; Lin, J. J.; Zhang, C.; *et al.* Scaffold-based discovery of indeglitazar, a PPAR pan-active anti-diabetic agent. *Proc. Natl. Acad. Sci. U.S.A.* **2009**, *106*, 262-267.

[41] Wyatt, P. G.; Woodhead, A. J.; Berdini, V.; *et al.* Identification of *N*-(4-piperidinyl)-4-(2,6-dichlorobenzoylamino)-1*H*-pyrazole-3-carboxamide (AT7519), a novel cyclin dependent kinase inhibitor using fragment-based X-ray crystallography and structure based drug design. *J. Med. Chem.* **2008**, *51*, 4986-4999.

[42] Liebeschuetz, J. W.; Jones, S. D.; Morgan, P. J.; *et al.* PRO_SELECT: combining structure-based drug design and array-based chemistry for rapid lead discovery. 2. The development of a series of highly potent and selective factor Xa inhibitors. *J. Med. Chem.* **2002**, *45*, 1221-1232.

[43] Park, C. M.; Bruncko, M.; Adickes, J.; *et al.* Discovery of an orally bioavailable small molecule inhibitor of prosurvival B-cell lymphoma 2 proteins. *J. Med. Chem.* **2008**, *51*, 6902-6915.

[44] Hajduk, P. J.; Meadows, R. P.; Fesik, S. W. Discovering high-affinity ligands for proteins. *Science* **1997**, *278*, 497-499.

[45] Wada, C. K.; Holms, J. H.; Curtin, M. L.; *et al.* Phenoxyphenyl sulfone *N*-formylhydroxylamines (retrohydroxamates) as potent, selective, orally bioavailable matrix metalloproteinase inhibitors. *J. Med. Chem.* **2002**, *45*, 219-232.

[46] Nienaber, V. L.; Richardson, P. L.; Klighofer, V.; *et al.* Discovering novel ligands for macromolecules using X-ray crystallographic screening. *Nat. Biotechnol.* **2000**, *18*, 1105-1108.

[47] Oltersdorf, T.; Elmore, S. W.; Shoemaker, A. R.; *et al.* An inhibitor of Bcl-2 family proteins induces regression of solid tumours. *Nature* **2005**, *435*, 677-681.

[48] Petros, A. M.; Dinges, J.; Augeri, D. J.; *et al.* Discovery of a potent inhibitor of the antiapoptotic protein Bcl-xL from NMR and parallel synthesis. *J. Med. Chem.* **2006**, *49*, 656-663.

第 **5** 章

结构简化策略

天然产物是先导化合物的重要来源，对美国食品药品监督管理局（FDA）于 1981 年至 2019 年间批准的新药进行统计后发现，有超过一半的临床药物都来源于天然产物或其合成衍生物[1]。但是，天然产物的结构一般都比较复杂，合成难度非常大。如果仅仅依靠从天然资源中提取分离，也存在资源有限、成本昂贵等诸多问题。天然产物结构复杂带来的另一个问题是分子量大，理化性质和药代动力学性质不理想，限制了其临床开发。但是，通过简单的结构修饰有时很难得到具有良好类药性的天然产物衍生物。结构简化为天然产物结构优化提供了一种有效策略，天然产物经合理的结构简化后可以获得结构更为简单、合成更加容易、成药性得到提升的化合物。

对于合成来源的小分子药物，在先导化合物优化过程中，为了提高活性，往往增加分子量和提高脂溶性，以增加与靶标的结合强度，这样使得分子变得"复杂和肥胖"，从而产生不合理的理化性质和药代动力学性质，进而降低体内药效[2-4]。对 1959 年至 2009 年 *J. Med. Chem.* 所发表分子的回顾性分析表明，生物活性分子存在分子量增大、结构更复杂、亲脂性更强、结构更平坦和更具芳香性等趋势[5]。然而，"分子肥胖"这一趋势会导致不合理的吸收、分布、代谢、排泄和毒性（ADME/T）性质，增加了药物开发的失败率。Polanski 等人的分析也表明，结构简单的药物更有可能取得市场成功[6]。因此在先导化合物优化过程中，适度进行简化，去除一些非必需基团，有助于提高成药性能。

结构简化的定义是降低目标化合物的分子复杂性。因此，结构简化设计的第一步需要分析目标分子的复杂性。虽然对于分子复杂性没有标准定义，但它通常与化合物的分子量、环的数量及连接方式（如螺环或桥环）、手性中心的数量和构型等相关（图 5-1）。分子复杂性在药物设计中是一个十分重要的概念，因为它与靶点的选择性、药代动力学性质和安全性等都密切相关。

在对分子复杂性充分了解的基础上，可以系统地去除或改变各结构单元，以确定不同亚结构对活性的重要性，确保活性必需基团（药效团）被保留在简化的结构中，从而设计出结构更简单、活性更高的药物[7]。如果先导化合物靶标结构已知，可通过研究它们与靶分子的相互作用模式，找出它们结构中对产生活性必需的部分，然后将不必要的部分删除，结构得到简化。但对于大多数天然产物而言，它们的作用靶标（或靶标的结构）是未知的，因此需要采用传统的药物化学方法研究其构效关系，对其结构单元进行逐一考察，保留活性必需基团，实现分子简化（图 5-1）[8,9]。需要说明的是，很多天然产物的复杂结构是生物进化过程的产物，其结构具有特异性，对其进行结构简化可能会无法成功。

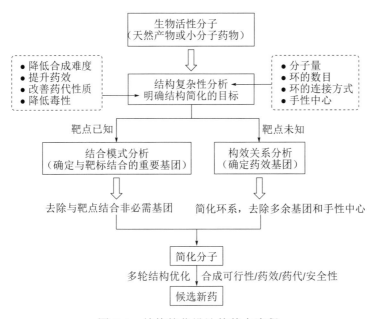

图 5-1 结构简化设计的基本流程

结构简化不仅可以提高先导化合物合成的可行性，而且有可能减少因多余基团带来的毒副作用。复杂分子简化的方法主要有去除多余的官能团，减少环的数目和分子的手性中心等。在分子简化过程中需要注意以下几个问题，一是随着分子简化，分子体积变小，有可能与其他靶分子发生作用，因此需要对每一步简化都跟踪其活性和选择性；二是分子简化必需适度，过于简化的分子往往会导致活性和选择性的降低，以及毒副作用的增多；三是生物活性并不是唯一的简化标准。结构简化的主要目的是克服先导化合物的缺点，提高其成药性。因此在某些情况下，简化后化合物的活性可能低于先导物，但更重要的是在其药理学活性、药代动力学性质和安全性之间找到一个平衡。

5.1 天然产物结构简化在新药研发中的应用案例

5.1.1 吗啡的结构简化

吗啡（morphine，**5-1**）是一个结构复杂的天然镇痛药物，其化学结构由五元稠环组成，氢化菲结构为 A、B、C 三环，哌啶环为 D 环，氢化呋喃环为 E 环。吗啡含有五个手性中心，它们的绝对构型是：5R,6S,9R,13S,14R。对吗啡进行结构简化得到可人工合成的镇痛药（synthetic analgesics）是天然产物结构简化的经典案例。

5.1.1.1 去除吗啡 E 环结构：吗啡喃类合成镇痛药

将吗啡呋喃环（E 环）去除后开发了结构更为简单，但立体构型与吗啡相似的吗啡喃类（morphinans）镇痛药（图 5-2）。例如，将吗啡 E 环去除，C 环氢化并去除羟基，得到左啡诺（levorphanol，**5-2**），镇痛作用约为吗啡的 4 倍。将左啡诺 BC 环稠合处增加一个羟基，并将 N-甲基用环丁甲基取代，得到了活性更高的布托啡诺（butophanol，**5-3**）。布托啡诺的镇痛作用是吗啡的 10 倍，而成瘾性则大大降低，主要用于中度至重度疼痛，如术后、外伤、癌症、肾或胆绞痛的止痛。

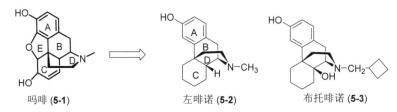

吗啡 (**5-1**)　　　　左啡诺 (**5-2**)　　　　布托啡诺 (**5-3**)

图 5-2　去除吗啡 E 环结构研发吗啡喃类合成镇痛药

5.1.1.2 去除吗啡 C 环和 E 环：苯吗喃类合成镇痛药

将吗啡的 C 环和 E 环打开，保留 ABD 环，得到苯吗喃类（benzomorphan）镇痛药（图 5-3）。苯吗喃类的代表药物有非那佐辛（phenazocine，**5-4**）、喷他佐辛（pentazocine，**5-5**）、氟痛新（fluopentazocine，**5-6**）等，它们在 C 环开裂位置均保留了两个甲基，使其立体构型与吗啡更为相似，在 N 原子上引入不同的大取代基可以调节镇痛作用和成瘾性。例如，非那佐辛的镇痛作用是吗啡的 10 倍。喷他佐辛的镇痛作用虽然只有吗啡的 1/3，但是副作用低、成瘾性小，是第一个用于临床的非成瘾性阿片类合成镇痛药。

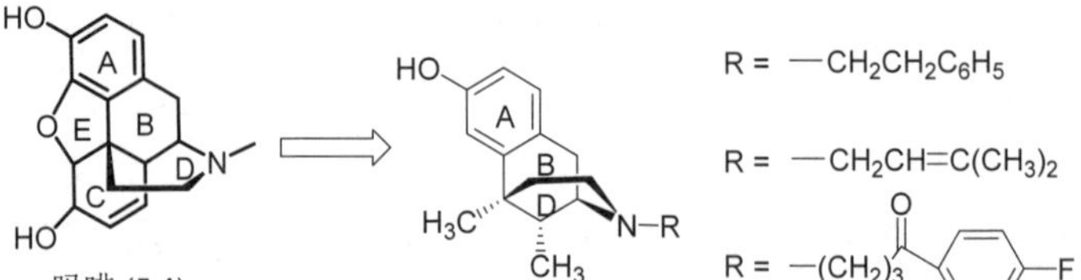

$R = \text{—CH}_2\text{CH}_2\text{C}_6\text{H}_5$　非那佐辛 (**5-4**)

$R = \text{—CH}_2\text{CH}=\text{C(CH}_3)_2$　喷他佐辛 (**5-5**)

$R = \text{—(CH}_2)_3\text{—}$（对氟苯甲酰基）　氟痛新 (**5-6**)

吗啡 (**5-1**)

图 5-3　去除吗啡 C 环和 E 环研发苯吗喃类合成镇痛药

5.1.1.3 去除吗啡 B、C、E 环：哌啶类合成镇痛药

1939 年在研究阿托品类似物作为解痉药的过程中意外发现了哌替啶（pethidine，**5-7**），它不但具有非常好的镇痛作用，而且口服效果比吗啡好，结构也较吗啡简单。虽然哌替啶不是有目的地将吗啡结构简化得到的，但是它可以看作是去除吗啡 B、C、E 环后得到的 A、D 环类似物，其立体构象也与吗啡相似。对哌替啶进行结构修饰，发现了 β-安那度尔（β-anadol，**5-8**）、芬太尼（fentanyl，**5-9**）等一系列哌啶类合成镇痛药（图 5-4）。

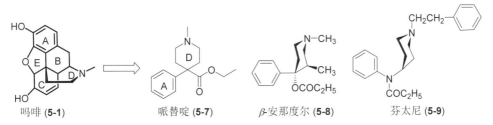

图 5-4　去除吗啡 B、C、E 环研发哌啶类合成镇痛药

5.1.1.4 去除吗啡 B～E 环：氨基酮类合成镇痛药

氨基酮类合成镇痛药美沙酮（methadone，**5-11**）是在具有碱性侧链的芴-9-羧酸酯（**5-10**）类镇痛化合物基础上优化得到。美沙酮是一个高度柔性分子，由于羰基极化，碳原子上带有部分正电荷，与氨基氮原子上孤对电子相互吸引，通过非共价键相互作用使之具有与哌替啶相似的构象，可以看作是开环的哌啶类镇痛药（图 5-5）。美沙酮成瘾性比较低，在临床上主要用于海洛因成瘾的戒除治疗。

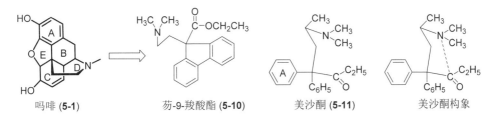

图 5-5　去除吗啡 B～E 环研发氨基酮类合成镇痛药

分析吗啡和简化后合成镇痛药的结构特征，可以发现它们均具有以下药效团：①分子中具有一个平坦的芳环结构，它可以是苯环也可以是其他芳环，以苯环居多；②具有一个碱性中心，它能在生理 pH 条件下大部分电离为阳离子，碱性中心和平坦的芳环结构在同一平面上；③含有哌啶或类似于哌啶的空间结构。

5.1.2 曲林菌素的结构简化：地伐西匹的研发

曲林菌素（asperlicin，**5-12**）是一种来源于微生物 *Aspergillus alliaceus* 的毒

素，被发现是 A 型胆囊收缩素受体（cholecystokinin receptor A，CCK$_A$）的选择性拮抗剂，具有治疗恐慌症的效果。但是，曲林菌素结构复杂，合成难度大，难以进行构效关系研究，并且口服生物利用度低[10,11]。Evans 等对曲林菌素进行了细致的结构分析，发现 1,4-苯二氮䓬（1,4-benzodiazepine，BZD，5-13）和 L-色氨酸（L-Trp，5-14）是其基本的结构要素[12]。5-苯基-1,4-苯二氮䓬骨架是作用于 G 蛋白偶联受体的优势结构，因而可能也具有 CCK$_A$ 的拮抗作用，所以将其作为基本结构进行结构简化设计。曲林菌素的右侧部分是 L-色氨酸的类似物，而 L-色氨酸恰好是胆囊收缩素（CCK）与 CCK$_A$ 结合的关键氨基酸。在此基础上，将 BZD 和 L-Trp 进行结构融合（图 5-6），设计得到通式 5-15，并进行了构效关系研究，从中发现了地伐西匹（devazepide，5-16）[13,14]。地伐西匹对 CCK 受体具有强效的拮抗作用，IC$_{50}$ 值达到 0.8 nmol/L，并且具有良好的选择性，对苯二氮䓬受体无抑制作用（IC$_{50}$＞100 μmol/L）[12]。虽然地伐西匹的新药开发没有取得成功，但是它作为研究 CCK 受体工具分子已经得到广泛应用。

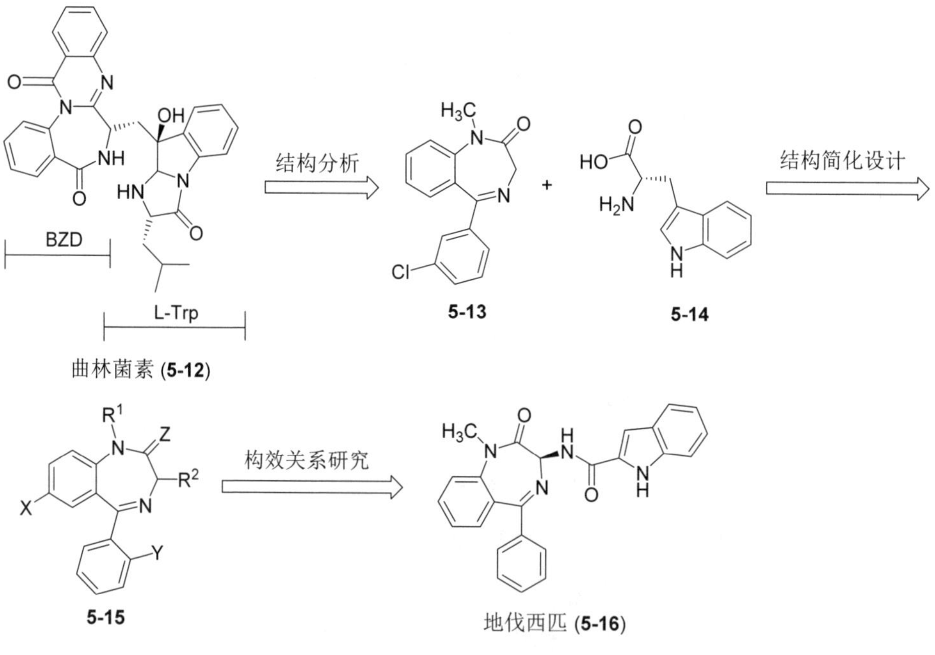

图 5-6　曲林菌素的结构简化

5.1.3　五味子丙素的结构简化：抗乙肝药物双环醇的研发

五味子丙素（schisandrin C，5-17）是中药五味子果仁中提取得到的抗乙型肝炎病毒活性成分，可以显著降低转氨酶。但是在进行结构鉴定时，将五味子丙素

的结构错误鉴定为 **5-18**。随后,以错误结构 **5-18** 为目标化合物进行了全合成研究,发现合成中间体联苯双酯(**5-19**)具有很强的降转氨酶活性(图 5-7)。与五味子丙素相比,联苯双酯分子结构减少了一个七元环,合成难度大为降低,并且具有很强的药理活性。联苯双酯已经在临床上获得比较广泛的应用,是病毒性肝炎和药物性肝损伤引起转氨酶升高的常用药物。但是,联苯双酯是对称性分子,晶格能较高,熔点为 180 ℃ 导致溶解度差。将联苯双酯其中一个羧酸酯基还原成羟甲基,降低了分子对称性,得到双环醇(**5-20**)。后者的熔点降低到 137 ℃,并且溶解性提高,药代性质得到改善。双环醇也已经开发上市,商品名为百赛诺,在临床上常用于治疗慢性肝炎所致的氨基转移酶升高。

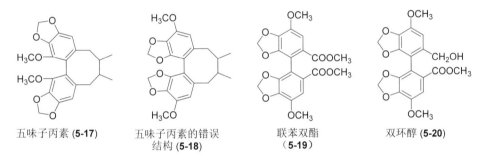

五味子丙素 (**5-17**)　　　五味子丙素的错误　　　联苯双酯　　　双环醇 (**5-20**)
　　　　　　　　　　　　　结构 (**5-18**)　　　　(**5-19**)

图 5-7　五味子丙素的结构简化

5.1.4　ISP-1 的结构简化:芬戈莫德的研发

ISP-1(**5-21**)是从冬虫夏草中分离得到的免疫抑制活性成分,其体内外活性均强于环孢菌素 A,但是其毒性也比环孢菌素 A 大 100 倍,并且溶解度差。由于其结构与鞘氨醇(sphingosine,**5-22**)相似,机制研究证实 ISP-1 与鞘氨醇具有相同的作用机制,其靶标为鞘氨醇-1-磷酸受体。ISP-1 的结构比较复杂,含有 2 个手性中心和 1 个反式双键,分子中包含 5 个极性基团(羟基、氨基、羧基)。对 ISP-1 构效关系研究发现,14 位酮基、6 位双键和 4 位羟基不是活性必需基团,3 位羟基的立体构型对活性没有重要影响[15,16]。基于上述构效关系,Fujita 等模拟鞘氨醇的末端结构,设计得到了对称分子 2-氨基-2-烷基-1,3-丙二醇(**5-23**),发现 n 为 13~15 时活性强于环孢菌素 A[17]。由于烷基长链柔性过大,构象复杂,Fujita 等进一步进行了构象限制设计,用苯环替换一部分碳链,得到通式 **5-24**[17]。通过考察苯环在烷基链中的最佳位置,发现 $m = 2$、$n = 8$ 时活性最强,该化合物即为芬戈莫德(fingolimod,**5-25**),于 2010 年由诺华公司开发上市,用于治疗多发性硬化病。ISP-1 的结构简化过程如图 5-8 所示。

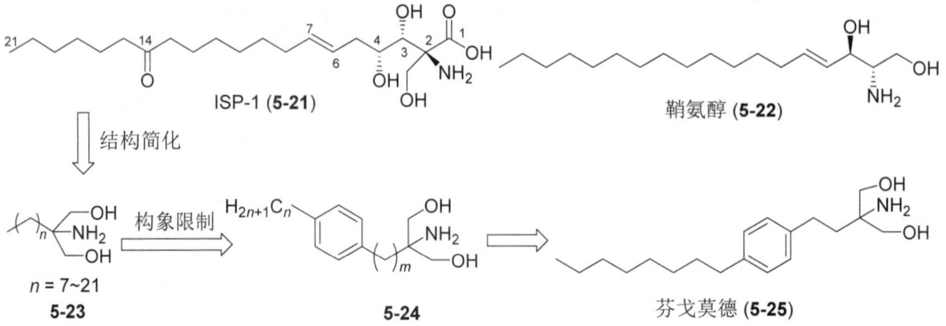

图 5-8　ISP-1 的结构简化

5.1.5　星孢菌素的结构简化：因扎妥雷的研发

蛋白激酶 C（protein kinase C，PKC）是一类丝氨酸/苏氨酸特异性激酶，至少包含 12 种亚型。选择性的 PKC 抑制剂能够治疗糖尿病、肿瘤等疾病。星孢菌素（staurosporine，5-26）是一种高效的 PKC 抑制剂，但是缺乏选择性。星孢菌素具有吲哚并咔唑母核，含有 8 个环结构和 4 个手性中心，全合成难度大。礼来公司的科研人员对星孢菌素开展了结构简化研究，将中央的苯环和四氢吡喃环打开，并将吡咯烷酮氧化成马来酰亚胺，得到鲁伯斯塔（ruboxistaurin，5-27）[18]。鲁伯斯塔仅含有一个手性中心，并且对 PKCβ 具有良好的选择性。例如，鲁伯斯塔对 PKCβ I (IC$_{50}$ = 0.0047 μmol/L)和 PKCβ II (IC$_{50}$ = 0.0059 μmol/L)活性不仅优于星孢菌素，而且对 PKCα 的选择性有了大幅提高（表 5-1）。鲁伯斯塔甲磺酸盐作为治疗糖尿病视网膜病变治疗新药进行了临床试验，但临床疗效并未达到预期。Faul 等对鲁伯斯塔进一步结构简化，得到不含手性中心的开环化合物因扎妥雷（enzastaurin，5-28）[19]。因扎妥雷对 PKCβ I (IC$_{50}$ = 0.03 μmol/L)和 PKCβ II (IC$_{50}$ = 0.03 μmol/L)具有 nmol/L 级的抑制活性，同时对 PKCα 具有良好的选择性。因扎妥雷盐酸盐作为治疗脑胶质瘤的孤儿药获得批准，但是治疗淋巴瘤的临床试验未能获得成功。

表 5-1　星孢菌素及其结构简化类似物对蛋白激酶 C 的抑制活性

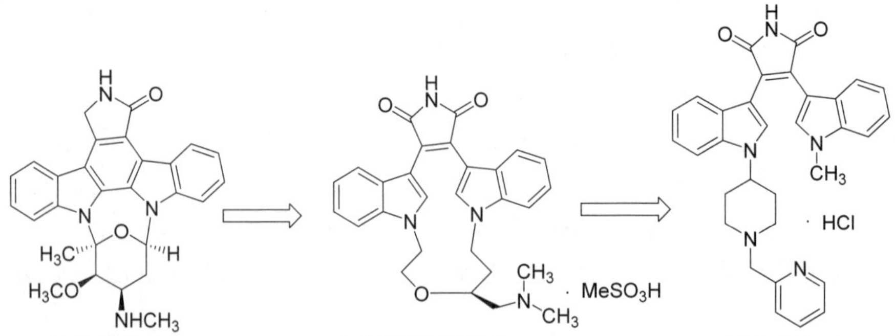

星孢菌素 (5-26)　　　鲁伯斯塔甲磺酸盐 (5-27)　　　因扎妥雷 (5-28)

化合物	PKC 亚型[IC_{50}/(μmol/L)]							
	α	βI	βII	γ	δ	ε	ζ	η
因扎妥雷	0.8	0.03	0.03	2	1	0.3	8	0.4
鲁伯斯塔	0.36	0.0047	0.0059	0.3	0.25	0.6	>100	0.052
星孢菌素	0.045	0.023	0.019	0.11	0.028	0.018	>1.5	0.005

5.1.6 古抑菌素 A 的结构简化：伏立诺他的研发

天然产物古抑菌素 A（trichostatin A，**5-29**）是组蛋白去乙酰化酶（histone deacetylase，HDAC）抑制剂，结构中羟肟酸片段与 HDAC 的锌离子发生螯合作用，是必需的药效基团。构效关系研究发现，两个反式共轭双键和一个手性中心是非必需基团，因此将古抑菌素 A 双键和手性中心去除，保留羟肟酸，得到伏立诺他（vorinostat，**5-30**）[20]，如图 5-9 所示。伏立诺他不含手性中心和双键，先导化合物中复杂的立体因素得到简化，但仍具有优秀的 HDAC 抑制活性。伏立诺他已于 2006 年批准上市，治疗皮肤 T 细胞淋巴瘤。

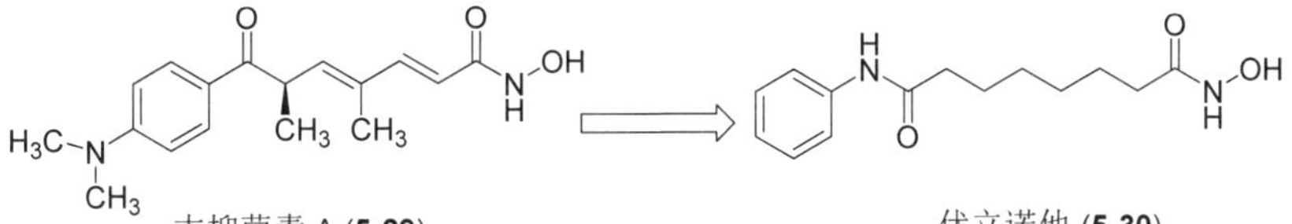

图 5-9　古抑菌素 A 的结构简化

5.2 减少环系的天然产物结构简化策略

5.2.1 曲贝替定的结构简化

曲贝替定（trabectedin，又称 ecteinascidin 743，**5-31**）是从加勒比海被囊生物 *Ecteinascidia turbinate* 中分离的双四氢异喹啉稠合的生物碱，具有很强的细胞毒活性。2004 年，强生公司将曲贝替定开发成为首个海洋来源抗肿瘤药，在欧盟和美国获得孤儿药批准，用于治疗急性淋巴母细胞白血病、软组织肉瘤和卵巢癌。但是，曲贝替定来源稀少，全合成难度大，并且稳定性有待于提高。E. J. Corey 课题组将曲贝替定结构中跨环连接的第三个异喹啉环去除，用邻苯二甲酰亚胺替代，设计得到结构简单，更为稳定的类似物 phthalascidin（**5-32**）[21]。Phthalascidin 的合成只需 6 步，并且对多种人体肿瘤细胞显示出强效抑制活性。与曲贝替定相比，简化物 phthalascidin 对 A549（肺癌）、HCT116（肠癌）、A375（恶性黑色素瘤）和 PC（前列腺癌）细胞株显示出相当或者更优的抑制活性，并且强于紫杉醇、喜树碱等 1~3 个数量级（表 5-2）。

表 5-2 曲贝替定和 phthalascidin 体外抗肿瘤活性比较

曲贝替定 (5-31) phthalascidin (5-32)

药物名	肿瘤细胞株[IC$_{50}$/(nmol/L)]			
	A549	HCT116	A375	PC-3
曲贝替定	0.95	0.38	0.17	0.55
phthalascidin	1.0	0.50	0.15	0.70

5.2.2 刺桐生物碱的结构简化

刺桐生物碱 （erythrinane，**5-33**）是一类具有特殊四环结构的生物碱，它们是烟碱乙酰胆碱受体（nicotinic acetylcholine receptors，nAChRs）拮抗剂。但是，刺桐生物碱来源有限，限制了其更为广泛的应用。Crestey 等以刺桐生物碱为先导结构，开展了结构简化研究（表 5-3）[22]。结构简化采用了逐级简化（step-by-step）的设计策略，这样可以找出产生 nAChRs 抑制活性的必需基团。首先，将 A 环甲氧基去除并将 A、B 环双键饱和，降低了合成难度（**5-34**）。然后，将 A 环和 B 环分步去除，得到三环（**5-35**）和二环（**5-36**）的简化物。构效关系结果相似，四环化合物 **5-34** 对各种 nAChRs 亚型具有一定的抑制作用。去除 A 环后，化合物 **5-35** 对 α4β2 的抑制活性有明显提升（K_i = 5.5 μmol/L），但对其他亚型的活性保持不变，选择性明显得到提高。进一步将 B 环去除得到四氢异喹啉类似物 **5-36**，其对 α4β2 的抑制活性进一步增强（K_i = 0.87 μmol/L），而且选择性得到提高。此外，在小鼠体内抗抑郁模型中，化合物 **5-36** 在 30 mg/kg 剂量下显示出显著的抗抑郁作用。

表 5-3 刺桐生物碱简化物对烟碱乙酰胆碱受体的抑制活性

R = H, CH$_3$，—CH$_2$—
R' = H, CH$_3$，—CH$_2$—
5-33

5-34   5-35   5-36

化合物	R	R'	nAChRs 各亚型结合常数 K_i/(μmol/L)			
			α4β2	α4β4	α3β4	α7/5-HT$_{3A}$
5-34	CH$_3$	CH$_3$	约 100	约 100	约 100	约 30
5-35	CH$_3$	CH$_3$	5.5	约 100	约 300	约 500
5-36	CH$_3$	CH$_3$	0.87	约 300	约 300	约 500

5.2.3 天然产物 sampangine 的结构简化

深部真菌感染已经成为器官移植、肿瘤、艾滋病等重大疾病死亡的重要原因，但现有治疗药物非常有限，而且耐药性日趋严重。天然产物是抗真菌药物的重要来源（如两性霉素 B 和卡泊芬净等），但多数存在结构复杂、不能口服、成药性能差等缺陷。Sampangine（**5-37**）是提取自依兰树（canangaodorat）茎皮中的生物碱，具有广谱的体外抗真菌活性，但是其四元稠环结构导致溶解度很差，在体内无抗真菌疗效。笔者课题组首先对 sampangine 进行了骨架跃迁研究，发现噻吩类似物 ZG-20（**5-38**）不仅溶解性得到提高，而且抗真菌活性增强[23]。在此基础上通过结构简化探索，发现三环简化物 ZG-20-07（**5-39**）和二环简化物 ZG-20-41（**5-40**）具有更好的抗真菌活性[24]。ZG-20-07 和 ZG-20-41 在白念珠菌感染的线虫模型中显示了优秀的体内抗真菌药效，并且毒性非常低（图 5-10）。与临床一线药物氟康唑相比，ZG-20-07 和 ZG-20-41 具有如下优点：①具有杀真菌活性，治疗不易复发；②对氟康唑耐药菌株具有强效抑制作用；③显著抑制白念珠菌产生耐药的核心环节，例如生物被膜形成，酵母态向菌丝态转变等。

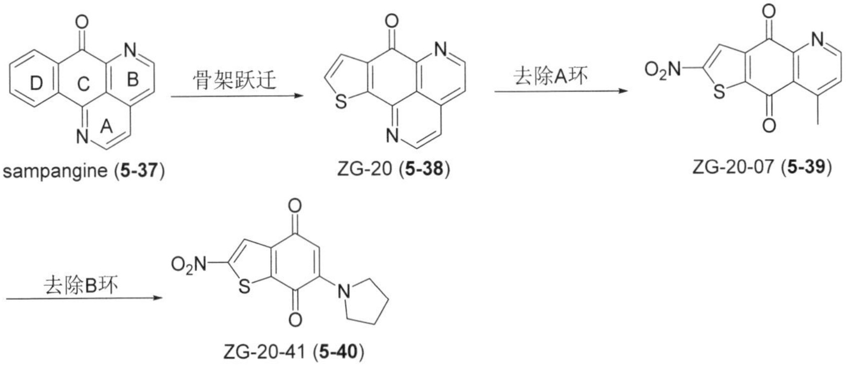

图 5-10 抗真菌天然产物 sampangine 的结构简化

5.2.4 吴茱萸碱的结构简化

吴茱萸碱（evodiamine，**5-41**）是一种具有多靶点作用机制的抗肿瘤天然产物。笔者课题组对吴茱萸碱进行了系统的结构优化和作用机制研究[25-28]。将吴茱萸碱 D 环去除，得到了四氢-β-咔啉简化分子 **5-42**（图 5-11），对 HCT116 肠癌细胞的抑制活性得到保持。进一步优化取代基，得到抗肿瘤活性显著提升的化合物 **5-43**（IC$_{50}$ = 0.16 µmol/L）[29]。吴茱萸碱结构简化后，抗肿瘤作用机制保持不变，化合物 **5-43** 是拓扑异构酶 1 和 2（topoisomerase 1/2）的双重抑制剂，并且能够诱导 HCT116 细胞凋亡，阻滞细胞周期于 G$_2$/M 期。在 HCT116 肠癌裸鼠移植瘤动物模型中，简化分子 **5-43** 的体内药效显著优于吴茱萸碱，体内抑瘤率从 22.5%提升到 50.7%。

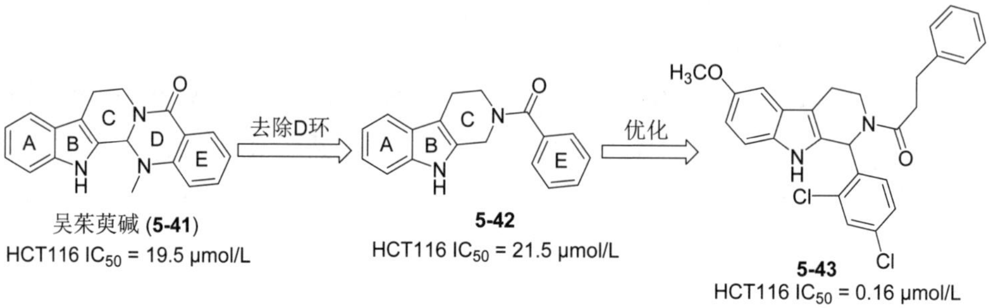

吴茱萸碱 (**5-41**)
HCT116 IC$_{50}$ = 19.5 µmol/L

5-42
HCT116 IC$_{50}$ = 21.5 µmol/L

5-43
HCT116 IC$_{50}$ = 0.16 µmol/L

图 5-11　吴茱萸碱的结构简化

5.2.5　藤黄酸的结构简化

藤黄酸（gambogic acid，**5-44**）是藤黄树脂的主要成分，在体内外均表现出较强的抗肿瘤活性，且对正常细胞的毒性较低。藤黄酸能抑制肿瘤细胞转移和血管生成，曾进入到 Ⅱ 期临床试验，但进一步的开发因为抗肿瘤作用有限而被终止。藤黄酸的结构可以分为两个片段：包含 ABC 环的平面区域和笼状 D 环系统（4-氧杂-三环[4.3.1.0^{3,7}]癸-2-酮）。构效关系研究表明，4-氧杂-三环[4.3.1.0^{3,7}]癸-2-酮对其抗肿瘤活性至关重要。尤启冬研究小组对藤黄酸进行了系统的逐步简化研究，得到了一系列具有简化平面区域的类似物（图 5-12）[30]。化合物 **5-45** 是一个去除 A 环后得到的简化类似物，其体外抗肿瘤活性与藤黄酸相当或更优（表 5-4）[30]。机制研究表明，化合物 **5-45** 能够诱导细胞程序性死亡并阻滞细胞周期于 G$_2$/M 期，还能调节凋亡相关蛋白和细胞中 caspase-3 的活性，与藤黄酸诱导细胞凋亡的模式是一致的。相比之下，去除 AB 环后所得化合物 **5-46** 的活性大幅下降。

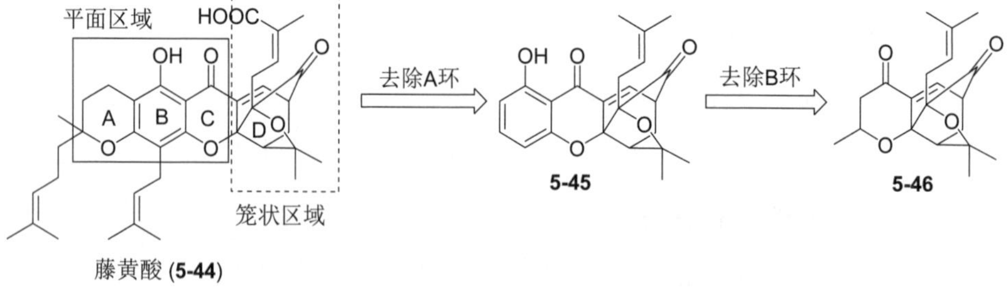

藤黄酸 (**5-44**)

图 5-12　抗肿瘤天然产物藤黄酸的结构简化

表 5-4　藤黄酸及其简化类似物的抗肿瘤活性比较

化合物	IC$_{50}$/（μmol/L）				
	MCF-7	BGC-823	SMMC-7721	HepG2	MDA-MB-231
5-45	9.16	3.59	8.06	2.37	0.32
5-46	68.3	81.1	147	95	—
藤黄酸	2.19	2.35	3.20	2.40	1.5

注：MCF-7—乳腺癌细胞株；BGC-823—胃癌细胞株；SMMC-7721—肝癌细胞株；HepG2—肝癌细胞株；MDA-MB-231—乳腺癌细胞株。

5.2.6　血根碱的结构简化

血根碱（sanguinarine，**5-47**）是一种苯并菲啶类生物碱，具有中等的广谱抗革兰氏阳性菌活性，通过抑制丝状温度敏感蛋白 Z（filamenting temperature-sensitive protein Z，FtsZ）而发挥抗菌作用。为了进一步提高其抗菌活性，马淑涛研究小组简化了血根碱的骨架结构，合成了一系列 5-甲基-2-苯基-菲啶鎓衍生物（表 5-5）[31]。化合物 **5-48**～**5-50** 均表现出了优于血根碱（表 5-5）的抗青霉素敏感菌和耐药菌活性。机制研究表明，这些类似物具有较强的抑制细胞分裂活性，对枯草芽孢杆菌 FtsZ 的聚合有明显抑制作用，说明它们通过干扰细菌 FtsZ 的功能来抑制细菌增殖。

表 5-5　血根碱及其简化类似物的抑菌活性比较

血根碱 (**5-47**)

5-48　R = 4-CF₃
5-49　R = 4-Ph
5-50　R = 4-OCF₃

化合物	最低抑菌浓度/（μg/mL）			
	金黄色葡萄球菌（敏感菌）	金黄色葡萄球菌（耐药菌）	表皮葡萄球菌	枯草芽孢杆菌
5-48	0.06	0.25	0.125	0.06
5-49	0.06	0.25	0.125	0.125
5-50	0.06	1	0.25	0.125
血根碱	8	4	8	4

5.2.7　Merrilactone A 的结构简化

倍半萜烯类天然产物如 merrilactone A（**5-51**）和 anislactone A/B（**5-52**）具有广泛的生物活性。从结构上看，merrilactone A 是一种倍半萜双内酯，由两个 γ-

内酯和一个氧杂环丁烷组成，对原代培养的胎儿大鼠皮层神经元显示出神经营养活性[32]。虽然该类天然小分子具有神经营养活性，被认为具有开发成为治疗神经退行性疾病（如阿尔茨海默病和帕金森病）药物的潜力，但是由于其结构复杂，且从天然来源获取产量低，成本高，因而阻碍了药物开发。Tiefenbacher 小组对 merrilactone A 进行了结构简化，以降低其复杂性，同时保持其神经营养活性[33]。通过简化 merrilactone A 的骨架（图 5-13），衍生物 5-53 和 5-54 表现出与阳性对照药 jiadifenolide 相当的神经突起生长活性。相比于 merrilactone A 的全合成需要 17～26 步反应，化合物 5-53 和 5-54 的合成仅仅需要 6～8 步，且产率较高[34,35]。

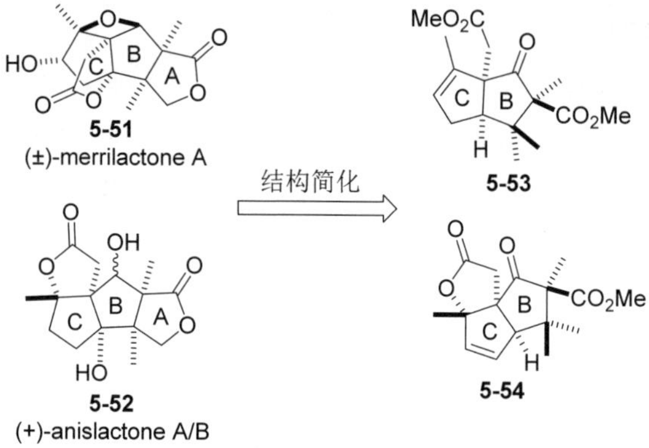

图 5-13　Merrilactone A 等倍半萜类化合物的结构简化

5.2.8　Pyripyropene A 的结构简化

甾醇 O-酰基转移酶 2（sterol O-acyltransferase 2，SOAT2）是治疗高胆固醇血症和动脉粥样硬化的重要靶点。从烟曲霉菌菌株培养液中分离得到的 pyripyropene A（5-55）是一种选择性 SOAT2 抑制剂（IC_{50} = 0.07 μmol/L）。Nagamitsu 研究小组于 2011 年首次报道了 pyripyropene A 的全合成[36]。基于构效关系研究结果，对 pyripyropene A 的 A 环进行了适度的结构简化（图 5-14）。其中简化分子 5-56 对 SOAT2 的抑制活性（IC_{50} = 0.07 μmol/L）与 pyripyropene A 相当，但是对 SOAT1 的选择性有所下降[37]。

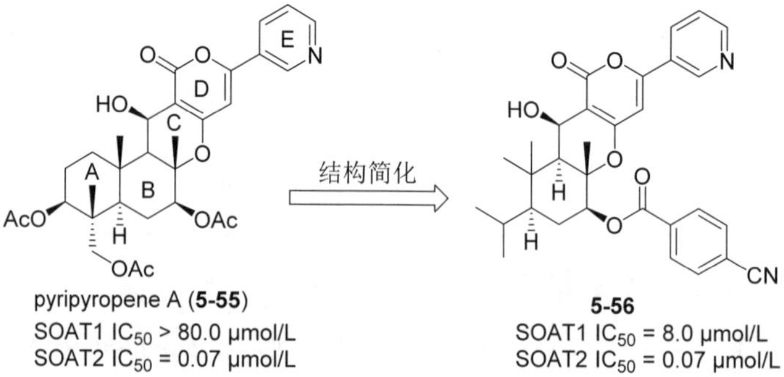

pyripyropene A (5-55)
SOAT1 IC_{50} > 80.0 μmol/L
SOAT2 IC_{50} = 0.07 μmol/L

5-56
SOAT1 IC_{50} = 8.0 μmol/L
SOAT2 IC_{50} = 0.07 μmol/L

图 5-14　Pyripyropene A 的结构简化

5.2.9 利用多组分反应简化抗肿瘤生物碱

多组分反应具有操作简单、资源利用率高和高原子经济性等特点，往往只需1～2步反应即能高效构建出具有一定复杂度的分子。Magedov研究组在利用多组分反应对鬼臼毒素进行结构简化的基础上，将多组分反应成功应用于多类活性天然产物的结构简化，有效克服了天然产物来源稀缺、结构复杂、难以衍生化的局限性。

吡喃并吡啶酮和吡喃并喹啉酮生物碱fusaricide（**5-57**）、melicobisquinolinone B（**5-58**）、zanthosimuline（**5-59**）均具有抗肿瘤作用。Magedov等以吡啶酮（**5-60**）、芳香醛（**5-61**）和丙二腈（**5-62**）为起始原料，高效构建出含有吡喃[3,2-*c*]吡啶酮和吡喃[3,2-*c*]喹啉酮骨架的化合物库（图5-15）[38]。大多数化合物对腺癌HeLa细胞株显示了μmol/L级以上的抑制活性，吡喃[3,2-*c*]喹啉酮类化合物的活性优于吡喃[3,2-*c*]吡啶酮类化合物。化合物**5-63**对HeLa细胞生长抑制的GI_{50}值达到了47 nmol/L，并且在5 μmol/L浓度下能够显著抑制Jurkat细胞凋亡，并证实其作用在肿瘤细胞周期的G_2/M期。进一步的作用机制研究发现，化合物**5-63**通过对微管蛋白的抑制发挥抗肿瘤活性。

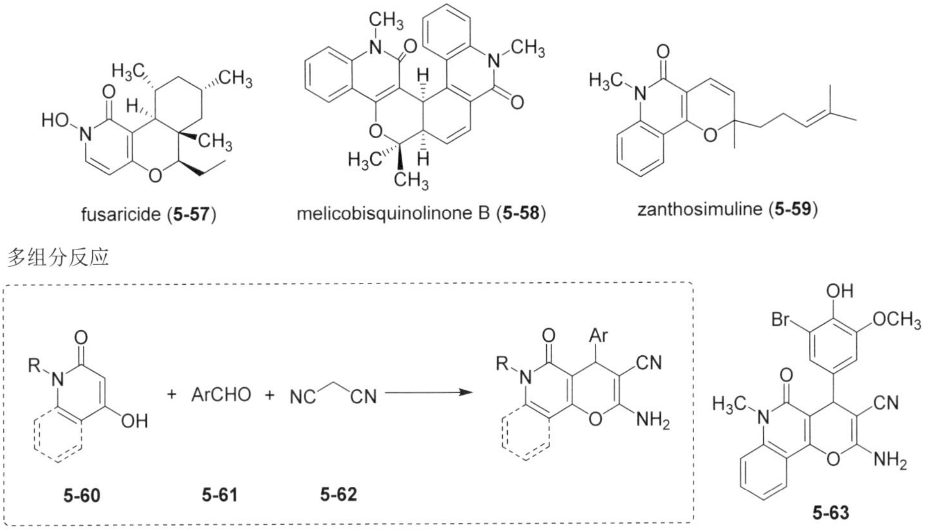

fusaricide (**5-57**)　　melicobisquinolinone B (**5-58**)　　zanthosimuline (**5-59**)

多组分反应

图 5-15　基于多组分反应简化吡啶酮类抗肿瘤生物碱

喜树碱（campotothecin，**5-64**）是经典的抗肿瘤天然产物，其作用机制是拓扑异构酶Ⅰ（topoisomerase I，top1）抑制剂。喜树碱具有五环平面结构，全合成需15步以上反应。目前上市的喜树碱衍生物拓扑替康（topotecan，**5-65**）和伊立替康（irinotecan，**5-66**）均是其半合成衍生物。Magedov等以氨基嘧啶酮（**5-67**）、芳香醛（**5-68**）和1,3-茚二酮（**5-69**）为合成原料，建立多组分反应，一步构建得到茚并二氢吡啶并尿嘧啶衍生物库（图5-16）[39]。该类化合物（**5-70**）模拟了喜树碱A～D环结构，在细胞内二氢吡啶会被氧化为吡啶（**5-71**）。该类化合物显示了广谱的抗肿瘤活性，例如化合物 **5-72** 对腺癌细胞株 HeLa、T-细胞白血病细胞株 Jurkat、乳腺癌细胞株 MCF-7 等的抑制活性要优于喜树碱（表 5-6）。有趣的是，作用机制研究发现该类化合物对拓扑异构酶Ⅰ没有抑制作用，而通过抑制拓扑异构酶Ⅱ(topoisomerase Ⅱ，top2)产生抗肿瘤活性。这提示对天然产物进行结构简化有可能会导致作用机制发生改变。

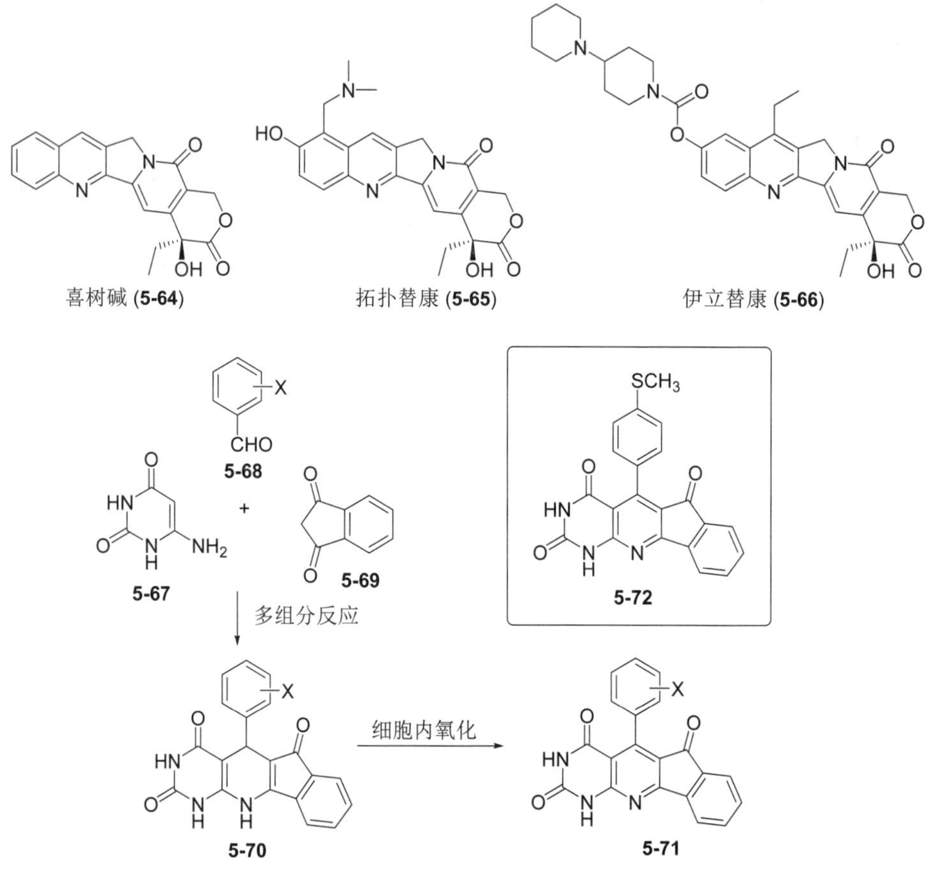

喜树碱 (5-64)　　　　拓扑替康 (5-65)　　　　伊立替康 (5-66)

图 5-16　基于多组分反应简化抗肿瘤天然产物喜树碱

表 5-6　喜树碱及其结构简化产物 5-72 的体外抗肿瘤活性

化合物	IC$_{50}$/（μmol/L）							
	HeLa	Jurkat	MCF-7	A-549	LoVo	U373	SKMEL	PC3
5-72	0.17	0.05	0.45	0.61	0.29	0.10	0.23	0.19
喜树碱	1.3	0.09	6.0	0.20	0.008	0.033	0.047	0.48

注：HeLa—腺癌细胞株；Jurkat—T-细胞白血病细胞株；MCF-7—乳腺癌细胞株；A-549—肺癌细胞株；LoVo—肠癌细胞株；U373—成胶质细胞瘤细胞株；SKMEL—黑色素瘤细胞株；PC3—前列腺癌细胞株。

5.2.10 利用天然产物结构分类法则简化育亨宾

育亨宾（yohimbine，**5-73**）是一种具有广泛生物活性的吲哚生物碱。Waldmann研究小组发现育亨宾是磷酸酶 Cdc25A 的抑制剂[40]。根据天然产物结构分类（structural classification of natural products，SCONP）法则，对育亨宾骨架进行树型结构分类，将其五环骨架依次简化 [图 5-17(a)][41,42]。保留在骨架树中结构简单且高活性的化合物，用于进一步的结构简化 [图 5-17(b)]。例如，简化后的四环结

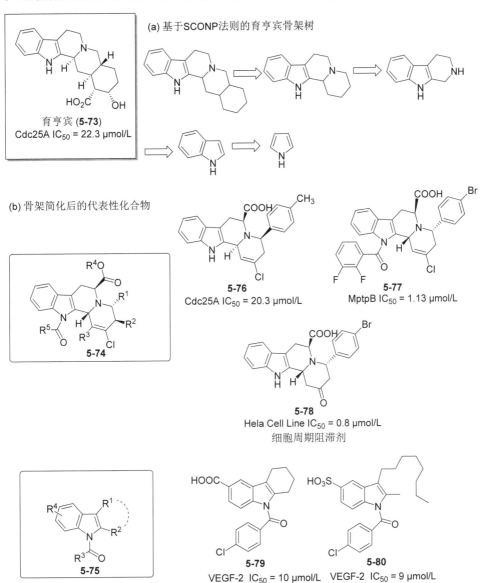

图 5-17 基于 SCONP 分子骨架树对育亨宾的结构简化

构化合物 **5-76**（IC$_{50}$ = 20.3 μmol/L）显示出与育亨宾（IC$_{50}$ = 22.3 μmol/L）相当的磷酸酶 Cdc25A 抑制活性[43]。但简化物 **5-77** 是结核分枝杆菌酪氨酸蛋白磷酸酶（protein tyrosine phosphatase B，MptpB）抑制剂，对 Cdc25A 无活性[43]。简化物 **5-78** 对人宫颈癌细胞系 HeLa（IC$_{50}$ = 0.8 μmol/L）具有较强的活性，且阻滞细胞周期于 G$_2$/M 期[44]。其他结构简化后的四氢咔唑（**5-79**）和吲哚（**5-80**）衍生物不仅对 MptpB 有抑制活性，而且还是血管内皮生长因子受体 2(vascular endothelial growth factor receptors 2，VEGFR-2)的抑制剂[45]。上述结果表明，过度简化可能导致天然产物的结合靶点发生改变。

5.2.11　利用生物导向合成策略简化睡茄素 A

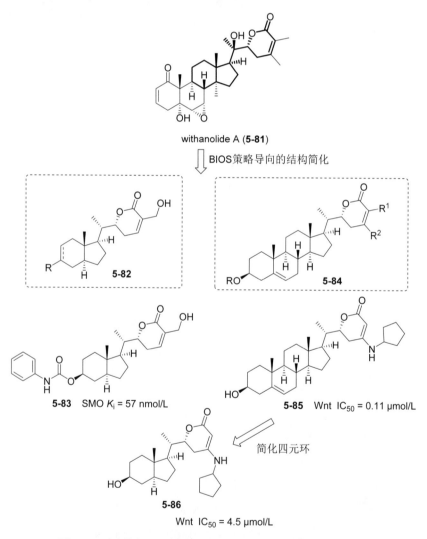

图 5-18　睡茄素 A 和生物活性简化类似物启发的 BIOS 库

睡茄素 A（withanolide A，**5-81**，图 5-18）是一种具有广泛生物活性的天然类固醇，其分子中的反式茚烷/脱氢-δ-内酯片段是必需的药效团。Waldmann 等提出了"生物导向合成"（biology-oriented synthesis，BIOS）理念，并应用于简化天然产物结构，合成了睡茄素 A 简化分子 **5-82**[46-48]。细胞实验表明，系列化合物 **5-82** 均通过抑制 Hedgehog（Hh）信号通路发挥作用，其中化合物 **5-83** 可与 SMO 蛋白结合且细胞毒较低（K_i = 57 nmol/L）[49]。进一步通过取代 δ-内酯得到的系列化合物 **5-84** 具有抑制 Wnt/β-catenin 信号通路的作用。其中，化合物 **5-85** 是最为有效的睡茄素简化分子（IC$_{50}$ = 0.11 μmol/L），并通过一种端锚聚合酶（tankyrase）非依赖的全新机制干扰 Wnt 通路。将化合物 **5-85** 四环骨架进一步简化为二环后，所得化合物 **5-86** 的活性降低了 40 倍（IC$_{50}$ = 4.5 μmol/L），说明过度简化对活性不利。

5.3 去除手性中心的天然产物结构简化策略

5.3.1 鬼臼毒素的结构简化

鬼臼毒素（podophyllotoxin，**5-87**）是从小檗科鬼臼属植物华鬼臼（*podophyllum peltatum*）的根和茎中提取到的木脂类抗肿瘤成分。鬼臼毒素结构比较复杂，C 环含有四个手性中心，不仅合成难度大，而且其 C-2 位置易发生差向异构化，生成体内无活性的顺式内酯结构。鬼臼毒素的结构优化主要集中于半合成衍生化，例如衍生物依托泊苷（etoposide，**5-88**）已经在临床上用于多种肿瘤的治疗。Hitotsuyanagi 等对鬼臼毒素进行了结构简化研究，设计合成了不含手性中心的 4-氮杂-2,3-去氢-4-脱氧鬼臼毒素类似物，发现它们仍然具有较好的抗肿瘤活性（图 5-19）[50]。例如，化合物 **5-89** 不仅合成简便，而且对 P-388 白血病细胞株的抑制活性（IC$_{50}$ = 0.0018 μg/mL）是鬼臼毒素的 2 倍（IC$_{50}$ = 0.0043 μg/mL）。Magedov 等基于多组分反应设计合成了二氢吡啶并吡唑类简化物[51,52]。与鬼臼毒素相比，该类结构减少了一

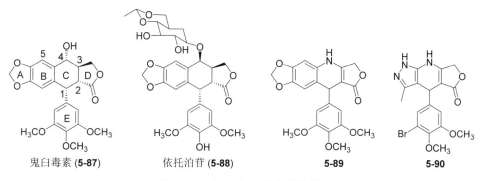

鬼臼毒素 (**5-87**)　　依托泊苷 (**5-88**)　　　　**5-89**　　　　　**5-90**

图 5-19　鬼臼毒素的结构简化

个环并且不含手性中心，而且合成非常简便，仅需一步反应，适合快速制备衍生物库（图 5-19）。二氢吡啶并吡唑类化合物具有较好的抗肿瘤活性。例如，化合物 5-90 对 HeLa 肿瘤细胞株的 IC_{50} 值为 0.75 μmol/L，抗白血病 Jurkat 细胞株凋亡的活性与鬼臼毒素相当。

5.3.2 Taxuspine X 的结构简化

紫杉醇（taxol）及其衍生物多西紫杉醇是治疗卵巢癌、乳腺癌和肺癌的广谱抗肿瘤药物。然而，紫杉醇类药物广泛的临床应用导致出现了严重的多药耐药性，已成为化疗失败的重要原因。多药耐药的主要机制是 P-糖蛋白（P-glycoprotein，P-gp）的过度表达，P-gp 可将多种化疗药物从肿瘤细胞中排出。Taxuspine X 是一种从日本红豆杉中分离得到的紫杉醇类似物（5-91），具有逆转多药耐药的作用。然而，从天然来源中分离提取 taxuspine X 的产率很低，化学全合成受到难度大和成本高的限制。Botta 等对 taxuspine X 进行了结构简化（图 5-20）[53,54]，通过关环复分解反应合成了简化的二萜类化合物 5-92。然而，化合物 5-92 仍存在 6 个手性中心，进一步通过减少手性中心得到简化类似物 5-93 和 5-94。化合物 5-93 在紫杉烷骨架的 C-13 位具有苯甲酰氧基，被证明是一种有效的 P-gp 抑制剂（IC_{50} = 7.2 μmol/L）。

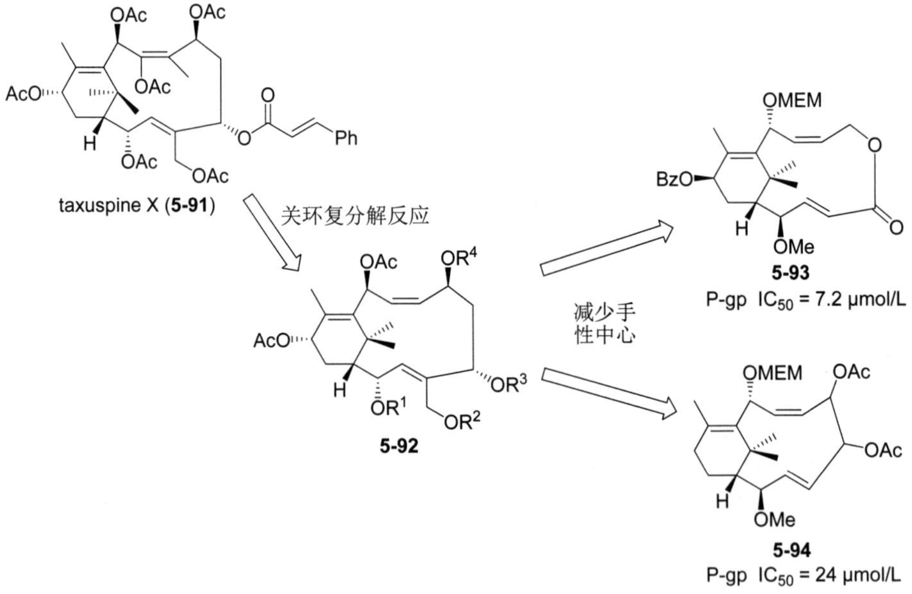

图 5-20 Taxuspine X 的结构简化

5.3.3 Cortistatin A 的结构简化

Cortistatin A 是从海洋生物中分离得到的一种抗血管生成甾体生物碱（5-95，

图 5-21）。Cortistatin A 能显著抑制血管内皮生长因子（VEGF）所诱导的人脐静脉内皮细胞 HUVEC 体外迁移和微管形成。Kobayashi 等通过减少手性中心的数量和去除桥环，设计并合成了简化的类似物 **5-96**（图 5-21）[55,56]。虽然该化合物对 HUVEC 细胞的抑制活性（IC_{50} = 0.035 μmol/L）低于 cortistatin A（IC_{50} = 0.0018 μmol/L），但其药代性质有所改善，可通过口服给药实现体内抗血管生成和抗肿瘤活性。进一步在骨架上引入酰胺侧链后，乙酰胺类似物 **5-97** 对 HUVEC 细胞的抑制活性得到提升（IC_{50} = 0.0026 μmol/L）[56]。

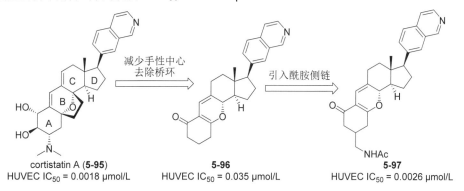

图 5-21　Cortistatin A 的结构简化

5.3.4　环巴胺的结构简化

环巴胺 1（cyclopamine 1，**5-98**，图 5-22）是从加州藜芦中分离的甾体生物碱，通过与跨膜蛋白（smoothened，SMO）结合，抑制 Sonic Hedehog（SHH）信号通路。环巴胺 1 对多种肿瘤细胞表现出强效的抑制活性，在癌症化疗中有潜在的临床应用前景。然而，环巴胺 1 水溶性差，在酸性环境中不稳定，阻碍了进一步的新药开发。为克服这些缺陷，Dahmane 等通过结构简化探讨了环巴胺 1 的构效关系[57]。首先，将甾环骨架用雄甾烷替换，并对 A 环和 F 环进行芳构化，得到了手性中心减少的简化分子 **5-99** 及其 C-17 差向异构体 **5-100**。生物学评价表明，简化分子 **5-99**～**5-101** 表现出类似的 SHH 抑制活性，并提高了代谢稳定性[58]。

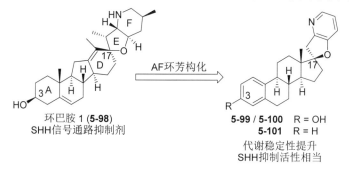

图 5-22　环巴胺 1 的结构简化

5.3.5 Carolacton 的结构简化

Carolacton（**5-102**）是一种从纤维素黏杆菌属中分离得到的天然产物。它不能影响浮游细菌的生存能力，但在低浓度下能有效地杀死突变链球菌的生物膜细胞。构效关系研究表明，大环内酯环对活性是必须的。因此，Wuest 等合成了 16 种侧链简化的 carolacton 类似物，用 1,3-二取代芳基来模拟取代烯烃侧链，减少了 3 个手性中心（图 5-23）[59]。其中，化合物 **5-103** 在 500 nmol/L 浓度下可有效抑制生物膜的形成。上述结果表明，1,3-二取代芳基可作为三取代烯烃的生物电子等排体，在保持结构完整性的同时，显著降低了合成难度。

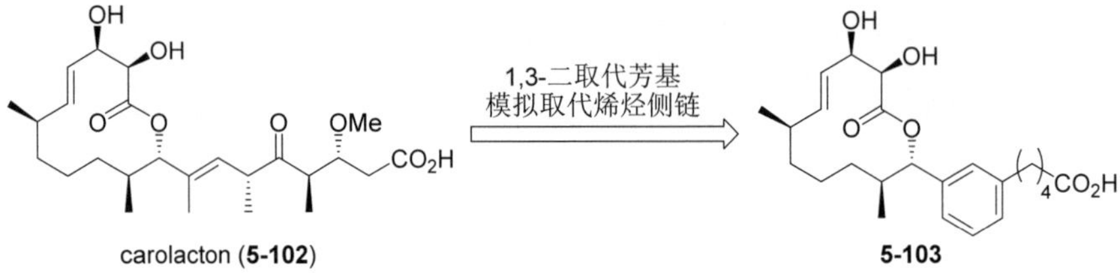

图 5-23　Carolacton 的结构简化

5.3.6 似蛇霉素的结构简化

似蛇霉素（anguinomycin）C 和 D（**5-104** 和 **5-105**）具有优秀的体外抗肿瘤活性，并诱导肿瘤细胞凋亡。机制研究表明，这些抗肿瘤抗生素抑制了核输出受体蛋白 CRM1。如图 5-24 所示，Gademann 等研究了聚酮侧链对抗肿瘤活性的重要性，侧链被更简单的线型萜取代后，化合物 **5-106** 表现出类似的核质转运抑制活性[60]；进一步缩短聚酮侧链的长度，得到更为简单的类似物 **5-107**，在 25 nmol/L 浓度下能有效地阻断核质转运。化合物 **5-107** 具有结构简单、合成简便、活性优秀等优点，可作为候选药物进行抗肿瘤药物开发。

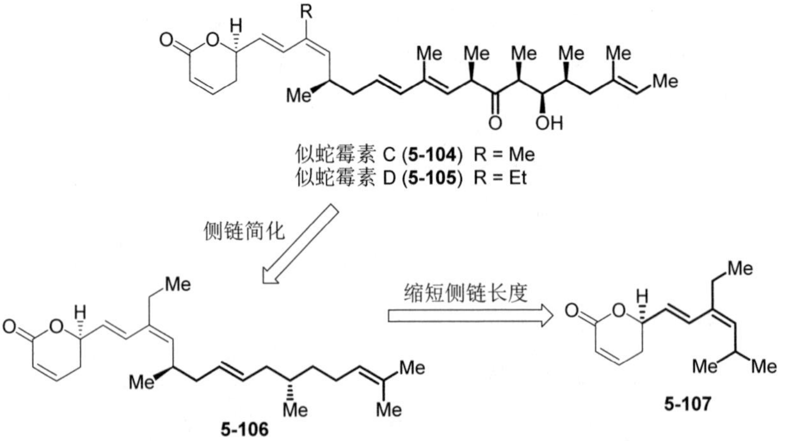

图 5-24　似蛇霉素的结构简化（侧链简化部分加粗显示）

5.4 去除非必需基团

5.4.1 Chaetocin 的结构简化

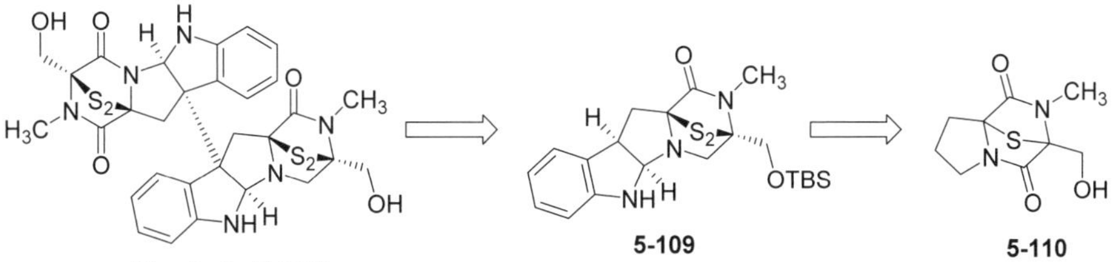

Chaetocin（**5-108**）是从真菌毛壳菌属（*Chaetomium*）分离得到的天然产物，是首个报道的蛋白赖氨酸甲基转移酶 G9a（protein lysine methyltransferase G9a，PKMT G9a）抑制剂。Chaetocin 是由对称结构组成的二聚体，含有 8 个手性中心，对称单元通过季碳手性中心连接。由于 chaetocin 骨架结构复杂，官能团密集，合成难度大（图 5-25）。Fujishiro 等对 chaetocin 进行了结构简化研究，首先考察了二聚体是否是活性所必需，发现单聚体 **5-109** 对 PKMT G9a 的抑制活性（IC_{50} = 3.3 μmol/L）略优于 chaetocin（IC_{50} = 7.2 μmol/L）[61]。进一步将化合物 **5-109** 的吲哚结构去除，得到结构更为简单的二环化合物 **5-110**，PKMT G9a 的抑制活性得到保留（IC_{50} = 5.2 μmol/L）。与 chaetocin 相比，化合物 **5-110** 不仅结构大为简化，而且毒性得到了大幅下降（图 5-25）。

图 5-25　Chaetocin 的结构简化

5.4.2 Largazole 的结构简化

Largazole（**5-111**）是从海洋蓝藻 *Smploca* sp.中分离得到的具有十六元环肽内酯结构的抗肿瘤天然产物[62]。Largazole 是天然的组蛋白去乙酰化酶（HDACs）抑制剂，对 HDAC1 亚型 IC_{50} 值为 0.0137 μmol/L，并能够选择性抑制肿瘤细胞的生长。南发俊研究小组对 largazole 进行了简化研究，首先将分子下方的"—CH₂CONHCH₂—"剪除，并将 C-7 位去甲基化，得到开环的简化分子 **5-112**（图 5-26）[63]。化合物 **5-112** 对 HDAC1 的抑制活性比 largazole 略低，而对 HDAC3 和 HDAC6 抑制活性优于 largazole。由于 HDAC 抑制剂的结构均含有"头部基团—连接子—锌离子结合基团"三个部分，因此在抑制剂 **5-112** 的基础上引入羟肟酸作为锌离子结合基团，得到系列化合物 **5-113**，但是这些化合物的 HDAC1 抑制活性反而降低了（IC_{50} 值范围：2.45～9.69 μmol/L），进一步对 **5-113** 进行结构简化，将侧链缬氨酸部分用碳链替换后，化合物 **5-114** 的活性有了明显提高；继续将 **5-114** 的 2,4'-双噻唑连接方式替换为 2,2'-连接，得到化合物 **5-115**，活性提高 2 倍。对 **5-115** 进行构效关系研究发现，在其噻唑环引入疏水基团环丙基后，化合物 **5-116** 对 HDAC1 的抑制活性（IC_{50} = 0.07 μmol/L）与 largazole 比较接近。此外，化合物 **5-116** 对 HDAC 具有广谱抑制作用，对除 HDAC7 和 HDAC9 以外的各种亚型具有优良的抑制活性。简化分子 **5-116** 具有较小的分子量（$M = 366$），在小鼠口服 20 mg/kg 剂量下显示了优秀的药代动力学性质，c_{max} 值为 7.04 μg/mL，AUC_{0-t} 为 12.07 μg·h/mL，口服绝对生物利用度 F 高达 118.7%。在体内活性研究中，化合物 **5-116** 能够在 10 mg/kg 剂量下显著缓解脑脊髓炎小鼠的临床症状。

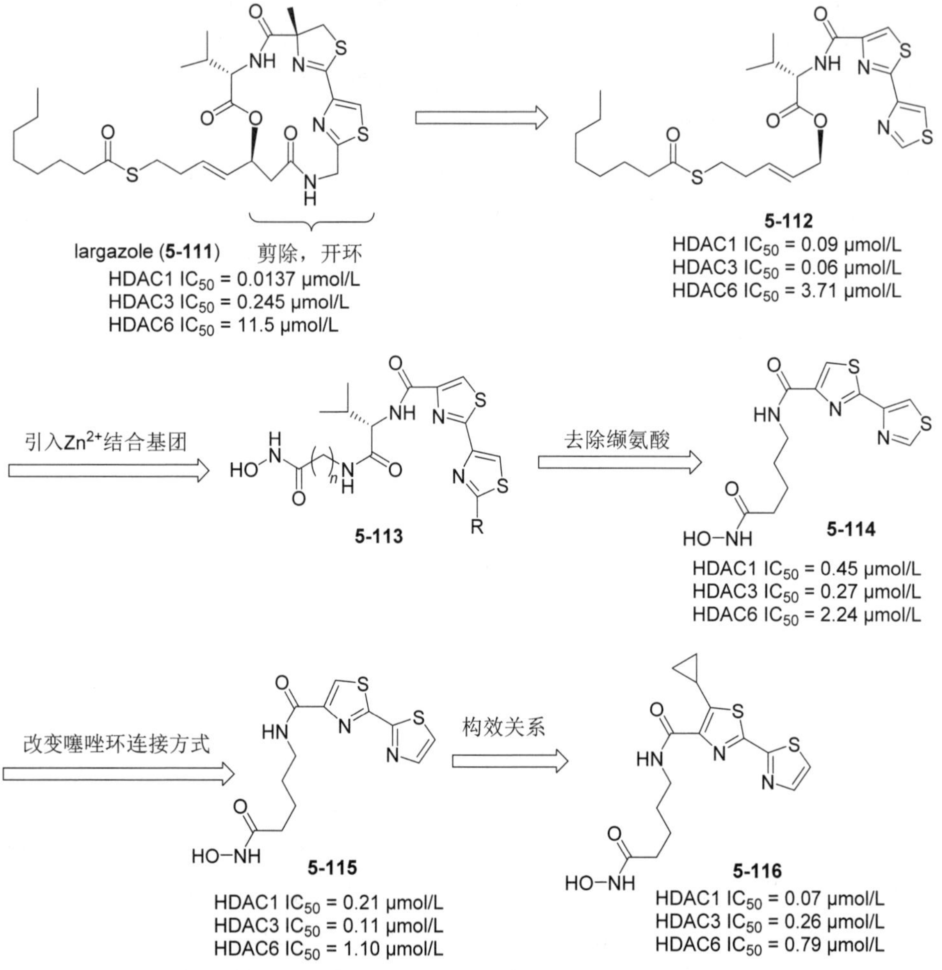

图 5-26　Largazole 的结构简化

5.4.3　Lobatamide C 的结构简化

Lobatamide C（**5-117**）是一类结构独特的天然产物，具有大环内酯骨架结构和高度不饱和的烯酰胺侧链。该化合物具有强效的抗肿瘤活性，对 60 种肿瘤细胞系的平均半数生长抑制浓度（GI_{50}）为 1.6 nmol/L。机制研究表明，lobatamide C 能有效地抑制哺乳动物液泡型 ATP 酶（vacuolar-type (H+)-ATPase，V-ATP 酶）。

为了阐明抑制 V-ATP 酶的药效团，Porco 等通过打开内酯环设计了无环 lobatamide C 类似物（图 5-27）[64,65]。生物活性测试表明，简化分子 **5-118** 对 V-ATP 酶具有较强的抑制活性（$IC_{50} = 0.1\ \mu mol/L$）。将苯环甲基用异戊烯基取代后，化合物 **5-119** 具有更强的抑制活性（$IC_{50} = 60\ nmol/L$）。上述结果表明，将 lobatamide C 简化是可行的，但开环水杨酸烯酰胺 V-ATP 酶抑制剂仍需要进一步优化。

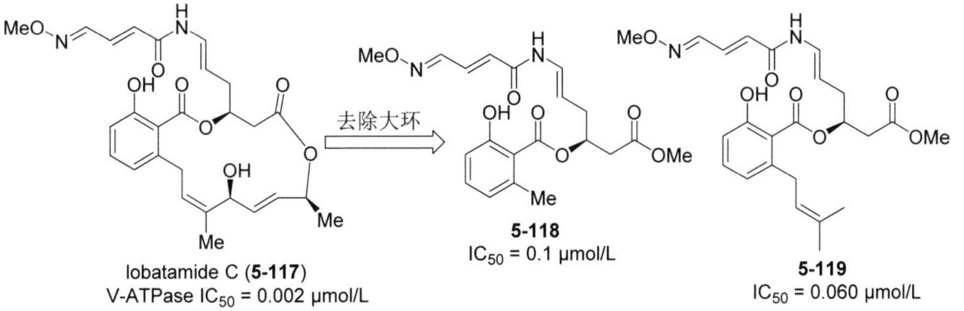

图 5-27　Lobatamide C 的结构简化

5.4.4　Caprazamycin B 的结构简化

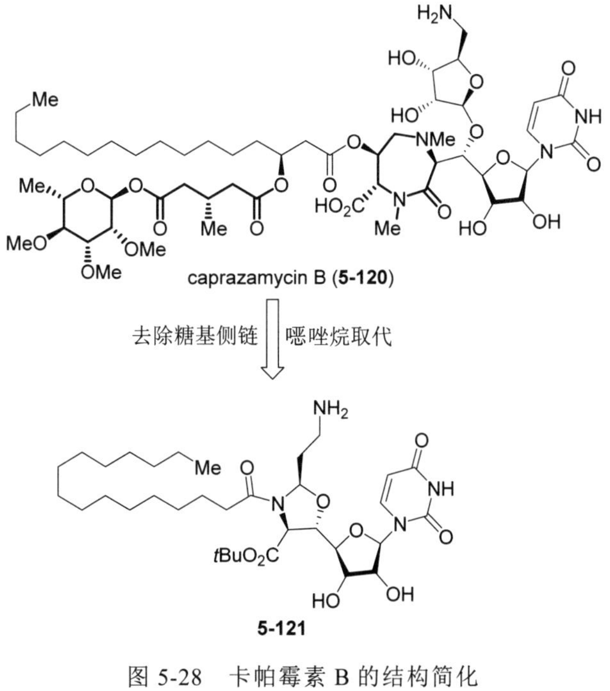

图 5-28　卡帕霉素 B 的结构简化

Caprazamycin B（CPZ-B，**5-120**）是从放线菌链霉菌培养液中提取的核苷类天然产物，对敏感和耐药的结核分枝杆菌均具有优秀的体外抑菌活性。然而，

CPZ-B 的全合成仍然具有挑战性，并且水溶性极低，阻碍了该化合物的临床开发。Matsuda 等对 CPZ-B 进行了结构简化研究[66]。首先，CPZ-B 的苯二氮䓬酮环被证明不是抗菌活性所必需。然后，用噁唑烷取代苯二氮䓬酮，并去除糖基侧链结构，得到噁唑烷简化物 **5-121**（图 5-28）。生物活性测试表明，化合物 **5-121** 显示了广谱抗菌活性，对药物敏感菌（例如金黄色葡萄球菌和粪肠球菌）和耐药菌（如MRSA 和 VRE 菌）均具有良好的抗菌效果，MIC 值范围为 2～16 μg/mL[66]。化合物 **5-121** 的合成只需 12 步反应，是一个具有良好开发前景的候选化合物。

5.4.5　Militarinone D 的结构简化

　　Militarinone D（**5-122**）是从真菌 *Paecilomyces militaris* 中分离得到，具有诱导神经突生长的活性。Gademann 等报道了一种立体选择性全合成吡啶生物碱的通用方法，并研究了 militarinone D 的构效关系[67]。结果表明，侧链长度和绝对构型都不是必需的药效团（图 5-29）。因此，将侧链去除得到简化物 **5-123**，在 20 μmol/L 浓度下表现出与 militarinone D 相当的促神经突生长活性[68]。

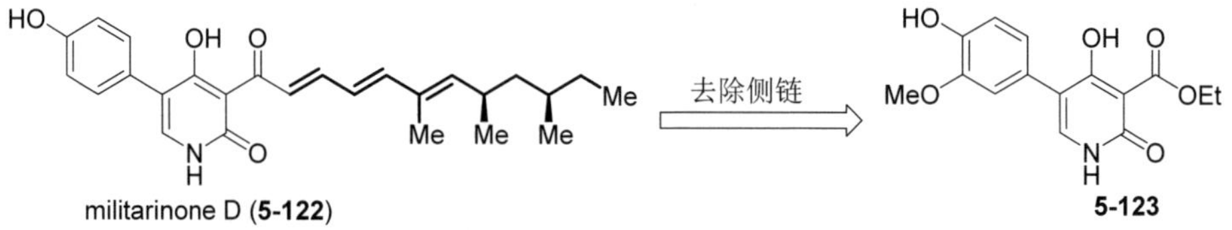

图 5-29　Militarinone D 的结构简化

5.4.6　Migrastatin 的结构简化

　　Migrastatin（**5-124**，图 5-30）是一种从链霉菌中分离得到的具有 14 元大环内酯结构的天然产物，对小鼠乳腺肿瘤 4T1 细胞具有中度的抗转移活性（IC_{50} = 29 μmol/L）。Danishefsky 等采用多样性全合成方法对 migrastatin 进行了结构简化（图 5-30）[69-72]。去除戊二酰亚胺侧链后，简化分子 **5-126**（IC_{50} = 22 nmol/L）和 **5-127**（IC_{50} = 24 nmol/L）对 4T1 细胞迁移的抑制活性有了大幅提升，并且在 20 μmol/L 浓度下不具有细胞毒性。在化合物 **5-126** 的基础上，进一步对酯基进行了修饰。类似物 **5-128**（IC_{50} = 0.10 μmol/L）和 **5-129**（IC_{50} = 0.37 μmol/L）对 MDA-MB-435 乳腺癌细胞保留了抗转移活性[69]。此外，化合物 **5-129** 还具有良好的体内药效，可在动物模型中显著降低 MDA231 细胞的转移（87%）。由于肿瘤转移是肿瘤患者死亡的主要原因之一，该类简化分子不具有细胞毒性，但能选择性抑制肿瘤细胞转移，具有良好的研究前景。作用机制表明，migrastatin 简化物通过靶向肌动蛋白成束蛋白 fascin 来发挥抗肿瘤细胞迁移作用[73]。

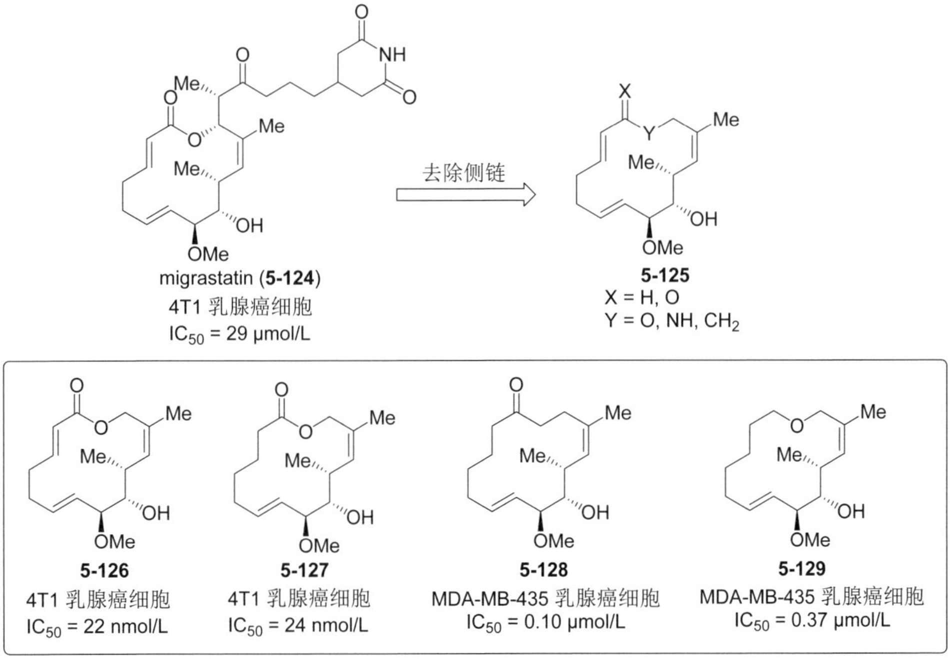

图 5-30　Migrastatin 的结构简化

5.5　超复杂天然产物的结构简化

上述活性天然产物的化学结构还相对比较简单，近年来分离得到了大量结构非常复杂，但生物活性也非常强的天然产物（尤其是来源于海洋生物的活性分子），它们的分子量一般在 1000 左右，具有 5 个以上手性中心，给化学全合成和新药研发带来了巨大的挑战。随着多样性全合成（diverted total synthesis）[74]、化学或分子编辑（chemical or molecular editing）[75]、功能导向合成（function-oriented synthesis）[76,77]等高效合成方法的建立，对复杂天然产物的全合成、构效关系和生物功能有了深入的了解，也发现了大量结构得到简化的活性分子（又称为天然产物的活性片段）[7]。

5.5.1　复杂天然产物 Halichondrin B 的结构简化：抗肿瘤新药艾日布林的研发

Halichondrin B（**5-130**）是 1986 年从海绵 *Halichondria okadai* Kadota 中分离得到的复杂多醚大环分子（$M = 1110$），它具有极强的体内外抗肿瘤活性，对 B16 黑色素瘤细胞株的 IC_{50} 值为 0.093 ng/mL。机制研究证实，halichondrin B 作用于微管蛋白，可抑制微管的聚合和组装。但是，halichondrin B 来源稀少，而且结构特别复杂，对全合成也是个巨大的挑战。全合成大师 Kishi 于 1992 年完成了 halichondrin B 的全合成，合成路线长达 120 步反应，为 halichondrin B 的临床前研究提供了足够样品。通过研究全合成过程中的中间体和类似物的生物活性发现，halichondrin B 结构中 C1～C38 大环部分具有与母体化合物类似的抗肿瘤活性[78]。进一步将不稳定的内酯结构用一系列生物电子等排体替换，发现用酮基替换具有最佳的效果，在此基础上研发了艾日布林（eribulin，**5-131**）。与 halichondrin B 相比，艾日布林的分子复杂度大为降低，分子量减少 35%（$M = 729$），而且其合成路线反应步骤减少了一半。艾日布林具有优秀的抗肿瘤效果，优于紫杉醇[79]。艾日布林甲磺酸盐于 2010 年被 FDA 批准上市，用于治疗转移性乳腺癌。

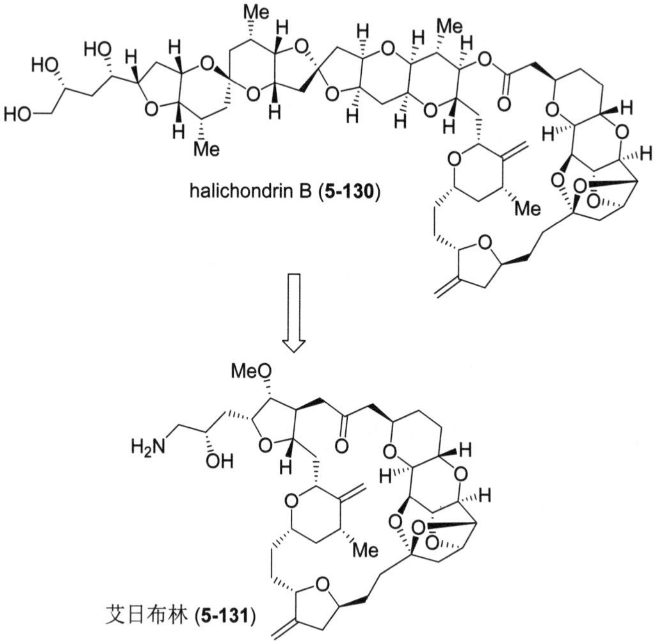

halichondrin B (**5-130**)

艾日布林 (**5-131**)

图 5-31　复杂天然产物 halichondrin B 的结构简化

5.5.2　达内霉素的结构简化

达内霉素（dynemicin，**5-132**）是从 *Micromonospora chersina* 的发酵液中分离得到的环状十元烯二炔类天然产物，对金黄色葡萄球菌等革兰氏阳性菌有强效体外和体内抑制活性。此外，达内霉素还对多种肿瘤细胞显示出优秀的抗肿瘤活性。从结构上看，达内霉素含有一个蒽醌和一个 1,5-二炔-3-烯桥的十元环结构。其抗肿瘤作用机制为蒽醌母核与 DNA 相互作用，引发 Bergman 反应，生成高活性的双苯类自由基，造成 DNA 损伤（图 5-32）[80,81]。在这一机制的指导下，结构简化聚焦在烯二炔桥和二氢喹啉环氧结构（化合物 **5-132** 中的加粗部分），同时保持抗肿瘤活性，降低分子复杂性。Wender 等仅通过七步反应就合成了最简化的类似物 **5-133**，并且还保持了母体化合物的抗肿瘤活性[81,82]。Nicolaou 等去除了 A

环和 B 环，并在氮原子上引入了苯基砜乙基氨基甲酸酯基团，所得到的简化类似物 **5-134** 对 T 细胞白血病 Molt-4 细胞具有很高的抑制活性（IC$_{50}$ = 20 fmol/L）[80]。

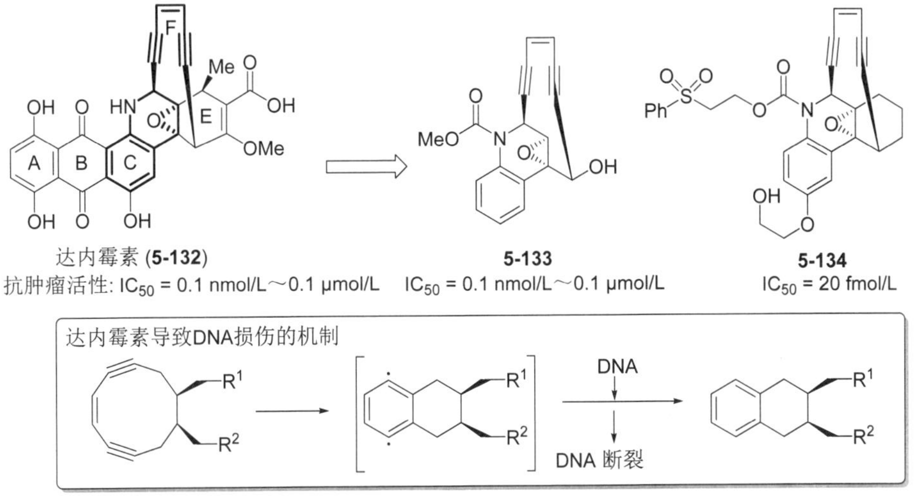

达内霉素 (**5-132**)
抗肿瘤活性: IC$_{50}$ = 0.1 nmol/L～0.1 μmol/L

5-133
IC$_{50}$ = 0.1 nmol/L～0.1 μmol/L

5-134
IC$_{50}$ = 20 fmol/L

图 5-32　达内霉素的结构简化及其 DNA 损伤机制

5.5.3　Pladienolide B 的结构简化

Pladienolide B(PB，**5-135**)的结构中包含一个十二元的大环内酯和一个环氧基侧链。Pladienolide B 通过靶向剪接体的 SF3B1 亚基发挥作用，在细胞和动物水平均显示出强效的抗肿瘤增殖活性[83,84]。为了研究环氧侧链的重要性，Maier 等设计了侧链取代为苯基的简化类似物（化合物 **5-136**）[85]。然而，在 L929 小鼠成纤维细胞增殖实验中，简化物 **5-136** 在 4 μg/mL 浓度下并无活性，这一结果说明含环氧基的侧链在与靶标结合中起到了重要作用。在去除 3-羟基和 10、16、20、22 位的甲基后,简化物 **5-137** 在 20 μmol/L 浓度下对多种人肿瘤细胞均无增殖活性[86]。相比之下，侧链缩短后的芳基类似物 **5-138** 表现出中等的抗肿瘤活性（A549 肺癌细胞株，IC$_{50}$ = 1.5 μmol/L）[87,88]。Burkart 等报道了 C18-C19 环丙基衍生物 **5-139**，其稳定性更高，且有效保留了凋亡和剪切活性，对 HCT116 肠癌细胞株具有较强的抑制活性（IC$_{50}$ = 42.9 nmol/L），但活性略低于 pladienolide B（IC$_{50}$ = 24.8 nmol/L）[89]。上述结果表明，C18-C19 环氧化基对剪接体活性并不是必需的。

去除 6-OH 的化合物 **5-140** 对 SF3B1 突变的胰腺癌细胞株具有较强的抑制活性（GI$_{50}$ = 8.1 nmol/L），与 SF3B 复合物具有较高的亲和力（IC$_{50}$ = 4.0 nmol/L），并对 mRNA 前体的剪接有抑制作用[90]。此外，天然产物 herboxidiene（**5-141**，图 5-33）可以看作是 pladienolide B 十二元的大环被六元四氢吡喃环取代的简化类似物[91]。Herboxidiene 对多种肿瘤细胞株均有较强的抑制活性（例如 HeLa 细系，$IC_{50} = 14.7$ nmol/L）。而 herboxidiene 与 pladienolide B 杂交得到的类似物 **5-142** 则完全无活性（$IC_{50} > 20$ μmol/L），这证明了四氢吡喃环上甲基和侧链上羟基的重要性[91]。

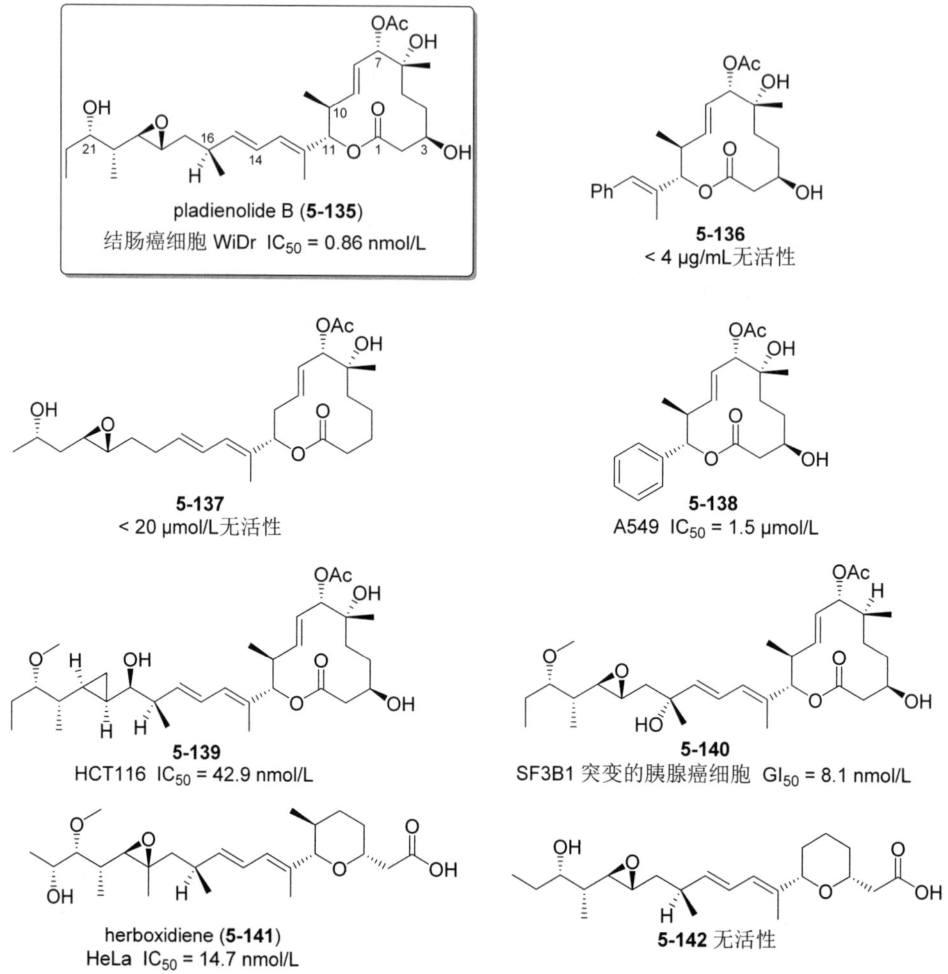

pladienolide B (**5-135**)
结肠癌细胞 WiDr $IC_{50} = 0.86$ nmol/L

5-136
< 4 μg/mL无活性

5-137
< 20 μmol/L无活性

5-138
A549 $IC_{50} = 1.5$ μmol/L

5-139
HCT116 $IC_{50} = 42.9$ nmol/L

5-140
SF3B1 突变的胰腺癌细胞 $GI_{50} = 8.1$ nmol/L

herboxidiene (**5-141**)
HeLa $IC_{50} = 14.7$ nmol/L

5-142 无活性

图 5-33　Pladienolide B 的结构简化

5.5.4　Bryostatin 1 的结构简化

基孔肯亚病毒（Chikungunyavirus，CHIKV）是一种可迅速传播虫媒病毒，目前尚缺乏有效的治疗药物。Bryostatin 1(**5-143**，图 5-34)是一种结构复杂的海洋天然产物，其全合成需要约 55 步反应，难度非常大。Bryostatin 1 是一种强效的蛋白激酶 C（protein kinase C，PKC）抑制剂（PKCδ 亚型 $K_i = 1.1$ nmol/L），但是无法抑制 CHIKV 病毒诱导的细胞死亡。Wender 小组通过去除手性中心设计了简化的 bryostatin 1 类似物（图 5-34）[92]。与 bryostatin1 相比，简化类似物 **5-144** 和 **5-145** 的合成路线明显缩短（约 30 步反应）。化合物 **5-144**（EC$_{50}$ = 0.13 μmol/L）和 **5-145**（EC$_{50}$ = 0.8 μmol/L）在 CHIKV 细胞保护试验中表现出较强的活性，并且 **5-145** 对正常细胞没有明显的毒性（CC$_{50}$＞50 μmol/L）。2014 年，Wender 等报道了一类新的简化类似物，用简单的水杨酸衍生物取代了复杂 A/B 环系统（**5-146**，图 5-34）[93,94]。这些简化物不仅对 PKC 保持了较强的亲和力，而且合成路线缩短到 23～25 步。化合物 **5-146** 表现出良好的保护活性（EC$_{50}$ = 1.4 μmol/L）和较低的毒性（CC$_{50}$＞50 μmol/L）。对羟基上各种取代基的构效关系研究表明，甲氧基类似物 **5-147** 具有良好的保护活性（EC$_{50}$ = 2.2 μmol/L）和较低的毒性（CC$_{50}$＞50 μmol/L）。然而，化合物 **5-147** 对 PKC 的亲和力较低（PKCδ 亚型 K_i = 1.0 μmol/L），表明可能存在一种与 PKC 无关的机制阻止 CHIKV 介导的细胞死亡。上述结构简化研究为研发治疗 CHIKV 感染新药提供了先导化合物。

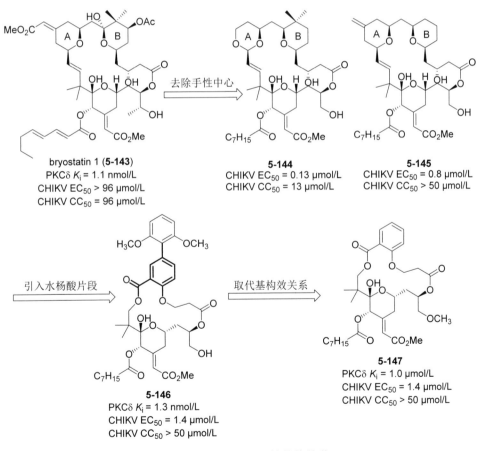

图 5-34 Bryostatin 1 的结构简化

5.5.5 Sanglifehrin A 的结构简化

Sanglifehrin A（SFA，**5-148**）是一种从链霉菌中分离得到的天然产物，具有免疫抑制活性。该化合物对亲环素 A（cyclophilin A）具有较高的亲和力（K_d = 6.9 nmol/L），并能够抑制亲环素 A 的肽酰-脯氨酰-顺反式异构酶（peptidyl-prolyl *cis-trans* isomerase，PPIase）活性（K_i = 12.8 nmol/L），具有治疗丙型肝炎病毒（hepatitis C virus，HCV）的潜力。然而，SFA 具有复杂的分子结构，包含 22 元大环骨架、C-23 位的 9 碳侧链和末端二元螺环，这对合成新类似物带来了巨大挑战（图 5-35）。亲环素 A 与 SFA 复合物的晶体结构表明，22 元大环骨架与残基 Gln63、Arg55、His126 和 Asn102 形成氢键网络，末端取代的螺环基延伸出结合口袋，表明对结合活性是非必需的［图 5-35(b)］[95]。基于该作用模式，Wagner 等对 SFA 进行结构简化，将 26,27 位 C＝C 外环双键进行选择性氧化裂解，得到去除螺内酰胺片段的大环内酯 **5-149**（图 5-35）[96]。生物活性测试表明，大环内酯 **5-149** 对亲环素 A 仍具有较好的结合活性（K_d = 29 nmol/L），表明大环骨架是活性的关键片段。进一步将醛基还原，所得含烯丙醇侧链类似物 **5-150** 与亲环素 A 具有更强的亲和力（K_d = 5.7 nmol/L）。

在化合物 **5-150** 的基础上，Schultz 等进行了逐步的结构简化（图 5-35，表 5-7）[97]。经过分析化合物 **5-150** 与亲环素 A 的共晶结构，推测 C-23 和 C-14 侧链和两个羟基可能不是必需基团［图 5-35(c)］[96]。因此，将 C-23 和 C-14 的侧链去除，两个羟基甲基化获得简化分子 **5-151**。该化合物保持了对亲环素 A 的结合能力（K_d = 25 nmol/L），并且具有较好的抗 HCV 病毒活性（EC_{50} = 600 nmol/L）。化合物 **5-151** 的作用模式与化合物 **5-150** 相似，保留了与残基 Arg55、Gln63、Asn102 和 His126 的氢键相互作用［图 5-35(d)］[97]。此外，对 C-14 至 C-17 立体中心进行了研究，设计了合成更为简便的类似物 **5-152** 和 **5-153**。生物活性测试表明，C-16 和 C-17 的手性中心对其活性并不重要。进一步用苯乙烯基取代 C18−C21 二烯单元，得到类似物 **5-154** 和 **5-155**。化合物 **5-155**（K_d = 11 nmol/L）与亲环素 A 的亲和力强于化合物 **5-154**（K_d = 64 nmol/L），并且具有比 SFA 更好的抗 HCV 病毒活性（EC_{50} = 36 nmol/L）。类似物 **5-155** 通过一种新的作用模式与亲环素 A 结合，其中 m-酪氨酸（m-Tyr）残基处于溶剂暴露区［图 5-35(f)］[97]。因此，进一步简化骨架，用丙氨酸取代 m-酪氨酸，得到类似物 **5-156** 和 **5-157**。其中化合物 **5-156** 具有较强的亲环素 A 亲和力（K_d = 24 nmol/L）和细胞水平抗 HCV 病毒活性（EC_{50} = 87 nmol/L），说明 m-酪氨酸残基不是必需的。化合物 **5-156** 的结合模式与 SFA 相似，其大环部分与残基 Asn102、Arg55 和 Gln63 形成氢键［图 5-35(g)］[97]。化合物 **5-156** 的 C-14 至 C-17 立体中心被去除后，类似物 **5-157** 的细胞活性被保留，但结合亲和力下降 2 倍。

由于 SFA 靶标已知，并且通过结构生物学研究阐明了作用模式，其结构简化的设计更具合理性，效率也很高。简化分子的合成更为简便，并且保留了对亲环素 A 的亲和力，细胞水平抗 HCV 活性得到提升。

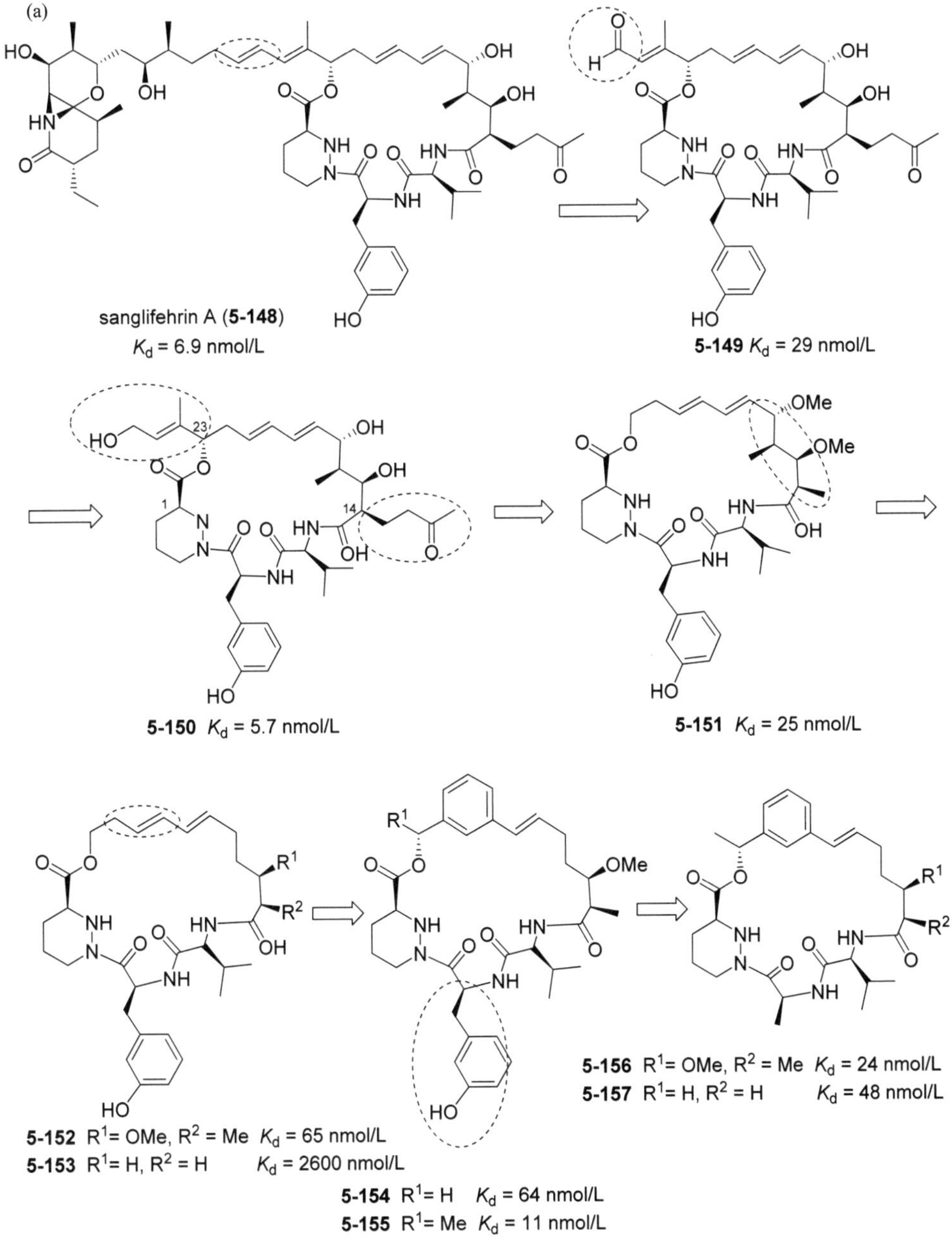

图 5-35

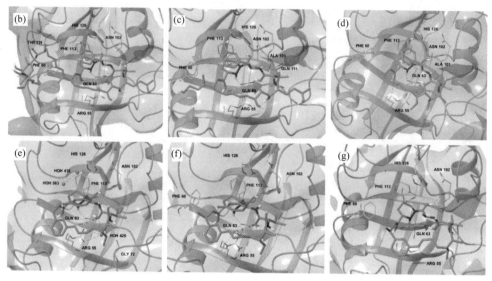

图 5-35　Sanglifehrin A 的结构简化

（a）Sanglifehrin A 的结构简化策略；（b）～（g）不同简化分子与亲环素 A 的作用模式：
（b）Sanglifehrin A(PDB 号：1YNO)，（c）**5-150**（PDB 号：1NMK），（d）**5-151**（PDB 号：5T9U），
（e）**5-154**（PDB 号：5T9Z），（f）**5-155**（PDB 号：5TA2），（g）**5-156**（PDB 号：5TA4）

表 5-7　Sanglifehrin A 简化物的生物活性

化合物	Cyp A K_d/(nmol/L)	PPIase K_i/(nmol/L)	HCV 基因型 1b EC$_{50}$/(nmol/L)
5-151	25	16	600
5-152	65	65	240
5-153	2600	795	4500
5-154	64	14	320
5-155	11	4	36
5-156	24	7	87
5-157	48	4.3	620
亲环素 A	17	6.7	170

5.5.6　Bistramide A 的结构简化

Bistramide A（**5-158**，图 5-36）是一种从海鞘类双歧杆菌中分离得到的海洋
天然产物，具有改变肌肉抽动张力的电压依赖性，并抑制 Na$^+$电导率。Bistramide
A 的结构可分为三个部分：亲脂性的亚基 A（C19—C38）、亲水性的亚基 B
（C13—C18）和反应亚基 C（C1—C13）[图 5-36（a）]。肌动蛋白（actin）被认为
是 bistramide A 的主要靶点（$K_d = 6.8$ nmol/L），两者复合物的晶体结构已经解析。

如图 5-36（b）所示，亚基 A 和 B 占据了肌动蛋白的结合口袋，并通过氢键和范德华力与肌动蛋白相互作用[98]。亚基 C 则伸出了结合域并暴露于溶剂区，说明其对整体分子的亲和力不是必需的。因此，将亚基 C 截断，设计了简化的类似物 **5-159**，保留了 G-肌动蛋白的亲和力（K_d = 9.0 nmol/L），同时降低了分子的结构复杂性[99]。

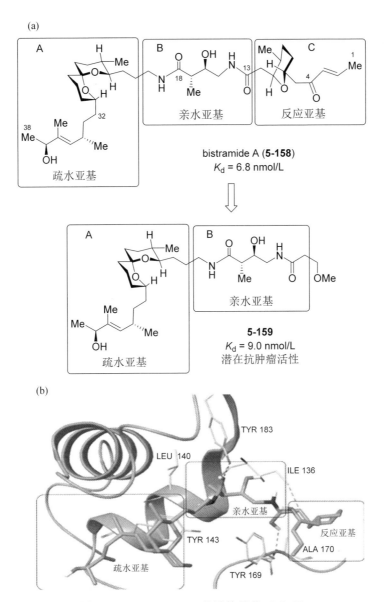

图 5-36　Bistramide A 的结构简化（a）及
其与单体肌动蛋白的结合模式（PDB 号：2FXU）（b）

5.5.6 其他天然产物结构简化案例

其他代表性的天然产物结构简化实例见表 5-8。

表 5-8 天然产物结构简化案例

天然产物及其简化物	文献

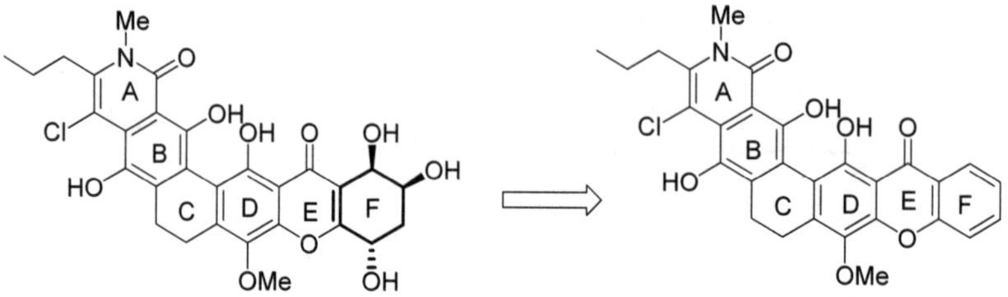

kibdelone C (**5-160**)
抗肿瘤活性：IC_{50} = 11 nmol/L

5-161
IC_{50} = 11 nmol/L

[100]

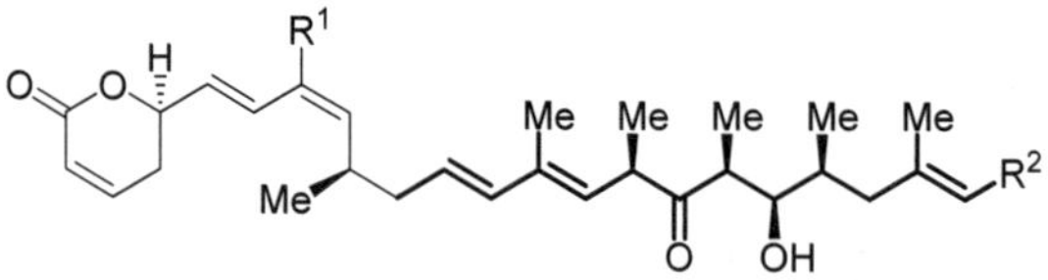

anguinomycin C (**5-162**) R^1 = Me, R^2 = Me
anguinomycin D (**5-163**) R^1 = Et, R^2 = Me

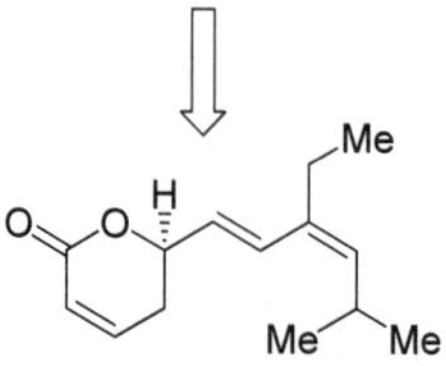

[101]

5-164
核质转运蛋白抑制剂，简化物与anguinomycin活性相同

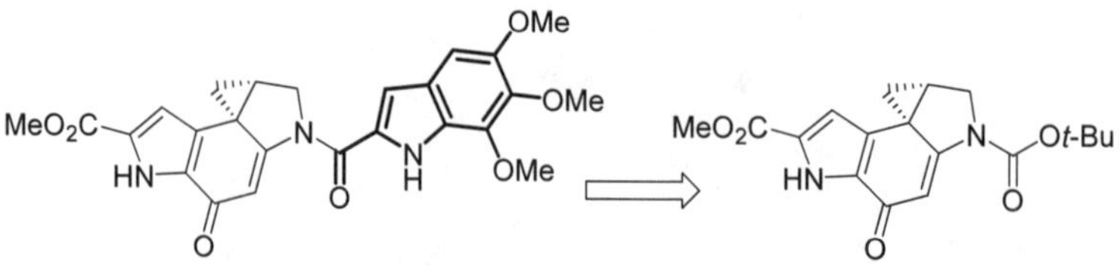

duocarmycin SA (**5-165**)
抗肿瘤活性: IC_{50} = 10 pmol/L

N-Boc-DSA (**5-166**)
IC_{50} = 6 nmol/L

[102, 103]

天然产物及其简化物	文献

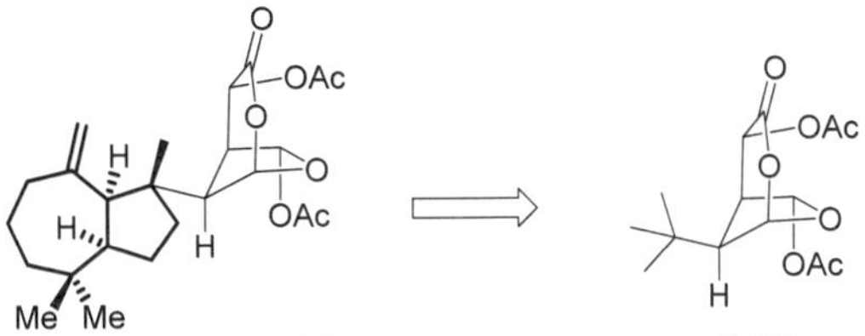

macfarlandin E (5-167)

5-168
高尔基体修饰活性相当

[104]

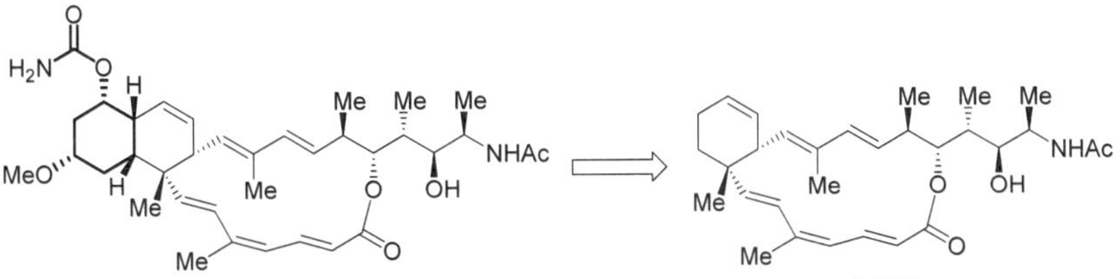

superstolide A (5-169)
抗肿瘤活性: IC$_{50}$ = 64 nmol/L

5-170
IC$_{50}$ = 7.54 nmol/L

[105]

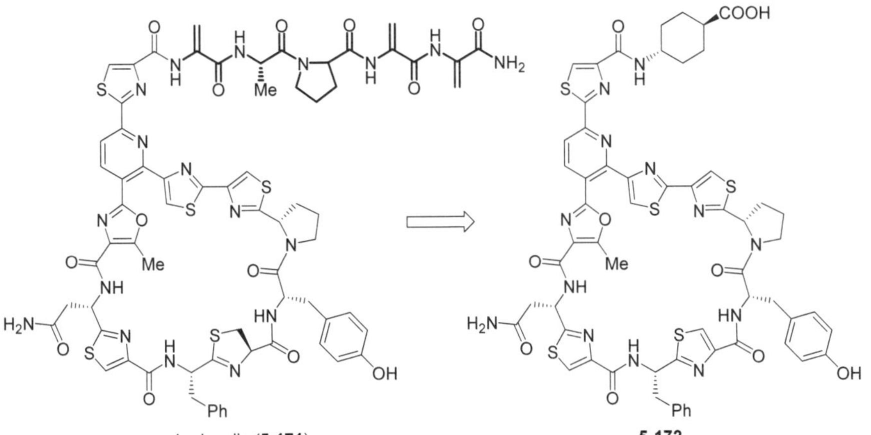

baringolin (5-171)
抗菌活性: MIC = 0.25 μg/mL

5-172
MIC = 0.03 μg/mL

[106]

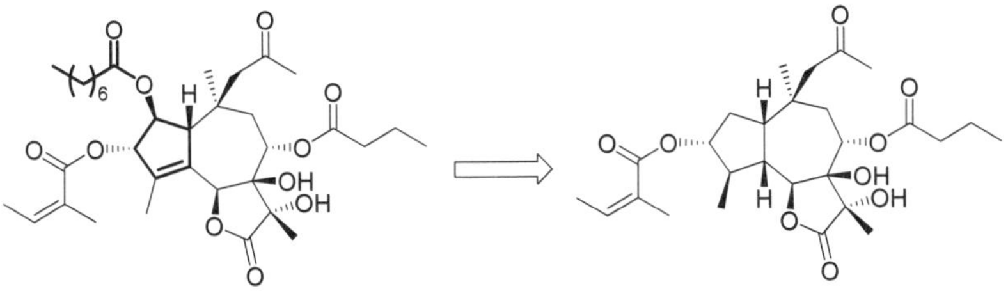

thapsigargin (5-173)

5-174
SERCA抑制活性提升10倍

[107]

天然产物及其简化物	文献

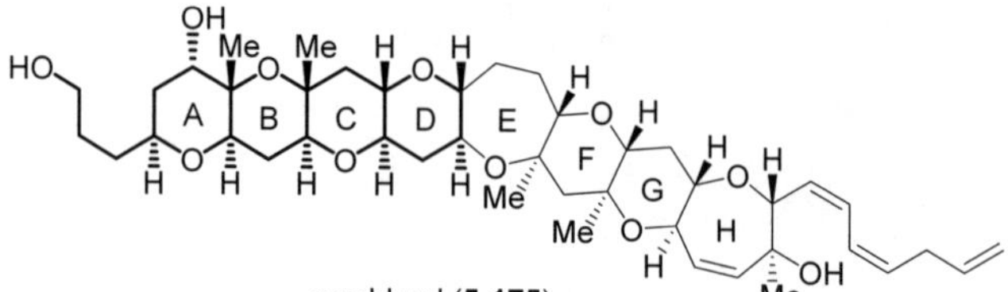

gamblerol (**5-175**)

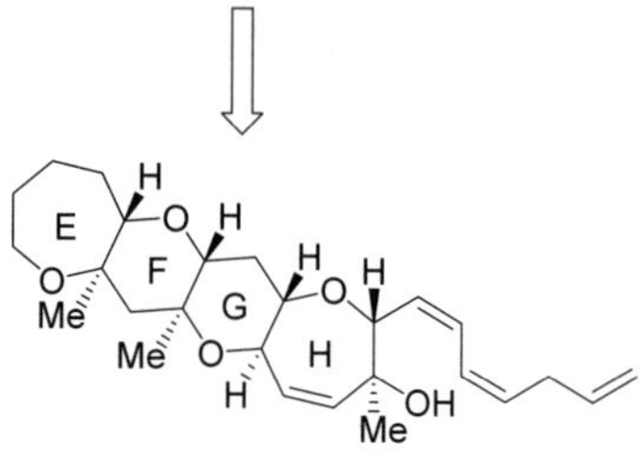

5-176
K$_v$ 离子通道抑制活性相当

[108]

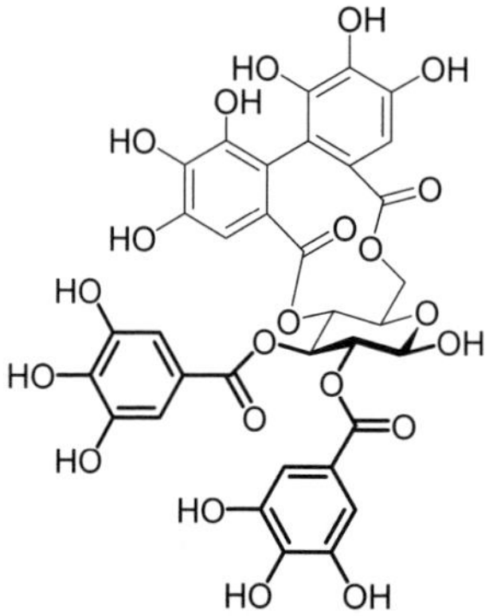

tellimagrandin I (**5-177**)
抗肿瘤活性： IC$_{50}$ = 45 μmol/L

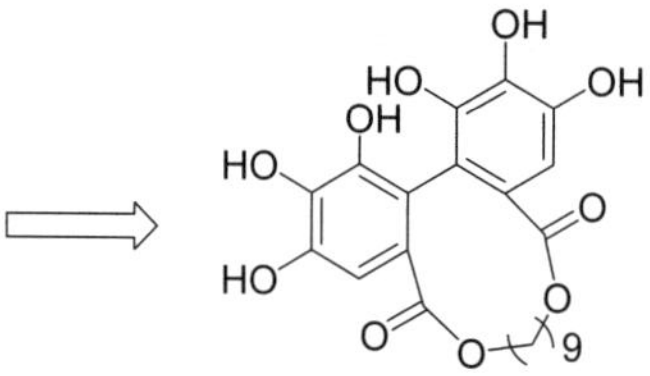

5-178
IC$_{50}$ = 11 μmol/L

[109]

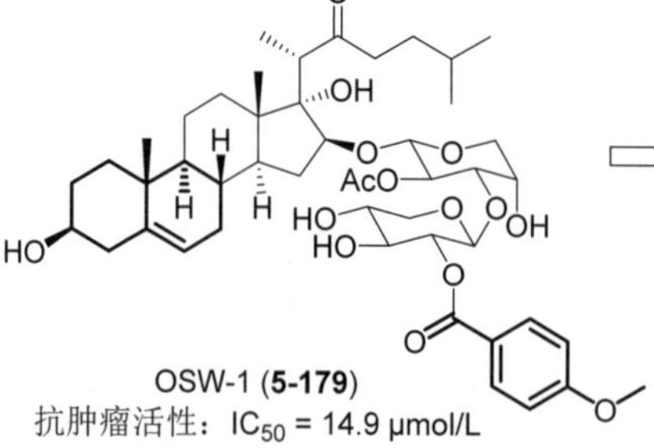

OSW-1 (**5-179**)
抗肿瘤活性： IC$_{50}$ = 14.9 μmol/L

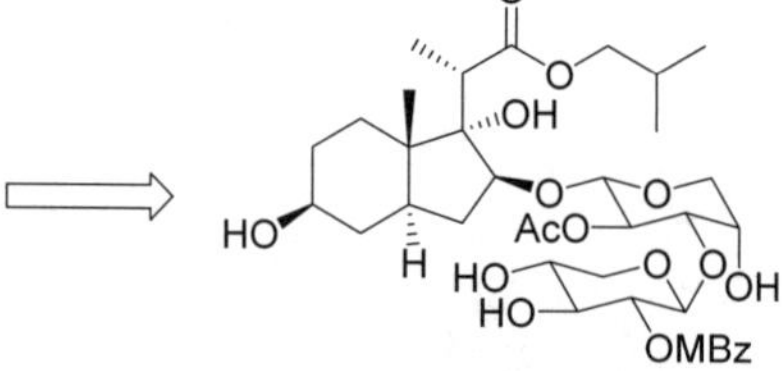

5-180
IC$_{50}$ = 0.8 μmol/L

[110]

天然产物及其简化物	文献

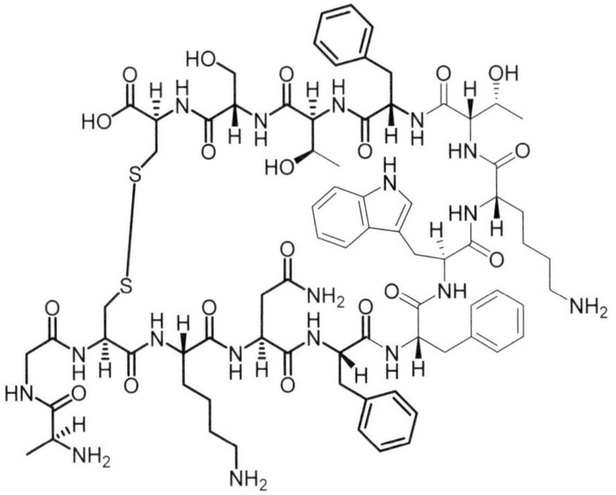

somatostatin (**5-181**)
抑制生长激素释放
ED$_{50}$ = 50 nmol/L

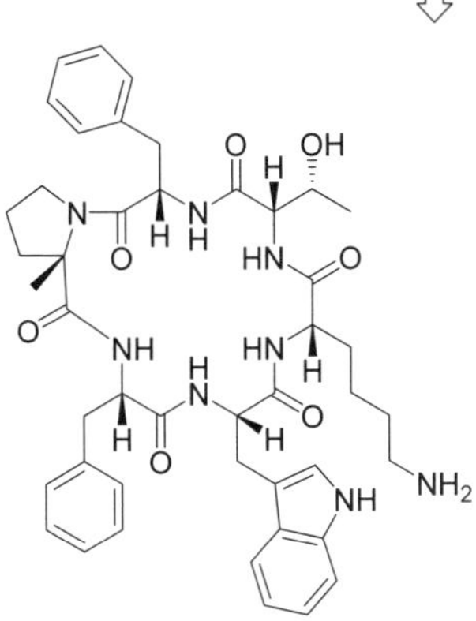

[111,
112]

5-182
体内活性提升20～25倍

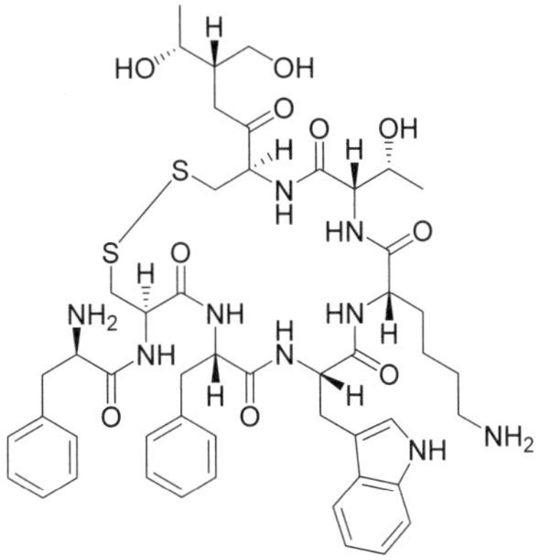

5-183
体内活性提升70倍

5.6　小分子药物的结构简化

　　天然产物结构简化的主要目的是降低合成难度，而小分子药物结构简化的主要目的是提升活性和改善药代动力学性质。由于小分子药物的作用靶点多数已知，基于作用模式或药效团的合理结构简化设计有助于提升效率。

5.6.1 通过药物化学结构优化和简化发现达拉非尼

B-Raf 是蛋白激酶 Raf 中的一员，在 MAPK 信号通路中起关键作用，当 B-Raf 调控域发生 V600E 突变，会使得激酶发生构成性的激活，从而引起细胞癌变。因此，激酶 B-Raf^{V600E} 突变体是治疗黑色素瘤和肠癌的药物靶标。达拉非尼（dabrafenib）是由 GSK 公司研发的抗肿瘤药物，于 2013 年上市，用于治疗转移性黑色素瘤。

GSK 通过筛选公司内部的激酶抑制剂发现达拉非尼的先导化合物 **5-184**，对 B-Raf^{V600E} 突变体有较高的抑制活性（IC$_{50}$ = 9 nmol/L），但是对 pERK 和 SKMEL28 细胞活性很弱。化合物 **5-184** 分子尺寸较大，分子量为 605，配体效率 LE 值为 0.24。因此，对 **5-184** 的结构优化不仅需要提高分子和细胞水平活性，而且应该进行适度的简化，降低分子量，提高 LE 值。

达拉非尼具体的研发过程如下（图 5-37，表 5-9）[113,114]：首先，对先导化合物 **5-184** 头部两个芳环之间的酰胺连接片段进行替换，考察了脲基、酰胺和磺酰胺，发现苯环去氟的磺酰胺化合物 **5-185** 酶活性虽然降低（IC$_{50}$ = 132 nmol/L），但细胞活性明显增高。进一步优化咪唑并吡啶骨架发现，用 2-异丙基噻唑替换后得到的化合物 **5-186** 与 **5-184** 具有相当的 B-Raf^{V600E} 抑制活性，而且 LE 值（0.26）有所提高。然后将尾部的四氢异喹环的并环结构拆分成哌嗪与吡啶的单键连接片段，以增加尾部侧链可旋转性，发现化合物 **5-187** 的酶活（IC$_{50}$ = 132 nmol/L）和细胞活性均有明显提高（EC$_{50}$ = 7 nmol/L，24 nmol/L）。但是，化合物 **5-187** 代谢稳定性不足，易被大鼠肝微粒体代谢而清除［Cl$_{int}$ = 20 mL/(min·g)］。参考 **5-184** 的"头部"基团结构，将苯环重新进行 2,6-二氟取代，得到化合物 **5-188** 的活性基本保持不变，但代谢稳定性明显提高［Cl$_{int}$ = 7 mL/(min·g)］。在连接噻唑的苯环进行 2-F 取代，化合物 **5-189** 的活性得到进一步提高（IC$_{50}$ = 0.5 nmol/L），达到 pmol/L 级别，而代谢稳定性基本不变［Cl$_{int}$ = 10 mL/（min·g）］。但是，药代动力学研究显示，化合物 **5-189** 具有较大的种属差异性，在啮齿类动物中具有良好口服利用度和清除率，但在犬和猴模型中药代性质较差。分析 **5-189** 的化学结构发现，其分子量为 667，如要开发成口服药物需要进行进一步结构简化。因此，将其尾部含有 12 个非氢原子的吗啉基吡啶片段用较小烷基（环丙基、氨酰甲基、二甲氨丙基、甲磺乙基等）替换，以降低分子量。例如，甲磺乙基类似物 **5-190** 的尾部非氢原子数减低为 6 个，仍具有优秀的 B-Raf^{V600E} 抑制活性（IC$_{50}$ = 0.3 nmol/L）。药代研究发现 *N*-脱烷基化合物 **5-191** 是 **5-190** 的主要代谢产物，但是活性有所降低（IC$_{50}$ = 40 nmol/L）。为进一步提高代谢稳定性和生物利用度，将噻唑环上异丙基用叔丁基替换得到化合物，这样去除了 *α*-氢原子，提高了代谢稳定性。例如，化合物 **5-192** 的体内外活性很高。最后，去除尾部的甲磺乙基，并整合各个部位优化的最佳结构，得到的化合物 **5-193**（达拉非尼）。达拉非尼对 B-Raf^{V600E} 的抑制活性 IC$_{50}$ 值为 0.7 nmol/L，并具有优良的药效、药代和理化性质。达拉非尼的分子量 519，比先导化合物相比降低了 15%，而且 LE 值达到了 0.33。

表 5-9 B-Raf 抑制剂分子水平活性（IC$_{50}$，nmol/L）、
细胞水平活性（EC$_{50}$，nmol/L）和配体效率

项目	5-184	5-185	5-186	5-187	5-188	5-189	5-190	5-191	5-192	5-193
B-Raf^{V600E}	9	132	12	3.6	1.3	0.5	0.3	40	13	0.7
LE	0.24	0.22	0.26	0.24	0.25	0.28	0.28	0.29	0.26	0.33
pERK	>10	99	52	7	10	11	7	78	11	4
SKMEL28	5.32	1.11	287	24	12	8	10	61	87	3

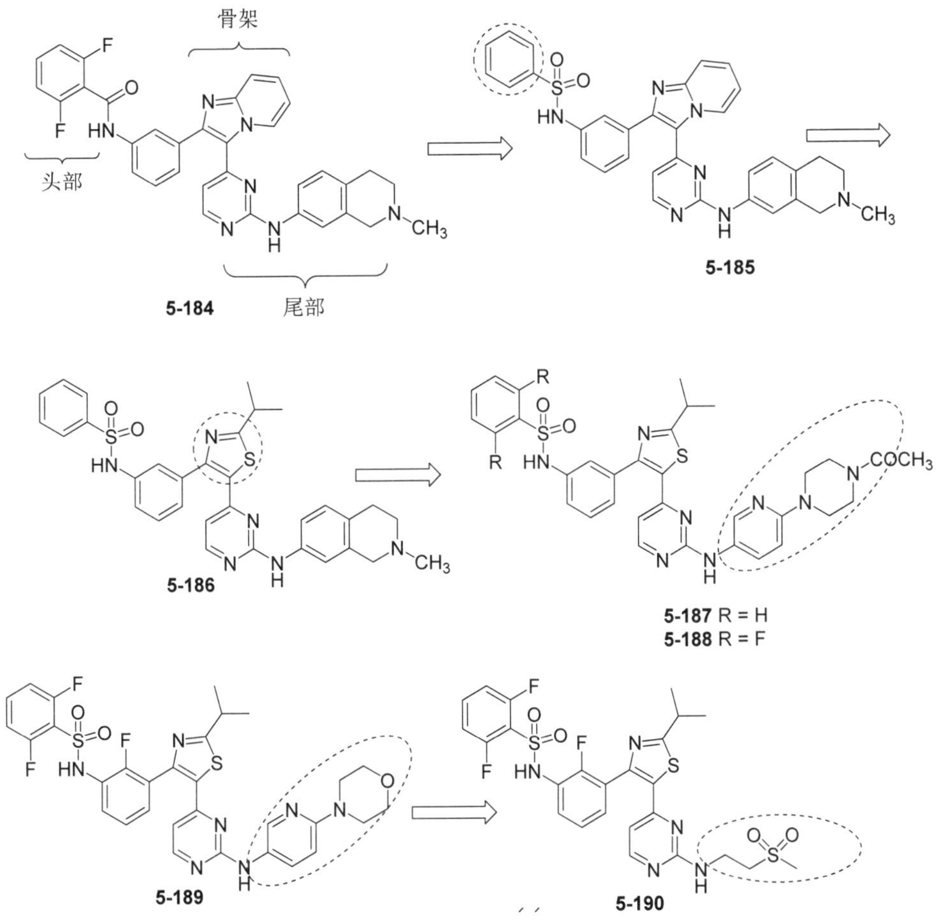

图 5-37

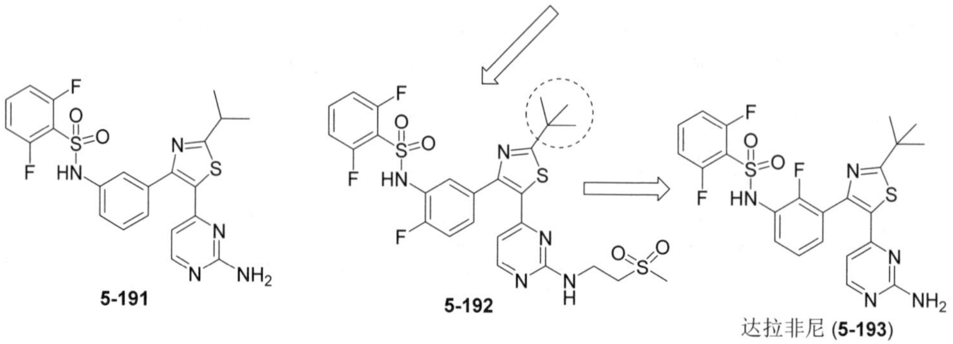

图 5-37　达拉非尼研发中的结构优化过程

5.6.2　通过药物化学结构优化和简化发现托伐替尼

　　Janus 激酶家族包含 4 个成员：JAK1，JAK2，JAK3，Tyk2。JAK3 是治疗自身免疫性疾病的药靶，JAK3 抑制剂可以抑制或调节免疫功能。JAK1 在体内分布广泛，JAK3 抑制剂如能同时抑制 JAK1 可以产生协同作用，而 JAK2 通过造血细胞因子调节信号通路，抑制 JAK2 会导致贫血等副作用。因此，JAK3 抑制剂的研发需要提高对 JAK2 的选择性，并期望同时抑制 JAK1，以产生协同作用。辉瑞公司研究人员通过对 JAK-3 高通量筛选发现苗头化合物 **5-194**（CP-352，664）对 JAK-3 具有较好的抑制作用（IC_{50} = 210 nmol/L），对 JAK2 的选择性为 45 倍，对 JAK1 无作用（$IC_{50} > 10^4$ nmol/L）[115,116]。在对 IL-2 诱导的 T 母细胞增殖试验中，化合物 **5-194** 的 IC_{50} 值为 3200 nmol/L，细胞活性需要提高。此外，化合物 **5-194** 可被肝微粒体迅速代谢（$t_{1/2}$ = 15 min），所以优化过程中在提高活性和选择性的同时，还要提高对微粒体的稳定性。因此，辉瑞公司确定了结构优化的目标：①对 JAK3 激酶的抑制活性小于 10 nmol/L；②对 IL-2 母细胞抑制活性小于 100 nmol/L；③对 JAK2 的选择性大于 100 倍以上；④对人肝微粒体的半衰期大于 60 min[116]。

　　化合物 **5-194** 含有 5 个环，结构优化的第一步就是对其进行"瘦身"简化，通过减少环的数目和分子量，为后继的优化预留出化学空间（图 5-38）。Flanagan 等考察了一系列含氮脂环和环烷基胺，发现 *N*-甲基-环烷基化合物（**5-195**）在保留对 JAK-3 抑制作用的同时，对 JAK1 的抑制活性有较大的提高，且在细胞水平也呈现出高活性，但是对 JAK2 的选择性没有提高。其中，*N*-甲基环己基衍生物 **5-196** 对 JAK3 的活性有了明显提升（IC_{50} = 20 nmol/L），对 T 细胞抑制 IC_{50} 值为 340 nmol/L，但是代谢稳定性仍然较低（$t_{1/2}$ = 18 min）。为研究手性对活性的影响，以天然产物香芹酮（carvone，**5-197**）作为手性源和 2′,5′-二甲基环己烷片段的生物电子等排体，设计得到光学异构体 **5-198** 和 **5-199**。活性测试结果表明，由 *S*-(+)-香芹酮合成所得到的化合物 **5-199** 的对 JAK3 的抑制活性和细胞水平活性

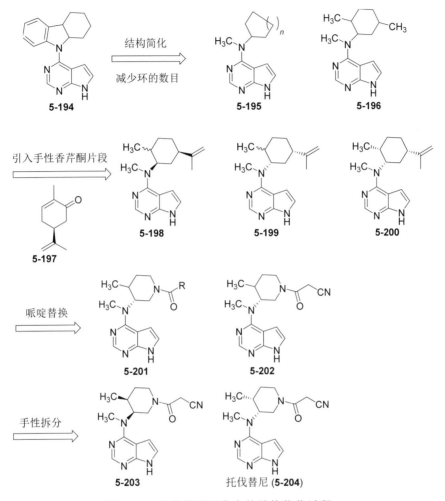

图 5-38　托伐替尼研发中的结构优化过程

分别比由 *R*-(−)-香芹酮合成所得化合物 **5-198** 高 300 倍和 90 倍（表 5-10）。进一步研究化合物 **5-199** 第三个手性中心对活性的影响，发现全顺式化合物 **5-200** 活性最高（JAK3 IC_{50} = 2 nmol/L；细胞水平 IC_{50} = 50 nmol/L）。化合物 **5-200** 对 JAK-3 激酶和细胞水平的活性达到了优化设计的既定目标，但是该化合物脂溶性过强，溶解度只有 1.3 μg/mL，而且代谢稳定性差（$t_{1/2}$ = 14 min），生物利用度仅为 7%，需进行进一步结构优化。研究发现，香芹酮片段是导致分子脂溶性过强和药代性质不理想的主要原因。因此选用哌啶来替换环己烷部分，这样不仅能够提高分子的水溶性，而且可以减少一个手性中心，并易于衍生化。通过酰化反应，在哌啶 *N* 原子上引入不同取代基得到系列化合物 **5-201**，构效关系研究发现体积较小的基团有助于提升对 JAK3 的抑制剂活性。化合物 **5-202** 是该系列中的最佳化合物，在活性和代谢稳定性方面达到了优化设计的既定目标（JAK3 IC_{50} = 3.3 nmol/L；细胞水平 IC_{50} = 40 nmol/L；$t_{1/2}$＞100 min），但是对 JAK2 的选择性仅为 20 倍。进一步研究化合物 **5-202** 的光学异构体发现，3*R*,4*R*-异构体 **5-204** 对 JAK3 的活性比 3*S*,4*S*-异构体 **5-203** 强 40 倍。此外，化合物 **5-204** 的水溶解度大于 4 mg/mL，对人肝微粒体的半衰期大于 120 min，熔点大于 200℃，并易于结晶，因此作为候选新药（托伐替尼，tofacitinib）进行开发。药代动力学研究显示，托伐替尼在大鼠、犬和猴中的口服生物利用度分别为 27%、78%、48%。但是，托伐替尼的选择性还是没有达到要求，对 JAK2 的选择性为 20 倍。托伐替尼于 2012 年经美国 FDA 批准上市，成为第一个口服治疗类风湿性关节炎的小分子药物。

表 5-10　JAK3 抑制剂的生物活性和药代性质

项目	5-194	5-196	5-198	5-199	5-200	5-202	5-203	5-204
JAK3 IC_{50}/(nmol/L)	210	20	1200	4	2	3.3	43	1
JAK2/JAK3 IC_{50}/(nmol/L)	45	—	—	—	—	20	—	20
JAK1 IC_{50}/(nmol/L)	＞10^4	—	—	—	—	110	—	—
细胞活性 IC_{50}/(nmol/L)	3200	340	8900	90	50	40	580	11
HLM $t_{1/2}$/min	15	18	—	—	—	＞100	—	＞120

5.6.3　Cdc7 激酶抑制剂的结构简化

Cdc7 激酶是真核生物 DNA 复制中的必需蛋白，抑制 Cdc7 可通过 p53 非依赖的方式导致选择性肿瘤细胞死亡。吡咯并吡啶酮衍生物 **5-205** 是一种高效的 Cdc7 激酶选择性抑制剂 [图 5-39（a）]，其吡啶和内酰胺部分与 Cdc7 激酶活性位点残基 Leu137、Lys90、Asp196 形成三个氢键 [图 5-39（b）][117]。对化合物 **5-205** 结构优化发现了活性更强的抑制剂 **5-206**（IC_{50} = 0.002 μmol/L），对 A2780 卵巢癌细胞株也具有较好的抑制活性（IC_{50} = 0.5 μmol/L）[118]。与化合物 **5-205** 的作用模式相类似，化合物 **5-206** 与 Leu137、Lys90、Asp196 形成氢键，而且其氨基嘧啶基团与 Pro135 形成一个新的氢键 [图 5-39（c）]。然而，化合物 **5-206** 的药代动力学性质不够理想，在血浆中可被快速清除。为了改善药代性质，Menichincheri 等通过打开内酰胺环简化分子骨架，设计了 5-杂芳基-3-羧酰氨基-2-取代吡咯的衍生物[119]。由于去除了手性中心，合成更为便捷，也有助于研究构效关系。化合物 **5-207** [图 5-39（a）]展现出优秀的 Cdc7 抑制活性（IC_{50} = 0.009 μmol/L），但是对 A2780 细胞的抑制活性下降（IC_{50} = 2.0 μmol/L）。进一步对杂环 A 和 B 进行优化，得到了氨基嘧啶吡咯衍生物 **5-209**。该化合物与 Leu137、Lys90、Asp196、Pro135 形成了氢键相互作用，虽然 Cdc7 抑制活性略有下降（IC_{50} = 0.022 μmol/L），但药代性能得到了改善。化合物 **5-209** 可口服给药，在 A2780 卵巢癌裸鼠移植瘤动物模型中的抑瘤率大于 90%。

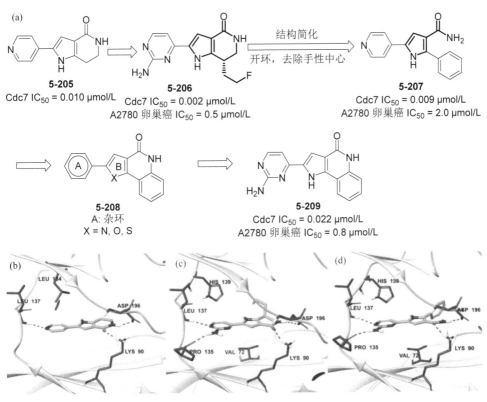

图 5-39　Cdc7 激酶抑制剂的结构简化
（a）结构简化设计策略；（b）～（d）化合物 **5-205**、**5-206**、
5-209 与 Cdc7 激酶的作用模式

5.6.4　SST1 受体拮抗剂的结构简化

生长抑素 SST1 受体是 GPCR 超家族的成员，SST1 拮抗剂可促进社交互动，减少攻击性行为并提升学习能力。化合物 **5-210**（K_d = 0.71 nmol/L）和 **5-211**（K_d = 0.20 nmol/L）是高效的选择性 SST1 受体拮抗剂。然而，这些化合物合成难度大，且药代动力学性质不合理。Troxler 等通过结构分析建立了 SST1 受体拮抗剂的药效团（通式 **5-212**）。基于该药效基团进行结构简化（图 5-40），将含有手性的芳基骨架替换为非手性的二苯并环庚烷，所得化合物 **5-213** 保留了对 SST1 受体的高亲和力（K_d = 18.2 nmol/L）和高选择性。进一步对三环骨架进行优化，获得了具有高亲和力和高选择性的 SST1 受体拮抗剂 **5-214**（K_d = 0.52 nmol/L）和 **5-215**（K_d = 0.78 nmol/L）[120]。更为重要的是，这些不含手性

的简化分子展示出良好的药代动力学特性，口服生物利用度和代谢稳定性均得到提高，而且合成更为简便。

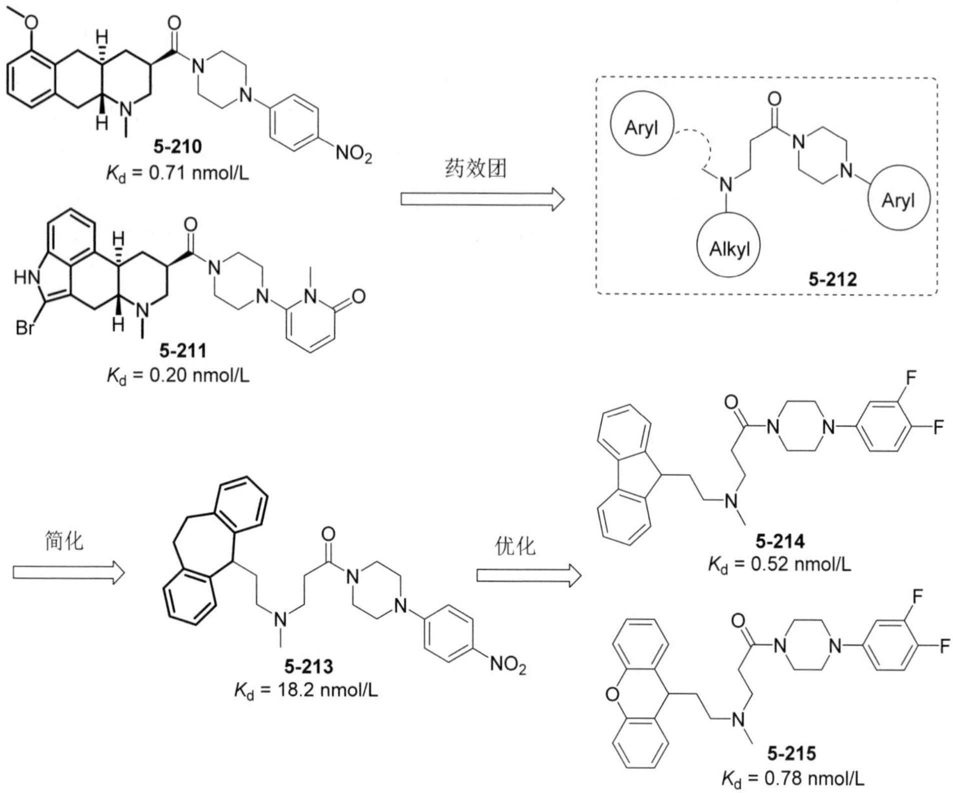

图 5-40　SST1 受体拮抗剂的结构简化

5.6.5　其他小分子药物结构简化案例

其他代表性的小分子药物结构简化实例见表 5-11。

表 5-11　小分子药物结构简化案例

结构简化设计	文献
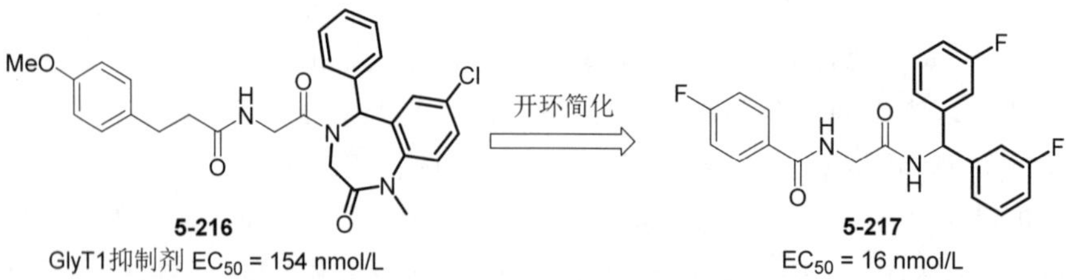	[121]

结构简化设计	文献

5-218
CGRP受体：$K_i = 0.13$ nmol/L

简化环系 →

5-219
$K_i = 0.035$ nmol/L

[122]

5-220
hA$_3$ AR $K_i = 16$ nmol/L

去除A环 →

5-221
$K_i = 1.2$ nmol/L

[123]

5-222
大肠杆菌 ThrRS $K_i = 0.013$ μmol/L
人 ThrRS $K_i = 0.013$ μmol/L

简化核苷 →

5-223
大肠杆菌 ThrRS $K_i = 0.18$ μmol/L
人 ThrRS $K_i > 50$ μmol/L

[124]

参 考 文 献

[1]   Newman, D. J.; Cragg, G. M. Natural Products as sources of new drugs over the nearly four decades from 01/1981 to 09/2019. *J. Nat. Prod.* **2020**, *83*, 770-803.

[2]   Oprea, T. I.; Davis, A. M.; Teague, S. J.; *et al.* Is there a difference between leads and drugs? A historical perspective. *J. Chem. Inf. Comput. Sci.* **2001**, *41*, 1308-1315.

[3]   Keseru, G. M.; Makara, G. M. The influence of lead discovery strategies on the properties of drug candidates. *Nat. Rev. Drug. Discov.* **2009**, *8*, 203-212.

[4]   Hann, M. M.; Keseru, G. M. Finding the sweet spot: the role of nature and nurture in medicinal chemistry. *Nat. Rev. Drug. Discov.* **2012**, *11*, 355-365.

[5]   Walters, W. P.; Green, J.; Weiss, J. R.; *et al.* What do medicinal chemists actually make? A 50-year retrospective. *J. Med. Chem.* **2011**, *54*, 6405-6416.

[6]   Polanski, J.; Bogocz, J.; Tkocz, A. The analysis of the market success of FDA approvals by probing top 100 best selling drugs. *J. Comput.-Aided Mol. Des.* **2016**, *30*, 381-389.

[7]   Crane, E. A.; Gademann, K. Capturing biological activity in natural product fragments by chemical synthesis. *Angew. Chem. Int. Ed. Engl.* **2016**, *55*, 3882-3902.

[8]   Wang, S.; Dong, G.; Sheng, C. Structural simplification: an efficient strategy in lead optimization. *Acta. Pharm. Sin. B.* **2019**, *9*, 880-901.

[9] Wang, S.; Dong, G.; Sheng, C. Structural simplification of natural products. *Chem. Rev.* **2019**, *119*, 4180-4220.

[10] Lotti, V. J.; Cerino, D. J.; Kling, P. J.; *et al.* A new simple mouse model for the in vivo evaluation of cholecystokinin (CCK) antagonists: comparative potencies and durations of action of nonpeptide antagonists. *Life Sci.* **1986**, *39*, 1631-1638.

[11] Bock, M. G.; DiPardo, R. M.; Rittle, K. E.; *et al.* Cholecystokinin antagonists. Synthesis of asperlicin analogues with improved potency and water solubility. *J. Med. Chem.* **1986**, *29*, 1941-1945.

[12] Evans, B. E.; Bock, M. G.; Rittle, K. E.; *et al.* Design of potent, orally effective, nonpeptidal antagonists of the peptide hormone cholecystokinin. *Proc. Natl. Acad. Sci. USA* **1986**, *83*, 4918-4922.

[13] Evans, B. E.; Rittle, K. E.; Bock, M. G.; *et al.* Design of nonpeptidal ligands for a peptide receptor: cholecystokinin antagonists. *J. Med. Chem.* **1987**, *30*, 1229-1239.

[14] Evans, B. E.; Rittle, K. E.; Bock, M. G.; *et al.* Methods for drug discovery: development of potent, selective, orally effective cholecystokinin antagonists. *J. Med. Chem.* **1988**, *31*, 2235-2246.

[15] Fujita, T.; Hirose, R.; Hamamichi, N.; *et al.* 2-Substituted 2-aminoethanol: Minimum essential structure for immunosuppressive activity of ISP-I (Myriocin). *Bioorg. Med. Chem. Lett.* **1995**, *5*, 1857-1860.

[16] Sasaki, S.; Hashimoto, R.; Kiuchi, M.; *et al.* Fungal metabolites. Part 14. Novel potent immunosuppressants, mycestericins, produced by Mycelia sterilia. *J. Antibiot. (Tokyo)* **1994**, *47*, 420-433.

[17] Fujita, T.; Yoneta, M.; Hirose, R.; *et al.* Simple compounds, 2-alkyl-2-amino-1,3-propanediols have potent immunosuppressive activity. *Bioorg. Med. Chem. Lett.* **1995**, *5*, 847-852.

[18] Jirousek, M. R.; Gillig, J. R.; Gonzalez, C. M.; *et al.* (*S*)-13-[(dimethylamino)methyl]-10,11,14,15-tetrahydro-4,9:16, 21-dimetheno-1*H*, 13*H*-dibenzo[*e,k*]pyrrolo[3,4-*h*][1,4,13]oxadiazacyclohexadecene-1, 3(2*H*)-dione (LY333531) and related analogues: isozyme selective inhibitors of protein kinase C beta. *J. Med. Chem.* **1996**, *39*, 2664-2671.

[19] Faul, M. M.; Gillig, J. R.; Jirousek, M. R.; *et al.* Acyclic *N*-(azacycloalkyl)bisindolylmaleimides: isozyme selective inhibitors of PKCbeta. *Bioorg. Med. Chem. Lett.* **2003**, *13*, 1857-1859.

[20] Stowell, J. C.; Huot, R. I.; Van Voast, L. The synthesis of *N*-hydroxy-*N'*-phenyloctanediamide and its inhibitory effect on proliferation of AXC rat prostate cancer cells. *J. Med. Chem.* **1995**, *38*, 1411-1413.

[21] Martinez, E. J.; Owa, T.; Schreiber, S. L.; *et al.* Phthalascidin, a synthetic antitumor agent with potency and mode of action comparable to ecteinascidin 743. *Proc. Natl. Acad. Sci. U.S.A.* **1999**, *96*, 3496-3501.

[22] Crestey, F.; Jensen, A. A.; Borch, M.; *et al.* Design, synthesis, and biological evaluation of erythrina alkaloid analogues as neuronal nicotinic acetylcholine receptor antagonists. *J. Med. Chem.* **2013**, *56*, 9673-9682.

[23] Jiang, Z.; Liu, N.; Dong, G.; *et al.* Scaffold hopping of sampangine: discovery of potent antifungal lead compound against Aspergillus fumigatus and Cryptococcus neoformans. *Bioorg. Med. Chem. Lett.* **2014**, *24*, 4090-4094.

[24] Jiang, Z.; Liu, N.; Hu, D.; *et al.* The discovery of novel antifungal scaffolds by structural simplification of the natural product sampangine. *Chem. Commun. (Cambridge, U.K.).* **2015**, *51*, 14648-14651.

[25] Dong, G.; Wang, S.; Miao, Z.; *et al.* New tricks for an old natural product: discovery of highly potent evodiamine derivatives as novel antitumor agents by systemic structure-activity relationship analysis and biological evaluations. *J. Med. Chem.* **2012**, *55*, 7593-7613.

[26] Dong, G.; Sheng, C.; Wang, S.; *et al.* Selection of evodiamine as a novel topoisomerase I inhibitor by

structure-based virtual screening and hit optimization of evodiamine derivatives as antitumor agents. *J. Med. Chem.* **2010**, *53*, 7521-7531.

[27] Wang, L.; Fang, K.; Cheng, J.; *et al.* Scaffold hopping of natural product evodiamine: discovery of a novel antitumor scaffold with excellent potency against colon cancer. *J. Med. Chem.* **2020**, *63*, 696-713.

[28] Wang, S.; Fang, K.; Dong, G.; *et al.* Scaffold diversity inspired by the natural product evodiamine: Discovery of highly potent and multitargeting antitumor agents. *J. Med. Chem.* **2015**, *58*, 6678-6696.

[29] Ma, Z.; Huang, Y.; Wan, K.; *et al.* Structural simplification of evodiamine: Discovery of novel tetrahydro-beta-carboline derivatives as potent antitumor agents. *Bioorg. Med. Chem. Lett.* **2021**, *40*, 127954.

[30] Wang, X.; Lu, N.; Yang, Q.; *et al.* Studies on chemical modification and biology of a natural product, gambogic acid (Ⅲ): determination of the essential pharmacophore for biological activity. *Eur. J. Med. Chem.* **2011**, *46*, 1280-1290.

[31] Liu, J.; Ma, R.; Bi, F.; *et al.* Novel 5-methyl-2-phenylphenanthridium derivatives as FtsZ-targeting antibacterial agents from structural simplification of natural product sanguinarine. *Bioorg. Med. Chem. Lett.* **2018**, *28*, 1825-1831.

[32] Huang, J. M.; Yokoyama, R.; Yang, C. S.; *et al.* Merrilactone A, a novel neurotrophic sesquiterpene dilactone from Illicium merrillianum. *Tetrahedron Lett.* **2010**, *31*, 6111-6114.

[33] Richers, J.; Pöthig, A.; Herdtweck, E.; *et al.* Synthesis and neurotrophic activity studies of Illicium sesquiterpene natural product analogues. *Chemistry* **2017**, *23*, 3178-3183.

[34] Jianwei; Chen; Peng; *et al.* Total synthesis of (±)-Merrilactone A. *Angew. Chem. Int. Ed. Engl.*. **2012**, *51*, 5897-5899.

[35] Birman, V. B.; Danishefsky, S. J. The total synthesis of (±)-Merrilactone A. *J. Am. Chem. Soc.* **2002**, *124*, 2080-2081.

[36] Odani, A.; Ishihara, K.; Ohtawa, M.; *et al.* Total synthesis of pyripyropene A. *Tetrahedron* **2011**, *67*, 8195-8203.

[37] Ohtawa, M.; Arima, S.; Ichida, N.; *et al.* Design and synthesis of A-ring simplified Pyripyropene A analogues as potent and selective synthetic SOAT2 inhibitors. *ChemMedChem* **2018**, *13*, 411-421.

[38] Magedov, I. V.; Manpadi, M.; Ogasawara, M. A.; *et al.* Structural simplification of bioactive natural products with multicomponent synthesis. 2. antiproliferative and antitubulin activities of pyrano[3,2-c]pyridones and pyrano[3,2-c]quinolones. *J. Med. Chem.* **2008**, *51*, 2561-2570.

[39] Evdokimov, N. M.; Van Slambrouck, S.; Heffeter, P.; *et al.* Structural simplification of bioactive natural products with multicomponent synthesis. 3. Fused uracil-containing heterocycles as novel topoisomerase-targeting agents. *J. Med. Chem.* **2011**, *54*, 2012-2021.

[40] Noren-Muller, A.; Reis-Correa, I., Jr.; Prinz, H.; *et al.* Discovery of protein phosphatase inhibitor classes by biology-oriented synthesis. *Proc. Natl. Acad. Sci. U.S.A.* **2006**, *103*, 10606-10611.

[41] Koch, M. A.; Schuffenhauer, A.; Scheck, M.; *et al.* Charting biologically relevant chemical space: a structural classification of natural products (SCONP). *Proc. Natl. Acad. Sci. USA* **2005**, *102*, 17272-17277.

[42] Schuffenhauer, A.; Ertl, P.; Roggo, S.; *et al.* The scaffold tree--visualization of the scaffold universe by hierarchical scaffold classification. *J. Chem. Inf. Model.* **2007**, *47*, 47-58.

[43] Correa, I. R., Jr.; Noren-Muller, A.; Ambrosi, H. D.; *et al.* Identification of inhibitors for mycobacterial protein tyrosine phosphatase B (MptpB) by biology-oriented synthesis (BIOS). *Chem.-Asian J.* **2007**, *2*, 1109-1126.

[44] Wehner, F.; Noren-Muller, A.; Muller, O.; *et al.* Indoloquinolizidine derivatives as novel and potent

apoptosis inducers and cell-cycle blockers. *Chembiochem* **2008**, *9*, 401-405.

[45] Rosenbaum, C.; Baumhof, P.; Mazitschek, R.; *et al.* Synthesis and biological evaluation of an indomethacin library reveals a new class of angiogenesis-related kinase inhibitors. *Angew. Chem. Int. Ed. Engl.* **2004**, *43*, 224-228.

[46] Wetzel, S.; Bon, R. S.; Kumar, K.; *et al.* Biology-oriented synthesis. *Angew. Chem. Int. Ed. Engl.* **2011**, *50*, 10800-10826.

[47] van Hattum, H.; Waldmann, H. Biology-oriented synthesis: harnessing the power of evolution. *J. Am. Chem. Soc.* **2014**, *136*, 11853-11859.

[48] Svenda, J.; Sheremet, M.; Kremer, L.; *et al.* Biology-oriented synthesis of a withanolide-inspired compound collection reveals novel modulators of hedgehog signaling. *Angew. Chem. Int. Ed. Engl.* **2015**, *54*, 5596-5602.

[49] Sheremet, M.; Kapoor, S.; Schroder, P.; *et al.* Small molecules inspired by the natural product Withanolides as potent inhibitors of Wnt signaling. *Chembiochem* **2017**, *18*, 1797-1806.

[50] Hitotsuyanagi, Y.; Fukuyo, M.; Tsuda, K.; *et al.* 4-Aza-2,3-dehydro-4-deoxypodophyllotoxins: simple aza-podophyllotoxin analogues possessing potent cytotoxicity. *Bioorg. Med. Chem. Lett.* **2000**, *10*, 315-317.

[51] Magedov, I. V.; Manpadi, M.; Rozhkova, E.; *et al.* Structural simplification of bioactive natural products with multicomponent synthesis: dihydropyridopyrazole analogues of podophyllotoxin. *Bioorg. Med. Chem. Lett.* **2007**, *17*, 1381-1385.

[52] Magedov, I. V.; Manpadi, M.; Slambrouck, S. V.; *et al.* Discovery and investigation of antiproliferative and apoptosis-inducing properties of new heterocyclic podophyllotoxin analogues accessible by a one-step multicomponent synthesis. *J. Med. Chem.* **2007**, *50*, 5183-5192.

[53] Castagnolo, D.; Contemori, L.; Maccari, G.; *et al.* From taxuspine x to structurally simplified taxanes with remarkable p-glycoprotein inhibitory activity. *ACS Med. Chem. Lett.* **2010**, *1*, 416-421.

[54] Avramova, S. I.; Galletti, E.; Renzulli, M. L.; *et al.* Synthesis of an original oxygenated taxuspine X analogue: a versatile "non-natural" natural product with remarkable P-gp modulating activity. *ChemMedChem* **2008**, *3*, 745-748.

[55] Kotoku, N.; Sumii, Y.; Hayashi, T.; *et al.* Creation of readily accessible and orally active analogue of cortistatin a. *ACS Med. Chem. Lett.* **2012**, *3*, 673-677.

[56] Kotoku, N.; Ito, A.; Shibuya, S.; *et al.* Short-step synthesis and structure-activity relationship of cortistatin A analogs. *Tetrahedron* **2017**, *73*, 1342-1349.

[57] Winkler, J. D.; Isaacs, A.; Holderbaum, L.; *et al.* Design and synthesis of inhibitors of Hedgehog signaling based on the alkaloid cyclopamine. *Org. Lett.* **2009**, *11*, 2824-2827.

[58] Isaacs, A. K.; Xiang, C.; Baubet, V.; *et al.* Studies directed toward the elucidation of the pharmacophore of steroid-based Sonic Hedgehog signaling inhibitors. *Org. Lett.* **2011**, *13*, 5140-5143.

[59] Solinski, A. E.; Koval, A. B.; Brzozowski, R. S.; *et al.* Diverted Total Synthesis of Carolacton-Inspired Analogs Yields Three Distinct Phenotypes in Streptococcus mutans Biofilms. *J. Am. Chem. Soc.* **2017**, *139*, 7188-7191.

[60] Bonazzi, S.; Eidam, O.; Guttinger, S.; *et al.* Anguinomycins and derivatives: total syntheses, modeling, and biological evaluation of the inhibition of nucleocytoplasmic transport. *J. Am. Chem. Soc.* **2010**, *132*, 1432-1442.

[61] Fujishiro, S.; Dodo, K.; Iwasa, E.; *et al.* Epidithiodiketopiperazine as a pharmacophore for protein lysine methyltransferase G9a inhibitors: reducing cytotoxicity by structural simplification. *Bioorg. Med. Chem. Lett.* **2013**, *23*, 733-736.

[62] Taori, K.; Paul, V. J.; Luesch, H. Structure and activity of largazole, a potent antiproliferative agent from the Floridian marine cyanobacterium Symploca sp. *J. Am. Chem. Soc.* **2008**, *130*, 1806-1807.

[63] Chen, F.; Chai, H.; Su, M. B.; *et al.* Potent and orally efficacious bisthiazole-based histone deacetylase inhibitors. *ACS Med. Chem. Lett.* **2014**, *5*, 628-633.

[64] Shen, R.; Lin, C. T.; Bowman, E. J.; *et al.* Synthesis and V-ATPase inhibition of simplified lobatamide analogues. *Org. Lett.* **2002**, *4*, 3103-3106.

[65] Shen, R.; Lin, C. T.; Bowman, E. J.; *et al.* Lobatamide C: total synthesis, stereochemical assignment, preparation of simplified analogues, and V-ATPase inhibition studies. *J. Am. Chem. Soc.* **2003**, *125*, 7889-7901.

[66] Ii, K.; Ichikawa, S.; Al-Dabbagh, B.; *et al.* Function-oriented synthesis of simplified caprazamycins: discovery of oxazolidine-containing uridine derivatives as antibacterial agents against drug-resistant bacteria. *J. Med. Chem.* **2010**, *53*, 3793-3813.

[67] Jessen, H. J.; Schumacher, A.; Shaw, T.; *et al.* A unified approach for the stereoselective total synthesis of pyridone alkaloids and their neuritogenic activity. *Angew. Chem. Int. Ed. Engl.* **2011**, *50*, 4222-4226.

[68] Schmid, F.; Jessen, H. J.; Burch, P.; *et al.* Truncated militarinone fragments identified by total chemical synthesis induce neurite outgrowth. *MedChemComm* **2013**, *4*, 135-139.

[69] Njardarson, J. T.; Gaul, C.; Shan, D.; *et al.* Discovery of potent cell migration inhibitors through total synthesis: lessons from structure-activity studies of (+)-migrastatin. *J. Am. Chem. Soc.* **2004**, *126*, 1038-1040.

[70] Gaul, C.; Njardarson, J. T.; Danishefsky, S. J. The total synthesis of (+)-migrastatin. *J. Am. Chem. Soc.* **2003**, *125*, 6042-6043.

[71] Shan, D.; Chen, L.; Njardarson, J. T.; *et al.* Synthetic analogues of migrastatin that inhibit mammary tumor metastasis in mice. *Proc. Natl. Acad. Sci. U.S.A.* **2005**, *102*, 3772-3776.

[72] Oskarsson, T.; Nagorny, P.; Krauss, I. J.; *et al.* Diverted total synthesis leads to the generation of promising cell-migration inhibitors for treatment of tumor metastasis: in vivo and mechanistic studies on the migrastatin core ether analog. *J. Am. Chem. Soc.* **2010**, *132*, 3224-3228.

[73] Chen, L.; Yang, S.; Jakoncic, J.; *et al.* Migrastatin analogues target fascin to block tumour metastasis. *Nature* **2010**, *464*, 1062-1066.

[74] Szpilman, A. M.; Carreira, E. M. Probing the biology of natural products: molecular editing by diverted total synthesis. *Angew. Chem. Int. Ed. Engl.* **2010**, *49*, 9592-9628.

[75] Wilson, R. M.; Danishefsky, S. J. Small molecule natural products in the discovery of therapeutic agents: the synthesis connection. *J. Org. Chem.* **2006**, *71*, 8329-8351.

[76] Wender, P. A.; Verma, V. A.; Paxton, T. J.; *et al.* Function-oriented synthesis, step economy, and drug design. *Acc. Chem. Res.* **2008**, *41*, 40-49.

[77] Wender, P. A.; Quiroz, R. V.; Stevens, M. C. Function through synthesis-informed design. *Acc. Chem. Res.* **2015**, *48*, 752-760.

[78] Jackson, K. L.; Henderson, J. A.; Phillips, A. J. The halichondrins and E7389. *Chem. Rev.* **2009**, *109*, 3044-3079.

[79] Towle, M. J.; Salvato, K. A.; Budrow, J.; *et al.* In vitro and in vivo anticancer activities of synthetic macrocyclic ketone analogues of halichondrin B. *Cancer Res.* **2001**, *61*, 1013-1021.

[80] Nicolaou, K. C.; Dai, W. M.; Tsay, S. C.; *et al.* Designed enediynes: a new class of DNA-cleaving molecules with potent and selective anticancer activity. *Science* **1992**, *256*, 1172-1178.

[81] Wender, P. A.; Zercher, C. K. Studies on DNA-cleaving agents: synthesis of a functional dynemicin analogue. *J. Am. Chem. Soc.* **1991**, 113, 2311-2313.

[82] Nicolaou, K. C.; Smith, A. L. Molecular design, chemical synthesis, and biological action of enediynes. *Acc. Chem. Res.* **1992**, *25*, 497-503.

[83] Mizui, Y.; Sakai, T.; Iwata, M.; *et al.* Pladienolides, new substances from culture of Streptomyces platensis Mer-11107. III. *In vitro* and *in vivo* antitumor activities. *J. Antibiot. (Tokyo)* **2004**, *57*, 188-196.

[84] Kotake, Y.; Sagane, K.; Owa, T.; *et al.* Splicing factor SF3b as a target of the antitumor natural product pladienolide. *Nat. Chem. Biol.* **2007**, *3*, 570-575.

[85] Müller, S.; Mayer, T.; Sasse, F.; *et al.* Synthesis of a pladienolide B analogue with the fully functionalized core structure. *Org. Lett.* **2011**, *13*, 3940-3943.

[86] Gundluru, M. K.; Pourpak, A.; Cui, X.; *et al.* Design, synthesis and initial biological evaluation of a novel pladienolide analog scaffold. *Medchemcomm* **2011**, *2*, 904-908.

[87] Kumar, V. P.; Chandrasekhar, S. Enantioselective synthesis of pladienolide B and truncated analogues as new anticancer agents. *Org. Lett.* **2013**, *15*, 3610-3613.

[88] Maier, M. E. Design and synthesis of analogues of natural products. *Org. Biomol. Chem.* **2015**, *13*, 5302-5343.

[89] Villa, R.; Kashyap, M. K.; Kumar, D.; *et al.* Stabilized cyclopropane analogs of the splicing inhibitor FD-895. *J. Med. Chem.* **2013**, *56*, 6576-6582.

[90] Arai, K.; Buonamici, S.; Chan, B.; *et al.* Total synthesis of 6-deoxypladienolide D and assessment of splicing inhibitory activity in a mutant SF3B1 cancer cell line. *Org. Lett.* **2014**, *16*, 5560-5563.

[91] Lagisetti, C.; Yermolina, M. V.; Sharma, L. K.; *et al.* Pre-mRNA splicing-modulatory pharmacophores: the total synthesis of herboxidiene, a pladienolide-herboxidiene hybrid analog and related derivatives. *ACS Chem. Biol.* **2014**, *9*, 643-648.

[92] Staveness, D.; Abdelnabi, R.; Near, K. E.; *et al.* Inhibition of chikungunya virus-induced cell death by salicylate-derived bryostatin analogues provides additional evidence for a PKC-independent pathway. *J. Nat. Prod.* **2016**, *79*, 680-684.

[93] Wender, P. A.; Nakagawa, Y.; Near, K. E.; *et al.* Computer-guided design, synthesis, and protein kinase C affinity of a new salicylate-based class of bryostatin analogs. *Org. Lett.* **2014**, *16*, 5136-5139.

[94] Wender, P. A.; Staveness, D. Improved protein kinase C affinity through final step diversification of a simplified salicylate-derived bryostatin analog scaffold. *Org. Lett.* **2014**, *16*, 5140-5143.

[95] Kallen, J.; Sedrani, R.; Zenke, G.; *et al.* Structure of human cyclophilin A in complex with the novel immunosuppressant sanglifehrin A at 1.6 A resolution. *J. Biol. Chem.* **2005**, *280*, 21965-21971.

[96] Sedrani, R.; Kallen, J.; Martin Cabrejas, L. M.; *et al.* Sanglifehrin-cyclophilin interaction: degradation work, synthetic macrocyclic analogues, X-ray crystal structure, and binding data. *J. Am. Chem. Soc.* **2003**, *125*, 3849-3859.

[97] Steadman, V. A.; Pettit, S. B.; Poullennec, K. G.; *et al.* Discovery of potent cyclophilin inhibitors based on the structural simplification of Sanglifehrin A. *J. Med. Chem.* **2017**, *60*, 1000-1017.

[98] Rizvi, S. A.; Tereshko, V.; Kossiakoff, A. A.; *et al.* Structure of bistramide A-actin complex at a 1.35 angstroms resolution. *J. Am. Chem. Soc.* **2006**, *128*, 3882-3883.

[99] Rizvi, S. A.; Liu, S.; Chen, Z.; *et al.* Rationally simplified bistramide analog reversibly targets actin polymerization and inhibits cancer progression in vitro and in vivo. *J. Am. Chem. Soc.* **2010**, *132*, 7288-7290.

[100] Rujirawanich, J.; Kim, S.; Ma, A. J.; *et al.* Synthesis and biological evaluation of Kibdelone C and its simplified derivatives. *J. Am. Chem. Soc.* **2016**, *138*, 10561-10570.

[101] Sun, Q.; Carrasco, Y. P.; Hu, Y.; *et al.* Nuclear export inhibition through covalent conjugation and

hydrolysis of Leptomycin B by CRM1. *Proc. Natl. Acad. Sci. U.S.A.* **2013**, *110*, 1303-1308.

[102] Tichenor, M. S.; MacMillan, K. S.; Stover, J. S.; *et al.* Rational design, synthesis, and evaluation of key analogues of CC-1065 and the duocarmycins. *J. Am. Chem. Soc.* **2007**, *129*, 14092-14099.

[103] MacMillan, K. S.; Lajiness, J. P.; Cara, C. L.; *et al.* Synthesis and evaluation of a thio analogue of duocarmycin SA. *Bioorg. Med. Chem. Lett.* **2009**, *19*, 6962-6965.

[104] Schnermann, M. J.; Beaudry, C. M.; Egorova, A. V.; *et al.* Golgi-modifying properties of macfarlandin E and the synthesis and evaluation of its 2,7-dioxabicyclo[3.2.1]octan-3-one core. *Proc. Natl. Acad. Sci. U.S.A.* **2010**, *107*, 6158-6163.

[105] Chen, L.; Riaz Ahmed, K. B.; Huang, P.; *et al.* Design, synthesis, and biological evaluation of truncated superstolide A. *Angew. Chem. Int. Ed. Engl.* **2013**, *52*, 3446-3449.

[106] Just-Baringo, X.; Bruno, P.; Pitart, C.; *et al.* Dissecting the structure of thiopeptides: assessment of thiazoline and tail moieties of baringolin and antibacterial activity optimization. *J. Med. Chem.* **2014**, *57*, 4185-4195.

[107] Sohoel, H.; Liljefors, T.; Ley, S. V.; *et al.* Total synthesis of two novel subpicomolar sarco/endoplasmatic reticulum Ca^{2+}-ATPase inhibitors designed by an analysis of the binding site of thapsigargin. *J. Med. Chem.* **2005**, *48*, 7005-7011.

[108] Alonso, E.; Fuwa, H.; Vale, C.; *et al.* Design and synthesis of skeletal analogues of gambierol: attenuation of amyloid-beta and tau pathology with voltage-gated potassium channel and N-methyl-D-aspartate receptor implications. *J. Am. Chem. Soc.* **2012**, *134*, 7467-7479.

[109] Zheng, S.; Laraia, L.; CJ, O. C.; *et al.* Synthesis and biological profiling of tellimagrandin I and analogues reveals that the medium ring can significantly modulate biological activity. *Org. Biomol. Chem.* **2012**, *10*, 2590-2593.

[110] Peng, W.; Tang, P.; Hu, X.; *et al.* Synthesis of the A,B-ring-truncated OSW saponin analogs and their antitumor activities. *Bioorg. Med. Chem. Lett.* **2007**, *17*, 5506-5509.

[111] Bauer, W.; Briner, U.; Doepfner, W.; *et al.* SMS 201-995: a very potent and selective octapeptide analogue of somatostatin with prolonged action. *Life Sci.* **1982**, *31*, 1133-1140.

[112] Veber, D. F.; Freidlinger, R. M.; Perlow, D. S.; *et al.* A potent cyclic hexapeptide analogue of somatostatin. *Nature* **1981**, *292*, 55-58.

[113] Rheault, T. R.; Stellwagen, J. C.; Adjabeng, G. M.; *et al.* Discovery of Dabrafenib: A Selective Inhibitor of Raf Kinases with Antitumor Activity against B-Raf-Driven Tumors. *ACS Med. Chem. Lett.* **2013**, *4*, 358-362.

[114] Vasbinder, M. M.; Aquila, B.; Augustin, M.; *et al.* Discovery and optimization of a novel series of potent mutant B-Raf(V600E) selective kinase inhibitors. *J. Med. Chem.* **2013**, *56*, 1996-2015.

[115] Changelian, P. S.; Flanagan, M. E.; Ball, D. J.; *et al.* Prevention of organ allograft rejection by a specific Janus kinase 3 inhibitor. *Science* **2003**, *302*, 875-878.

[116] Flanagan, M. E.; Blumenkopf, T. A.; Brissette, W. H.; *et al.* Discovery of CP-690,550: a potent and selective Janus kinase (JAK) inhibitor for the treatment of autoimmune diseases and organ transplant rejection. *J. Med. Chem.* **2010**, *53*, 8468-8484.

[117] Hughes, S.; Elustondo, F.; Di Fonzo, A.; *et al.* Crystal structure of human CDC7 kinase in complex with its activator DBF4. *Nat. Struct. Mol. Biol.* **2012**, *19*, 1101-1107.

[118] Menichincheri, M.; Bargiotti, A.; Berthelsen, J.; *et al.* First Cdc7 kinase inhibitors: pyrrolopyridinones as potent and orally active antitumor agents. 2. Lead discovery. *J. Med. Chem.* **2009**, *52*, 293-307.

[119] Menichincheri, M.; Albanese, C.; Alli, C.; *et al.* Cdc7 kinase inhibitors: 5-heteroaryl-3-carboxamido-2-aryl pyrroles as potential antitumor agents. 1. Lead finding. *J. Med. Chem.* **2010**, *53*, 7296-7315.

[120] Troxler, T.; Hurth, K.; Mattes, H.; *et al.* Discovery of novel non-peptidic beta-alanine piperazine amide derivatives and their optimization to achiral, easily accessible, potent and selective somatostatin sst1 receptor antagonists. *Bioorg. Med. Chem. Lett.* **2009**, *19*, 1305-1309.

[121] Jolidon, S.; Alberati, D.; Dowle, A.; *et al.* Design, synthesis and structure-activity relationship of simple bis-amides as potent inhibitors of GlyT1. *Bioorg. Med. Chem. Lett.* **2008**, *18*, 5533-5536.

[122] Wood, M. R.; Schirripa, K. M.; Kim, J. J.; *et al.* Novel CGRP receptor antagonists through a design strategy of target simplification with addition of molecular flexibility. *Bioorg. Med. Chem. Lett.* **2009**, *19*, 5787-5790.

[123] Lenzi, O.; Colotta, V.; Catarzi, D.; *et al.* 2-Phenylpyrazolo[4,3-*d*]pyrimidin-7-one as a new scaffold to obtain potent and selective human A3 adenosine receptor antagonists: new insights into the receptor-antagonist recognition. *J. Med. Chem.* **2009**, *52*, 7640-7652.

[124] Teng, M.; Hilgers, M. T.; Cunningham, M. L.; *et al.* Identification of bacteria-selective threonyl-tRNA synthetase substrate inhibitors by structure-based design. *J. Med. Chem.* **2013**, *56*, 1748-1760.

第**6**章
分子杂交策略

6.1 分子杂交的概念

分子杂交（molecular hybridization）又称为分子融合（molecular fusion）或者分子整合（molecular integration），它是传统药物化学结构优化策略分子拼接（molecular assembly）的拓展。分子杂交的核心思想是假定生物活性分子或药物（original template，模板分子）的主要药理作用源自其结构中特定的药效团亚单位（pharmacophoric sub-unity），将两个及以上药效团亚单位整合在一个杂交分子中后，可以获得叠加的药理效应。可以看出，上述假定只是在二维空间考虑药效团亚单位对药效的贡献，而忽略了药效团与受体之间是三维的相互作用关系。这有时会导致杂交分子中某个（些）药效团亚单位并不能按预先设想的那样顺利结合到受体原定区域，原因可能包括位点占据、空间位阻等。并且由于拼合后杂交分子结构与模板分子相比变化较大，其在体内的 ADME 等方面也随之发生变化，有时会导致体内外药效不能达到预期的复杂情况。

尽管如此，由于分子杂交策略是基于已知模板分子结构衍生和优化新结构生物活性分子的手段，相比于随机发现和优化生物活性分子策略，其目的性和效率都有一定的保障，从而缩短了先导化合物发现和优化的进程。因而许多制药公司和科研院所依然将分子杂交作为发现新药的常规策略。

需要指出的是，分子杂交与分子拼接并不完全一致，后者特指简单的分子和（或）片段拼接（assembly），往往不涉及全新骨架（scaffold）的生成，而前者还包括核心母核骨架的融合和生成。当分子拼接是在两个或两个以上药物分子之间进行时，缀合成的新分子也叫做孪药（twin drug）。孪药分子中不同药物之间的连接键往往在体内很容易断裂降解，从而释放出原型药物。

准确地讲，分子杂交[1]是一种基于药效团亚单位识别的新结构配体或先导原型物合理设计策略。药效团亚单位取自两个或更多已知生物活性分子（模板分子），将其合理融合或拼合成新颖的杂交结构，这个新的杂交结构往往被既定地赋予了模板分子原有的生物活性特征。由此可见，分子杂交是一种基于知识的实用先导化合物发现和优化策略，优点是可以较高效地获得新结构生物活性分子；缺点是必须依赖于已有的生物活性分子结构，如果已知生物活性分子结构较少，就无法应用此种策略。

前已述及，凭经验式的分子杂交由于忽略药效团亚单位与配体结合区域三维相互作用特征，有时不能获得理想的药效结果。随着现代计算机辅助药物设计技术和组合化学的发展，一种称之为集中组合库（focused combinatorial library）[2]的计算机导向的分子杂交策略应运而生。集中组合库设计是综合运用组合化学和计算化学发展起来的一种先导化合物发现和优化方法。这种方法并不需要真实的合成大量的化合物库，而是通过分子模拟和理论计算方法，特异性针对某个具体的作用靶点（focused target），将取自已知生物活性分子的不同区域片段（包括药效团亚单位）合理地设计并整合出一个虚拟化合物库，目的是同时增加库中化合物的化学多样性和靶向特异性，提高生物活性分子的发现和优化效率。

近些年来，以受体（通常为蛋白酶）活性位点为反应微容器，借助一些高效有机反应，可以在原位进行药效团亚单位的拼合，进而获得在三维空间可以有效结合于受体活性位点的超强配体分子。这其中，以 Sharpless 开创的一类特有的点击化学类型——原位点击化学（*in situ* click chemistry）最为成功[3]。该反应一般由两种分别包含叠氮和炔官能团的已知高亲和力配体分子为反应底物，通过分别结合于受体两个相邻活性位点（空腔），距离上靠近诱发反应速率大大提高，不可逆地合成亲和力提升数个数量级的配体分子。

6.2　分子杂交的分类

分子杂交按照是否考虑受体结构可以分为基于配体的分子杂交（ligand-based molecular integration）和基于受体的分子杂交（receptor-based molecular integration）。

6.2.1　基于配体的分子杂交

在靶点结构信息未知的情况下，基于配体的分子杂交方法从分析活性化合物的化学结构特征入手，在获得两个或者多个分子的共有结构基础上进行功能片段的重新排列组装，构建得到杂交分子库。如图 6-1 所示，两个分子如果分别含有两个不同的功能片段，在公共结构上进行分子杂交可以获得 4 个杂交分子。

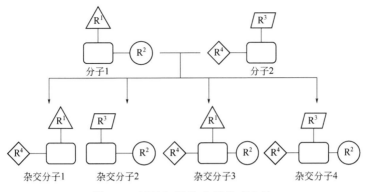

图 6-1　基于知识的分子杂交方法

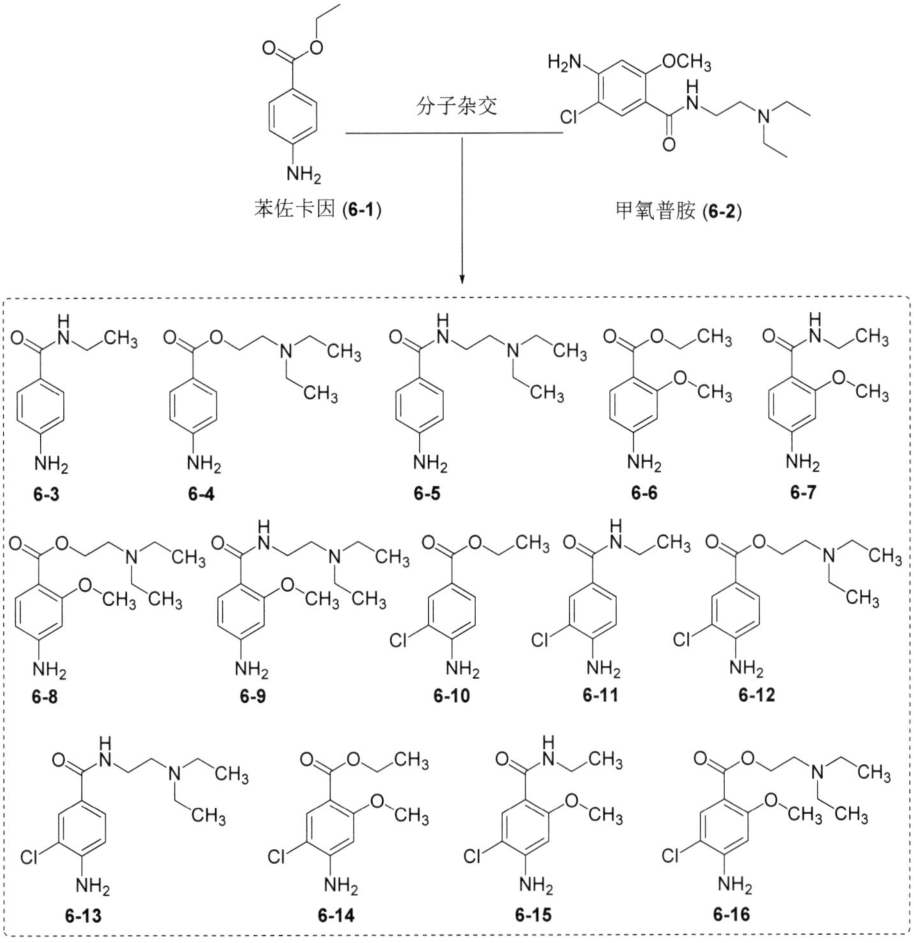

图 6-2　基于苯佐卡因和甲氧普胺的分子杂交库设计

除了经验性的分子杂交设计，遗传算法（genetic algorithms）和进化搜索

（evolutionary search）等计算方法被广泛用于设计杂交分子的组合库。例如，Lazar等根据"药物进化"（drug evolution）的理念，将苯佐卡因（benzocaine，**6-1**）和甲氧普胺（metoclopramide，**6-2**）进行分子杂交设计，获得了一个含有 14 个杂交分子的化合物库（图 6-2）[4]。其中，化合物 **6-4** 为普鲁卡因（procaine），**6-5** 为普鲁卡因胺（procainamide），**6-13** 为地氯普胺（declopramide）。上述验证结果说明基于杂交理念设计虚拟集中库在理论上是可行的。

6.2.2　基于受体的分子杂交

基于受体的分子杂交方法（图 6-3）建立在活性分子与作用靶点的相互作用模式基础之上。其基本研究流程如下：①通过结构生物学或者分子对接等计算方法获得两个或者多个配体与其作用靶点的结合模式；②将不同配体在靶点的结合口袋进行结合；③保留公共结合部位，将其他功能片段进行组装，设计杂交分子（库）；④合成目标分子并进行活性测试；⑤基于靶点结构的进一步优化。全新药物设计软件 BREED 将此分子杂交过程实现了自动化[5]。

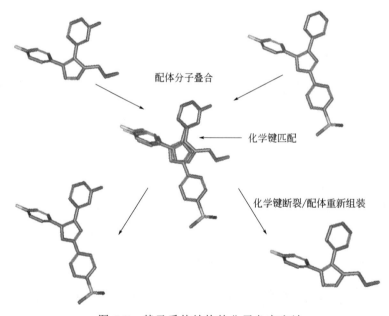

图 6-3　基于受体结构的分子杂交方法

王任小研究组将虚拟筛选结果应用于先导化合物优化，建立了"自动剪裁/移植"（automatic tailoring and transplanting，AutoT&T）方法[6]。该方法基于分子杂交理念，是一种基于靶点结构的优化方法，其设计流程如下（图 6-4）：①针对靶点进行基于分子对接虚拟筛选；②利用虚拟筛选结果对先导化合物进行优化。假使先导化合物的三个片段 A、B、C 分别作用于受体结合口袋的三个位点（1～3），分析虚拟筛选结果也可以获得作用于上述三个位点的新片段（例如，D、E、F）。这样可以将新片段嫁接移植到先导化合物的相应位置，通过排列组合获得新的杂交分子（例如，A—D—E，F—B—C）。③对新生成的杂交分子进行打分评价、合成可行性分析和类药性分析，择优进行合成和活性测试。

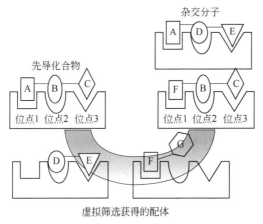

图 6-4　AutoT&T 优化先导化合物

AutoT&T 方法被用来优化 p38 有丝分裂原激活蛋白激酶（p38 Mitogen-Activated Protein Kinases，MAPK）抑制剂[6]。先导化合物 **6-17** 的活性较弱（IC_{50} = 40 µmol/L），通过研究其与 MAPK 的作用模式发现其苯甲酰胺片段可进行进一步优化。王任小等从 ACD 数据库（Available Chemical Directory）中随机选取了 1000 个分子，采用 GLIDE 对接软件[7]进行虚拟筛选。根据虚拟筛选结果，AutoT&T 方法通过分子杂交和打分评价设计得到 44 个潜在的高活性分子。通过文献检索，其中有 3 个分子是已有报道的化合物（**6-18**～**6-20**，图 6-5），其 MAPK 抑制活性显著优于先导化合物，证明了 AutoT&T 方法的有效性。

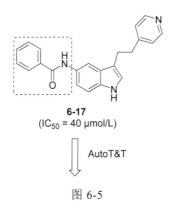

6-17
（IC_{50} = 40 µmol/L）

AutoT&T

图 6-5

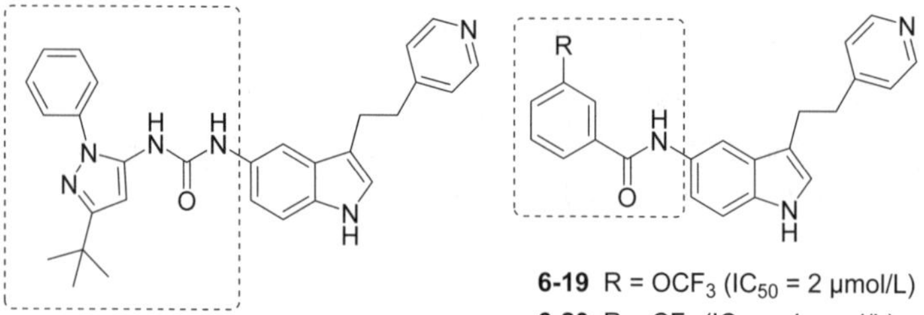

6-18
(IC_{50} = 145 nmol/L)

6-19 R = OCF_3 (IC_{50} = 2 μmol/L)
6-20 R = CF_3 (IC_{50} = 4 μmol/L)

图 6-5 基于 AutoT&T 分子杂交方法设计 MAPK 抑制剂

6.3 分子杂交在药物结构优化中的应用实例

6.3.1 Nocaine 与莫达非尼分子杂交设计选择性单胺-转运蛋白抑制剂

在中枢神经系统中，单胺类递质如多巴胺（DA）、5-羟色胺（5-HT）和去甲肾上腺素（NE）对神经信息传递具有很重要的作用，与一系列生理学功能及病理状态有紧密的联系。选择性单胺转运蛋白（monoamine transporter）抑制剂已经发展用于治疗心理疾病以及神经系统紊乱。然而，关于药物选择性和作用机制的问题依然没有解决。研究发现，单胺转运蛋白具有三个转运位点（DAT，SERT，NET），设计对这三种转运位点具有高效选择性的配体将有助于揭示相关的药物作用机制，并有利于发现副反应更少的新药。

3,4-二取代哌啶类化合物 nocaine（**6-21**）在临床试验中作为替代物用于治疗可卡因成瘾性。莫达非尼（modafinil，**6-22**）是一种促醒药，在临床上用于治疗嗜睡，但具有恶心、感染、焦虑等副作用。莫达非尼对单胺转运蛋白 DAT 位点具有一定的选择性作用，Zhou 等探索设计 nocaine 和莫达非尼杂交分子，将 nocaine 的酯键官能团替代为类似莫达非尼的含硫侧链，以期提升活性和选择性（图 6-6）[8]。研究结果显示，该类化合物普遍对 DAT/NET/SERT 的抑制活性有实质性提高，并且显示了不用的选择性特点（图 6-7）。例如，化合物 **6-23**（NET K_i = 0.94 nmol/L，DAT K_i = 16 nmol/L，SERT K_i = 158 nmol/L）具有良好的 NET 抑制活性；化合物 **6-24**（NET K_i = 42 nmol/L，DAT K_i = 12 nmol/L，SERT K_i = 2183 nmol/L）是良好的 DAT/NET 选择性抑制剂；化合物 **6-25**（NET K_i = 4.5 nmol/L，DAT K_i = 68 nmol/L，SERT K_i = 6.7 nmol/L）是良好的 SERT/NET 选择性抑制剂；化合物 **6-26**（NET K_i = 0.8 nmol/L，DAT K_i = 1.0 nmol/L，SERT K_i = 1.1 nmol/L）对三种蛋白均具有较强的抑制活性。此外，该类杂交分子具有良好的成药性质，其 ClgP 值符合 Lipinski 的“类药五原则”，能够穿过血脑屏障，将有助于更好地理解转运蛋白活性和生物效应之间的联系，有利于中枢神经系统治疗药物的研发。

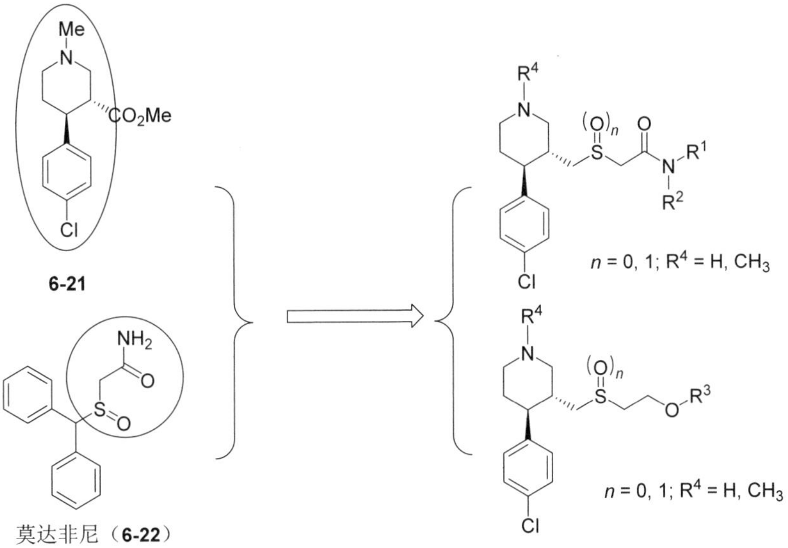

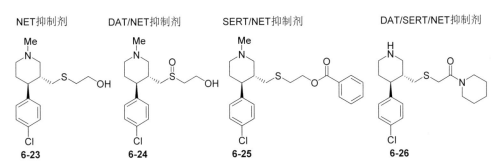

图 6-6 单胺转运蛋白抑制剂的分子杂交设计策略

NET抑制剂   DAT/NET抑制剂   SERT/NET抑制剂   DAT/SERT/NET抑制剂

6-23   6-24   6-25   6-26

图 6-7 选择性单胺氧化酶抑制剂

6.3.2 基于结构的分子杂交设计发现高效选择性 CK2 抑制剂

酪蛋白激酶（casein kinase 2，CK2）是一种高度保守且普遍存在的信使非依赖性丝氨酸/苏氨酸蛋白激酶，由两个催化亚基和两个调节亚基构成了四聚体。为研发高选择性且成药性好的新型 CK2 抑制剂，James 等通过高通量筛选发现，3-氰基-5-芳基氨基吡唑并嘧啶类化合物 **6-27** 具有微摩尔级的 CK2 抑酶活性以及高度的选择性[9]。吡唑并三嗪化合物 **6-28** 则是另一类具有较好活性的 CK2 抑制剂[10]。James 等通过分析化合物 **6-27** 和 **6-28** 与 CK2 的结合模式发现，吡唑并嘧啶的 5 位连接含乙酰氨基的稠合芳环时，能起到构象限制作用（图 6-8）。因此，通过分子杂交策略设计 3-氰基-7-环丙基氨基吡唑并嘧啶类化合物[9]，发现其 5 位为 6-乙酰氨基吲哚取代（化合物 **6-29**，IC_{50} = 10 nmol/L，HCT116 GI_{50} = 0.53 μmol/L）或 6-乙酰氨基吲哚啉取代（化合物 **6-30**，IC_{50} = 10 nmol/L，HCT116 GI_{50} = 0.53 μmol/L）时，具有良好的抑酶活性和抗结肠癌 HCT116 肿瘤细胞增殖能力。但是，此类化合物成药性较差，例如 **6-29** 在 pH = 7 时的溶解度小于 10 μmol/L，口服生物利用度和清除率低。

为改善其成药性和理化性质，James 等通过改变吲哚环上取代基类型设计得到化合物 **6-31**（IC$_{50}$ = 4 nmol/L，HCT-116 GI$_{50}$ = 2.2 μmol/L）[9]，虽然抑酶活性得到了小幅提升，且未能提高此类化合物抗细胞增殖活性。进一步将化合物 **6-29** 吲哚环骨架翻转设计得到同时具有良好的抑酶活性和抗增殖活性的化合物 **6-32**（IC$_{50}$ = 6 nmol/L，HCT-116 GI$_{50}$ = 0.7 μmol/L）和 **6-33**（IC$_{50}$ = 5 nmol/L，HCT-116 GI$_{50}$ = 0.7 μmol/L）。

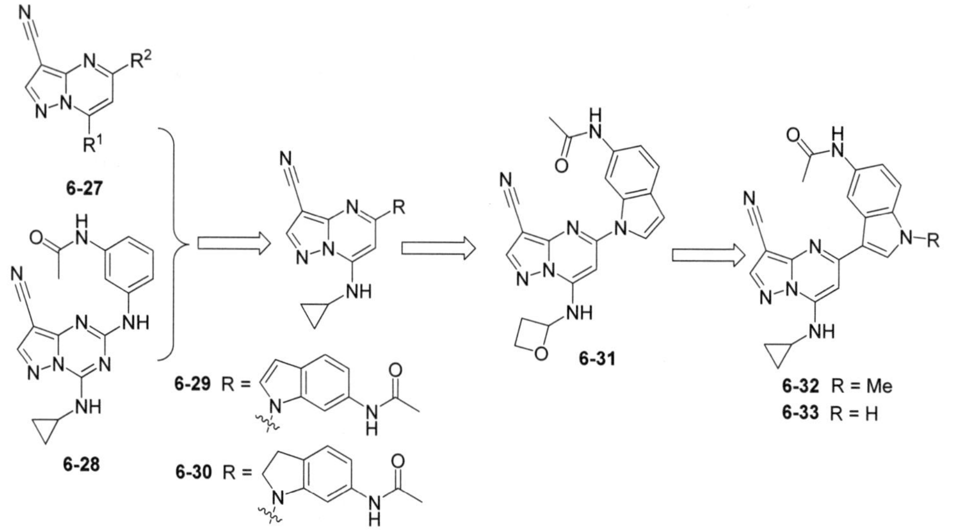

图 6-8　CK2 抑制剂的分子杂交设计

6.3.3　新型 MCH$_1$ 受体拮抗剂的分子杂交设计

黑色素浓集激素（MCH）是一种含有 19 个氨基酸的环状多肽链，被报道参与神经疾病的调控。MCH 的作用是通过调节两个不同的跨膜 G-蛋白偶联受体 MCH$_1$ 与 MCH$_2$ 来实现的。MCH$_1$ 已经在人体与啮齿动物中分离得到，但是 MCH$_2$ 至今在啮齿动物中仍未发现。研究表明，MCH$_1$ 受体拮抗剂通过控制饮食在治疗肥胖方面有潜在的应用价值，同时还对抑郁症与焦虑症有治疗作用。

先导化合物 **6-34** 和 **6-35** 是高通量筛选得到的 MCH$_1$ 拮抗剂，对大鼠 MCH$_1$（rMCH$_1$）的 K_i 值分别为 0.25 nmol/L 和 350 nmol/L。但是，化合物 **6-34** 的代谢稳定性差，化合物 **6-35** 选择性差，可以同时作用于 hα$_{1A}$（人肾上腺素 α$_{1A}$ 受体）和 hD$_2$（人多巴胺 D$_2$ 受体）。Marzabadi 研究组通过分子杂交策略将化合物 **6-34** 与 **6-35** 的活性片段进行分子杂交设计（图 6-9），得到了活性优秀、选择性好、具有类药性能的先导结构 **6-36**[11]。其中，化合物 **6-37** 对 rMCH$_1$ 受体的 K_i 值为 2.2 nmol/L，并且对 hα$_{1A}$ 受体（K_i = 180 nmol/L）和 hD$_2$（K_i = 7400 nmol/L）受体具有良好的选择性。化合物

37 在大鼠体内的口服生物利用度为 59%，血浆清除率为 4.2 L/(h·kg)，半衰期为 5.2 h。在 10 mg/kg 的口服剂量下，给药 4 h 之后大鼠大脑中的药物水平是血浆内药物水平的 2.3 倍。同时，化合物 **6-37** 还可以减少大鼠由 MCH 引起的水分的摄取量[11]。

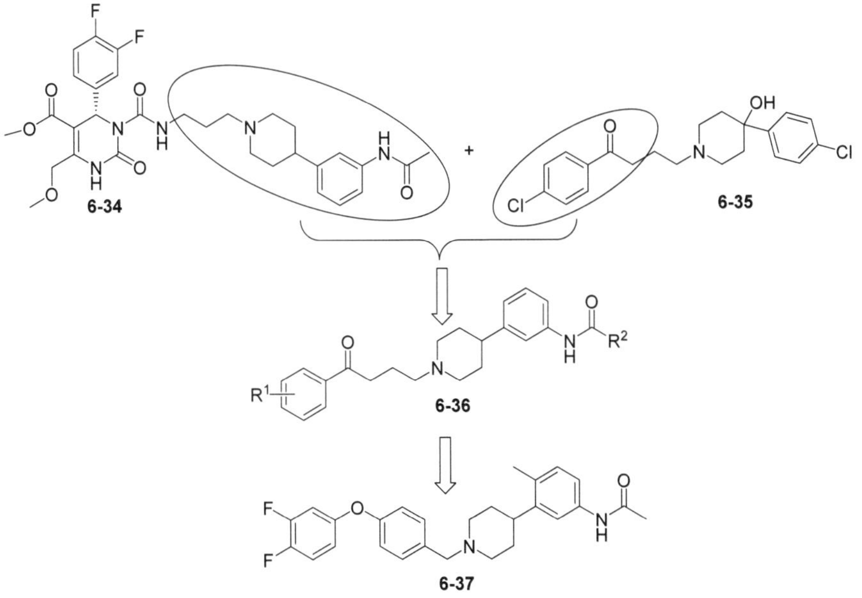

图 6-9　先导化合物分子杂交策略

6.3.4　基于结构的分子杂交构建新型吲唑类 HIV 非核苷逆转录酶抑制剂

HIV 逆转录酶（reverse transcriptase，RT）是 HIV 病毒感染周期的重要酶。奈韦拉平、拉韦啶、依非韦伦等非核苷逆转录酶抑制剂（non-nucleoside reverse transcriptase inhibitors，NNRTIs）在临床上广泛应用于治疗艾滋病，但是容易在 RT 突变时产生耐药性。例如，依非韦伦（**6-38**）易在 K103N 突变时产生耐受性。卡普韦林（capravirine，**6-39**）是第二代 NNRTIs 中的代表药物，其可以对包括 K103N 突变等 RT 酶突变的 HIV 病毒有一定的治疗效果。

Jones 等通过分析卡普韦林和依非韦伦与 RT 蛋白晶体复合物结构，将两者的构象叠加，通过分子杂交设计合成了一系列吲唑类化合物[12]，使得该类化合物可以与 W229（Trp229）、Y188（Tyr 118）、Y181（Tyr181）组成的疏水口袋结合，同时保持了依非韦伦与 K101（Lys101）的氢键作用（图 6-10）。化合物 **6-40** 对野生型 RT 具有良好的抑制活性（表 6-1）。通过分析化合物 **6-40** 与 K103N 突变蛋白晶体复合物结构发现，化合物 **6-40** 的 3,5-二氰基苯环与 W229 的 π-π 相互作用，吲唑 NH 及其与 K101 的氢键作用均得以保留，与设计思想相吻合。进一步优化得到对野生型和两种突变型 RT 酶均保持良好抑制活性的化合物 **6-41**（表 6-1），

化合物 **6-41** 对 K103N 突变型 RT 的抑酶活性优于第一代 NNRTIs 代表药物依非韦伦，但与第二代 NNRTIs 代表药物卡普韦林相比活性略有降低。化合物 **6-40** 和 **6-41** 均具有良好的代谢稳定性，在人肝微粒体（human liver microsomes，HLMs) 和人肝细胞（human hepatocytes，HHeps）中的半衰期分别是＞120 min 和＞360 min（表 6-1）。

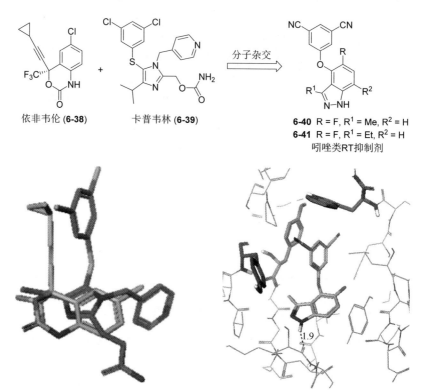

图 6-10　基于依非韦伦和卡普韦林与 RT 结合构象通过分子杂交设计新型吲唑类骨架

表 6-1　吲唑类 RT 抑制剂对野生型和突变型 RT 酶的抑制活性（IC_{50}）、
抗病毒活性（IC_{50}）及代谢稳定性（$t_{1/2}$）

化合物	$IC_{50}/$（nmol/L）			$t_{1/2}/min$	
	野生型 RT	K103N 突变体	Y181C 突变体	HLM	HHeps
6-40	50	384	145	＞120	＞360
6-41	25	183	32	＞120	＞360
卡普韦林	47	68	61	7.5	未测
依非韦伦	14	364	40	未测	未测

6.3.5　通过分子杂交构建新型抗利什曼原虫药物

利什曼原虫病（*Leishmaniasis*）是一种热带原生性寄生虫疾病。内脏利什曼病（visceral leishmaniasis，VL）若不经治疗则会致死。双阳离子类分子喷他脒（pentamidine，**6-42**）可以用来治疗 VL，但是药物本身副作用大，且因其生物活性作用广泛，对于 VL 治疗选择性较差。天然产物 aplysinopsin（**6-43**）可以作用于同双阳离子类分子相类似的生物靶点（例如天冬氨酸蛋白酶Ⅱ和血清素受体）[13]。因此，Porwal 等通过分子杂交设计理念，将喷他脒中的一个脒基苯氧基替换为 aplysinopsin，设计得到化合物 **6-44**，期望能够提升药物的活性并减少药物毒性（图 6-11）[14]。化合物 **6-44** 的化学合成存在很大难度，但在合成路线探索过程中发现了先导化合物 **6-45**，其顺式构型对杜氏利什曼原虫鞭毛体阶段（给药剂量 10 μg/mL）和无鞭毛体阶段的（给药剂量 12.5 μg/mL）的抑制率分别为 95.1%和 62.0%。毒性测试表明，化合物 **6-45** 对 J774 人巨噬细胞没有体外毒性（IC_{50}＞100 μg/mL）。

以化合物 **6-45** 作为先导化合物进行进一步结构优化，通过改变脂肪链长度和硫代官能团得到的衍生物活性均未超过先导化合物 **6-45**。进一步改造苯环上的氰基，发现反式构型的化合物 **6-46** 对于无鞭毛体杜氏利什曼原虫的小鼠巨噬细胞测试 IC_{50} 提升为 2.0 μmol/L，选择性指数 SI 值为 53.4，是阳性药喷他脒的 10 倍，且对人巨噬细胞毒性比喷他脒低 401 倍。具有氨肟基团取代的化合物 **6-46** 与氰基取代的化合物相比具有更好的活性，原因可能是其具有更好的细胞通透选择性。

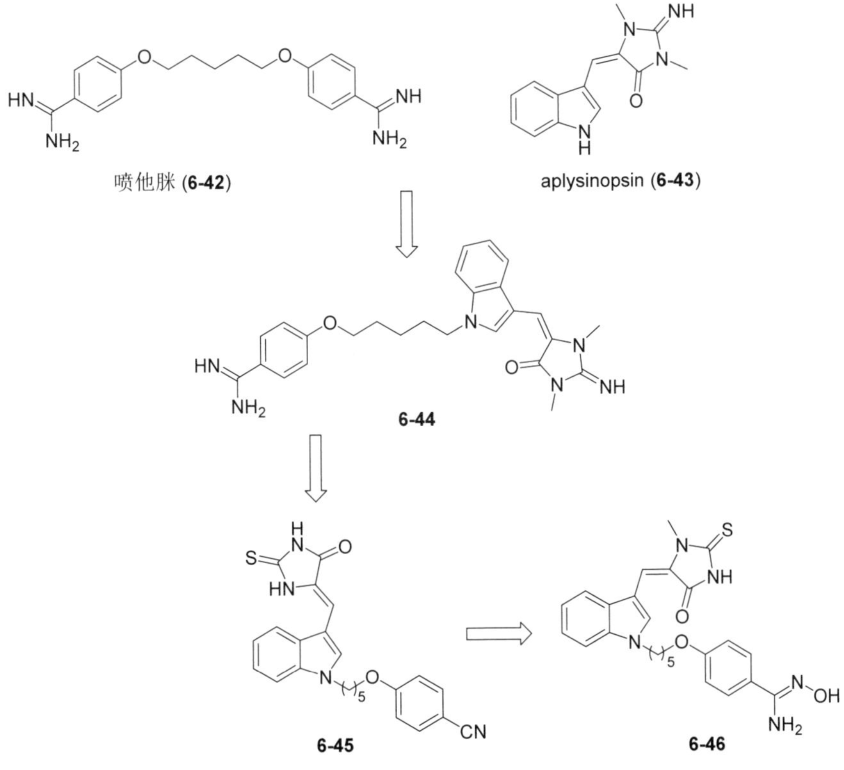

图 6-11　抗利什曼原虫药物分子杂交设计和结构优化

6.3.6 分子杂交设计新型组胺 H₃ 受体激动剂

组胺受体参与中枢和外周系统的各种生物途径。其中 H₃ 受体调节中枢神经系统的组胺的合成和释放，其特定配体被认为具有治疗各种中枢神经系统紊乱的功能。组胺、*N*-甲基组胺（**6-47**）、immepip（**6-48**）等 H₃ 受体激动剂均由咪唑环和末端的碱性基团构成。在生理环境下，质子化的咪唑环或者碱性基团能与 H₃ 受体第 3 个跨膜螺旋（TM3）的 Asp114 以及第 5 个跨膜螺旋（TM5）的 Glu206 形成电性相互作用。Ishikawa 等发现的化合物 **6-49**，在咪唑环的 4 位拥有一个疏水的叔丁基苯基硫乙基结构，对 H₃ 受体具有高亲和力。在此基础上，将化合物 **6-49** 上疏水的 4-烷基苯基硫基团嫁接到 *N*-甲基组胺和 immepip（**6-48**）中咪唑环的 α 位置上，分别设计得到杂交分子 **6-50** 和 **6-51**，以期同时与 H₃ 受体中组胺结合位点和疏水基团相互作用（图 6-12）[15]。活性测试结果显示，化合物 **6-50** 不能与 H₃ 受体结合（K_i > 1000 nmol/L），而化合物 **6-51** 则显示出较高亲和力。消旋体 **6-51** 的两种光学异构体呈现出不同的活性，(*S*)-**6-51** 的活性优于 (*R*)-**6-51**（K_i = 180 nmol/L）。分子对接结果表明，这些杂交分子在 H₃ 受体的结合位点造成一定的空间位阻而使得活性弱于先导化合物 **6-49**。由于 *N*-甲基侧链与吡啶环相比更短并且柔性更大，不能与 Asp114 和 Glu206 形成稳定有效的相互作用，因此化合物 **6-50** 没有活性。Immepip 以不同于组胺的方式与关键残基 Asp114 和 Glu206 形成相互作用，而 (*S*)-**6-51** 的作用模式类似于 immepip。此外，(*S*)-**6-51** 的疏水侧链与第 6 个跨膜螺旋（TM6）的疏水区域 Trp371、Tyr374、Thr375 和 Met378 形成相互作用，与设计思想相吻合。(*S*)-**6-51** 具有良好的选择性，对 H₁ 受体和 H₄ 受体的选

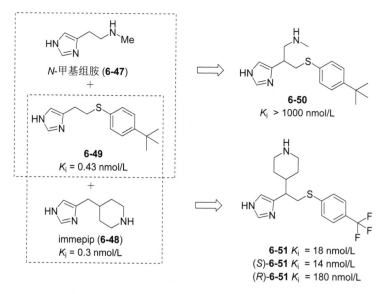

图 6-12 组胺 H₃ 受体拮抗剂的分子杂交设计

择性指数分别为 20 和 93。此外，先导化合物 **6-49** 对细胞色素 P450 蛋白（CYPs）具有很强的抑制作用，存在较高的药物-药物相互作用风险，而外消旋体 **6-51** 对 CYPs 的抑制作用大为降低（IC$_{50}$ 范围：9.5 μmol/L～>94 μmol/L）。但是，化合物 **6-51** 由于透膜率低而导致口服无效，仍有待于进一步结构优化。

6.3.7 分子杂交设计有丝分裂激酶 Nek2 选择性抑制剂

Nek2 是一种涉及有丝分裂关键过程的丝氨酸/苏氨酸激酶，在很多肿瘤中均发现高表达。据文献报道，吡嗪类 Nek2 抑制剂 **6-52**（IC$_{50}$ = 0.23 μmol/L）显示出高选择性，但因为透膜性差导致无细胞活性。苯并咪唑类化合物 **6-53** 则显示出相当的抑酶活性（IC$_{50}$ = 0.36 μmol/L）以及良好的透膜性。Hoelder 研究组设想将这两类结构进行融合，合成一类在细胞内能有效调节 Nek2 磷酸化的化合物[16]。先前研究表明，苯并咪唑母核的配体结合效率（LE）低，所以设想将苯并咪唑换成 LE 更高的氨基吡嗪骨架，这样能够与 Nek2 的铰链区更好地结合。于是，将两类抑制剂与 Nek2 活性位点的结合构象进行叠合（图 6-13），确定了三个关键的结构要素：①氨基吡嗪骨架；②在适当的位置引入氨基取代的芳香基团；③苄基醚取代的苯甲酰胺。在此基础上，采用 *N,N*-二甲氨基甲基苯基来模拟 **6-53** 的碱性基团哌啶环，设计得到杂交分子 **54**，其具有与先导化合物相当的 Nek2 抑制活性（IC$_{50}$ = 0.79 μmol/L）。

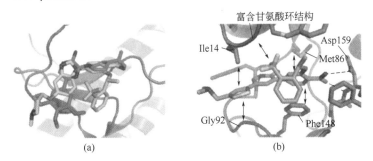

图 6-13　Nek2 选择性抑制剂的构象叠合（a）和作用模式（b）

对 **6-54** 进一步结构优化的思路主要是引入文献中对 Nek2 抑制活性有利的基团。受 Hilton 等研究结果的启发[17]，将吡嗪骨架替换为嘧啶后得到化合物 **6-55**，Nek2 抑制活性有了显著提升（IC$_{50}$ = 0.12 μmol/L）。进一步将化合物 **6-55** 氨基侧链中的苯环替换成噻吩环，得到的化合物 **6-56**（IC$_{50}$ = 0.059 μmol/L）显著提高了对 Nek2 的抑制活性。为进一步增加 Nek2 抑制剂对 PLK1（*polo like kinase 1*）的选择性，成功培养了 **6-56** 与 Nek2 的共晶复合物。如图 6-13 所示，化合物的 *R* 型构象有利于和 Nek2 结合，其氨基吡啶分别与铰链区的 Glu87 和 Cys89 形成氢键，而先导化合物 **6-53** 中的咪唑基仅能和 Cys49 形成一个氢键。苯甲酰胺的苯基部分处于 Met86 和 Phe148 之间，酰胺基团与 Asp159 形成两个氢键。分析晶体结构发现，与三氟甲基相连的苯基为非活性必需基团，设想将其用更小的基团代替，能够降低脂溶性和分子量，且能够提高化合物对 Nek2 的选择性，因此设计合成了化合物 **6-57**（图 6-14），其活性（IC$_{50}$ = 0.073 μmol/L）和选择性（PLK1，IC$_{50}$ = 8.41 μmol/L）均有了显著的提升。进一步研究光学异构体的活性发现，(*R*)-**6-57** 的 IC$_{50}$ 值达到了 0.022 μmol/L，并且在细胞水平具有良好的广谱抗肿瘤活性。

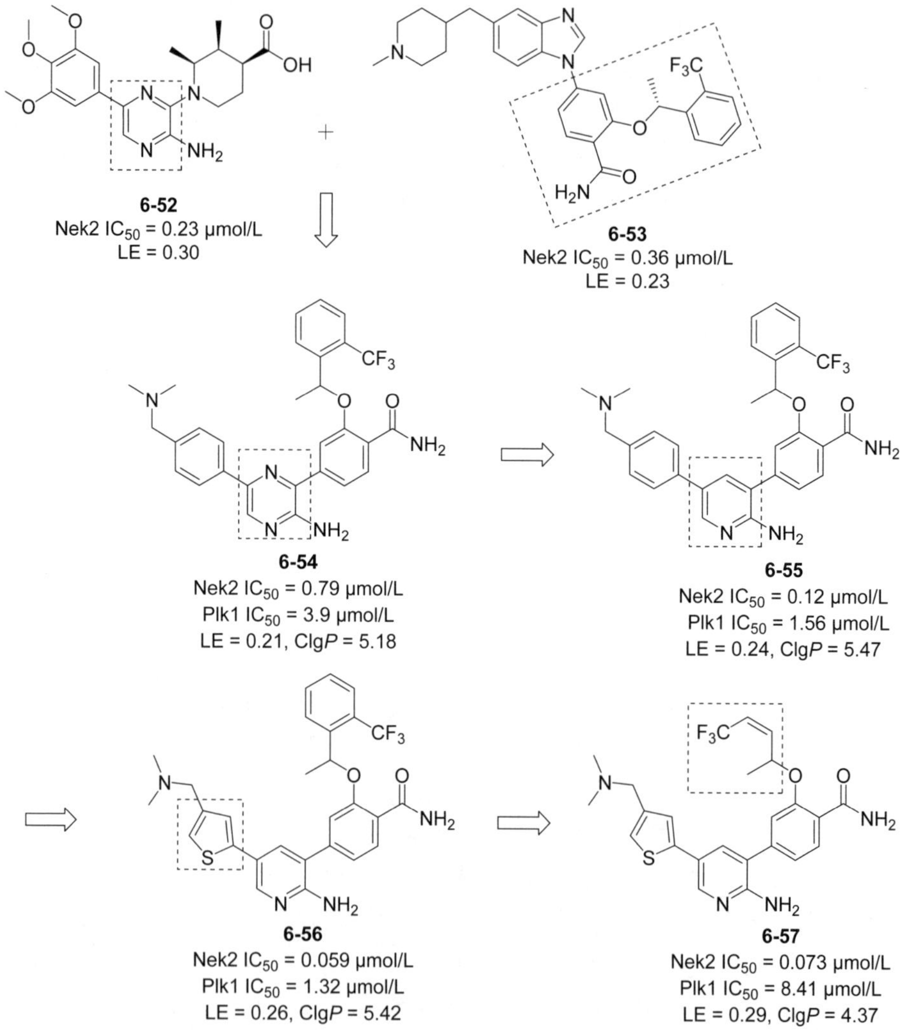

图 6-14　Nek2 抑制剂的分子杂交设计和结构优化

6.3.8　新型抗肺结核分枝杆菌药物的分子杂交设计

　　肺结核（Tuberculosis，TB）是一种古老的传染性疾病，通常由感染肺结核分枝杆菌引起并以肺结节病变为特点。当前，临床上抗肺结核药物出现了严重的耐药性，因此迫切需要研究新的肺结核治疗药物，尤其是治疗耐药性肺结核的有效药。

天然产物是发现新型抗结核药的重要来源，研究发现二苯并[*b,d*]呋喃（**6-58**）或咔唑骨架是重要的药效团。同时，连接杂环的 1,2,3-三唑类化合物也具有较好的抗肺结核活性，如 I-A09（**6-59**）已经处于临床研究阶段。Patpi 等通过点击化学方法将咔唑、二苯并呋喃或二苯并噻吩分别与 1,2,3-三唑杂交得到一系列化合物（图 6-15）[18]。活性测试结果显示，二苯并[*b,d*]噻吩系列化合物具有优秀的抗结核活性。例如，化合物 **6-60** 和 **6-61** 具有对肺结核分枝杆菌抑制活性 MIC 值为 1.9 μmol/L，优于一线抗肺结核药物吡嗪酰胺（MIC = 50.8 μmol/L），并且毒性比较低，可以作为先导化合物进行进一步研究。

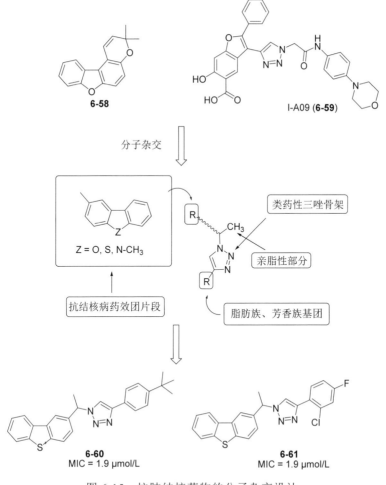

图 6-15　抗肺结核药物的分子杂交设计

6.3.9 由天然产物启发，发现新型喹唑啉酮杂交体作为有效的抗利什曼虫药物

杜氏利什曼虫（*Leishmania donovani*）是内脏利什曼病（VL）的病原体，但有效治疗药物有限。喹唑啉酮是天然存在的生物碱构建模块，是许多天然产物的类药骨架，具有广泛的生物活性。同时，嘧啶、三嗪、缩氨酸、四氮唑等含氮杂环也经常出现于抗利什曼虫的活性分子中。Sharma 等利用分子杂交技术和天然产物骨架的生物学导向合成（biology oriented synthesis，BIOS）方法将含氮杂环官能团与喹唑啉酮环杂交得到了 4 个系列 53 个喹唑啉酮杂交化合物（**6-62~6-65**，图 6-16），并进行抗利什曼虫活性、选择性指数、体内活性、与牛血清蛋白相互作用等方面的研究[19]。

其中，喹唑啉酮-三嗪杂交分子 **6-66**（IC_{50} = 3.95 μmol/L，SI＞101）和 **6-67**（IC_{50} = 4.39 μmol/L，SI＞91），以及喹唑啉酮-缩氨酸杂交分子 **6-68**（IC_{50} = 0.73 μmol/L，SI＞547）显示了优秀的抗杜氏利什曼虫活性和选择性。对于喹唑啉酮-缩氨酸杂交化合物，引入二茂铁结构对体外活性和选择性有利。在金黄地鼠模型体内实验中，腹腔注射 50 mg/kg 剂量下，化合物 **6-66** 和 **6-67** 对杜氏利什曼虫的抑制率分别达到 73.15% 和 80.93%，优于含二茂铁结构的化合物 **6-68**（51.42% 抑制率）。但是，化合物 **6-66** 和 **6-67** 的大鼠口服生物利用度比较低，仍有待于进一步结构优化。

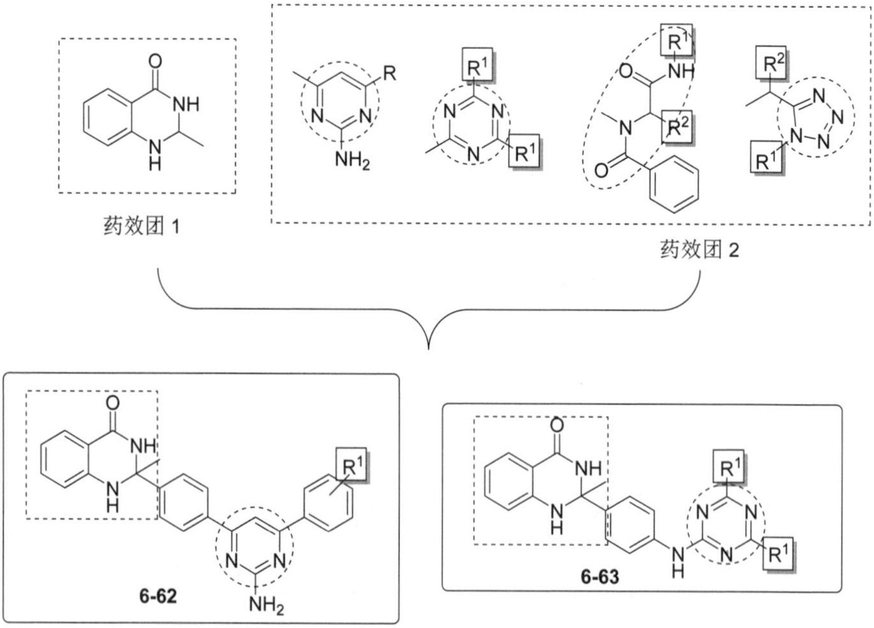

药效团 1

药效团 2

6-62

6-63

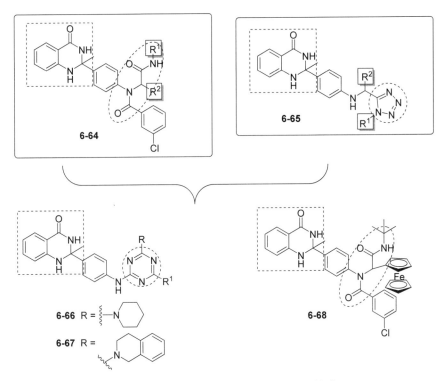

图 6-16　喹唑啉酮类杂交化合物设计策略

6.3.10　杂交策略用于发现一种高抗氧化活性的化合物

活性氧自由基（ROS）和活性氮自由基（RNS）是一些含有未配对电子的分子、原子或离子。机体中 ROS/RNS 过表达导致促氧化-抗氧化平衡的紊乱，从而对机体带来的损害称为氧化应激。研究表明，心血管疾病、糖尿病、帕金森综合征等疾病都和氧化应激有关。天然产物如香豆素（**6-69**）和查尔酮（**6-70**）都具有清除自由基的功能。Uriarte 研究组认为 α,β-不饱和体系是保证查尔酮和香豆素自由基清除活性的关键基团，并巧妙地通过"杂交"的方式设计出了含有共同共轭结构的化合物 **6-71**（图 6-17）[20]。对化合物 **6-71** 的结构进行优化，发现了抗氧化活性最好的化合物 **6-72**。氧自由基吸收能力实验（ORAC）结果表明化合物 **6-72** 的值为 14.1，水溶性维生素 E 作为阳性化合物其 ORAC 值仅为 1。进一步实验表明这类杂交化合物具有较高的自由基清除率、低毒性、较好的 ADME 性质。

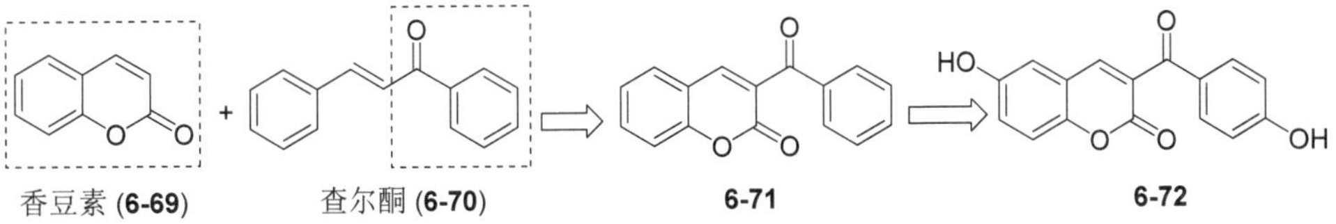

香豆素 (**6-69**)　　+　　查尔酮 (**6-70**)　　⟹　　**6-71**　　⟹　　**6-72**

图 6-17　香豆素-查尔酮杂交化合物的设计

6.3.11 基于 belactosin 衍生物和硼替佐米的分子杂交设计发现高活性的蛋白酶体抑制剂

泛素-蛋白酶体系统是细胞内蛋白质系统性降解的主要通路，其中 20S 蛋白酶体（蛋白酶体的核心催化部分）是一个具有吸引力的抗癌和抗自生免疫药物靶标，因为蛋白酶体抑制剂能够引起细胞周期阻滞并且诱导细胞凋亡。真核细胞的 20S 蛋白酶体包含三个活性 β 亚基（β1、β2 和 β5），分别负责半胱天冬蛋白酶样（C-L）、胰蛋白酶样（T-L）、胰凝乳蛋白酶样（ChT-L）的活性。

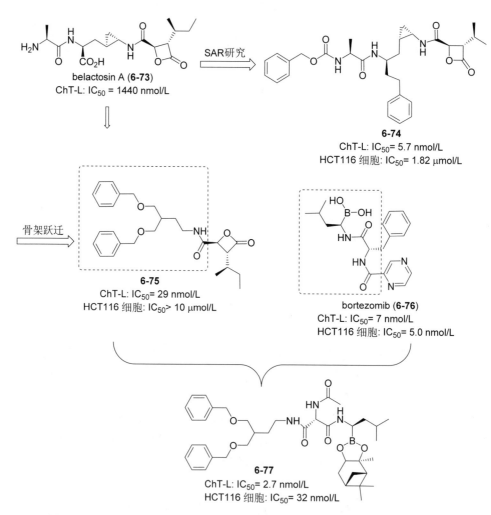

图 6-18 Belactosin 衍生物的结构优化以及与硼替佐米的分子杂交设计策略

Belactosin A（**6-73**）是由链霉菌属产生的三肽代谢物，它能够通过 β-内酯结构酰化活性位点的苏氨酸残基产生 ChT-L 抑制活性（IC$_{50}$ = 1440 nmol/L）。

Kawamura 等通过对 belactosin A 的构效关系研究发现了一个高效的蛋白酶体抑制剂 **6-74**（IC_{50} = 5.7 nmol/L）[21]，进一步通过骨架跃迁设计，得到了一个结构简单的非肽类抑制剂 **6-75**（IC_{50} = 29 nmol/L）[22]。虽然抑制剂 **6-75** 有非常高的蛋白酶体抑制活性，但其对细胞生长抑制作用很弱（HCT116 结肠癌细胞：IC_{50}＞10 μmol/L），这可能由于其 β-内酯环在生理环境下不够稳定。为提升"弹头"β-内酯结构的稳定性，研究者尝试用 β-内酰胺和具有立体位阻的 β-内酯进行替换，但活性明显降低.含硼的肽类化合物是最有临床应用价值的一类蛋白酶体抑制剂，代表性药物有硼替佐米（bortezomib，**6-76**）等。此类药物仅结合在非活化结合位点，表现出显著的细胞生长抑制作用，其硼酸结构部分是非常有效的"弹头"。因此，Shuto 研究组采用分子杂交策略，将 belactosin 衍生物的 β-内酯用硼替佐米的硼酸"弹头"替换，设计合成了一系列化合物（图 6-18）[23]，并进行了 20S 蛋白酶体亚基的和免疫蛋白酶体的活性抑制实验、细胞生长抑制实验等多种生物活性测试，从中发现了高活性蛋白酶体抑制剂 **6-77**（ChT-L IC_{50} = 2.7 nmol/L），并且细胞水平抗肿瘤活性得到了显著提升（HCT116 细胞：IC_{50} = 32 nmol/L）。与硼替佐米相比（ChT-L IC_{50} = 7 nmol/L），化合物 **6-77** 对 20S 蛋白酶体的抑制活性更优，并且具有对丝氨酸蛋白酶具有更高的选择性。

6.3.12 分子杂交设计具有广谱抗流感活性的 PA-PB1 相互作用小分子抑制剂

目前临床使用抗流感药物主要有两类：神经氨酸酶（NA）抑制剂和 M2 离子通道抑制剂。但是这两类药物疗效有限，耐药性严重，临床应用受到限制。RNA 依赖的 RNA 聚合酶（RNA-dependent RNA polymerase，RdRP）是病毒复制过程中的关键酶，在病毒适应宿主细胞过程中发挥重要作用，目前已成为一个抗流感病毒药物研发的新靶点。RdRP 是由聚合酶酸性蛋白（PA）、聚合酶碱性蛋白 1（PB1）和聚合酶碱性蛋白 2（PB2）三个亚基组成的复合体，这三个亚基组装成有功能的 RdRP 是流感病毒 RNA 合成和复制的重要一步。近几年发现的小分子抑制剂主要是抑制 PA 和 PB1 之间的相互作用。三唑并嘧啶类衍生物 **6-78**（图 6-19）表现出一定的 PA-PB1 相互作用抑制活性（IC_{50} = 170.6 μmol/L），而且细胞毒性低（CC_{50}＞250 μmol/L）。Massari 等首先对其 C-2 位的苯甲酰胺取代基团进行了结构优化，发现用丙氧基替换甲氧基后,化合物 **6-79** 对 PA-PB1 相互作用抑制活性（IC_{50} = 40 μmol/L）以及体外抗流感活病毒性（EC_{50} = 47 μmol/L）都有一定的提高（图 6-19）[24]。将该化合物骨架氧化后活性丧失，但通过分子对接和药效团分析发现将 C-5 位的甲基与 C-7 位的苯环进行互换后可与结合位点形成更好的相互作用。化合物 **6-80** 表现出较好的分子水平和细胞水平活性（IC_{50} = 26 μmol/L，EC_{50} = 25 μmol/L）。化合物 **6-81** 是该研究组发现的另一类抗流感病毒化合物[25]，将其环庚噻吩-3-甲酰胺核心骨架与 1,2,4-三唑[1,5-a]嘧啶骨架杂交得到化合物 **6-82** 和 **6-83**（图 6-19）[24]。

化合物**6-82**是目前发现活性最好的PA-PB1相互作用抑制剂（$IC_{50} = 1.1$ μmol/L, $EC_{50} = 21$ μmol/L），而化合物**6-83**则表现出更好的抑制病毒生长的活性（$IC_{50} = 28$ μmol/L，$EC_{50} = 8$ μmol/L），这两个化合物均未表现出细胞毒活性（$CC_{50} > 250$ μmol/L）。但在类药性评价方面，这两个化合物存在溶解性低和膜渗透性不佳等问题，需要进一步结构修饰优化其理化性质。

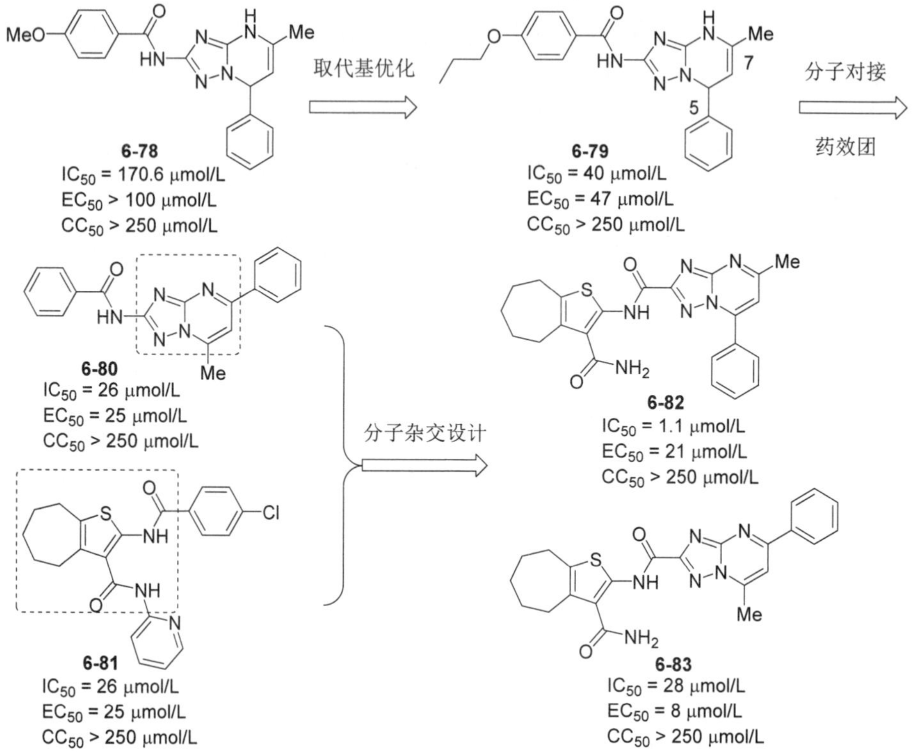

图6-19　PA-PB1相互作用小分子抑制剂的结构优化和分子设计

6.3.13　分子杂交设计全新广谱抗癫痫化合物

全球癫痫病患者人数达到五千万左右，理想的抗癫痫药物能够预防不同类型的癫痫发作，而且不产生副作用，不影响患者的生活质量。由于癫痫的发病机制尚未得到充分阐明，以及抗癫痫药物作用机理复杂，难以基于生物靶标三维结构进行合理的药物设计。因此，当前抗癫痫新药发现主要通过两种途径：①基于配体的途径，即通过抗癫痫药物的生物活性数据指导潜在抗癫痫化合物的结构修饰；②建立人类癫痫的动物模型，对不同的化合物库进行广泛的筛选。先前的研究发现，连接有苯基哌嗪的2-(2,5-吡咯烷二酮-1-基)乙酰胺类化合物在MES（最大电休克模型）和*sc*PTZ（皮下卡地阿唑模型）这两种癫痫动物模型测试中表现出较好的抗癫痫活性。为了进一步发现具有广谱抗癫痫活性的化合物，Kaminski 等尝试将抗癫痫药物乙琥胺（**6-84**，在 *sc*PTZ 模型中有效）、左乙拉西坦（**6-85**，6 Hz模型中有效）和拉科酰胺（**6-86**，MES 模型中有效）的药效活性片段整合到一个分子中，合成得到了一系列化合物[26]，其中有 4 个化合物 **6-87**～**6-90** 在三种癫痫模型测试中表现出广谱的活性（图 6-20）。定量药理学研究数据表明，化合物 **6-89**表现出最好的安全性。

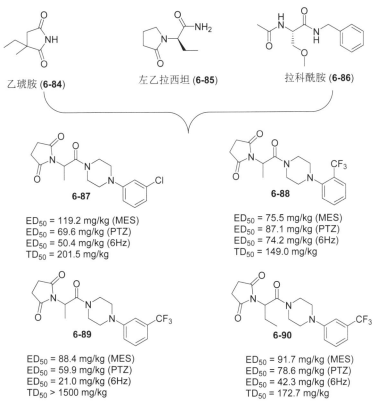

乙琥胺 (**6-84**)　　　　左乙拉西坦 (**6-85**)　　　　拉科酰胺 (**6-86**)

6-87

ED_{50} = 119.2 mg/kg (MES)
ED_{50} = 69.6 mg/kg (PTZ)
ED_{50} = 50.4 mg/kg (6Hz)
TD_{50} = 201.5 mg/kg

6-88

ED_{50} = 75.5 mg/kg (MES)
ED_{50} = 87.1 mg/kg (PTZ)
ED_{50} = 74.2 mg/kg (6Hz)
TD_{50} = 149.0 mg/kg

6-89

ED_{50} = 88.4 mg/kg (MES)
ED_{50} = 59.9 mg/kg (PTZ)
ED_{50} = 21.0 mg/kg (6Hz)
TD_{50} > 1500 mg/kg

6-90

ED_{50} = 91.7 mg/kg (MES)
ED_{50} = 78.6 mg/kg (PTZ)
ED_{50} = 42.3 mg/kg (6Hz)
TD_{50} = 172.7 mg/kg

图 6-20　广谱抗癫痫药物的分子杂交设计

ED_{50} 为半数有效剂量；TD_{50} 为半数神经毒剂量

6.3.14　利用分子杂交设计克服"门卫"残基 T338M 耐药突变的酪氨酸激酶 cSrc 抑制剂

酪氨酸激酶 cSrc 在恶性胶质瘤、胃肠道癌、前列腺癌中高表达，是肿瘤治疗中重要的激酶靶标。然而，多数激酶抑制剂是 ATP 竞争型分子（Ⅰ型抑制剂），结合在高度保守的 ATP 口袋，与铰链区域形成关键的氢键作用，例如达沙替尼（**6-91**）。研究表明，位于 cSrc 激酶 ATP 口袋后侧的"门卫"残基（gatekeeper）突变（例如 T338M）能够影响Ⅰ型抑制剂与激酶的亲和力和选择性，可以导致 cSrc

激酶对达沙替尼耐药。因此，结合在 ATP 口袋外非保守位点的变构抑制剂被认为是可以提高选择性和克服耐药性的新策略。因此，Getlik 等研究发现咪唑脲类化合物 **6-92** 是变构抑制剂（Ⅲ型抑制剂），即只结合在 cSrc 的变构位点，不与铰链区和"门卫"残基发生结合作用。进而，在结构生物学和分子模拟研究的指导下将氨基喹啉类Ⅰ型抑制剂 **6-93** 和Ⅲ型抑制剂 **6-92** 进行分子杂交设计，得到一系列非常有潜力的Ⅱ型抑制剂（不仅结合在 ATP 口袋，并且延伸出"门卫"残基作用于不保守的邻近变构位点，图 6-21）[27]。杂交化合物 **6-94** 在野生型和 T338M 突变的 cSrc 激酶中均显示了优秀的抑制活性，说明这类分子杂交得到的Ⅱ型抑制剂能够克服由"门卫"残基突变带来的激酶耐药性问题。对化合物 **6-94** 进一步优化思路是在喹啉 6 位引入亲水性的氢键受体基团，这样可以和活性位点边缘

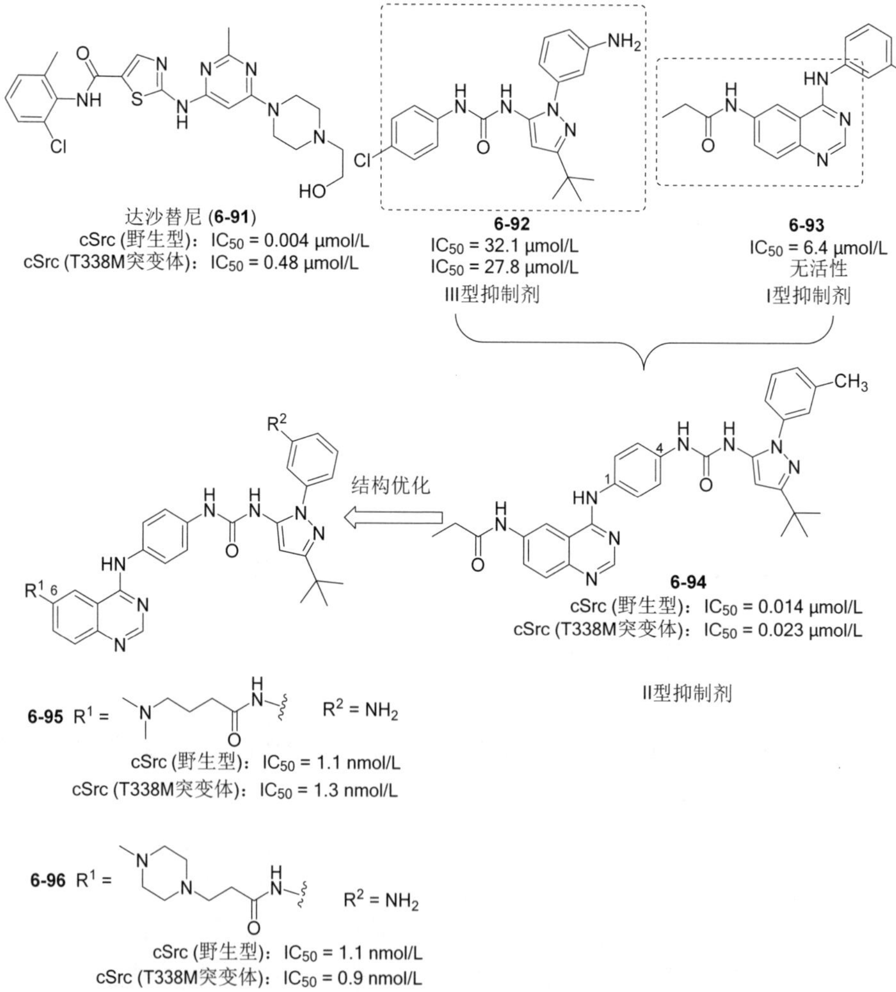

达沙替尼 (**6-91**)
cSrc (野生型)：IC$_{50}$ = 0.004 μmol/L
cSrc (T338M突变体)：IC$_{50}$ = 0.48 μmol/L

6-92
IC$_{50}$ = 32.1 μmol/L
IC$_{50}$ = 27.8 μmol/L
Ⅲ型抑制剂

6-93
IC$_{50}$ = 6.4 μmol/L
无活性
Ⅰ型抑制剂

6-94
cSrc (野生型)：IC$_{50}$ = 0.014 μmol/L
cSrc (T338M突变体)：IC$_{50}$ = 0.023 μmol/L

Ⅱ型抑制剂

结构优化

6-95 R^1 = ＝Ｎ～～～ R^2 = NH$_2$
cSrc (野生型)：IC$_{50}$ = 1.1 nmol/L
cSrc (T338M突变体)：IC$_{50}$ = 1.3 nmol/L

6-96 R^1 =
cSrc (野生型)：IC$_{50}$ = 1.1 nmol/L
cSrc (T338M突变体)：IC$_{50}$ = 0.9 nmol/L
R^2 = NH$_2$

图 6-21　基于Ⅰ型和Ⅲ型 cSrc 抑制剂分子杂交设计和优化抗耐药变的Ⅱ型抑制剂

的 Asp348 形成额外的氢键相互作用[28]。所得化合物 **6-95** 和 **6-96** 对野生型和 T338M 突变的 cSrc 抑制活性 IC$_{50}$ 值均在 1 nmol/L 左右，活性显著优于先导化合物 **6-94**。此外，该类化合物对 cSrc 相似的突变型酪氨酸激酶 cKIT 和 Abl 也具有很好的抑制作用[28]。

6.3.15 基于 4-氨基喹啉和三苯甲基咪唑药效团分子杂交设计新型抗疟疾药物

亚铁血红素（heme）代谢是抗疟疾药物的一个重要靶标，它在疟原虫中的生理代谢过程与其在宿主中的生理过程是完全不同的。因此，需要研发选择性作用于亚铁血红素的化合物。氯喹（chloroquine，**6-97**）为经典的抗疟药物，但耐药性日趋严重。化合物 **6-98** 和 **6-99** 是两个具有前景的新型抗疟化合物，其咪唑环直接与三苯甲基体系连接，具有供电子特征，能与游离的亚铁血红素铁离子进行轴

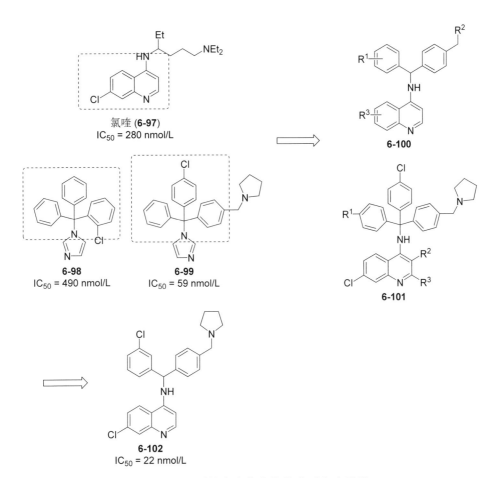

图 6-22　新型抗疟疾化合物的分子杂交设计

向性配位结合，所产生的结合中间体又进一步发生电子转移，从而形成三苯基自由基，对疟原虫产生毒性作用。Gemma 等以将 4-氨基喹啉和三苯甲基咪唑药效团进行分子杂交设计，合成得到了两类新化合物 6-100 和 6-101（图 6-22），并对它们进行了体外抗疟活性测试[29]。测试结果表明，大多数化合物对氯喹耐药型疟原虫具有高效的体外抗疟作用，其中化合物 6-102 活性最佳（IC$_{50}$ = 22 nmol/L），优于先导化合物氯喹（IC$_{50}$ = 280 nmol/L）和 6-99（IC$_{50}$ = 59 nmol/L）。进一步体外细胞毒性实验表明，多数化合物的细胞毒性低于先导化合物。化合物 6-99 同时也具有最佳的体内抗疟活性，在 50 mg/kg 剂量下（4 天给药一次），疟原虫的抑制率达到 98%。

6.3.16　分子杂交设计端锚聚合酶抑制剂

端锚聚合酶（tankyrase，TNKS）属于聚腺苷二磷酸核糖聚合酶（PARP）家族，包括 TNKS1 和 TNKS2 两种亚型，参与调控有丝分裂、稳态平衡、Wnt 信号通路等多种生理过程，是肿瘤、炎症等疾病的药靶。Nazare 研究小组前期设计了三唑类 TNKS1 和 TNKS2 抑制剂 6-103，但是由于在大鼠中口服生物利用度低，其临床前开发受到限制。为进一步提升活性，改善药代性质，基于抑制剂 6-103 和取代甘氨酸抑制剂 6-104 与 TNKS 的作用模式，通过分子杂交策略，合理设计了化合物 6-105（图 6-23），但只显示了中度的 TNKS2 抑制活性（IC$_{50}$ = 0.43 μmol/L）[30]。进一步将化合物 6-103 中的氰基引入到苯并咪唑酮，并将连接基团环己基替换为环丁基，得到化合物 6-106，其 TNKS 抑制活性和细胞水平抗肿瘤活性均得到了显著提升。化合物 6-106 对 TNKS1 和 TNKS2

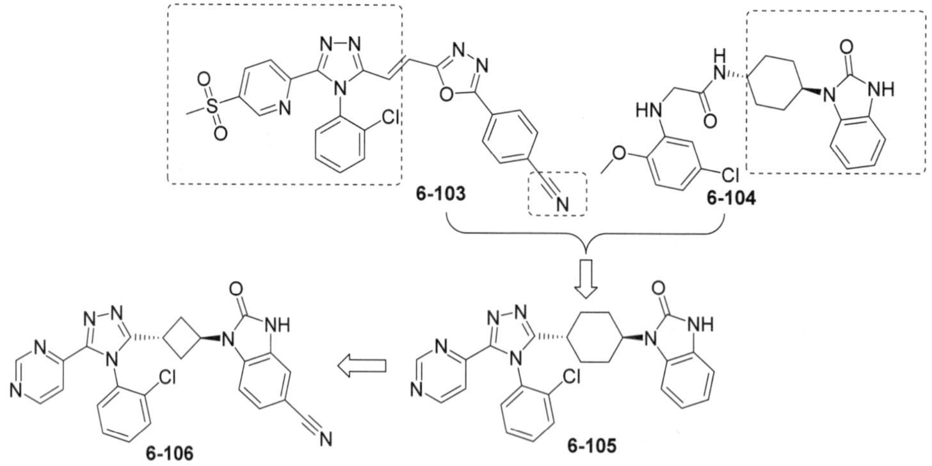

图 6-23　TNKS 抑制剂的分子杂交设计

的 IC$_{50}$ 值分别达到了 29 nmol/L 和 6.3 nmol/L，并且对人胚胎肾细胞 HEK293（IC$_{50}$ = 29 nmol/L）和结肠癌细胞 SW480（IC$_{50}$ = 6.3 nmol/L）具有优秀的抗增殖活性。复合物晶体结构显示，杂交分子中连接子两侧基团的作用模式与先导化合物相类似。相比于先导化合物 **6-103**，通过分子杂交设计降低了芳香性，化合物 **6-106** 在小鼠、大鼠和狗中的口服生物利用度分别达到了 47%、35% 和 91%。在两种裸鼠肿瘤模型中，化合物 **6-106** 也具有显著的体内抗肿瘤药效。

6.3.17　分子杂交设计 RIPK1 抑制剂

受体相互作用蛋白激酶 1（receptor interacting protein kinase 1，RIPK1）在细胞程序性坏死（necroptosis）过程发挥重要作用，是神经退行性疾病、自身免疫性疾病和炎症等多种疾病治疗的潜在靶点。Yogo 研究小组通过高通量筛选发现了苯并咪唑 RIPK1 抑制剂 **6-107**（pK_i = 7.20），并解析了与 RIPK1 复合物的晶体结构[31]。化合物 **6-107** 作用于 ATP 结合位点底物的疏水变构口袋，没有与铰链区形成相互作用。通过将抑制剂 **6-107** 和 **6-108** 在活性位点的结合构象进行叠合，发现两者的苄基和芳杂环部分是重合的，据此设计了杂交分子 **6-109**（图 6-24），但是只显示了中等的 RIPK1 抑制活性（pK_i = 6.93）。进一步对抑制剂 **6-109** 进行优化，将咪唑部分用氯代吡唑替换，并在苯并七元环骨架上引入氰基，得到了活性显著提升的化合物 **6-110**（pK_i = 9.04）。抑制剂 **6-110** 具有优良的激酶选择性，并且在细胞水平能高效抑制坏死细胞死亡。抑制剂 **6-110** 具有合理的药代性质，尤其是具有较高的脑部暴露量，并且在多发性硬化症脑脊髓炎动物模型中具有显著的口服药效，显示了治疗中枢神经系统疾病的潜力。

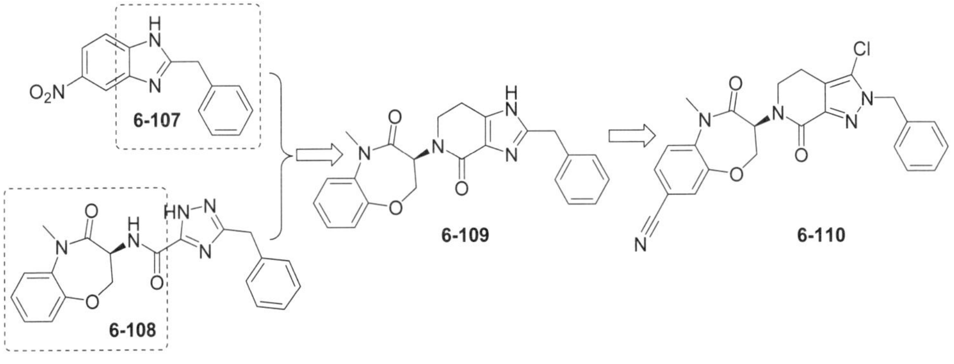

图 6-24　RIPK1 抑制剂的分子杂交设计

6.3.18　分子杂交设计 VEGFR-2 抑制剂

VEGFR-2（vascular endothelial growth factor receptor 2）是一个抗肿瘤血管再生靶标。在已上市的激酶抑制剂中，有 9 个药物对 VEGFR-2 有抑制作用。陆涛研究组细致分析了 28 个 VEGFR-2 的晶体结构及其与抑制剂结合模式，基于前期发现的抑制剂 **6-111**，将其与凡德他尼（vandetanib，**6-112**）和索拉非尼（sorafenib，**6-113**）进行分子杂交设计[32]。通过分子模拟分析，将抑制剂 **6-111** 结构中的萘酚基、凡德他尼结构中的二甲氧基喹唑啉和索拉非尼结构中的取代苯基脲结构进行组装，所得化合物 **6-114**（图 6-25）对 VEGFR-2 的 IC_{50} 值达到了 15.3 nmol/L，并且对 7 种肿瘤细胞株显示了较强的抑制活性。进一步对抑制剂 **6-114** 进行结构优化，在末端苯环引入吗啉基，得到了抗肿瘤活性最强的化合物 **6-115**（VEGF-2 IC_{50} = 33 nmol/L）。后者对 58 种肿瘤株显示了广谱抑制活性（GI_{50} 值范围：<0.01～5.25 μmol/L），与上市药物索拉非尼和舒尼替尼（sunitinib）相当或更优，并具有良好的安全性。

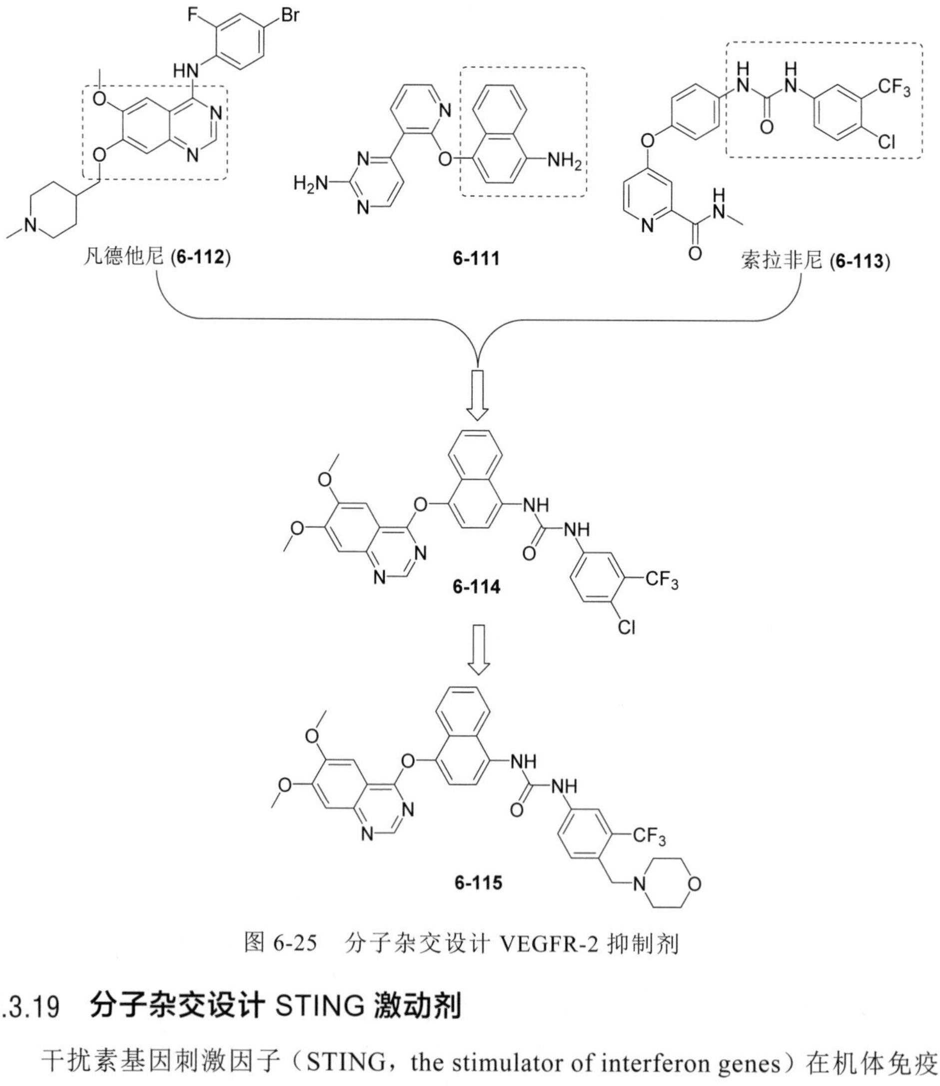

图 6-25　分子杂交设计 VEGFR-2 抑制剂

6.3.19　分子杂交设计 STING 激动剂

干扰素基因刺激因子（STING，the stimulator of interferon genes）在机体免疫

调节中发挥着重要作用。在肿瘤免疫过程中，STING 的活化可激活 T 细胞介导的适应性免疫过程，从而发挥抗肿瘤免疫作用。STING 激动剂已成为研发小分子肿瘤免疫治疗的热点领域。百时美施贵宝公司的 Cherney 研究组通过活性筛选，获得了先导化合物 6-116 和 6-117，并在此基础上设计了杂交分子 6-118（图 6-26），但是没有活性[33]。有趣的是，将化合物 6-118 的酯基水解为羧酸后，化合物 6-119 显示出了激动活性，推测化合物 6-118 是 6-119 的前药形式。复合物晶体结构显示，两分子的化合物 6-119 分别结合到 STING 二聚体。但是，化合物 6-119 的透膜性很差，因此进行了进一步的优化，在呋喃环和苯环上分别引入氯和甲基，得到化合物 6-120，其细胞膜通透性和细胞水平活性得到提升。化合物 6-120 具有合理的药代性质，包括合理的暴露量、低清除率和良好的代谢稳定性，并且在动物模型中经瘤内注射可实现肿瘤的完全抑制。

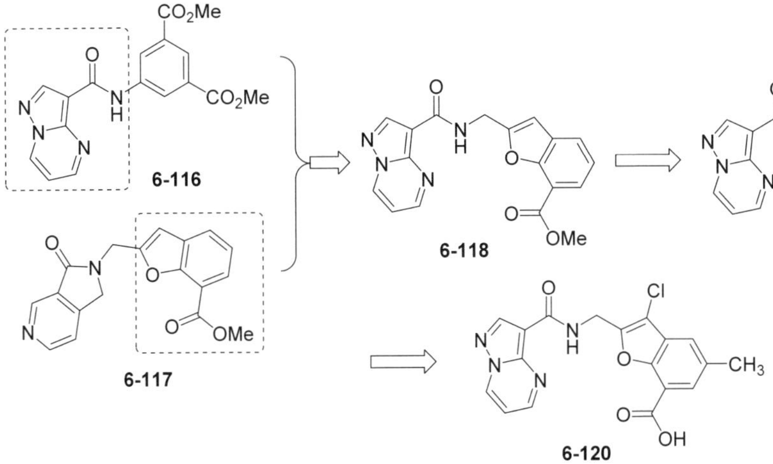

图 6-26　STING 激动剂的分子杂交设计

6.3.20　分子杂交设计选择性布氏锥虫 NMT 抑制剂

布氏锥虫（*Trypanosoma brucei*，Tb）是一种寄生虫，可引起非洲锥虫病，又称睡眠病（sleeping sickness）。*N*-肉豆蔻酰基转移酶（*N*-myristoyltransferase，NMT）是治疗锥虫病的潜在药靶。Read 研究组基于芳基磺酰胺 NMT 抑制剂 6-121 的作用模式，与 NMT 抑制剂 6-122 进行分子杂交设计（图 6-27）[34]。通过将化合物 6-122 的哌啶烷基侧链引入到化合物 6-121 的苯基，得到杂交分子 6-123，其 TbNMT 的抑制活性（IC$_{50}$ = 6 nmol/L）显著优于先导化合物 6-122（IC$_{50}$ = 1 μmol/L），对人 NMT（HsNMT）的选择性（57 倍）优于先导化合物 6-122（6 倍）。复合物晶体结构显示，化合物 6-123 保留了化合物 6-121 与 TbNMT 的相互作用，引入侧链后与 NMT 亲和力增强。在细胞水平，化合物 **6-123** 能有效抑制布氏锥虫生长（$EC_{50} = 20$ nmol/L）。

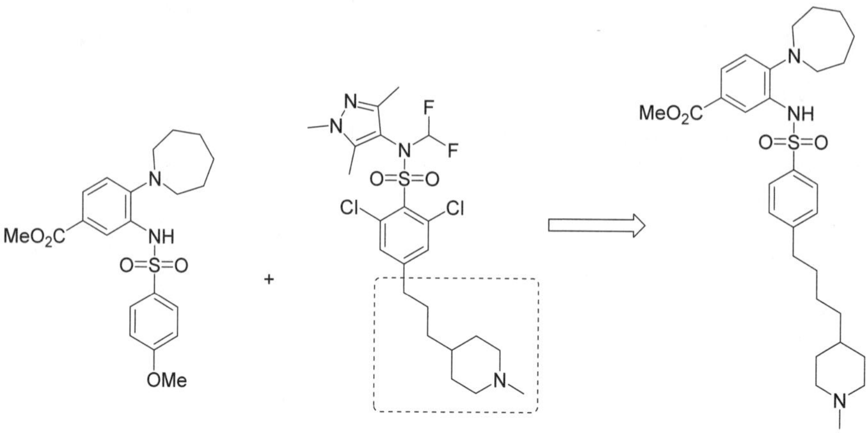

6-121
Tb NMT IC$_{50}$ = 2 nmol/L
HsNMT IC$_{50}$ = 12 nmol/L
选择性指数：6

6-122
Tb NMT IC$_{50}$ = 1 μmol/L
HsNMT IC$_{50}$ > 100 μmol/L
选择性指数：> 100

6-123
Tb NMT IC$_{50}$ = 6 nmol/L
HsNMT IC$_{50}$ = 340 nmol/L
选择性指数：57

图 6-27　NMT 抑制剂的分子杂交设计

6.4　分子杂交设计多靶点作用药物

对于肿瘤、阿尔兹海默病等致病因素复杂的疾病，作用于单一靶点的药物往往难以取得理想的治疗效果。因此，设计作用于两个或多个靶点的药物有望同时阻断疾病发生发展过程中的多个环节，进而实现疗效的提升、毒性的降低或克服耐药性。分子杂交是将单靶点作用药物优化成为多靶点作用药物的常用手段。在分析作用模式的基础上，将作用于各个靶点的药效基团进行合理的分子杂交设计，是获得多靶点药物的有效策略[35]。基于药效基团的分子杂交设计主要包括连接和融合两种方式[36]。

6.4.1　设计基于 HDAC 的双靶点抑制剂

组蛋白去乙酰化酶（histone deacetylases，HDACs）是重要的抗肿瘤药靶，已经有伏立诺他（vorinostat）等多个抑制剂上市。但是，HDAC 抑制剂存在潜在的心脏毒性，对实体瘤缺乏有效治疗效果。HDAC 与激酶、热休克蛋白和微管蛋白等多个抗肿瘤靶点表现出协同效应，为基于 HDAC 设计双靶点抑制剂的提供了科学的靶点组合。HDAC 药效团主要包括锌离子（Zn^{2+}）螯合基团（异羟肟酸）、连接基团和表面区域结合基团（图 6-28）。由于 HDAC 表面区域可以容纳结构多样性的基团，将协同靶点的药效基团与锌离子螯合基团进行杂交就能够得到有效的双靶点抑制剂。基于该策略，目前已经有数十种基于 HDAC 的双靶点抑制剂报道，部分展示了优良的成药性能[37,38]。

　　HDAC 抑制剂伏立诺他（**6-124**）和表皮生长因子受体 EGFR/HER2 抑制剂厄洛替尼（erlotinib，**6-125**）具有抗肿瘤协同作用。Cai 等将厄洛替尼的药效基团取代喹啉基通过合适的连接子与伏立诺他的药效基团异羟肟酸相连接，设计得到了杂交分子 CUDC-101（**6-126**，图 6-28）[39]。CUDC-101 是 HDAC/EGFR/HER2 三靶点抑制剂，对三个靶点具有高效平衡的抑制活性，IC$_{50}$ 值分别为 4.4 nmol/L、2.4 nmol/L 和 15.5 nmol/L。由于多靶点协同抑制，CUDC-101 对肺癌、肝癌、胰腺癌和乳腺癌等多个肿瘤株表现出较强的抑制活性（IC$_{50}$ 范围：0.04～0.8 μmol/L），优于伏立诺他，厄洛替尼及其组合。在多个动物模型中，CUDC-101 也表现出优秀的体内抗肿瘤活性，其Ⅰ期临床试验已经完成。

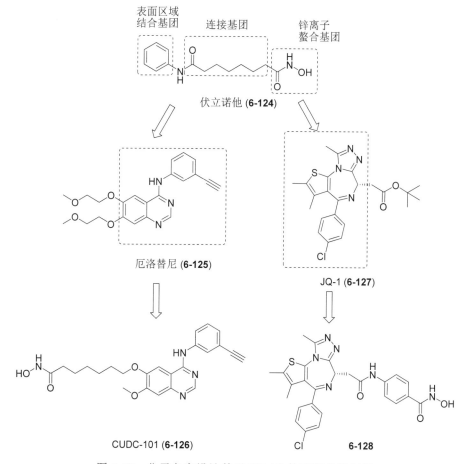

图 6-28　分子杂交设计基于 HDAC 的双靶点抑制剂

　　胰腺癌是一类病情发展快、致死率高的恶性肿瘤。研究表明，BRD4（bromodomain 4）抑制剂与 HDAC 抑制剂联用时具有协同抑制胰腺癌增殖的作用。

基于该协同作用机制，笔者研究组通过分析 BRD4 抑制剂 JQ-1（6-127）和 HDAC 抑制剂伏立诺他与各自靶蛋白的结合模式，采用药效团融合的分子杂交策略，设计合成了一类新型的 BRD4/HDAC 双靶点化合物（图 6-28）。生物活性测试结果显示，化合物 6-128 对 BRD4 的 BD1 区域（K_i = 11 nmol/L）和 HDAC1（IC$_{50}$ = 21 nmol/L）具有最为优秀的平衡抑制活性，对人胰腺癌 Capan-1 细胞的抑制活性也显著优于 JQ-1、伏立诺他及其组合。胰腺癌 Capan-1 裸鼠移植瘤模型结果表明，化合物 6-128 的体内药效优于同剂量下的 JQ-1、伏立诺他及两者的组合，而且毒性较低，显示出双靶点抑制的药效优势。BRD4/HDAC 双靶点抑制剂 6-128 是一个具有成药前景的先导化合物，为抗胰腺癌新药研发提供了新的策略。

6.4.2 通过分子杂交构建治疗阿尔茨海默病并发抑郁症的多靶点化合物

阿尔茨海默病（Alzheimer's disease，AD）是一种起病隐匿，难以治疗的神经退行性疾病。基于胆碱能假说研发的乙酰胆碱酯酶（acetylcholinesterase，AChE）抑制剂仍是当前 AD 治疗的重要药物，包括卡巴拉汀（6-130）、他克林（6-131）、多奈哌齐（6-132）等。AD 难治的主要原因，其一在于根本发病机制尚不清楚，其二在于复杂的并发症。临床数据显示，90%的 AD 患者患有至少一种并发症，抑郁症是其中最常见、最高发（20%～50%）的并发症之一。抑郁症病因复杂，与脑内单胺类神经递质功能失调有关，目前的抗抑郁药主要通过调节脑内单胺类神经递质含量发挥治疗效果，包括 5-羟色胺（5-HT）再摄取抑制剂、5-羟色胺转运体（serotonin transporter，SERT）再摄取抑制剂、单胺氧化酶抑制剂、去甲肾上腺素抑制剂等。然而，目前临床上还没有针对性治疗并发抑郁症 AD 的有效药物。

针对上述临床空白，李剑研究组通过对上市化药库的高通量筛选，发现抗重度抑郁药物维拉佐酮（6-129，SERT 抑制剂、5-HT$_{1A}$ 部分激动剂）具有较弱的乙酰胆碱酯酶抑制活性（IC$_{50}$ = 21.3 μmol/L），这启示可以研发 SERT/5-HT$_{1A}$/AChE 多靶点药物用于治疗并发抑郁症的 AD[30,31]。常规的药物化学结构修饰策略很难大幅度提高维拉佐酮的 AChE 抑制活性，因此采用了分子杂交策略将维拉佐酮与上市 AChE 抑制剂的关键药效团进行融合。从他克林、卡巴拉汀、多奈哌齐的分子骨架中提取关键药效团，用于取代维拉佐酮结构中的苯并呋喃-2-甲酰胺片段（该基团对抗抑郁活性不敏感），从而设计合成了三类杂交分子（图 6-29）。其中，维拉佐酮-卡巴拉汀杂交分子 6-133 对胆碱酯酶的抑制活性较差，与 SERT/5-HT$_{1A}$ 靶点活性强度不平衡，这可能与卡巴拉汀本身的分子水平活性较差有关。在维拉佐酮-他克林杂交分子中，优选化合物 6-134 虽然在 30 mg/kg 口服剂量下能够显著改善东莨菪碱诱导的认知损伤小鼠的记忆认知水平，并在悬尾实验中缓解小鼠的抑郁症状，但其对 AChE 的抑制活性与另外两个靶点活性相比仍然偏弱（AChE

IC$_{50}$ = 3.32 μmol/L；5-HT$_{1A}$ EC$_{50}$ = 107 nmol/L；SERT IC$_{50}$ = 76.3 nmol/L）[40]。多奈哌齐是上市 AChE 抑制剂中抑酶活性最强的，通过将多奈哌齐与维拉佐酮分子杂交设计合成的维拉佐酮-多奈哌齐杂交分子大多具有良好的体外活性，其中优选化合物 **6-135** 较 **6-134** 对三靶点的抑制活性显著提高（AChE IC$_{50}$ = 2.29 nmol/L；5-HT$_{1A}$ EC$_{50}$ = 58.6 nmol/L；SERT IC$_{50}$ = 29.22 nmol/L），并且在 5 mg/kg 口服剂量下能够同时缓解东莨菪碱诱导的小鼠认知损伤和悬尾小鼠的抑郁症状[41]。进一步结构修饰包括引入 F 原子、用哌啶替换哌嗪以及缩短烷基链，得到化合物 **6-136**，是选择性 AChE/SERT 双靶点抑制剂（AChE IC$_{50}$ = 0.63 nmol/L；SERT IC$_{50}$ = 2.24 nmol/L），其靶点抑制活性较 **6-135** 显著提高并且更加平衡。但在成药性评价方面，维拉佐酮-多奈哌齐杂交分子存在血脑屏障通透性差、代谢快速等缺陷，仍需进一步结构优化改善药代性质。总体而言，通过分子杂交将抗抑郁药物与抗 AD 药物分子结构有机融合的设计策略对研发并发抑郁症 AD 的治疗药物具有一定的参考价值。

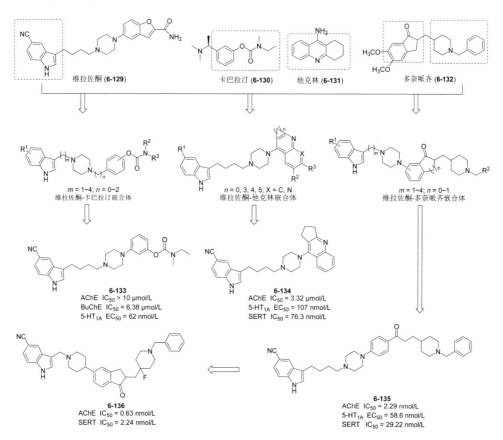

图 6-29　基于抗抑郁药物与抗 AD 药物的分子杂交构建治疗阿尔茨海默病并发抑郁症的多靶点化合物

参 考 文 献

[1] Viegas-Junior, C.; Danuello, A.; da Silva Bolzani, V.; *et al*. Molecular hybridization: a useful tool in the design of new drug prototypes. *Curr. Med. Chem.* **2007**, *14*, 1829-1852.

[2] Chen, G.; Zheng, S.; Luo, X.; *et al*. Focused combinatorial library design based on structural diversity, druglikeness and binding affinity score. *J. Comb. Chem.* **2005**, *7*, 398-406.

[3] Sharpless, K. B.; Manetsch, R. In situ click chemistry: a powerful means for lead discovery. *Expert. Opin. Drug Discov.* **2006**, *1*, 525-538.

[4] Lazar, C.; Kluczyk, A.; Kiyota, T.; *et al*. Drug evolution concept in drug design: 1. Hybridization method. *J. Med. Chem.* **2004**, *47*, 6973-6982.

[5] Pierce, A. C.; Rao, G.; Bemis, G. W. BREED: Generating novel inhibitors through hybridization of known ligands. Application to CDK2, p38, and HIV protease. *J. Med. Chem.* **2004**, *47*, 2768-2775.

[6] Li, Y.; Zhao, Y.; Liu, Z.; *et al*. Automatic tailoring and transplanting: a practical method that makes virtual screening more useful. *J. Chem. Inf. Model.* **2011**, *51*, 1474-1491.

[7] Friesner, R. A.; Banks, J. L.; Murphy, R. B.; *et al*. Glide: a new approach for rapid, accurate docking and scoring. 1. Method and assessment of docking accuracy. *J. Med. Chem.* **2004**, *47*, 1739-1749.

[8] Zhou, J.; He, R.; Johnson, K. M.; *et al*. Piperidine-based nocaine modafinil hybrid ligands as highly potent monoamine transporter inhibitors efficient drug discovery by rational lead hybridization. *J. Med. Chem.* **2004**, *47*, 5821-5824.

[9] Dowling, J. E.; Chuaqui, C.; Pontz, T. W.; *et al*. Potent and selective inhibitors of CK2 kinase identified through structure-guided hybridization. *ACS Med. Chem. Lett.* **2012**, *3*, 278-283.

[10] Nie, Z.; Perretta, C.; Erickson, P.; *et al*. Structure-based design, synthesis, and study of pyrazolo [1,5-a][1,3,5]triazine derivatives as potent inhibitors of protein kinase CK2. *Bioorg. Med. Chem. Lett.* **2007**, *17*, 4191-4195.

[11] Chen, C.-A.; Jiang, Y.; Lu, K.; *et al*. Synthesis and SAR Investigations for novel melanin- concentrating hormone 1 receptor (MCH1) antagonists part 2 A hybrid strategy combining key fragments of HTS hits. *J. Med. Chem.* **2007**, *50*, 3883-3890.

[12] Jones*, L. H.; Allan, G.; Barba, O.; *et al*. Novel indazole non-nucleoside reverse transcriptase inhibitors using molecular hybridization based on crystallographic overlays. *J. Med. Chem.* **2009**, *52*, 1219-1223.

[13] Hu, J. F.; Schetz, J. A.; Kelly, M.; *et al*. New antiinfective and human 5-HT2 receptor binding natural and semisynthetic compounds from the Jamaican sponge Smenospongia aurea. *J. Nat. Prod.* **2002**, *65*, 476-480.

[14] Porwal, S.; Chauhan, S. S.; Chauhan*, P. M. S.; *et al*. Discovery of novel antileishmanial agents in an attempt to synthesize pentamidine-aplysinopsin hybrid molecule. *J. Med. Chem.* **2009**, *52*, 5793-5802.

[15] Ishikawa, M.; Watanabe, T.; Kudo, T.; *et al*. Investigation of the histamine H3 receptor binding site. Design and synthesis of hybrid agonists with a lipophilic side chain. *J. Med. Chem.* **2010**, *53*, 6445-6456.

[16] Innocenti, P.; Cheung, K. M.; Solanki, S.; *et al*. Design of potent and selective hybrid inhibitors of the mitotic kinase Nek2: structure-activity relationship, structural biology, and cellular activity. *J. Med. Chem.* **2012**, *55*, 3228-3241.

[17] Hilton, S.; Naud, S.; Caldwell, J. J.; *et al*. Identification and characterisation of 2-aminopyridine inhibitors of checkpoint kinase 2. *Bioorg. Med. Chem.* **2010**, *18*, 707-718.

[18] Patpi, S. R.; Pulipati, L.; Yogeeswari, P.; et al. Design, synthesis, and structure-activity correlations of novel dibenzo[b,d]furan, dibenzo[b,d]thiophene, and N-methylcarbazole clubbed 1,2,3-triazoles as potent inhibitors of Mycobacterium tuberculosis. J. Med. Chem. 2012, 55, 3911-3922.

[19] Sharma, M.; Chauhan, K.; Shivahare, R.; et al. Discovery of a new class of natural product-inspired quinazolinone hybrid as potent antileishmanial agents. J. Med. Chem. 2013, 56, 4374-4392.

[20] Perez-Cruz, F.; Vazquez-Rodriguez, S.; Matos, M. J.; et al. Synthesis and electrochemical and biological studies of novel coumarin-chalcone hybrid compounds. J. Med. Chem. 2013, 56, 6136-6145.

[21] Kawamura, S.; Unno, Y.; List, A.; et al. Potent proteasome inhibitors derived from the unnatural cis-cyclopropane isomer of Belactosin A: synthesis, biological activity, and mode of action. J. Med. Chem. 2013, 56, 3689-3700.

[22] Kawamura, S.; Unno, Y.; Hirokawa, T.; et al. Rational hopping of a peptidic scaffold into non-peptidic scaffolds: structurally novel potent proteasome inhibitors derived from a natural product, belactosin A. Chem. Commun. (Camb ridge, U.K.) 2014, 50, 2445-2447.

[23] Kawamura, S.; Unno, Y.; Asai, A.; et al. Structurally novel highly potent proteasome inhibitors created by the structure-based hybridization of nonpeptidic belactosin derivatives and peptide boronates. J. Med. Chem. 2014, 57, 2726-2735.

[24] Massari, S.; Nannetti, G.; Desantis, J.; et al. A Broad anti-influenza hybrid small molecule that potently disrupts the interaction of polymerase acidic protein-basic protein 1 (PA-PB1) subunits. J. Med. Chem. 2015, 58, 3830-3842.

[25] Massari, S.; Nannetti, G.; Goracci, L.; et al. Structural investigation of cycloheptathiophene-3-carboxamide derivatives targeting influenza virus polymerase assembly. J. Med. Chem. 2013, 56, 10118-10131.

[26] Kaminski, K.; Zagaja, M.; Luszczki, J. J.; et al. Design, synthesis, and anticonvulsant activity of new hybrid compounds derived from 2-(2,5-dioxopyrrolidin-1-yl)propanamides and 2-(2,5-dioxopyrrolidin-1-yl) butanamides. J. Med. Chem. 2015, 58, 5274-5286.

[27] Getlik, M. u.; Grütter, C.; Simard, J. R.; et al. Hybrid compound design to overcome the gatekeeper T338M mutation in cSrc. J. Med. Chem. 2009, 52, 3915-3926.

[28] Richters, A.; Ketzer, J.; Getlik, M.; et al. Targeting gain of function and resistance mutations in Abl and KIT by hybrid compound design. J. Med. Chem. 2013, 56, 5757-5772.

[29] Gemma, S.; Campiani*, G.; Butini, S.; et al. Combining 4-aminoquinoline- and clotrimazole-based pharmacophores toward innovative and potent hybrid antimalarials. J. Med. Chem. 2009, 52, 502-513.

[30] Anumala, U. R.; Waaler, J.; Nkizinkiko, Y.; et al. Discovery of a novel series of tankyrase inhibitors by a hybridization approach. J. Med. Chem. 2017, 60, 10013-10025.

[31] Yoshikawa, M.; Saitoh, M.; Katoh, T.; et al. Discovery of 7-Oxo-2,4,5,7-tetrahydro-6 H-pyrazolo[3,4-c]pyridine derivatives as potent, orally available, and brain-penetrating receptor interacting protein 1 (RIP1) kinase inhibitors: Analysis of structure-kinetic relationships. J. Med. Chem. 2018, 61, 2384-2409.

[32] Zhang, Y.; Chen, Y.; Zhang, D.; et al. Discovery of novel potent VEGFR-2 inhibitors exerting significant antiproliferative activity against cancer cell lines. J. Med. Chem. 2018, 61, 140-157.

[33] Cherney, E. C.; Zhang, L.; Lo, J.; et al. Discovery of non-nucleotide small-molecule STING agonists via chemotype hybridization. J. Med. Chem. 2022, 65, 3518-3538.

[34] Harrison, J. R.; Brand, S.; Smith, V.; et al. A molecular hybridization approach for the design of potent, highly selective, and brain-penetrant N-myristoyltransferase inhibitors. J. Med. Chem. 2018,

61, 8374-8389.

[35] Li, X.; Li, X.; Liu, F.; *et al.* Rational multitargeted drug design strategy from the perspective of a medicinal chemist. *J. Med. Chem.* **2021**, *64*, 10581-10605.

[36] Zhou, J.; Jiang, X.; He, S.; *et al.* Rational design of multitarget-directed ligands: Strategies and emerging paradigms. *J. Med. Chem.* **2019**, *62*, 8881-8914.

[37] Bass, A. K. A.; El-Zoghbi, M. S.; Nageeb, E. M.; *et al.* Comprehensive review for anticancer hybridized multitargeting HDAC inhibitors. *Eur. J. Med. Chem.* **2021**, *209*, 112904.

[38] Hesham, H. M.; Lasheen, D. S.; Abouzid, K. A. M. Chimeric HDAC inhibitors: Comprehensive review on the HDAC-based strategies developed to combat cancer. *Med. Res. Rev.* **2018**, *38*, 2058-2109.

[39] Cai, X.; Zhai, H. X.; Wang, J.; *et al.* Discovery of 7-(4-(3-ethynylphenylamino)-7-methoxyquinazolin- 6-yloxy)-*N*-hydroxyheptanamide (CUDc-101) as a potent multi-acting HDAC, EGFR, and HER2 inhibitor for the treatment of cancer. *J. Med. Chem.* **2010**, *53*, 2000-2009.

[40] Li, X.; Wang, H.; Xu, Y.; *et al.* Novel vilazodone-tacrine hybrids as potential multitarget-directed ligands for the treatment of Alzheimer's disease accompanied with depression: Design, synthesis, and biological evaluation. *ACS Chem. Neurosci.* **2017**, *8*, 2708-2721.

[41] Li, X.; Li, J.; Huang, Y.; *et al.* The novel therapeutic strategy of vilazodone-donepezil chimeras as potent triple-target ligands for the potential treatment of Alzheimer's disease with comorbid depression. *Eur. J. Med. Chem.* **2022**, *229*, 114045.

第**7**章
构象限制策略

药物中如果含有多个可旋转键（柔性键），分子的构象数目非常多，这就导致药物难于以正确的构象与靶分子相结合，从而降低了先导化合物与作用靶分子的亲和力。对于可旋转键数目在五个或五个以上的药物来说，其晶体结构并不能代表其与蛋白结合的真实构象（即药效构象，pharmacophoric conformation）。此外，同一个药物的不同构象可能会与不同的靶分子相结合，从而会导致作用缺乏选择性，带来毒副作用。因此，如果对药物或者先导化合物的构象加以限制（conformational restriction），将其"锁定"在与靶分子作用的药效构象上，可提高先导化合物与靶分子作用的亲和力和选择性。然而，在分子的构象限制过程中，往往会使得分子理化性质改变，分子结构变得更为复杂，因此在构象限制过程中必须同时考虑分子的成药性和合成的可行性。

对分子进行构象限制的方法有很多，例如柔性键可以通过成环固定，柔性链可以通过引入双键、三键、酰胺、芳环等刚性官能团进行构象限制，还可以通过立体位阻等方法进行构象限制。例如，combretastatin（**7-1**）是从柳树树皮中分离得到的微管蛋白抑制剂，在其分子柔性脂肪链部分引入一个双键，分子构象得到限制。其中顺式构型的 combretastatin A-4（**7-2**）由于采取了正确的活性构象，因此比反式构型（**7-3**）具有更强的抗肿瘤活性。Combretastatin A-4 的磷酸酯前药已经进入临床试验阶段。但是，combretastatin A-4 结构不稳定，易发生顺反构型的转化[1]。为将其锁定在顺式构象，已经开展了诸多构象限制研究，获得了一系列抗肿瘤活性提升、结构稳定的类似物[2]。构象限制的设计策略主要包括：①双键部分成杂环（**7-4**）；②双键与 A 环成环（**7-5**）；③双键与 B 环成环（**7-6**）等（图 7-1）[3,4]。

安定药舒托必利（sultopride，**7-7**）分子中有两个可旋转键，构象数目比较多，导致其同时可与多巴胺受体 D_2 和 D_3 作用。将舒托必利分子中两个柔性键用吡唑环固定后得到 DU122290（**7-8**），构象数目大大减少（图 7-2）。DU122290 不仅比舒托必利具有更强的活性，而且可选择性作用于多巴胺受体 D_3，同时避免了因作用于多巴胺受体 D_2 带来的毒副作用。

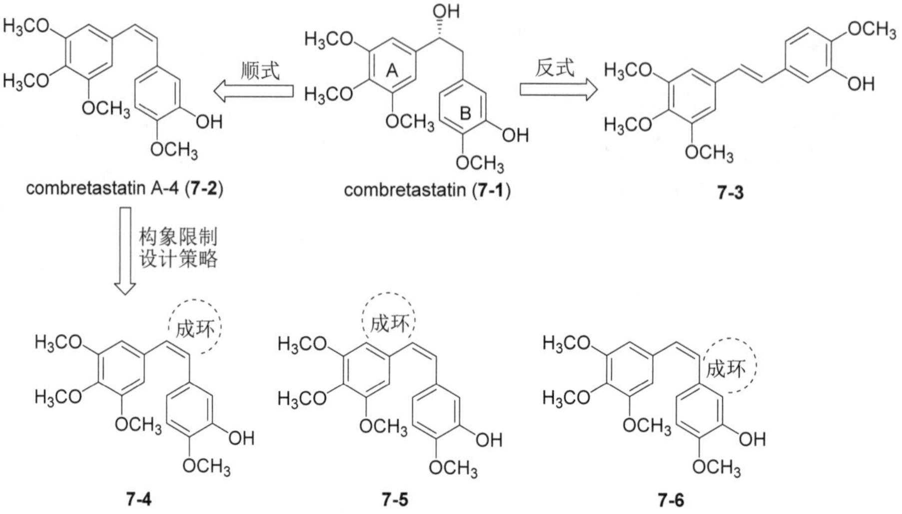

图 7-1　抗肿瘤天然产物 combretastatin 的构象限制

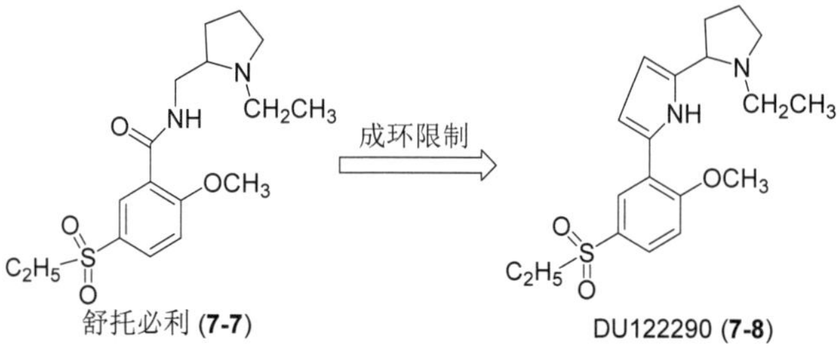

图 7-2　安定药舒托必利的构象限制

7.1　构象限制的理论基础

药物和受体结合是一个复杂的热力学过程，主要依赖于非共价相互作用，例如疏水作用、氢键作用、范德华作用、离子相互作用、偶极-偶极作用和离子-偶极作用等。蛋白质与配体结合的平衡常数往往是通过熵变值来衡量。阻碍药物与受体结合的主要因素有去溶剂化效应（desolvation effect）、平移能（translational energy）和转动能（vibrational energy）。

在配体与受体结合之前，这两个分子本身就具有自由的平移和转动的势能，而这些能量也就构成分子的熵。一旦分子间开始结合，分子运动的自由度受限。据估算，在此过程中一个分子量为 1000 的小分子配体在室温下的熵损耗达 258 kJ/mol，配体每限制一个自由键，熵值减小 2～3 kJ/mol[5-7]。为了使配体和受体之间的结合自由能 $\Delta G < 0$，减少构象自由度所消耗的能量必须要通过分子间的非键相互作用来弥补。对配体进行构象限制，可以减少熵的代偿并提高配体结合的亲和力。

7.2 构象分析方法

开展基于构象限制的结构优化设计首先要进行构象分析（conformational analysis）。广义上的构象分析包括两个方面：构象最优化和构象空间抽样（conformational sampling）。构象分析主要用来寻找分子的单一构象，比如全局最低能量构象（global minimum），此时的构象分析实质为构象最优化。但是，全局最低能量构象不一定是自由能最小的构象，也不一定是药效构象。药物的药效构象与其分子的优势构象并不一定会绝对一致，但药效构象往往是某个较低能量构象，或某低能构象附近的一个能量相对较高的构象。一般来说，和最低能量构象相差 3～8 kcal/mol 之内的构象都有可能成为药物分子的活性构象。因此，药效构象的测定和计算在药物研究中是至关重要的一步。测定配体小分子在自由状态及其与受体复合物状态下的晶体结构是获得配体低能构象和药效构象最为可靠的方法。小分子化合物的晶体结构可从剑桥结构数据库（Cambridge Structural Database，CSD）中获得，配体与蛋白复合物晶体结构可从 Protein Data Bank（PDB）数据库中获得。除了实验方法，分子力学、分子动力、量子力学等计算方法已经广泛应用于构象分析。分子对接和分子动力学等计算方法也能够比较准确地模拟得到配体的药效构象。

7.3 构象限制与生物利用度

提高生物利用度在药物研发过程中尤为重要。Veber 等发现，化合物的生物利用度与其结构中的旋转键有一定的相关性[8]。Varma 等研究表明[9]，在一定程度上，比起其他物理化学参数，旋转键的数量更能影响口服生物利用度。如果限制部分旋转键，分子量和理化性质便会发生改变。口服生物利用度（F）取决于化合物吸收程度（F_a）、首过效应参数（F_g）和肝脏清除率（F_h），即 $F = F_a \times F_g \times F_h$。分子量、电离常数、脂水分配系数、表面积和旋转自由度等理化性质的改变都会影响其生物利用度。例如，增大分子量，F_a 减小；提高亲脂性，F_g 和 F_h 减小；提高旋转键的数目会明显地减小 F_a、F_g 和 F_h 这三个参数，从而使生物利用度降低[9]。因此，在应用构象限制进行结构优化时，也要同时考虑其药代动力学问题。

7.4 肽模拟物

肽键在体内易水解、生物利用度差，利用生物电子等排体替换酰胺键是常用的结构优化方法（详见第 2 章）[10,11]。酰胺的生物电子等排体必须能够与肽键的几何构型极度吻合，并且不会被肽酶切断。在一系列电子等排体中，顺式的（E 构型）烯烃类可看作是肽键的构象限制产物[11]，通过不可旋转的双键使结构的刚性增强，并能够很好地模拟酰胺键中 sp² 杂化 N 原子的性质。顺式烯类肽键电子等排体不会被肽酶剪接，但不能像酰胺键一样与其他基团形成氢键。而且，有两个取代基的烯烃比酰胺结构更加灵活，具有更小的偶极矩，脂溶性更强。三取代的顺式烯烃（取代基为甲基、三氟甲基、氟）和二取代的烯烃都可用来替换亮氨酰-苯丙氨酸中的肽键，不仅能够保持三维结构，也能保证母体结构的生物活性[12]。

例如，天然产物短杆菌肽 S（gramicidin S，GS，**7-9**）是一个环状的十肽，它作用于细菌的磷脂双分子层而具有抗菌活性，且其对革兰氏阴性菌和革兰氏阳性菌均有作用[13]。因 GS 能与细菌细胞膜相互作用，可以设计结构简化、更具类药性的 GS 模拟物用来定位于线粒体（图 7-3）。设计时为了降低肽类药物常见的溶血性，将鸟氨酸侧链保护成氨基甲酸酯衍生物形式。此外，引入烯类肽键电子等排体和保留 Phe-Pro 序列可以稳定其 β 转角结构，并能够降低分子量，减少体内肽酶降解，减少氢键供体和受体数目。XJB-5-131（**7-10**）能够在线粒体中富集，进一步将氮氧化物"弹头"引入到分子结构中，产生清除细胞器中活性氧（ROS）的效应。研究证实，ROS 清除剂 XJB-5-131 在由活性氧类物质导致细胞损伤而引起的多种急性和慢性退行性疾病模型中具有治疗作用。进一步简化 XJB-5-131 结构发现了分子量更低的 JP4-039（**7-11**）[14]，其结构包含直接连到二肽烯烃电子等排体的氮氧自由基，且它也具有 Ⅱ 型的 β 转角构象。

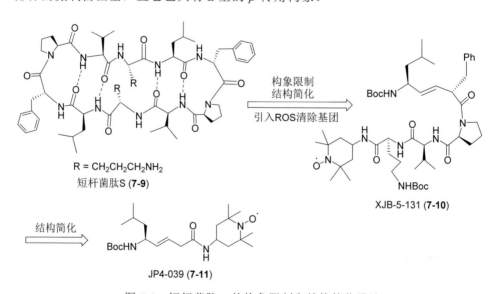

图 7-3　短杆菌肽 S 的构象限制和结构简化设计

除了采用上述生物电子等排体进行构象限制设计外，在肽类活性分子中引入构象限制基团也是常用的方法[15]。图 7-4 列举了几例苯丙氨酸（**7-12**）构象限制的类似物[16-19]，图 7-5 列举了在两个相邻的氨基酸残基引入构象限制基团的设计实例[15,20]。

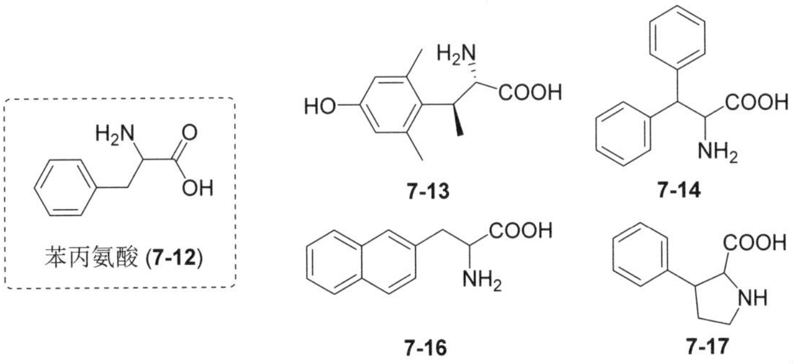

图 7-4 苯丙氨酸构象限制的类似物

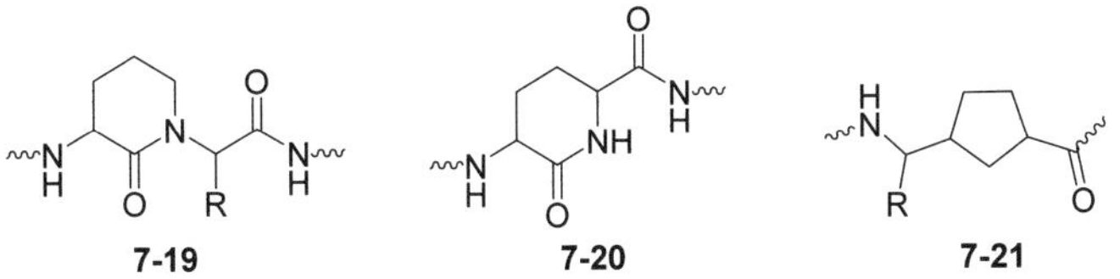

图 7-5 构象限制的二肽类似物

另一种构象限制方法就是模仿内源肽的三级结构设计构象限制的类似物（图 7-6）[21]，例如 β-折叠（**7-22**[22,23]，**7-23**[24,25]）、α-螺旋（**7-24**）[26,27]、Ω 环（**7-25**）[28]和 β 链（**7-26**）[29]。对其中重要药效残基用刚性模板进行构象限制在构建拟肽骨架中有广泛应用。Arg-Gly-Asp（RGD 肽，**7-27**）是具有 β-折叠构象的三肽，具有多种生物活性，并能识别细胞表面蛋白质。其甘氨酸仅仅起到连接两侧氨基酸的作用，研究人员用更刚性的结构替换甘氨酸，设计出一系列 RGD 肽的构象限制类似物（图 7-7），例如类固醇（**7-28**）[30]、四氢异喹啉酮（**7-29**）[31]和苯并二氮䓬二酮（**7-30**）[32]。

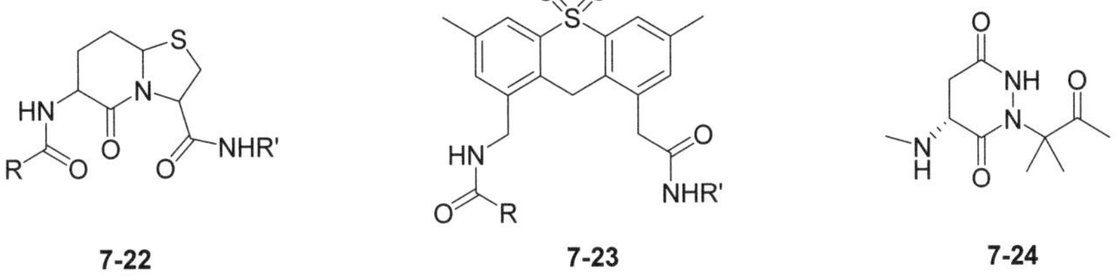

图 7-6

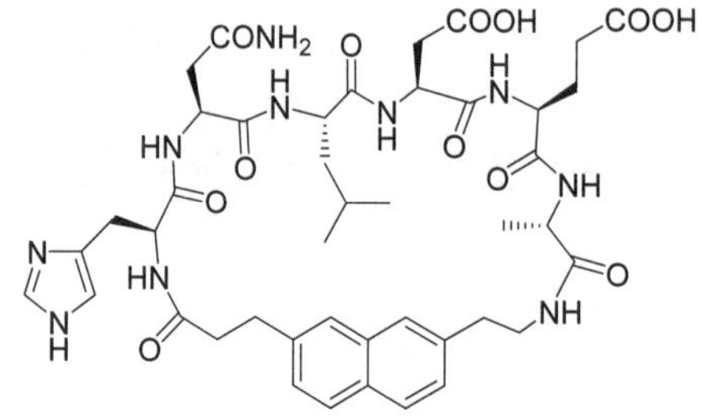

7-25

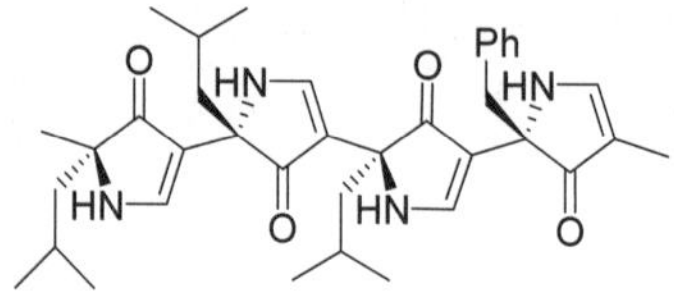

7-26

图 7-6　构象限制的拟肽

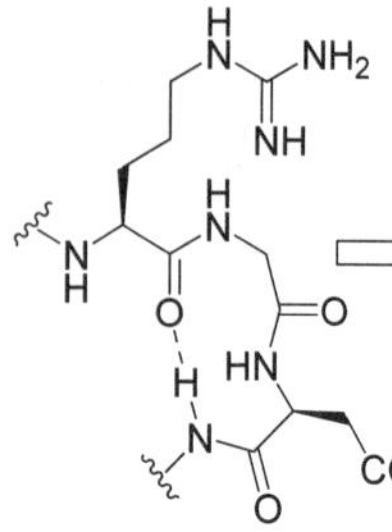

RGD (7-27)

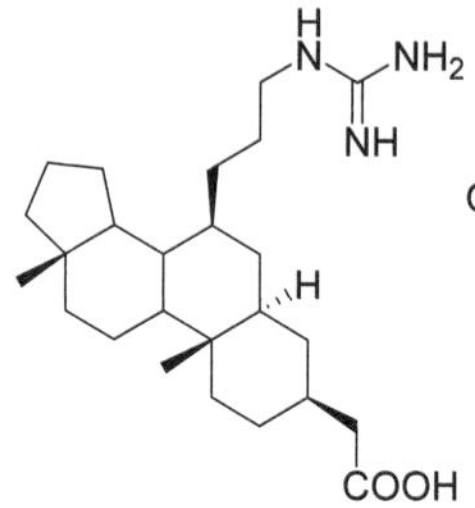

7-28

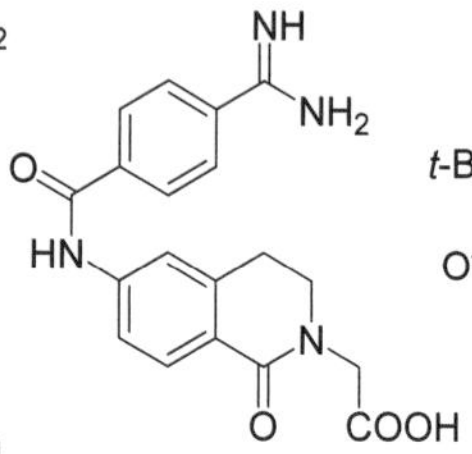

7-29

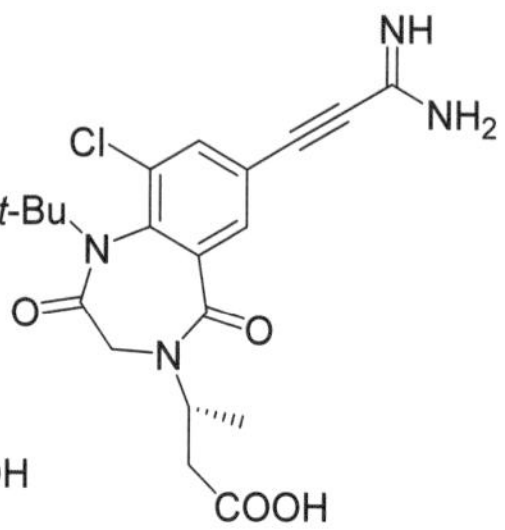

7-30

图 7-7　RGD 的拟肽骨架

7.5　甲基在构象限制中的作用

在分子中引入甲基往往会带来构象变化，从而会对生物活性产生很大的影响[33,34]。在代谢敏感位点附近引入限制构象甲基，有助于提高代谢稳定性、延长半衰期。这是因为甲基是一个疏水性取代基，当分子由水环境进入蛋白质的疏水性通道时，它可以通过竞争性排除水分子来降低其去溶剂化作用，从而引起一些能量上的升高，降低溶剂化作用可以增加约 3.5 倍的分子效能[35]。引入甲基后使活性显著提升，并且超过了因疏水作用增强带来的活性提高，药物化学家们称之为“魔力甲基效应”（magic methyl effect）[36]。例如，引入一个甲基可使得生物活性提高 1000 倍[37]，甚至还可以使一个激动剂变成一个拮抗剂[38]。但是，引入甲基并不一定能引起活性提高，导致活性降低的例子也有诸多报道[34]。

磷脂酶 D（phospholipase D，PLD）催化磷脂酰胆碱水解成胆碱和磷脂酸，可作为癌症和中枢神经系统疾病的药靶。Lindsley 等在先导化合物 **7-31** 的乙二胺连接子上增加一个甲基，能够将 PLD1 抑制剂的 IC_{50} 值从 11800 nmol/L 增加到 20 nmol/L[39]（图 7-8）。在对酰胺主链二面角旋转异构体（rotamer）的分布进行分析后发现，当引入甲基后，旋转异构体的数量减少，并且旋转的能垒升高。

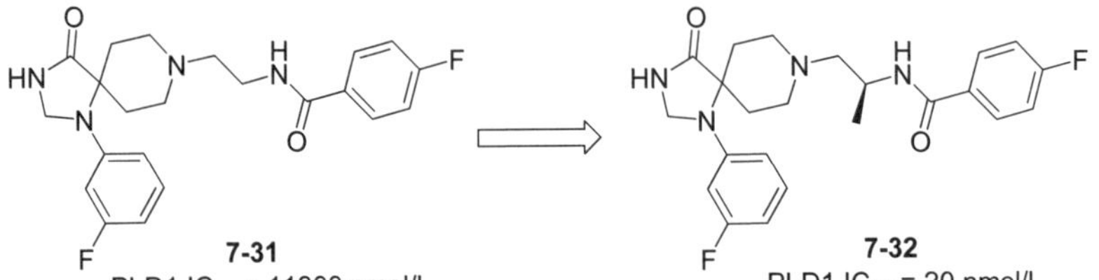

图 7-8　引入甲基后对 PLD1 抑制剂活性的影响

辉瑞公司对磷脂酰肌醇-3 激酶（PI3K）抑制剂做了类似的结构修饰，发现其活性具有更显著的变化。喹唑啉类化合物 **7-33** 母核 C-2 甲基是分子产生选择性的必需基团[40]。因此，尝试将甲基引入到母核的各个位置。然而，当甲基引入到 C-7 位置时（**7-34**），活性显著降低（图 7-9）。相反，当甲基处于 C-6 位置时，化合物 **7-35** 的活性提升了 5 倍（$K_i = 12$ nmol/L）。通过对 7-甲基和 6-甲基衍生物进行构象分析发现，这两类化合物的酰胺侧链是一平面结构，是由 NH 部分和喹唑啉上 N 原子形成分子内氢键而锁定的，而且这一构象也最利于与 PI3K 结合口袋相匹配[40]。而 7-甲基的存在破坏了这一平面性，使 $N—C—C_8—C_9$ 二面角发生扭曲，扭曲率超过了 20°。

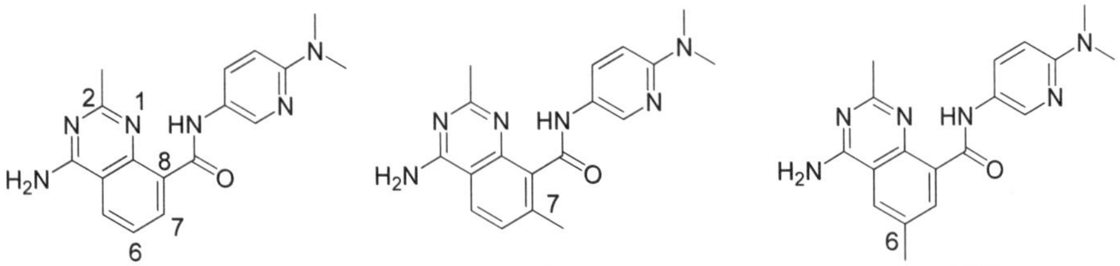

图 7-9　引入甲基后对 PI3K 抑制剂活性的影响

7.6　二面角的优化

在 HCV NS5B 抑制剂结构优化过程中，高通量筛选得到的活性化合物 **7-36** 在分子水平具有活性，但细胞水平无效。优化 C-18 到 NH1 之间所形成的二面角 α 有助于分子可以通过更优的药效构象与 HCV NS5B 结合（图 7-10）[41]。LaPlante 等在 C-16 位置引入一个甲基，或在芳香环上引入能形成氢键的 N 原子，但均未能提高活性。进一步优化二面角 α，得到了色氨酸系列化合物（**7-37**）。但是，这一系列化合物细胞活性仍处于微摩尔级。通过优化调整二面角 α、β 和 δ，得到构象更为合理的酰胺类衍生物，细胞水平活性得到了提高。研究发现，与未取代的化合物相比，在 C-2 位置引入构象限制基团甲基（**7-39**，**7-40**）、偕二甲基（**7-41**）、螺-哌啶基（**7-42**）、螺-环丁基（**7-43**）取代基后，细胞水平 EC50 值从 41 μmol/L

提高到了 0.57 μmol/L（图 7-10）。分子力学构象分析结果显示，对比螺-环丁基衍生物和未取代的 C-2 衍生物的键角分布，前者的二面角构象更有利于与靶点结合。最后，引入苯并咪唑酰胺键等排体使二面角 ε 受到限制，得到化合物 **7-44**，具有最优的三维结构，细胞活性得到显著提高（EC_{50} = 0.084 μmol/L）。

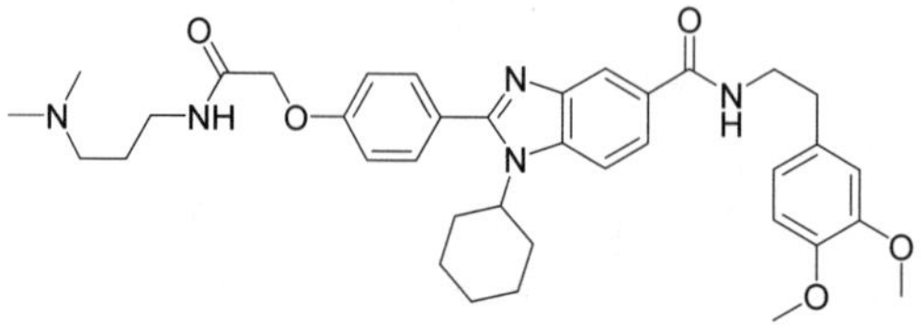

7-36
IC_{50} = 14 μmol/L

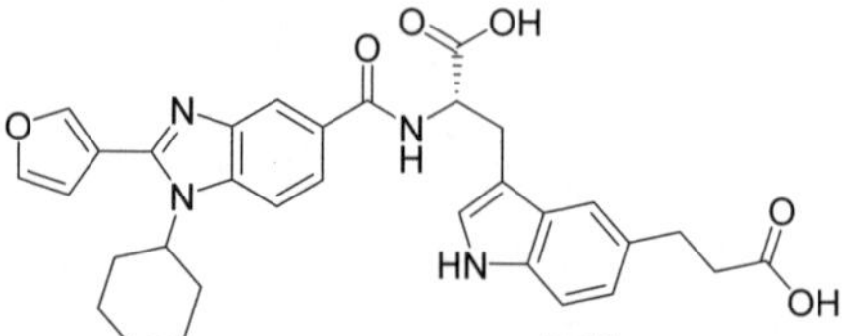

7-37
IC_{50} = 0.019 μmol/L
EC_{50} = 65 μmol/L

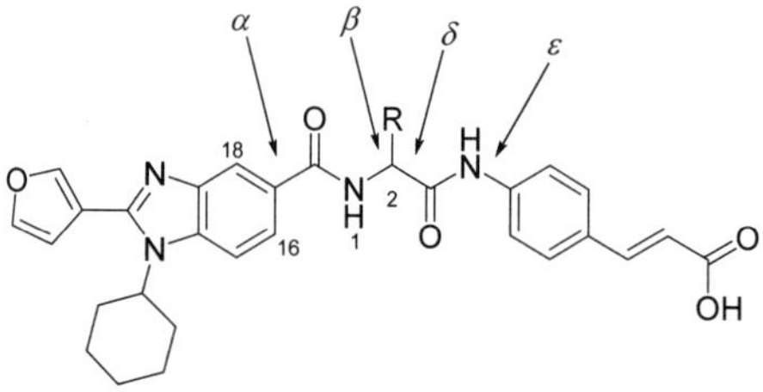

7-38 R = H   (EC_{50} = 41 μmol/L)
7-39 R = S-Me (EC_{50} = 25 μmol/L)
7-40 R = R-Me (EC_{50} = 6.9 μmol/L)
7-41 R = 2Me (EC_{50} = 1.1 μmol/L)

7-42 R =   (EC_{50} = 5 μmol/L)

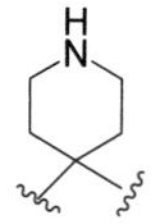

7-43 R 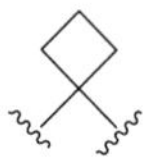 =   (EC_{50} = 0.57 μmol/L)

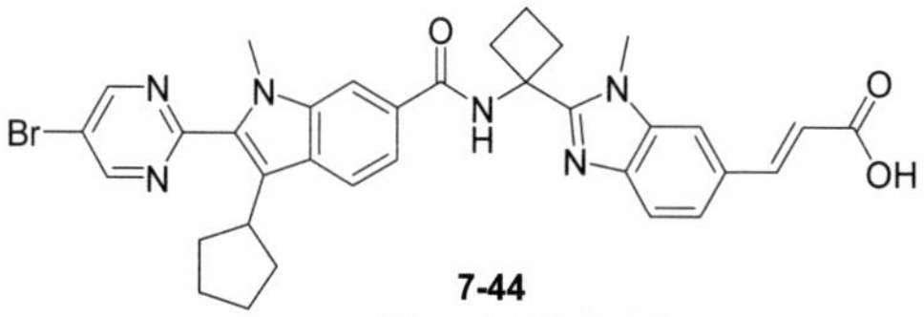

7-44
IC_{50} = 0.063 μmol/L
EC_{50} = 0.084 μmol/L

图 7-10　通过优化二面角发现新型 HCV NS5B 抑制剂

7.7　环丙基在构象限制中的作用

除了甲基，环丙基也是一个优良的构象限制基团，在药物结构优化中有广泛的应用。环丙基可用来替换柔性链中的单键或双键，以更好地固定分子构象。

7.7.1　基于环丙基优化 H₃/H₄ 受体配体

组胺（**7-45**）是一种神经递质，与各种生命活动密切相关。目前在人体中已发现 4 种亚型的组胺受体，即组胺 H_1、H_2、H_3 和 H_4 受体。大量研究表明，H_3 受体是一个重要的药物靶点，其中 H_3 受体激动剂可用于治疗睡眠障碍、偏头痛、哮喘和溃疡，H₃ 受体拮抗剂可用于治疗老年痴呆症、精神分裂症、抑郁症和癫痫。值得注意的是，H₃ 受体和 H₄ 受体在它们的跨膜区具有 60%的序列等同性，这表明这两个受体可能有类似的配体识别模式。由于组胺分子柔性大，它可以通过不同的构象结合不同的亚型受体，并且咪唑环的空间布局和胺基上的氮原子是对 H₃ 或 H₄ 受体激动活性的决定因素。因此，Shuto 研究组通过对组胺进行构象限制来发现高选择性的 H₃ 或 H₄ 受体激动剂。基于组胺的结构特征，环丙基可能可以限制分子的构象，并且不改变先导物的物理化学性质。Shuto 等在咪唑侧链上引入环丙烷，设计合成了一系列构象限制的组胺类似物（图 7-11）[42]。研究发现，具有顺式环丙烷结构的化合物 **7-54** 是第一个高选择性的 H₃ 受体激动剂，对 H₄ 亚型受体无激动效应，表现出显著的亲和力（K_i = 1.31 nmol/L）和优秀的激动效应（EC_{50} = 10 nmol/L）。这些研究也表明，基于环丙基的构象限制策略对化合物提高特异性结合 H₃ 受体能力非常有效。

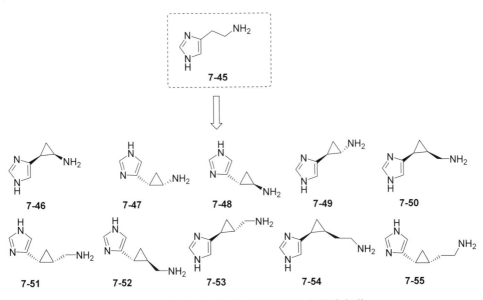

图 7-11　基于环丙烷构象限制设计组胺类似物

Shuto 等基于上述研究，通过立体化学多样性导向的构象限制策略设计合成了一系列构象限制的组胺类似物（图 7-12）[43,44]，这些具有立体多样性的化合物可通过手性环丙基单元合成得到。其中，具有(1R)-反式环丙烷结构的化合物 **7-61a** 对 H₃ 受体（K_i = 8.4 nmol/L）和 H₄ 受体（K_i = 7.6 nmol/L）均表现出显著的拮抗活性。化合物 **7-61a** 的对映异构体 **7-63a** 是一个高活性和高选择性的 H₃ 受体拮抗剂（K_i = 3.6 nmol/L）。相反，具有(1R)-反式环丙基结构的 **7-60a** 表现出对 H₄ 受体较高的选择性（K_i = 118 nmol/L）。上述研究表明，当靶蛋白的结构未知时，立体化学多样性导向的构象限制策略在药物化学研究中是一个很有效的策略。

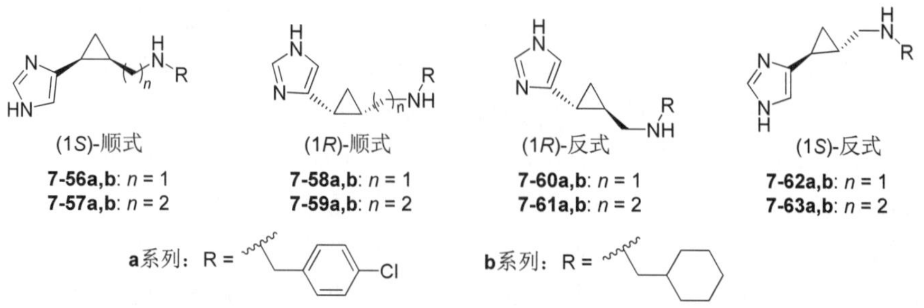

(1S)-顺式   (1R)-顺式   (1R)-反式   (1S)-反式

7-56a,b: $n = 1$ 7-58a,b: $n = 1$ 7-60a,b: $n = 1$ 7-62a,b: $n = 1$
7-57a,b: $n = 2$ 7-59a,b: $n = 2$ 7-61a,b: $n = 2$ 7-63a,b: $n = 2$

a系列: R =   b系列: R =

图 7-12　基于环丙烷构象限制设计立体化学多样性的 H_3/H_4 受体拮抗剂

7.7.2　基于环丙基构象限制优化噁唑烷酮类抗菌药

以利奈唑胺（**7-64**）和依哌唑胺（**7-65**）为代表的噁唑烷酮类抗菌药具有广谱的抗菌活性，并且对耐甲氧西林金黄色葡萄球菌（MRSA）等多药耐药菌也有效。为了提高噁唑烷酮类抗菌药的疗效以及拓宽其抗菌谱，Renslo 等对 C 环哌嗪或者吗啉部分进行构象限制设计[45]。研究发现，采用环丙烷并环戊胺结构对 C 环进行替换时，可使脂肪 C 环具备平面芳香氮杂环的特征，从而可以提高该类药物的疗效以及改善抗菌谱（图 7-13）。构效关系研究发现，取代基 R 为氨基或者羧基时表现出较好的活性，在 B 环（苯环）上引入额外的氟原子也可以提高化合物的活性（例如化合物 **7-66**）。进一步优化 A 环酰胺基侧链，发现末端甲基被二氟甲基（**7-67**）或者二氯甲基（**7-68**）替换后，活性得到进一步提升。化合物 **7-67** 和 **7-68** 对大多数革兰氏阳性菌显示了优秀的抑制活性（MIC = 0.5～1 μg/mL），并且对革兰氏阴性菌流感嗜血杆菌也具有较强的抑制作用（MIC = 0.5～1 μg/mL）。

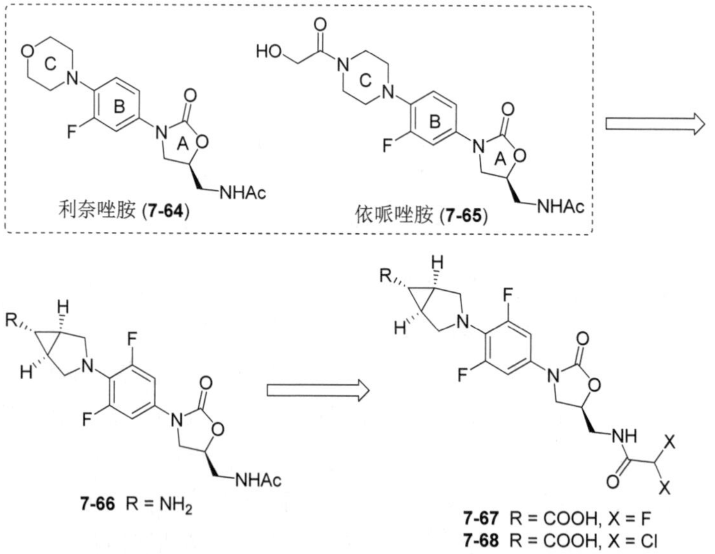

利奈唑胺 (**7-64**)   依哌唑胺 (**7-65**)

7-66　R = NH₂

7-67　R = COOH, X = F
7-68　R = COOH, X = Cl

图 7-13　噁唑烷酮类抗菌药的结构优化

7.7.3　基于环丙基构象限制优化 BACE-1 抑制剂

阿尔兹海默病（AD）作为神经退行性疾病，一直以来没有较好的药物治疗方法。淀粉样蛋白假说的提出，为阿尔兹海默病的治疗带来了新的契机。在神经细胞中，突触样前体蛋白可以通过 β 淀粉样蛋白裂解酶-1（BACE-1）作用，形成 β 淀粉样肽 Aβ，进而形成导致阿尔兹海默病最重要的病变产物 β 淀粉样斑。因此，BACE-1 成为治疗 AD 的一个重要靶点。

日本盐野义制药公司研究组通过构象限制的方法设计了一类新型氨基嘧啶酮类 BACE-1 小分子抑制剂（图 7-14）[46]。该分子以化合物 **7-69**（IC_{50} = 220 μmol/L）为先导化合物，在其饱和烷基连接子中引入环丙烷结构，得到化合物 **7-70**（IC_{50} = 157 μmol/L）。而后通过计算机辅助药物设计和分子动力学方法结合，确定了环丙烷构象为顺式时，其结合构象最为合理。这一构象限制设计方法可以增强结构的刚性，使得该配体可以稳定地占据 BACE-1 蛋白的 S1-S3 结合口袋。环丙烷不仅具有构象限制作用，而且可以和 BACE-1 的 Tyr71 形成 CH-π 相互作用，这样增强了与蛋白的结合能力，氨基嘧啶母核的两个氢键供体也可以同 Asp228 及 Asp32 形成氢键作用。通过进一步构效关系探讨，最终获得了化合物 **7-71**（IC_{50} = 4.6 μmol/L），该化合物活性比先导化合物 **7-69** 提高了约 50 倍。

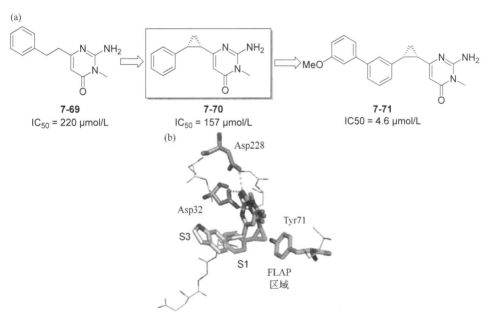

图 7-14　基于环丙烷构象限制设计新型 BACE-1 抑制剂
（a）构象限制设计过程；（b）BACE-1 抑制剂的构象叠合和作用模式

7.8 成环在构象限制中的应用

成环是进行构象限制最直接的方法。烷基取代基连接成为相应的环状类似物称为环链变换（ring-chain exchange），在药物设计有广泛的应用（图 7-15）。例如氯丙嗪（7-72）侧链具有较强的柔性，将末端二甲氨基与烷基侧链成环得到甲地嗪（7-75），使药物在体内更加有效。将氯丙嗪侧链末端二甲基成环得到 7-74 和丙氯拉嗪（7-75）。与氯丙嗪相比，丙氯拉嗪的止吐效果大为提高。另外，环链转换还可以降低药物的毒副作用。例如，噁唑烷酮类抗菌化合物 7-76 具有比较严重的体重减轻、骨髓毒性等毒副作用，将其末端乙酰基与苯环成环后，构象限制衍生物 7-77 的毒性大为降低[47]。

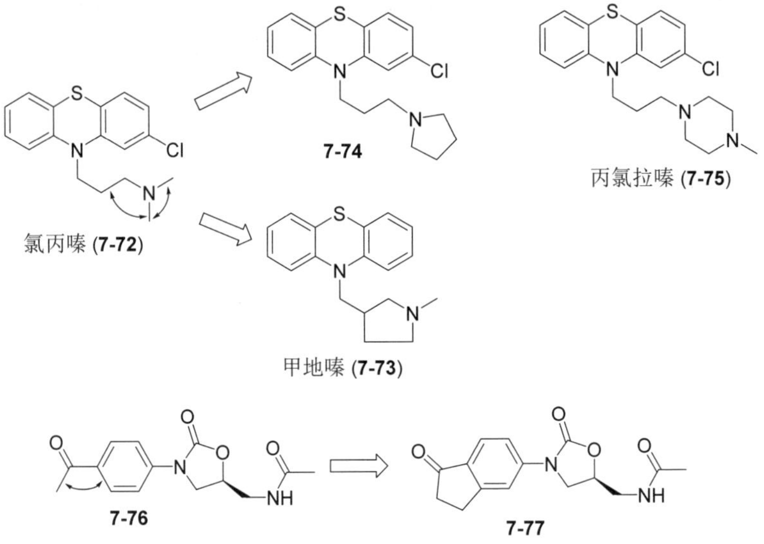

图 7-15 成环构象限制的研究实例

7.8.1 A₁ 腺苷受体调节剂的构象限制设计

A₁ 腺苷受体（A₁AR）属于 G 蛋白偶联受体（GPCR），选择性的 A₁AR 配体在心血管疾病、炎症以及神经退行性疾病等领域具有潜在的治疗价值[48]。尽管已经有选择性的 A₁AR 激动剂报道[49]，但由于其可以同时激活多个腺苷受体亚型以及长时间使用会导致受体脱敏的副作用，并没有继续对其进行成药性研究。后继研究发现通过变构调节可以选择性激活 A₁AR，配体可与 A₁AR 在变构位点结合，并且可以增强内源性腺苷的活性。

研究发现，2-氨基-3-苯甲酰基噻吩（7-78）在 A₁ A₁AR 中充当着选择性的变构促进因子的角色，2-氨基与 3-酮基是活性必需基团。通过对 2-氨基二苯甲酮（7-79）运用构象限制的方法合成了化合物 2-氨基-9-芴酮（7-80），其活性提高约 3 倍。这也说明 2-氨基二苯甲酮（7-79）的芳环处于同一平面的构象有利于活性。在此基础上，Aurelio 等设计合成了一系列构象受限的 2-氨基-3-苯甲酰基噻吩类化合物（通式结构 **7-82**）。另一方面，构效关系研究显示，在 2-氨基-3-苯甲酰基噻吩类化合物的 4 位有芳基取代（通式结构 **7-83**）时可以提高其变构活性[50]，因此又通过类似的成环设计得到构象限制类似物（图 7-16），这样可以将芳基有效地锁定在与噻吩环共平面的构象中。生物活性测试结果表明，2-氨基-9-芴酮类化合物在 A$_1$AR 介导的 ERK1/ERK2 的去磷酸化作用活性试验中，要么没有活性要么表现为拮抗作用。而部分对氯苯甲酰基取代的茚并噻吩类化合物（**7-84**，**7-85**，**7-86**）则在细胞功能性实验中显示了良好的促进变构效应。

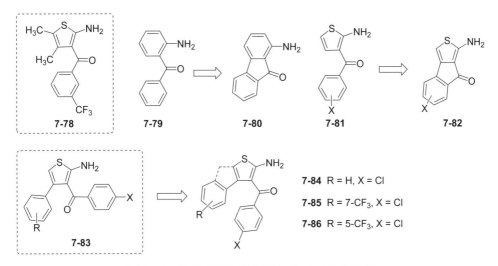

图 7-16　基于成环构象限制优化 A$_1$AR 激动剂

7.8.2　BACE-1 抑制剂的构象限制设计

氨基嘧啶骨架是 BACE-1 抑制剂的重要母核，Stamford 等通过基于片段的药物设计等方法，发现一类氨基嘧啶类 BACE-1 小分子抑制剂 **7-87**，该化合物也是第一个可口服并能在脑部发挥作用的 BACE-1 小分子抑制剂[51]。复合物晶体结构显示，化合物 **7-87** 可以与 BACE-1 活性位点的 S1～S3 疏水口袋结合。为了进一步提高该类结构的活性，Mandal 等通过构象限制的方法设计了一类双环氨基嘧啶类的 BACE-1 小分子抑制剂（图 7-17）[52]。先导化合物具有假直立键构象（pseudoaxial conformation），通过引入五元环固定其假直立键构象，并可以增强化合物同靶点活性结合位点的作用。在母核区引入氮原子和芳环，不仅可以维持先导化合物的结合模式，同时芳环还可以占据蛋白质的 S2′口袋，增加了化合物同蛋白质的结合能力。最终，化合物 **7-88** 对 BACE-1 酶活性提高了近 20 倍。在此基础上，进一步改善该化合物的药动学性质，最终得到了双环氨基嘧啶类化合物 **7-89**，该化合物可以有效降低小鼠脑内的 Aβ$_{40}$ 含量，具有良好的口服效果。

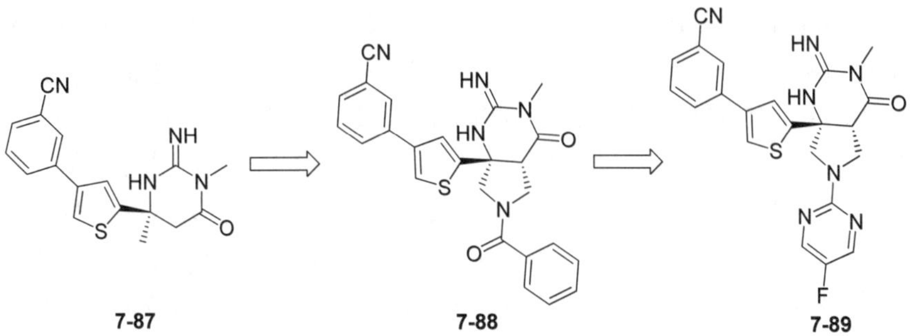

图 7-17　基于成环构象限制优化 BACE-1 抑制剂

7.8.3　EGFR 耐药突变体抑制剂的构象限制设计

表皮生长因子受体（epidermal growth factor receptor，EGFR）抑制剂已经在临床上广泛用于非小细胞肺癌的治疗。但是，外显子 19（del19）缺失和 L858R 突变会激活 EGFR，导致抗肿瘤疗效下降，并容易引起肿瘤复发。因此，新一代 EGFR 抑制剂的研发需要对 EGFR 的 del19 活化突变体、耐药突变体 C797S 和 T790M 均有效，并降低对野生型 EGFR（EGFR^{wt}）的抑制活性，以避免与靶点相关的毒性。勃林格殷格翰（Boehringer-Ingelheim）公司研究组选取了对 EGFR 突变体具有高选择性，但对 EGFR^{wt}低活性的苯并咪唑类抑制剂 **7-90**。通过解析先导化合物 **7-90** 与 EGFR^{L858R} 突变体复合物的晶体结构，发现其苯基与咪唑烷基侧链相邻时为活性构象。在此基础上，通过将苯基邻位与咪唑侧链成环进行构象限制，得到大环化合物 **7-91**，分子水平和细胞水平的活性均得到显著提升[53]。通过测定复合物晶体结构，大环化合物 **7-91** "锁定"了开链化合物 **7-90** 的活性构象（图 7-18）。为进一步优化大环化合物 **7-91** 与 EGFR^{L858R} 突变体的相互作用，在烷基链部分和吡啶环上个各引入一个甲基，并在咪唑 6 位引入哌嗪基以增强水溶性，得到了最优分子 BI-4020（**7-92**）。化合物 BI-4020 对三突变体 EGFR$^{del19/T790M/C797S}$（IC$_{50}$ = 0.2 nmol/L）和单突变体 EGFR^{del19}（IC$_{50}$ = 1 nmol/L）均有效，而且对 EGFR^{wt}（IC$_{50}$ = 190 nmol/L）活性较低，具有 950 倍的选择性。化合物 BI-4020 具有良好的药代性质，在口服 10 mg/kg 剂量下能够有效抑制 EGFR$^{del19/T790M/C797S}$，并实现对肿瘤的完全抑制（抑瘤率：121%），说明其具有优良的成药性能。

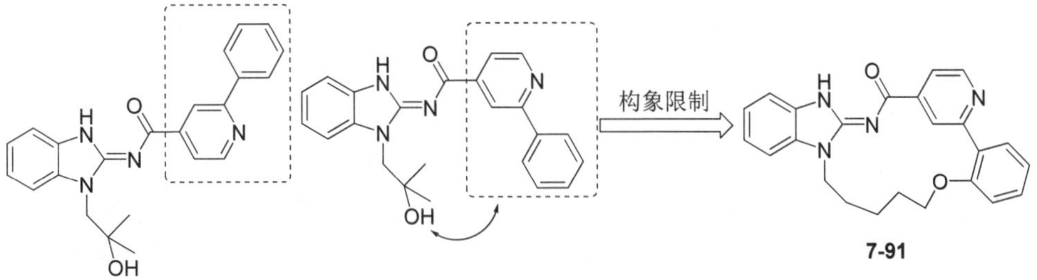

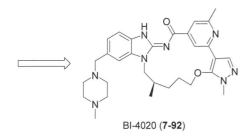

BI-4020 (**7-92**)

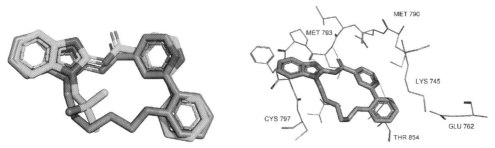

图 7-18　基于成环构象限制优化 EGFR 耐药突变体抑制剂

7.8.4　神经元 Kv7 钾离子通道开放剂的构象限制设计

钾离子通道 Kv7 有 5 个亚型，在中枢和外周神经系统中，Kv7.2 和 Kv7.3 丰度最高。瑞替加滨（retigabine，**7-93**）是一种 Kv7 开放剂，具有强效的抗惊厥活性，在临床上用于成人癫痫部分发作的辅助治疗。但由于存在色素沉着和视力丧失等毒副作用，瑞替加滨于 2017 年退出市场。瑞替加滨对 Kv7 各亚型缺乏选择性，导致疗效有限，并且存在半衰期短、血脑屏障通透性差等缺陷。针对这些问题，Taglialatela 等采用构象限制策略对瑞替加滨进行了结构优化[54]。通过将苯基与氨基成环，设计了吲哚、吲哚啉和四氢萘类化合物，并去除苯环上 4 位氨基，增强化学和代谢稳定性（图 7-19）。相比瑞替加滨（EC_{50} = 0.93 μmol/L），化合物 **7-94** 的对 Kv7.2 的活性提升了 12 倍（EC_{50} = 0.08 μmol/L），并且化学稳定性和代谢稳定性均得到增强。瑞替加滨对其他 Kv7 亚型缺乏选择性，而化合物 **7-94** 对 Kv7.3（EC_{50} = 10.5 μmol/L）、Kv7.4（EC_{50} = 0.1 μmol/L）和 Kv7.5（EC_{50} = 1.07 μmol/L）具有较强的选择性。

瑞替加滨 (**7-93**)　　构象限制　→　**7-94**

图 7-19　基于成环构象限制优化瑞替加滨

7.8.5 mTOR 选择性抑制剂的构象限制设计

雷帕霉素靶蛋白（target of rapamycin，mTOR）在细胞生长和增殖中起到重要的调节功能，mTOR 抑制剂具有抗肿瘤活性。mTOR/PI3K（phosphoinositide 3-kinase）信号通路是抗肿瘤药物研发的热门靶点。雷帕霉素是 mTOR 的变构抑制剂，与 mTOR 复合物 1（target of rapamycin complex 1，TORC1）和 FK506 结合蛋白 12（FK506 binding protein 12，FKBP12）形成复合物。雷帕霉素类似物的主要缺陷是单独用药时对实体瘤效果有限，而 ATP-竞争性的选择性 mTOR 抑制剂可能会具有更好的效果。基于先导化合物 PQR309（图 7-20），Wymann 研究组开展了构象限制设计，旨在降低在靶点结合过程中熵的损失[55]。具体的设计策略是将三嗪和吗啉之间用一个亚甲基成环，同时将三氟甲基去除以增强水溶性，并调节理化性质。在嘧啶并氢化吡咯并吗啉骨架的基础上进行构效关系研究，在另一个吗啉环上引入甲基，并将喹啉替换为吡嗪，得到最优化合物 **7-96**。相比于先导化合物 PQR309（K_i = 93.4 nmol/L），化合物 **7-96** 对 mTOR 的亲和力得到显著提升（K_i = 8 nmol/L），而且对 PI3Kα（p110α）的选择性从 0.27 倍提高到 212 倍，是一个高活性和高选择性的 mTOR 抑制剂。在 Sprague Dawley 大鼠中，化合物 **7-96** 具有优良的药代动力学性质，口服给药后具有足够的暴露量来发挥 mTOR 抑制作用，并且脑部吸收少，代谢稳定性好。

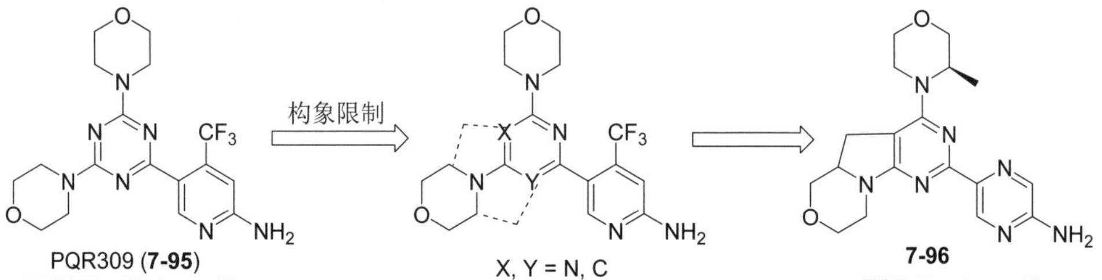

PQR309 (**7-95**)
mTOR K_i = 93.4 nmol/L
选择性指数：0.27

X, Y = N, C

7-96
mTOR K_i = 8 nmol/L
选择性指数：212

图 7-20　基于成环构象限制设计 mTOR 选择性抑制剂

7.8.6 高选择性 Mcl-1 抑制剂的构象限制设计

Mcl-1 属于 Bcl-2 家族蛋白，通过抑制肿瘤细胞凋亡促进肿瘤细胞存活。Mcl-1 的过表达会引起肿瘤发生，并导致对抗肿瘤治疗耐药。阿斯利康公司（AstraZeneca）的研究组在研发 Mcl-1 过程中意外发现合成副产物 **7-97** 具有优秀的抑制活性（IC_{50} = 0.042 nmol/L）[56]。复合物晶体结构显示，化合物 **7-97** 以一种 U 形构象结合到 Mcl-1 的活性位点，其吡唑 5 位甲基与萘环 3 位碳原子距离为 3.6 Å。在此基础上，通过构象限制策略设计了大环化合物（图 7-21）。通过构效关系研究，确定了化合物 **7-98** 为最优抑制剂（IC_{50} < 3 nmol/L）。通过测定复合物

晶体结构发现，仅轴手性异构体（命名为 AZD5991）可以与 Mcl-1 结合，吲哚 6 位氯取代基和 N-甲基的引入有效限制了吲哚基与吡咯基之间化学键的旋转，并有助于羧基与 Arg263 的相互作用。AZD5991 对 Mcl-1 具有优秀的抑制活性（IC$_{50}$ = 0.7 nmol/L，K_d = 0.17 nmol/L），并且对 Bcl-2 蛋白家族其他亚型具有高度选择性。AZD5991 在细胞和动物水平均显示了优秀活性，目前已经作为血液肿瘤候选新药进入 I 期临床试验。

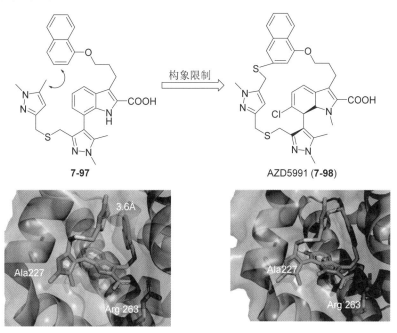

图 7-21　基于成环构象限制设计高选择性 Mcl-1 抑制剂

7.8.7　肽类分子的成环构象限制

将线型肽成环是降低肽类分子构象柔性、提升水解稳定性的重要方法。肽类分子的成环设计有助于提升与靶点的结合力和选择性，以及改善细胞膜的穿透力。肽类分子成环有四种设计方法（图 7-22）：①N 端和 C 端头尾部相连成环，这种成环方式适合稳定 β-折叠和 β-发夹（β-hairpin）结构；②具有反应活性的氨基酸侧链残基之间成环，订书肽（stapled peptide）是最常用的设计方式，常用于稳定 α-螺旋的构象；③N 端头部与氨基酸侧链成环；④C 端尾部与氨基酸侧链成环[57]。肽类分子的成环设计需要借助高效的合成方法，例如内酯化、内酰胺化、二硫键形成、1,2,3-三唑（点击反应）、烯烃复分解关环反应等。需注意的是，二硫键在生理条件下不够稳定，易发生氧化还原反应，可以用硫醚、内酰胺、联硒化物（diselenide）、三唑、烷烃等替代。用三唑来构建环状分子具有合成简便、对酯酶和异构酶代谢稳定性强等优点，是氨基酸侧链之间成环的常用方法。

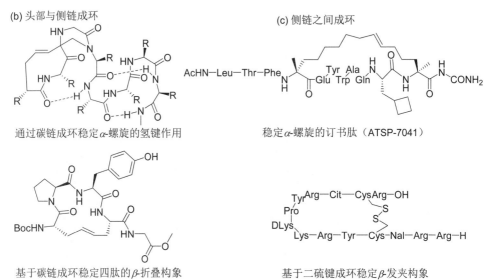

图 7-22　肽类分子的构象限制设计方法和代表性案例

α-螺旋结构可通过结合于蛋白质-蛋白质相互作用界面，来高效特异性地阻断两者的相互作用。但是，肽类抑制剂难以通过细胞膜，并且体内稳定性差。2000年，Verdine 等发展了订书肽技术来提升穿膜能力和水解稳定性。订书肽是一种用碳-碳键将氨基酸侧链残基成环来稳定多肽 α-螺旋结构的方法，具有结合能力强，能通过细胞膜，不易被蛋白酶水解，在体内半衰期长等优点[58]。订书肽通常在肽链中引入两个含有 α-甲基、α-烯基的非天然氨基酸，然后再通过烯烃复分解反应环化，形成稳定 α-螺旋构象的全碳支架（图 7-22）。近年来，订书肽的设计和合成技术得到了飞速发展，并且在新药研发领域有着广泛应用。例如，基于 p53 肽段设计和优化得到的订书肽 ATSP-7041（图 7-22）对 MDM2（$K_i = 0.9$ nmol/L）和 MDMX（$K_i = 7$ nmol/L）蛋白具有高亲和力，并通过阻断两者与 p53 的相互作用来发挥抗肿瘤疗效[59]。ATSP-7041 已经进入临床试验阶段，用于 p53 野生型肿瘤的治疗。

NS3/4A 蛋白酶是研发治疗丙型肝炎病毒（HCV）的重要靶点。基于四肽抑制剂 **7-99**，将其乙烯环丙基部分与叔丁基部分成环，再经优化得到 15 元环肽分子 **7-100**（BILN2061，图 7-23）。BILN2061 有效模拟了 β-折叠的构象，是第一个进入临床试验的 NS3/4A 蛋白酶抑制剂。但是，由于心脏毒性问题，BILN2061 的临床开发被终止。进一步对 BILN2061 进行优化，去除环戊烷侧链和喹啉甲基，并将主链环系中吡咯用环戊基替换，得到了最优化合物西咪匹韦（simeprevir，**7-101**）[60]。该化合物具有强效的 HCV NS3/4A 蛋白酶抑制活性（$K_i = 0.2$ nmol/L），并在细胞水平高效抑制病毒复制（$EC_{50} = 7.8$ nmol/L）。西咪匹韦于 2013 年被美国 FDA 批准上市，用于 HCV 的治疗。

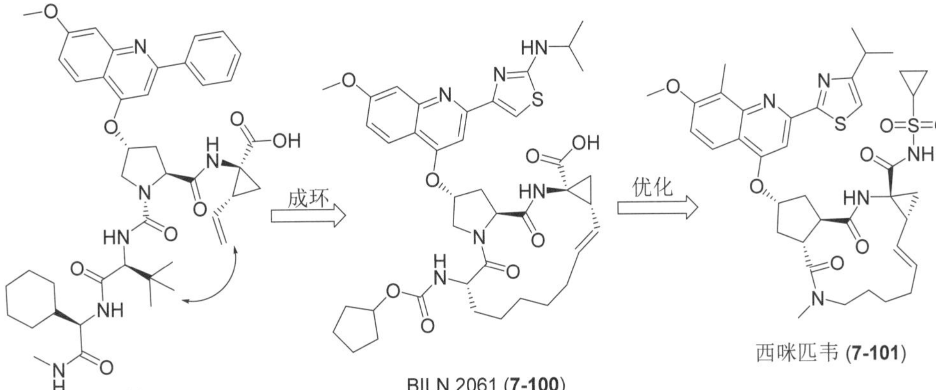

图 7-23 肽类 NS3/4A 蛋白酶抑制剂的成环结构优化

7.9 构象限制在提高药物作用选择性中的应用

7.9.1 通过侧链构象限制设计内皮素受体 B 选择性拮抗剂

内皮素（ET）是由 121 个氨基酸组成的多肽，主要由内皮细胞产生，是调节血管功能的重要因子，对维持血管张力与心血管系统稳态起重要作用。内皮素通过结合到 G 蛋白偶联受体发挥不同的生物功能。Geldern 等通过对 ET_A 拮抗剂 ABT-627（**7-102**）的氨基侧链进行构象限制设计，意外实现了完全相反的受体选择性，并发现了第一个高选择性 ET_B 拮抗剂（图 7-24）[61]。ABT-627（对 ET_A 的 $IC_{50} = 0.08$ nmol/L，选择性 $ET_A/ET_B = 1800$），其结构中烷基酰胺侧链对受体结合能力和选择性具有重要影响。通过改变两条烷烃侧链的方向发现高活性并且对 ET_A/ET_B 能平衡抑制的化合物 A-182086（**7-103**，$ET_A\ IC_{50} = 0.08$ nmol/L，$ET_A/ET_B = 3$）。在此基础上，继续采用构象限制策略——引入 2,6-二烷基苯氨基限制烷烃侧链的柔性。进一步结构优化发现了对 ET_B 抑制活性达到纳摩尔级，并且对 ET_A 的选择性最高达到 4000 倍。其中化合物 A-192621（**7-104**）具有合理的药代性质，且具有口服活性。

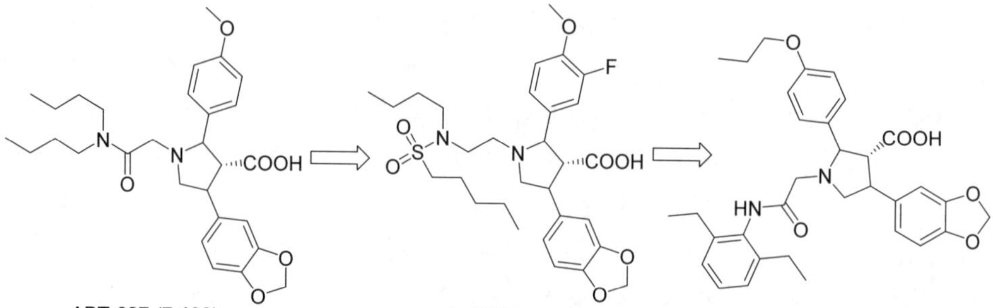

ABT-627 (**7-102**)
ET$_A$/ET$_B$ = 1800

A-182086 (**7-103**)
ET$_A$/ET$_B$ = 3

A-192621 (**7-104**)
ET$_B$/ET$_A$ = 1300

图 7-24　基于构象限制发现选择性 ET$_B$ 拮抗剂

7.9.2　基于成环构象限制设计发现高选择性 EGFR^{T790M} 突变体抑制剂

7-105

7-106

构象限制　　分子杂交

7-107

n = 1, 2, 3

7-108

7-109

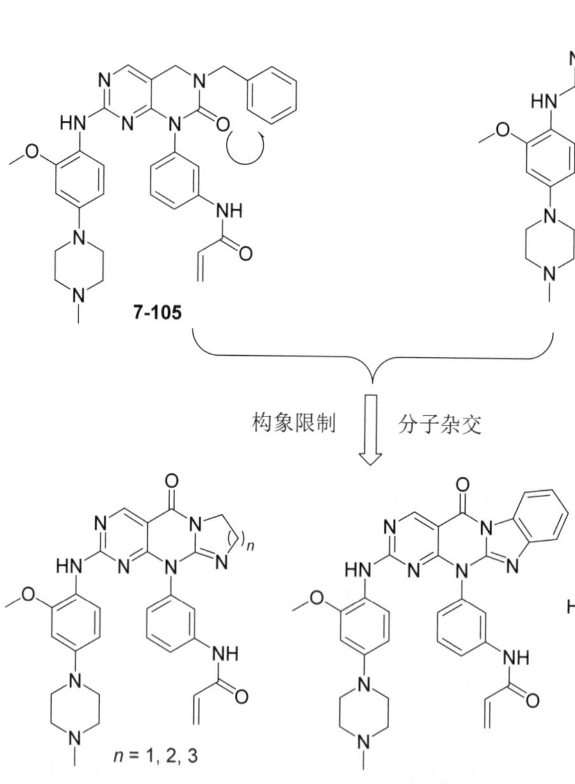

图 7-25　基于构象限制设计高选择性 EGFR^{T790M} 突变体抑制剂

表皮生长因子受体（EGFR）是靶向抗肿瘤药物的重要靶点，吉非替尼和厄洛替尼等酪氨酸激酶抑制剂已在临床治疗非小细胞肺癌中获得了巨大成功，但其耐药性问题也日益突出。目前，开发具有高特异性的 EGFR^{T790M} 突变体抑制剂已成为解决吉非替尼等药物临床耐药的重要策略。然而，由于 $EGFR^{WT}$ 和 $EGFR^{T790M}$ 突变体拥有高度相似的三维结构以及几乎相同的 ATP 结合力，这使得发现高选择性的 $EGFR^{T790M}$ 突变抑制剂极具挑战性。丁克研究组基于构象限制策略成功设计得到了嘧啶三环类化合物作为全新的选择性 $EGFR^{T790M}$ 抑制剂[62]。化合物 **7-105** 和 **7-106** 作为新型 $EGFR^{T790M}$ 抑制剂，拥有纳摩尔级的抑制活性，但选择性差。运用构象限制提高配体选择性，将双环变成三环或者四环，设计并合成了一系列嘧啶三环类化合物（图 7-25）。其中代表性化合物 **7-109** 可有效抑制 $EGFR^{L858R}$/$EGFR^{T790M}$ 突变的耐药性 H1975 肺癌细胞增殖（IC_{50} = 86 nmol/L），而对携带 $EGFR^{WT}$ 的正常细胞不产生明显抑制作用，这可为进一步开发抗吉非替尼耐药的酪氨酸激酶抑制剂提供新的先导化合物。

参 考 文 献

[1] Tron, G. C.; Pirali, T.; Sorba, G.; *et al.* Medicinal chemistry of combretastatin A4: present and future directions. *J. Med. Chem.* **2006**, *49*, 3033-3044.

[2] Shan, Y.; Zhang, J.; Liu, Z.; *et al.* Developments of combretastatin A-4 derivatives as anticancer agents. *Curr. Med. Chem.* **2011**, *18*, 523-538.

[3] Rajak, H.; Dewangan, P. K.; Patel, V.; *et al.* Design of combretastatin A-4 analogs as tubulin targeted vascular disrupting agent with special emphasis on their cis-restricted isomers. *Curr. Pharm. Des.* **2013**, *19*, 1923-1955.

[4] Jiang, J.; Zheng, C.; Zhu, K.; *et al.* Quantum chemistry calculation-aided structural optimization of combretastatin A-4-like tubulin polymerization inhibitors: improved stability and biological activity. *J. Med. Chem.* **2015**, *58*, 2538-2546.

[5] Williams, D. H.; Stephens, E.; O'Brien, D. P.; *et al.* Understanding noncovalent interactions: ligand binding energy and catalytic efficiency from ligand-induced reductions in motion within receptors and enzymes. *Angew. Chem. Int. Ed.* **2004**, *43*, 6596-6616.

[6] Searle, M. S.; Williams, D. H. The cost of conformational order: entropy changes in molecular associations. *J. Am. Chem. Soc.* **1992**, *114*, 10690-10697.

[7] Page, M. I. Entropy, binding energy, and enzymic catalysis. *Angew. Chem. Int. Ed. Engl.* **1977**, *16*, 449-459.

[8] Veber, D. F.; Johnson, S. R.; Cheng, H.-Y.; *et al.* Molecular properties that influence the oral bioavailability of drug candidates. *J. Med. Chem.* **2002**, *45*, 2615-2623.

[9] Varma, M. V.; Obach, R. S.; Rotter, C.; *et al.* Physicochemical space for optimum oral bioavailability: contribution of human intestinal absorption and first-pass elimination. *J. Med. Chem.* **2010**, *53*, 1098-1108.

[10] Wipf, P.; Xiao, J.; Stephenson, C. R. Peptide-like molecules (PLMs): a journey from peptide bond isosteres to Gramicidin S mimetics and mitochondrial targeting agents. *Chimia* **2009**, *63*, 764.

[11] Skoda, E. M.; Davis, G. C.; Wipf, P. Allylic amines as key building blocks in the synthesis of (E)-alkene peptide isosteres. *Org. Process Res. Dev.* **2012**, *16*, 26-34.

[12] Xiao, J.; Weisblum, B.; Wipf, P. Electrostatic versus steric effects in peptidomimicry: synthesis and secondary structure analysis of gramicidin S analogues with (E)-alkene peptide isosteres. *J. Am. Chem. Soc.* **2005**, *127*, 5742-5743.

[13] Gause, G.; Brazhnikova, M. Gramicidin S and its use in the treatment of infected wounds. *Nature* **1944**, *154*, 703.

[14] Frantz, M.-C.; Pierce, J. G.; Pierce, J. M.; *et al.* Large-scale asymmetric synthesis of the bioprotective agent JP4-039 and analogs. *Org. Lett.* **2011**, *13*, 2318-2321.

[15] Giannis, A.; Kolter, T. Peptidomimetics for receptor ligands-discovery, development, and medical perspectives. *Angew. Chem. Int. Ed. Engl.* **1993**, *32*, 1244-1267.

[16] Hsieh, K. H.; LaHann, T. R.; Speth, R. C. Topographic probes of angiotensin and receptor: Potent angiotensin II agonist containing diphenylalanine and long-acting antagonists containing biphenylalanine and 2-indan amino acid in position 8. *J. Med. Chem.* **1989**, *32*, 898-903.

[17] Corey, E.; Link, J. O. A general, catalytic, and enantioselective synthesis of. alpha.-amino acids. *J. Am. Chem. Soc.* **1992**, *114*, 1906-1908.

[18] Schiller, P. W.; Weltrowska, G.; Dung, N. T. M.; *et al.* Conformational restriction of the phenylalanine residue in a cyclic opioid peptide analog: effects on receptor selectivity and stereospecificity. *J. Med. Chem.* **1991**, *34*, 3125-3132.

[19] Holladay, M. W.; Lin, C. W.; May, C. S.; *et al.* trans-3-n-Propyl-L-proline is a highly favorable, conformationally restricted replacement for methionine in the C-terminal tetrapeptide of cholecystokinin. Stereoselective synthesis of 3-allyl-and 3-*n*-propyl-L-proline derivatives from 4-hydroxy-L-proline. *J. Med. Chem.* **1991**, *34*, 455-457.

[20] Yanagisawa, H.; Ishihara, S.; Ando, A.; *et al.* Angiotensin-converting enzyme inhibitors. Perhydro-1, 4-thiazepin-5-one derivatives. *J. Med. Chem.* **1987**, *30*, 1984-1991.

[21] Olson, G. L.; Bolin, D. R.; Bonner, M. P.; *et al.* Concepts and progress in the development of peptide mimetics. *J. Med. Chem.* **1993**, *36*, 3039-3049.

[22] Nagai, U.; Sato, K.; Nakamura, R.; *et al.* Bicyclic turned dipeptide (BTD) as a β-turn mimetic; its design, synthesis and incorporation into bioactive peptides. *Tetrahedron* **1993**, *49*, 3577-3592.

[23] Sato, K.; Nagai, U. Synthesis and antibiotic activity of a gramicidin S analogue containing bicyclic β-turn dipeptides. *J. Chem. Soc., Perkin Trans. 1* **1986**, 1231-1234.

[24] Brandmeier, V.; Sauer, W. H.; Feigel, M. Antiparallel *β*-sheet conformation in cyclopeptides containing a pseudo - amino acid with a biphenyl moiety. *Helv. Chim. Acta* **1994**, *77*, 70-85.

[25] Wagner, G.; Feigel, M. Parallel *β*-sheet conformation in macrocycles. *Tetrahedron* **1993**, *49*, 10831-10842.

[26] Kemp, D. S.; Curran, T. P.; Davis, W. M.; *et al.* Studies of N-terminal templates for .alpha.-helix formation. Synthesis and conformational analysis of (2S,5S,8S,11S)-1-acetyl-1,4-diaza-3-keto-5-carboxy-10-thiatricyclo [2.8.1.0^{4,8}]tridecane (Ac-Hel1-OH). *J. Org. Chem.* **1991**, *56*, 6672-6682.

[27] Kemp, D. S.; Curran, T. P.; Boyd, J. G.; *et al.* Studies of N-terminal templates for alpha-helix formation. Synthesis and conformational analysis of peptide conjugates of (2S,5S,8S,11S)-1-acetyl-1,4-diaza-3-keto-5-carboxy-10-thiatricyclo[2.8.1.0^{4,8}]tridecane (Ac-Hel1-OH). *J. Org. Chem.* **1991**, *56*, 6683-6697.

[28] Sarabu, R.; Lovey, K.; Madison, V. S.; *et al.* Design, synthesis, and 3-dimensional structural characterization of a constrained omega-loop excised from interleukin-1-alpha. *Tetrahedron* **1993**, *49*, 3629-3640.

[29] Smith III, A. B.; Keenan, T. P.; Holcomb, R. C.; *et al.* Design, synthesis, and crystal structure of a pyrrolinone-based peptidomimetic possessing the conformation of a. beta.-strand: potential application to the design of novel inhibitors of proteolytic enzymes. *J. Am. Chem. Soc.* **1992**, *114*, 10672-10674.

[30] Hirschmann, R.; Sprengeler, P. A.; Kawasaki, T.; *et al.* The first design and synthesis of a steroidal

peptidomimetic. The potential value of peptidomimetics in elucidating the bioactive conformation of peptide ligands. *J. Am. Chem. Soc.* **1992**, *114*, 9699-9701.

[31] Fisher, M. J.; Gunn, B.; Harms, C. S.; *et al.* Non-peptide RGD surrogates which mimic a Gly-Asp β-turn: Potent antagonists of platelet glycoprotein IIb−IIIa. *J. Med. Chem.* **1997**, *40*, 2085-2101.

[32] Blackburn, B. K.; Lee, A.; Baier, M.; *et al.* From peptide to non-peptide. 3. Atropisomeric GPIIbIIIa antagonists containing the 3,4-dihydro-1*H*-1,4-benzodiazepine-2,5-dione nucleus. *J. Med. Chem.* **1997**, *40*, 717-729.

[33] Barreiro, E. J.; Kümmerle, A. E.; Fraga, C. A. The methylation effect in medicinal chemistry. *Chem. Rev.* **2011**, *111*, 5215-5246.

[34] Leung, C. S.; Leung, S. S.; Tirado-Rives, J.; *et al.* Methyl effects on protein–ligand binding. *J. Med. Chem.* **2012**, *55*, 4489-4500.

[35] Southall, N. T.; Dill, K. A.; Haymet, A. A view of the hydrophobic effect. *J. Phys. Chem. B* **2002**, *106*, 521-533.

[36] Schönherr, H.; Cernak, T. Profound methyl effects in drug discovery and a call for new C-H methylation reactions. *Angew. Chem. Int. Ed.* **2013**, *52*, 12256-12267.

[37] Quancard, J.; Bollbuck, B.; Janser, P.; *et al.* A potent and selective S1P 1 antagonist with efficacy in experimental autoimmune encephalomyelitis. *Chem. Biol.* **2012**, *19*, 1142-1151.

[38] Goodman, A. J.; Le Bourdonnec, B.; Dolle, R. E. Mu opioid receptor antagonists: recent developments. *ChemMedChem* **2007**, *2*, 1552-1570.

[39] O'Reilly, M. C.; Scott, S. A.; Brown, K. A.; *et al.* Development of dual PLD1/2 and PLD2 selective inhibitors from a common 1,3,8-Triazaspiro [4.5] decane Core: discovery of Ml298 and Ml299 that decrease invasive migration in U87-MG glioblastoma cells. *J. Med. Chem.* **2013**, *56*, 2695-2699.

[40] Liu, K. K.; Huang, X.; Bagrodia, S.; *et al.* Quinazolines with intra-molecular hydrogen bonding scaffold (iMHBS) as PI3K/mTOR dual inhibitors. *Bioorg. Med. Chem. Lett.* **2011**, *21*, 1270-1274.

[41] LaPlante, S. R.; Gillard, J. R.; Jakalian, A.; *et al.* Importance of ligand bioactive conformation in the discovery of potent indole-diamide inhibitors of the hepatitis *C virus* NS5B. *J. Am. Chem. Soc.* **2010**, *132*, 15204-15212.

[42] Kazuta, Y.; Hirano, K.; Natsume, K.; *et al.* Cyclopropane-based conformational restriction of histamine. (1*S*,2*S*)-2-(2-aminoethyl)-1-(1*H*-imidazol-4-yl)cyclopropane, a highly selective agonist for the histamine H3 receptor, having a cis-cyclopropane structure. *J. Med. Chem.* **2003**, *46*, 1980-1988.

[43] Watanabe, M.; Kazuta, Y.; Hayashi, H.; *et al.* Stereochemical diversity-oriented conformational restriction strategy. Development of potent histamine H3 and/or H4 receptor antagonists with an imidazolylcyclopropane structure. *J. Med. Chem.* **2006**, *49*, 5587-5596.

[44] Watanabe, M.; Hirokawa, T.; Kobayashi, T.; *et al.* Investigation of the bioactive conformation of histamine H3 receptor antagonists by the cyclopropylic strain-based conformational restriction strategy. *J. Med. Chem.* **2010**, *53*, 3585-3593.

[45] Renslo, A. R.; Jaishankar, P.; Venkatachalam, R.; *et al.* Conformational constraint in oxazolidinone antibacterials. Synthesis and structure-activity studies of (azabicyclo[3.1.0]hexylphenyl)oxazolidinones. *J. Med. Chem.* **2005**, *48*, 5009-5024.

[46] Yonezawa, S.; Yamamoto, T.; Yamakawa, H.; *et al.* Conformational restriction approach to beta-secretase (BACE1) inhibitors: effect of a cyclopropane ring to induce an alternative binding mode. *J. Med. Chem.* **2012**, *55*, 8838-8858.

[47] Brickner, S. J.; Barbachyn, M. R.; Hutchinson, D. K.; *et al.* Linezolid (ZYVOX), the first member of a completely new class of antibacterial agents for treatment of serious gram-positive infections. *J.*

Med. Chem. **2008**, *51*, 1981-1990.

Med. Chem. **2008**, *51*, 1981-1990.

[48] Jacobson, K. A.; Gao, Z.-G. Adenosine receptors as therapeutic targets. *Nature Rev. Drug Discov.* **2006**, *5*, 247-264.

[49] Hutchinson, S.; Scammells, P. A1 adenosine receptor agonists: medicinal chemistry and therapeutic potential. *Curr. Pharm. Des.* **2004**, *10*, 2021-2039.

[50] Aurelio, L.; Valant, C.; Flynn, B. L.; et al. Allosteric modulators of the adenosine A1 receptor: synthesis and pharmacological evaluation of 4-substituted 2-amino-3-benzoylthiophenes. *J. Med. Chem.* **2009**, *52*, 4543-4547.

[51] Stamford, A. W.; Scott, J. D.; Li, S. W.; et al. Discovery of an Orally Available, Brain Penetrant BACE1 Inhibitor that Affords Robust CNS Abeta Reduction. *ACS Med. Chem. Lett.* **2012**, *3*, 897-902.

[52] Mandal, M.; Zhu, Z.; Cumming, J. N.; et al. Design and validation of bicyclic iminopyrimidinones as beta amyloid cleaving enzyme-1 (BACE1) inhibitors: conformational constraint to favor a bioactive conformation. *J. Med. Chem.* **2012**, *55*, 9331-9345.

[53] Engelhardt, H.; Bose, D.; Petronczki, M.; et al. Start selective and rigidify: The Discovery path toward a next generation of EGFR tyrosine kinase inhibitors. *J. Med. Chem.* **2019**, *62*, 10272-10293.

[54] Ostacolo, C.; Miceli, F.; Di Sarno, V.; et al. Synthesis and pharmacological characterization of conformationally restricted retigabine analogues as novel neuronal Kv7 channel activators. *J. Med. Chem.* **2020**, *63*, 163-185.

[55] Borsari, C.; Rageot, D.; Dall'Asen, A.; et al. A conformational restriction strategy for the identification of a highly selective pyrimido-pyrrolo-oxazine mTOR inhibitor. *J. Med. Chem.* **2019**, *62*, 8609-8630.

[56] Tron, A. E.; Belmonte, M. A.; Adam, A.; et al. Discovery of Mcl-1-specific inhibitor AZD5991 and preclinical activity in multiple myeloma and acute myeloid leukemia. *Nat. Commun.* **2018**, *9*, 5341.

[57] Lenci, E.; Trabocchi, A. Peptidomimetic toolbox for drug discovery. *Chem. Soc. Rev.* **2020**, *49*, 3262-3277.

[58] Li, X.; Chen, S.; Zhang, W. D.; et al. Stapled helical peptides bearing different anchoring residues. *Chem. Rev.* **2020**, *120*, 10079-10144.

[59] Chang, Y. S.; Graves, B.; Guerlavais, V.; et al. Stapled alpha-helical peptide drug development: a potent dual inhibitor of MDM2 and MDMX for p53-dependent cancer therapy. *Proc. Natl. Acad. Sci. U.S.A.* **2013**, *110*, E3445-3454.

[60] Raboisson, P.; de Kock, H.; Rosenquist, A.; et al. Structure-activity relationship study on a novel series of cyclopentane-containing macrocyclic inhibitors of the hepatitis C virus NS3/4A protease leading to the discovery of TMC435350. *Bioorg. Med. Chem. Lett.* **2008**, *18*, 4853-4858.

[61] von Geldern, T. W.; Tasker, A. S.; Sorensen, B. K.; et al. Pyrrolidine-3-carboxylic acids as endothelin antagonists. 4. Side chain conformational restriction leads to ET(B) selectivity. *J. Med. Chem.* **1999**, *42*, 3668-3678.

[62] Xu, T.; Zhang, L.; Xu, S.; et al. Pyrimido[4,5-*d*]pyrimidin-4(1*H*)-one derivatives as selective inhibitors of EGFR threonine790 to methionine790 (T790M) mutants. *Angew. Chem. Int. Ed. Engl.* **2013**, *52*, 8387-8390.

第**8**章
前药设计策略

药物进入体内后，需要经历一个复杂的过程才能到达其作用部位，与靶点结合从而发挥药效，药物的体内过程决定药物的血药浓度和靶部位的浓度。在药物的研发过程中，大约仅有十分之一的候选药物才能最终成功上市，而在被淘汰的候选药物中大约有三分之一是由于药代动力学性质不合理被淘汰。前药（prodrug）设计就是一种改善药物在体内传输性质方面缺陷的结构优化方法。前药设计在新药研发中有广泛的应用，据统计，在 2008 年至 2017 年上市的新化学实体中，至少有 30 个是前药，占比约为 12%[1]。鉴于前药在药物结构优化中的重要性，本章主要基于笔者在教材《现代药物设计学》（中国医药科技出版，2006）所撰写的前药内容，结合本领域重要综述[1-3]和近年上市的前药，系统介绍前药设计方法和代表性案例。需要说明的是，基于生物大分子和纳米载药系统的前药设计不在本章讨论范围。

8.1 药物作用的体内过程

了解药物的体内过程和生物转运原理对前药设计具有重要意义。药物的体内过程一般可分为三个阶段：药剂相（pharmaceutical phase）、药代动力学相（pharmacokinetic phase）和药效相（pharmacodynamic phase）。药剂相是指药物经不同的给药途径进入体内后，经过剂型的崩解和有效成分的溶解形成可供吸收药物的进程。药代动力学相是指药物被吸收进入血液循环，向各组织或器官分布，经代谢或生物转化，最终排出体外的过程。药效相，又称药物动态相，是指药物到达作用部位后，与靶点相互作用产生生物效应的过程。药物的吸收、分布和排泄的过程统称为生物转运，代谢称为生物转化。生物转运和生物转化即为药物体内的 ADME 过程。

吸收是指药物从用药部位向血液循环转运的过程。药物首先要在吸收部位溶解，然后通过生物膜进入血液循环。药物的吸收过程决定着药物进入体循环的速度与量，该过程受到机体消化系统和循环系统的生理因素控制，又与药物分子的脂溶性、解离度和分子量等因素有关。药物的透膜性（permeability）决定了药物的吸收能力。

药物的分布是指药物从给药部位吸收进入血液后，由循环系统运送至各脏器组织和靶组织的过程。如果药物作用靶点位于靶组织的细胞膜，药物到达靶组织可迅速发挥药效。如果药物作用靶点位于细胞内，药物必须具有一定的脂溶性以穿过细胞膜与靶点作用。作用于神经系统的药物还需要透过血脑屏障以发挥作用。影响药物分布的主要因素有体内循环与血管透过性、药物与血浆蛋白结合的能力、药物的理化性质与透过生物膜的能力、药物与组织的亲和力等。

排泄是药物自体内消除的一种形式。药物排泄的途径较多，其中肾排泄和胆汁排泄是两种最为重要的排泄途径。药物胆汁排泄速度和程度受药物的极性和相对分子量等因素的影响，一般具有极性基团或相对分子量较大的药物易于排泄。

8.2 药物的生物转运机制

药物的生物转运方式分为被动转运、载体媒介转运和膜动转运三大类（表8-1）。深入了解药物生物转运方式与前药设计密切相关。被动转运（passive transport）是指按物质的浓度梯度，从高浓度一侧扩散到低浓度一侧的过程。被动转运分为被动扩散和膜孔转运两种形式。载体媒介转运（carrier-mediated transport）是指药物通过生物膜上的载体蛋白来通过生物膜，从而被吸收的过程。载体媒介转运具有较强的专一性，一般可分为主动转运（active transport）和促进扩散（facilitated diffusion）两种形式，载体蛋白可根据机体需要来主动选择吸收或排出的物质。膜动转运（membrane mobile transport）是指通过细胞膜的主动变形将药物摄入细胞内或从细胞内释放到细胞外的转运过程。膜动转运可分为胞吞作用（endocytosis）和胞吐作用（exocytosis），其主要特点是转运过程具有特异性，生物膜呈现主动选择性，结构发生变化并消耗一定的能量。

表 8-1　药物的生物转运方式及特点

生物转运方式		特点
被动转运	被动扩散	被动扩散是药物以顺浓度梯度方式进入膜内的过程，不需要载体，对透过物质没有特异性选择和无需消耗能量，不存在饱和竞争抑制现象
	膜孔转运	膜孔转运是指一些水溶性小分子药物直接通过细胞膜孔的过程，其速度取决于压力梯度与分子大小。细胞膜孔的直径大约是 0.4～0.8 nm，因此只能通过水、乙醇、尿素和乙二醇等分子量小于 100 的极性小分子
载体媒介转运	主动转运	主动转运是指借助载体或酶系统作用，药物从膜低浓度侧向高浓度侧的转运。参与主动转运的载体主要是 ATP 酶，主动转运的特点主要有：逆浓度梯度，转运需要能量；有结构特异性和部位特异性，被转运物质需要能特异性地与蛋白载体结合；主动转运的速率与转运量与载体的活性和量有关，载体被饱和后，转运速度达最大值

生物转运方式		特点
载体媒介转运	促进扩散	促进扩散又称为易化扩散，是指某些物质在细胞膜载体的帮助下，由膜高浓度侧向低浓度侧扩散的过程，其特点是需要载体，顺浓度梯度，有饱和现象，而无能量消耗
膜动转运	胞吞作用	胞吞作用是指向细胞内摄入物质，对蛋白质和多肽类药物等大分子物质的吸收非常重要。在胞吞作用中，如果被摄入的物质是固体，则称吞噬（phagocytosis），如为液体则为胞饮（pinocytosis）
	胞吐作用	胞吐作用是指向细胞外释放物质，对胰腺细胞分泌胰岛素等过程非常重要

8.3 药物代谢反应

药物代谢是指药物被机体吸收后，在体内各种酶的作用下发生系列化学反应，导致其结构改变的过程。药物代谢涉及的化学反应一般分为代谢反应（metabolic reaction）和结合反应（conjugate reaction）两种类型。代谢反应，又称为 I 相反应（phase I reaction），是指通过氧化、还原和水解反应在药物分子中引入羟基、氨基和羧基等极性基团，药物极性和水溶性增强，有利于排出体外。结合反应，又称为 II 相反应（phase II reaction），是指药物或代谢反应生成的代谢物的极性基团与内源性物质反应生成结合物。药物经代谢后会发生药理活性增强、减弱或失活等系列效应，在新药研发中具有重要意义，前药就是一种与药物代谢密切的药物设计方法。

8.4 前药的基本概念与设计原则

前药概念最早由 Adrian Albert 于 1958 年提出："前药是经生物转化后才显示药理作用的化合物"[4]。但是这个定义过于广泛，既包括了一些天然存在的前药（例如可待因在体内转化成为吗啡发挥麻醉作用），又包括了本身具有生物活性的分子经有目的的结构修饰而得到的前药。而现代的前药概念一般是指体外无活性或活性较小，在体内经过酶促或非酶促作用，释放出活性分子而发挥药效的化合物。

前药设计的目的是指为改善药物分子（通常称为母药）在体内传输性质方面的缺陷，在母药分子上通过化学修饰的方法连接一个或多个载体基团形成在体外无活性的前药，前药进入体内后在作用部位可以经酶促或化学反应脱去载体基团，释放出母药而发挥治疗作用。前药相对母药来讲是一个具有新化学结构的分子，前药设计是一种非常实用的药物结构优化方法。

在进行前药设计之前，首先要了解药物需要克服哪些障碍，也就是母药的性质在哪些方面进行优化，这样才能有针对性地去设计前药。在药剂相，药物面临的主要"障碍"有药物在制剂方面的缺陷、药物水溶性差、药物具有不良气味和组织刺激性等。而药物需克服的主要"障碍"在药代动力学相，药物在药代动力学（ADME）过程中主要会面临如下问题：

① 由于"首过效应"，药物的生物利用度低；

② 药物通过胃肠道黏膜或血脑屏障等生物膜的能力差，吸收不完全；

③ 药物吸收和排泄太快，或易于代谢，难以发挥长效作用；

④ 药物因在非靶部位分布带来的刺激性或毒副作用；

⑤ 药物分布靶向性差。

在明确前药设计需克服的主要问题后，合理的前药设计需要确定药物产生最佳疗效所需要具有的理化性质，最后选择合理的结构修饰方式使药物具有合适的理化性质并能在作用部位释放出母药。前药设计需遵循如下原则：

① 选择母药分子中最合适的官能团进行化学修饰；

② 确定机体内能使前药发挥所需生物活性的机理和酶系统；

③ 母药分子在体内必须能从前药得到释放（理想的情况是定量释放）；

④ 前药在大量存放时化学性质必须稳定，并可与各种制剂辅料配伍；

⑤ 前药的合成和纯化应简易可行；

⑥ 必须要考虑前药和与母药相连的载体基团的毒性。

8.5 前药设计方法

在进行前药设计时应考虑的核心问题是：①母药能否从前药分子中释放？②在什么时候和什么部位以何种速度释放？③释放量多少？影响前药在体内转化为母药的因素有很多。对应上述问题，前药设计的关键在于选择合适的载体基团及其与母药之间化学键的性质。

前药在体内主要通过酶促反应和化学（非酶促）反应两种方式来释放母药。酶促反应利用体内代谢酶主要通过Ⅰ相代谢反应来催化释放母药，以酶催化水解反应最为常见，还原反应和氧化反应也可以在体内激活前药。人体内常见的前药活化酶见表8-2。前药也可以利用不同生理或病理环境下的性质（例如生理条件和肿瘤组织中 pH 值的差异），通过化学催化释放出母药，但其固有的不稳定性可能会给制剂带来一定难度。

表 8-2　常见的前药活化酶[1]

酶	基因	人体中高表达部位	细胞内定位	前药示例
羧酸酯酶 1	CES1	肝脏、肺脏和胆囊	内质网	奥司他韦
羧酸酯酶 2	CES2	肠道、肝脏和肾脏	胞质和高尔基体	伊利替康
乙酰胆碱酯酶	ACHE	骨骼肌、大脑、红细胞和淋巴细胞	囊泡和高尔基体	丁酰阿昔洛韦
丁酰胆碱酯酶	BCHE	主要存在于血浆、肝脏、大脑、肌肉、肾脏、肠道、视网膜和胎盘	胞内，分泌	班布特罗

酶	基因	人体中高表达部位	细胞内定位	前药示例
对氧磷酶 1	PON1	肝脏合成，分泌进入血液	分泌	普卢利沙星
羟甲烯丁烯羟酸内酯酶	CMBL	肾脏、肠道、肝脏和骨骼肌	胞内	奥美沙坦酯
肠道碱性磷酸酶	ALPI	小肠	质膜	福沙那韦钙
肝脏骨骼肾脏中的碱性磷酸酶	ALPL	内分泌组织、大脑、肺脏、肝脏、骨骼和肾脏	胞质	磷苯妥英
联苯水解酶样	BPHL	肝脏、肠道和肾脏	核质和线粒体	伐昔洛韦

前药在体内转化为母药的时间可以发生在吸收前（如在胃肠道）、吸收时、吸收后或者发生在体内药物作用的特定靶部位，这需要根据不同前药的用途而定。至于前药需要以何种速度释放出母药，这也要取决于前药设计的目的是要求发挥短效作用还是长效作用。由于前药本身是无活性的化合物，这就需要前药在机体内有尽可能多的转化。

8.5.1 含羧基和羟基药物的前药设计

含有羟基或羧基的药物常被转化为酯类前药，然后在体内经酯酶水解释放母药。由于酯酶在血液、肝脏和其他器官或组织中有着广泛的分布，酯类前药的应用最为广泛。人体内的酯酶主要有：羧酸酯酶（carboxylesterase）、乙酰胆碱酯酶（acetylcholinesterase）、丁酰胆碱酯酶（butyrylcholinesterase）、对氧磷酶（paraoxonase）、芳基酯酶（arylesterase）。含有羟基或羧基药物的前药设计方法分别见图 8-1 和图 8-2。

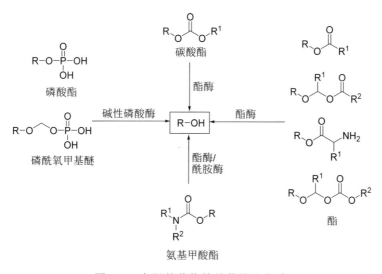

图 8-1　含羟基药物的前药设计方法

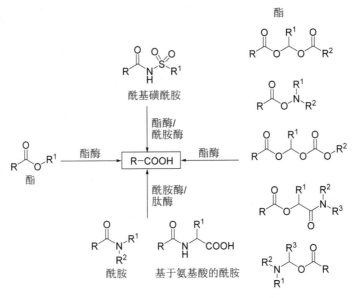

图 8-2 含羧基药物的前药设计方法

羟基和羧基是极性基团，成酯后脂溶性增强，有助于提升细胞膜透过能力。此外，对药物进行不同的成酯修饰，将会使分子具有合适的脂水分配系数和体内分解性。酯类前药在体内的水解速率同时取决于酰基部分和醇部分取代基的电性效应和立体效应。值得注意的是，酯类前药的化学水解性和体内酶促水解性的规律并不一致。因此要预测酯类前药的水解速率，最好在有血浆或组织匀浆存在下进行体外酶水解速率测定。此外，前药在不同种属生物体内的水解速率存在差异。例如，酯类前药在大鼠体内的水解速率要高于人体内的水解速率，而在狗体内的水解速率要低于人。因此，在评价酯类前药的有效性时应注意上述问题。代表性的烷基酯前药见表 8-3。

表 8-3　上市药物中的代表性烷基酯类前药

结构与名称	设计策略和性能	用途
奥塞米韦（oseltamivir，**8-1**）	乙酯型前药，通过酯酶水解；母药在临床前动物模型中生物利用度＜5%，成酯后口服吸收增加，人体口服生物利用度为 80%	抗流感药

结构与名称	设计策略和性能	用途
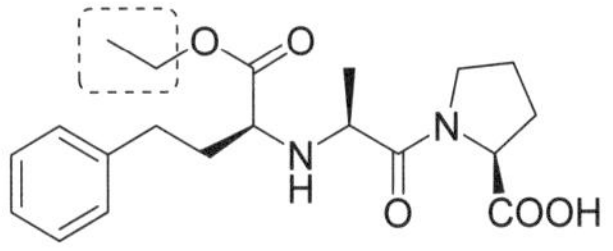 依那普利（enalapril，**8-2**）	乙酯型前药，通过酯酶水解；人体口服生物利用度为 36%～44%	抗高血压药
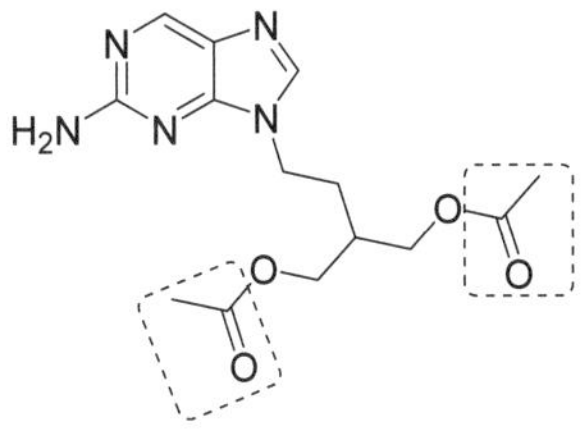 法昔洛韦（famciclovir，**8-3**）	二乙酸酯型前药，通过酯酶水解和嘌呤氧化激活；人体口服生物利用度为 75%	抗病毒药
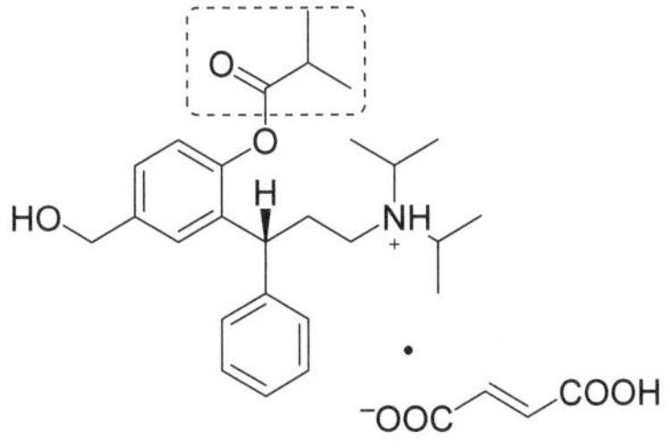 弗斯特罗定（fesoterodine，**8-4**）	异丁酸酯型前药，反式丁烯二酸盐；降低了药代性质的个体差异	治疗膀胱过度活动症
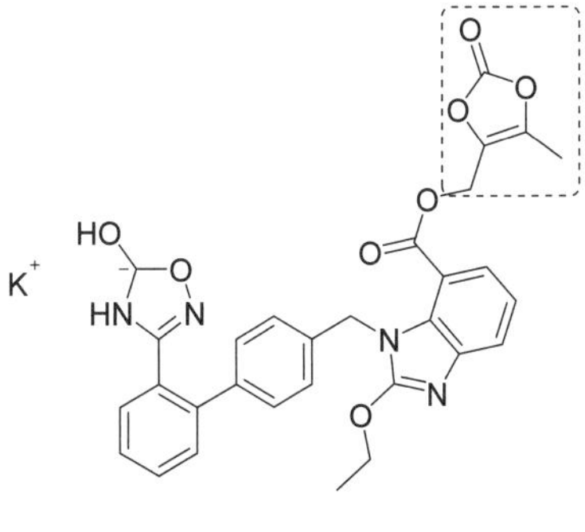 阿齐沙坦酯（azilsartan medoxomil，**8-5**）	氧代二氧戊环甲基酯型前药，人体口服生物利用度约 58%	抗高血压药
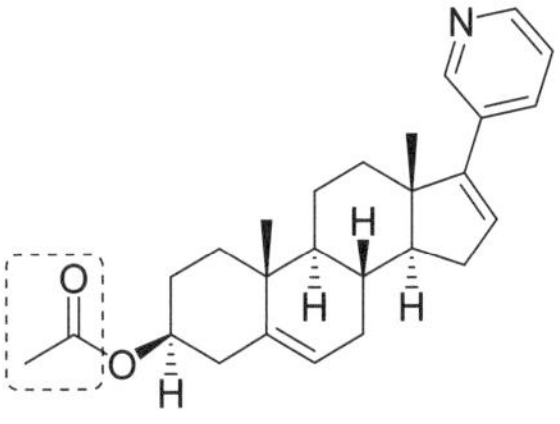 乙酸阿比特龙酯（abiraterone acetate，**8-6**）	乙酸酯型前药，快速溶解并水解释放出母药，提升吸收	抗肿瘤药

结构与名称	设计策略和性能	用途
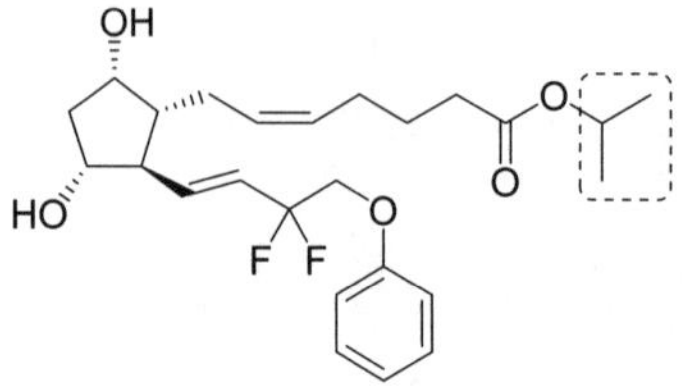 他氟前列素（tafluprost，**8-7**）	异丙酯型前药；脂溶性提升，增加眼部渗透	高眼压
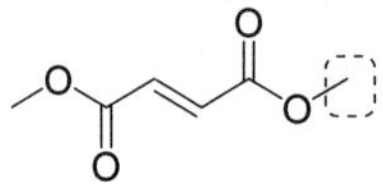 富马酸二甲酯（dimethyl fumarate，**8-8**）	甲酯型前药，脂溶性提升，增加膜通透性	多发性硬化
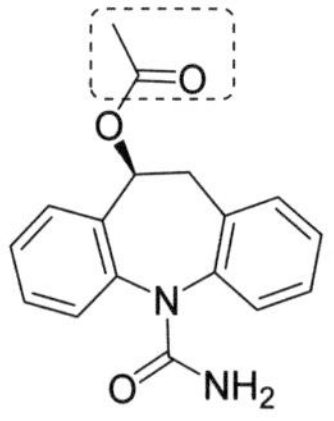 艾司利卡西平醋酸酯（eslicarbazepine acetate，**8-9**）	乙酸酯型前药，改变了代谢性能，降低药物-药物相互作用，安全性提升	抗癫痫药
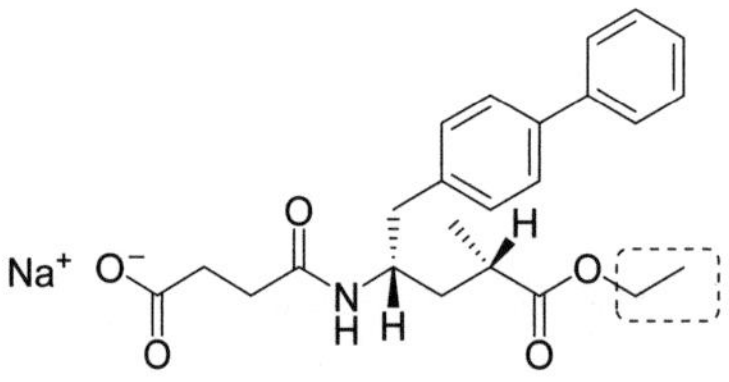 沙库必曲钠（sacubitril sodium，**8-10**）	乙酯型前药，脂溶性提升，增加了膜通透性	抗心衰药
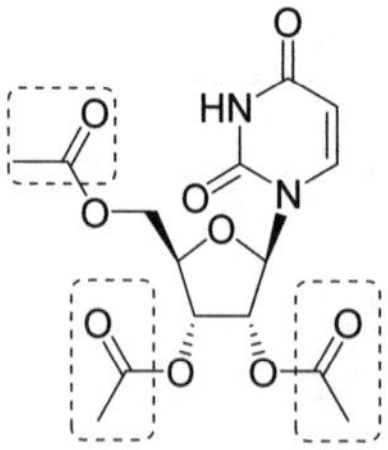 尿苷三乙酸酯（uridine triacetate，**8-11**）	三乙酸酯型前药，脂溶性提升，增加了膜通透性	遗传性乳清酸尿症

结构与名称	设计策略和性能	用途
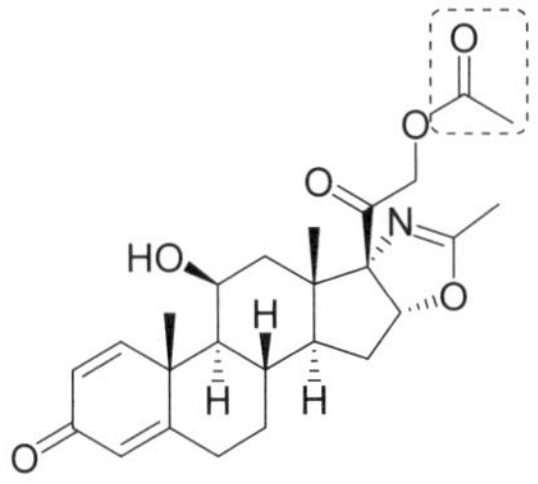 地氟可特（deflazacort，**8-12**）	乙酸酯型前药，脂溶性提升	肌营养不良
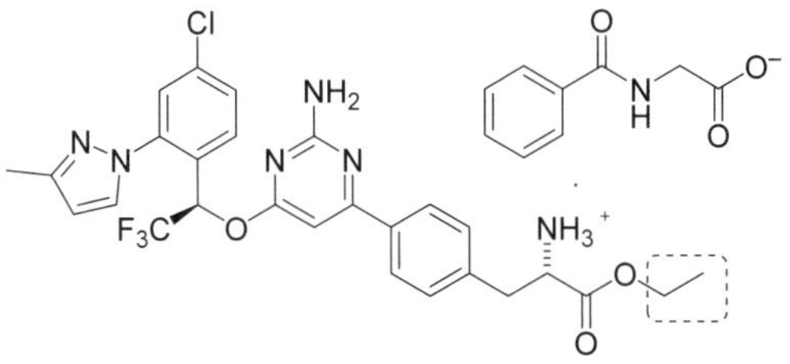 特罗司他马尿酸盐（telotristat etiprate，**8-13**）	乙酯型前药，脂溶性提升，增加膜通透性	癌症相关的腹泻
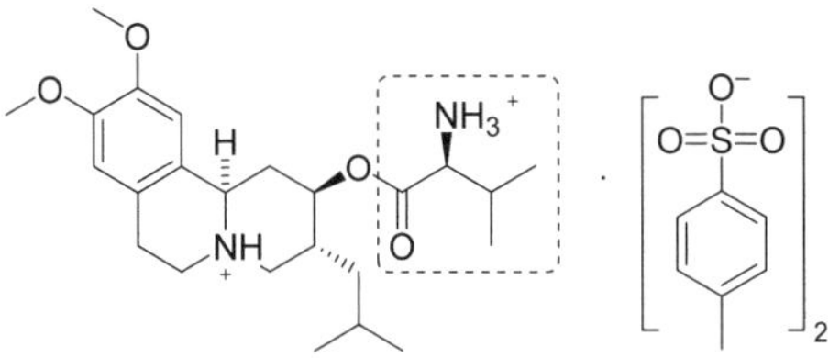 缬苯那嗪（valbenazine，**8-14**）	L-缬氨酸酯前药，改善了药代性能	迟发性运动障碍

　　含有羟基（尤其是酚羟基）的分子易发生Ⅱ相代谢反应而失活，因此直接成药的难度较大。将含羟基的难溶性分子修饰成磷酸酯前药是一种提升水溶性的有效策略，有助于口服或者注射给药。磷酸酯类前药一般合成简便，而且具有良好的化学稳定性，在肠道或肝脏磷酸酯酶（phosphatase）的作用下可快速释放出母药。与羧酸酯不同的是，磷酸酯前药种属差异性小，在不同种属动物模型中以相似的水解速率释放出母药。但是，磷酸盐类前药的离子化程度高，水溶性过强难以透过肠道细胞膜，可能在肠道中提前释放出母药，导致在肠道形成结晶，影响吸收和生物利用度。根据前药本身的化学性质和对前药所需的理化性质，磷酸酯可以进一步成盐来提升溶解性（表 8-4）。对具有立体位阻的羟基，可以通过 OCH$_2$ 连接子来引入磷酸酯。例如，麻醉药丙泊酚的酚羟基存在立体位阻，经 OCH$_2$ 连接子引入磷酸酯后设计得到磷丙泊酚钠（**8-21**）。在体内，磷酸酯可快速水解，所得羟甲基中间体经自身降解，生成丙泊酚和甲醛。

表 8-4　上市药物中的代表性磷酸酯前药

结构与名称	设计策略和性能	用途
米泼昔芬（miproxifene，**8-15**）	磷酸酯型前药，经碱性磷酸酯酶水解；在 pH 7.4 条件下，前药比母药的水溶性提升约 1000 倍。大鼠口服生物利用度 28.8%	抗肿瘤药
福沙那韦（fosamprenavir，**8-16**）	磷酸酯盐型前药，经碱性磷酸酯酶水解；前药比母药的水溶性提升约 10 倍	抗病毒药
雌莫司汀磷酸盐（estramustine，**8-17**）	磷酸酯盐型前药，经碱性磷酸酯酶水解；有注射和口服两种剂型	抗病毒药
泼尼松龙磷酸盐（prednisolone phosphate，**8-18**）	磷酸酯盐型前药，经碱性磷酸酯酶水解；可制成液体剂型，提升了儿童用药的依从性	甾类抗炎药

结构与名称	设计策略和性能	用途
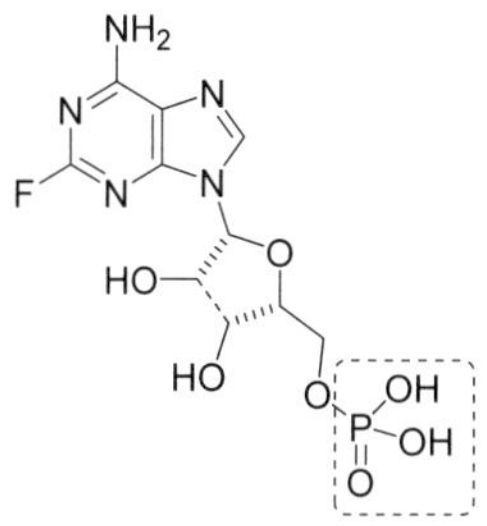 氟达拉滨磷酸盐（fludarabine phosphate，**8-19**）	磷酸酯型前药，经碱性磷酸酯酶水解；可制成注射剂型	抗病毒药
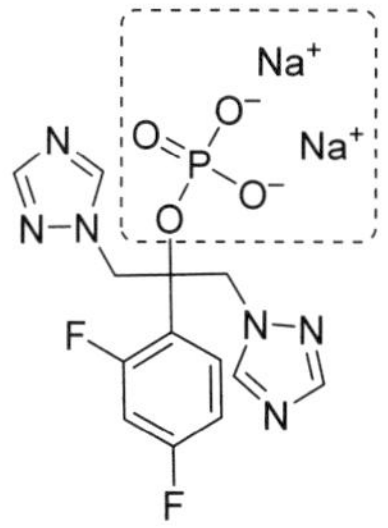 福司氟康唑（fosfluconazole，**8-20**）	磷酸酯盐型前药，经碱性磷酸酯酶水解；相比母药，水溶性提升，可制成注射剂型	抗真菌药
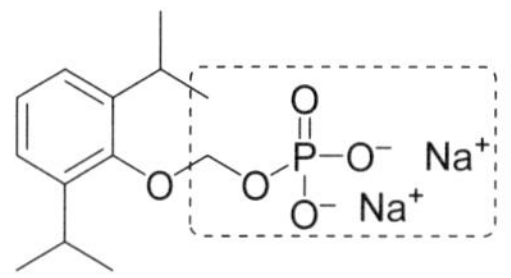 磷丙泊酚钠（fospropofol，**8-21**）	磷酸酯盐型前药，经碱性磷酸酯酶水解；相比母药，水溶性提升约 3 倍；静脉注射后快速转化为丙泊酚	麻醉药
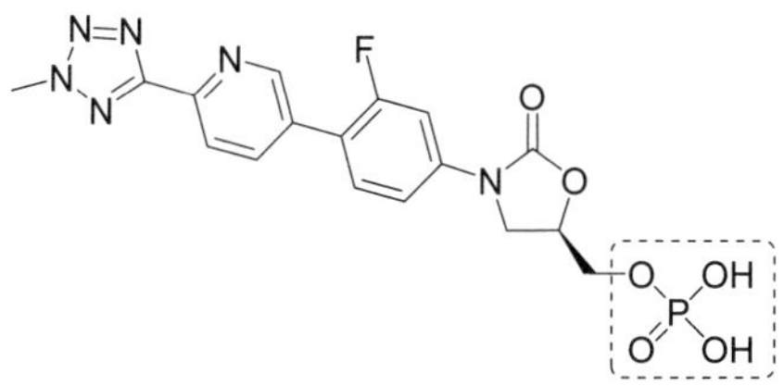 特地唑胺磷酸酯（tedizolid phosphate，**8-22**）	磷酸酯型前药，水溶性提升	抗菌药

　　含羟基和羧基的药物还可以形成碳酸酯（carbonate）类前药（图 8-1），其酶促稳定性比酯类前药高，但比酰胺类前药更易水解。含羧基的药物还可以形成酰胺和氨基甲酸酯（carbamate）类前药。伊立替康（irinotecan，**8-23**）是一种氨基甲酸酯类前药（图 8-3），在体内水解为喜树碱类似物 SN-38。伊立替康

的二哌啶基易质子化，其水溶性大于 20 mg/mL，在临床上主要使用静脉滴注剂型，为晚期大肠癌的一线用药。

有些具有立体位阻的酯类前药不易在体内水解。例如，青霉素类药物的羧基处于一个高立体位阻的区域，如将其修饰成简单的脂肪酯或芳香酯类前药，在体内比较稳定，难以释放出母药分子。这时可采用"双酯"的设计方法，即将药物修饰成 α-酰氧烷基酯类前药。以匹氨西林（pivampicillin，**8-24**）为例，它是将氨苄西林（**8-26**）修饰成叔丁基酰氧基甲酯的前药，在体内匹氨西林末端暴露的酯基首先被酶促水解生成极不稳定的 α-羟烷基酯（**8-25**），然后迅速分解为相应的母药和醛，从而发挥药效（见图 8-4）。除修饰羧基外，α-酰氧烷基酯在含磷酸基和酚羟基药物的前药设计中也有着广泛的应用。

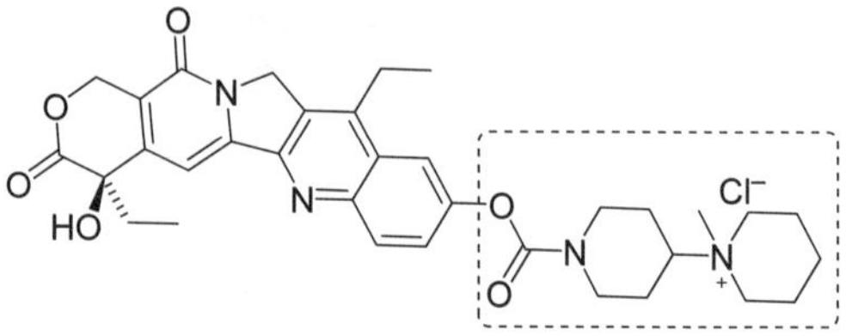

伊立替康（**8-23**）

图 8-3　氨基甲酸酯类前药伊立替康

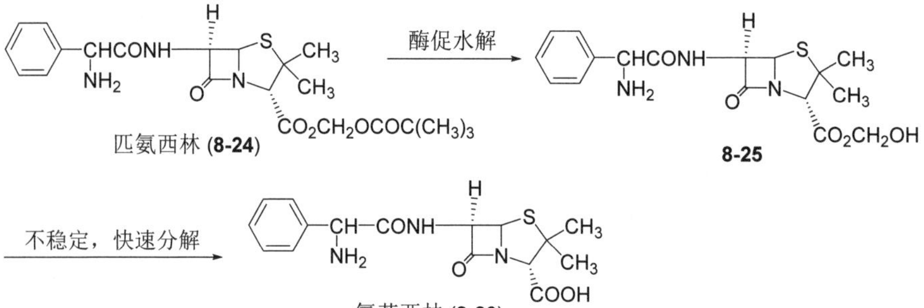

匹氨西林（**8-24**）　　　　　　　　　　　　　　　**8-25**

氨苄西林（**8-26**）

图 8-4　匹氨西林在体内的水解激活机理

8.5.2　含氨基药物的前药设计

含氨基药物的前药设计主要利用了氨基的反应活性，常用设计方法见图 8-5。

8.5.2.1　酰胺和磷酰胺类前药

由于酰胺在体内具有较强的稳定性，一般不易水解，因此酰胺类前药的应用受到限制。酰胺在体内主要经羧酸酯酶、肽酶、蛋白酶水解。酰胺前药的载体部分可以作为特定酶或者肠道摄取转运蛋白的底物来增加生物转化和口服吸收。例如，含氨基的药物可以和氨基酸连接生成酰胺类前药，这样可以在体内经特定的酶促水解来释放母药。治疗直立低血压病的药物米多君（midodrine，**8-27**）是一种甘氨酰化的前药，在肾脏大量存在的氨酰芳基酰胺酶（aminoacylarylamidase）的作用下释放母药（**8-28**）。

在生理 pH 条件和温度下，利用分子内协同化学反应来促进酰胺水解是另外一种非常有效的前药设计方法。如图 8-6 所示，2-酰氧甲基苯甲酰胺类前药（**8-29**）

的酯基首先在体内可水解成极不稳定的 2-羟甲基苯甲酰胺（**8-30**），然后在体内迅速环化，生成 2-苯并呋喃酮（**8-31**），含胺基的药物（**8-32**）得到释放。

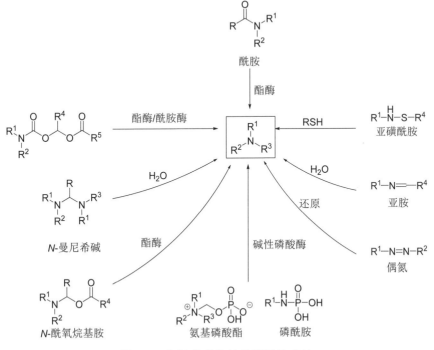

图 8-5　含氨基药物的前药设计方法

米多君 (**8-27**)　　母药 (**8-28**)

8-29　**8-30**　**8-31**　**8-32**

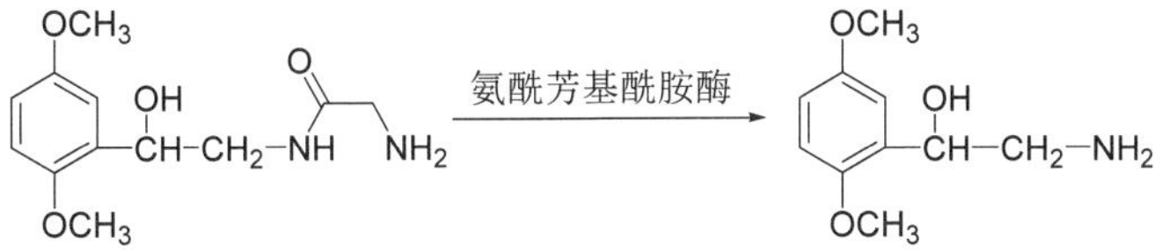

图 8-6　酰胺类前药的体内激活

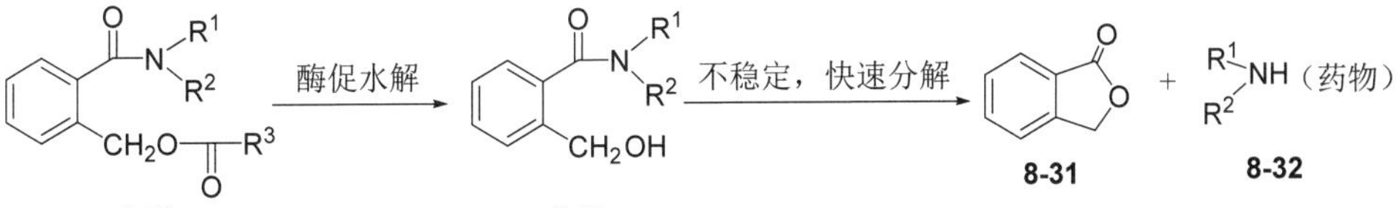

与羟基成磷酸酯前药相类似，含氨基药物也可以通过成磷酰胺前药来提升水溶性。例如，福沙吡坦（fosaprepitant，**8-33**）是将止吐药阿瑞吡坦（aprepitant）氨基部分成磷酰的前药（表 8-5）。与阿瑞吡坦相比，福沙吡坦将其水溶性从 0.2 μg/mL 提升到 12 mg/mL。采用相似的设计方法，将抗菌药头孢洛林转化为磷酰胺类水溶

性前药头孢洛林酯（ceftaroline fosamil，**8-34**）。与母药相比，前药的水溶性从 2.3 mg/mL 提升至＞100 mg/mL。

表 8-5　上市药物中代表性氨基前药

结构与名称	设计策略和性能	用途
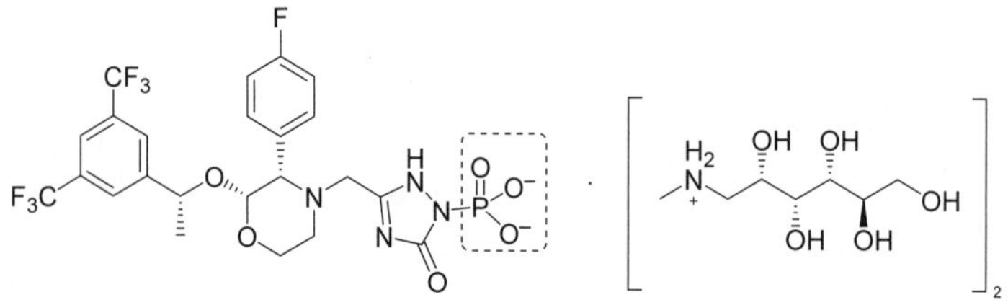 福沙吡坦（fosaprepitant，**8-33**）	*N*-磷酰基前药；水溶性提升，可制成静注剂型	止吐药
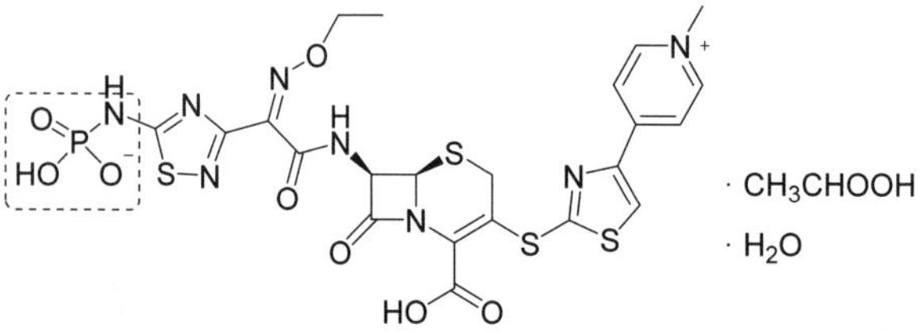 头孢洛林酯（ceftaroline fosamil，**8-34**）	*N*-磷酰基前药；水溶性提升约 50 倍，可制成静注剂型	抗菌药
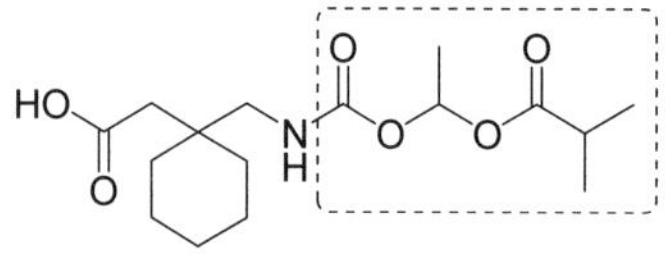 加巴喷丁恩那卡比（gabapentin enacarbil，**8-35**）	*N*-异丁酰氧基乙氧羰基型前药，经胃肠道转运体提升膜通透性	下肢不宁综合征；疱疹后神经痛
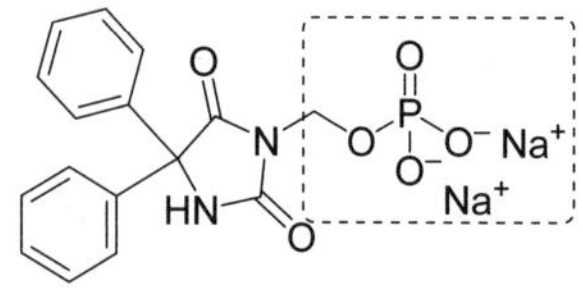 磷苯妥英（fosphenytoin，**8-36**）	磷酸酯盐型水溶性前药，经碱性磷酸酯酶水解为苯妥英；相比母药水溶性提升约 7 倍；半衰期短（7～15 min）	抗惊厥药

8.5.2.2　*N*-酰氧烷氧基羰基类前药

将药物的氨基修饰成氨基甲酸酯（—NHCOOR）是一种简易可行的方法，但是氨基甲酸酯在体内不易被酶水解，因此可以在氨基甲酸酯结构中再引入一个易于被酶水解的酯基，这样可以比较容易地释放出母药。如图 8-7 所示，N-酰氧烷氧基羰基修饰的前药末端酯键首先被酶促水解，形成不稳定的羟基烷氧羰基衍生物，然后可迅速分解为同样不稳定的氨基甲酸衍生物，最后快速分解释放出母药。经 N-酰氧烷氧基羰基修饰的前药分子呈中性，在溶液中非常稳定，在体内又可经酶水解迅速释放出母药，因此对氨基进行 N-酰氧烷氧基羰基修饰是一种非常有效的前药设计方法。然而，伯胺在这个反应过程中有可能发生分子内酰基转移反应，形成稳定 N-酰化产物，而仲胺则不会发生反应。因此能否对伯胺进行 N-酰氧烷氧基羰基化的前药修饰取决于能否体内被酶快速水解，以竞争不需要的分子内反应。

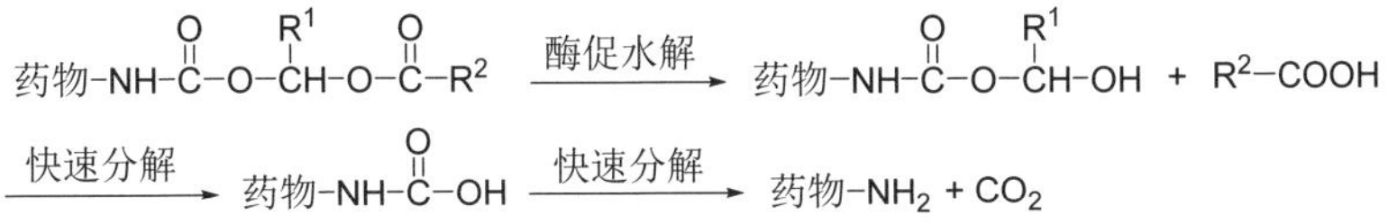

药物-NH-C(=O)-O-CH(R¹)-O-C(=O)-R² —酶促水解→ 药物-NH-C(=O)-O-CH(R¹)-OH + R²-COOH
—快速分解→ 药物-NH-C(=O)-OH —快速分解→ 药物-NH₂ + CO₂

图 8-7　N-酰氧烷氧基羰基类前药的体内分解机理

加巴喷丁是 γ-氨基丁酸结构类似物，在临床上用于治疗癫痫和神经性疼痛。但是，加巴喷丁存在饱和吸收、无线性量效关系、患者个体差异大、半衰期短等缺陷。加巴喷丁恩那卡比（gabapentin enacarbil，**8-35**）是加巴喷丁 N-异丁酰氧基乙氧羰基类前药，经胃肠道转运蛋白 MCT1（monocarboxylate transporter 1）和 SMVT（sodium dependent multivitamin transporter）提升细胞膜通透性和口服吸收。该前药的口服生物利用度约 75%，血药浓度呈剂量依赖型。

8.5.2.3　N-曼尼希碱类前药

将含氨基的药物修饰成 N-曼尼希碱也是一种有效的前药设计方法。药物制成 N-曼尼希碱前药后，pK_a 值下降，脂溶性增强，这样有助于药物通过生物膜。N-曼尼希碱类前药设计的关键在于选择能够使前药在生理 pH 条件下快速分解的酰胺转运基团，这样设计得到的前药在生理 pH 下不稳定而释放母药，而在其他 pH 时又表现出较高的稳定性。曼尼希类前药的分解速率取决于酰胺部分 NH 基团的酸性、氨基部分的碱性和立体效应。

研究发现，药物与水杨酰胺形成的曼尼希碱在体内可快速分解释放母药，但这类化合物在体外不稳定，给制剂带来较大的难度。因此需要水杨酰胺形成的曼尼希碱进行进一步的修饰，一般将水杨酰胺的酚羟基进行酰氧甲基化后其体外稳定性得到大大提高。如图 8-8 所示，经 O-酰氧甲基化修饰的水杨酰胺曼尼希碱前药首先体内经酯酶快速水解为 O-羟甲基水杨酰胺曼尼希碱，然后经过两步自身降解释放母药。通过改变 R³ 基团可以调节整个分子的理化性质。

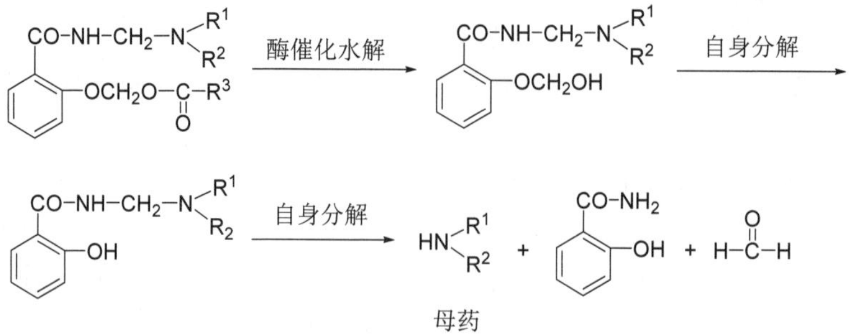

图 8-8　N-曼尼希碱类前药的体内分解机理

8.5.3　酰胺、酰亚胺和其他含酸性 NH 基团药物的前药设计

许多药物含有酰胺、酰亚胺、氨基甲酸酯和乙内酰脲，这些基团均含有酸性的 NH 基团，可以进行多种化学修饰，制得不同种类的前药。

8.5.3.1　N-曼尼希碱类前药

含有酸性 NH 基团的药物可以和甲醛、伯胺或仲胺发生曼尼希反应形成曼尼希碱。曼尼希碱在溶液中很容易水解，水解的速率随着 pH 的升高而升高。一般来说，酰胺部分 NH 基团的酸性越强、氨基部分的碱性越强和氨基取代基的体积越大，曼尼希碱越容易分解。因此可以通过变化氨基部分的取代基来调节前药的脂溶性、体外稳定性和体内的分解速率。

含有酸性 NH 基团药物制成曼尼希碱类前药后，水溶性得到提高，这样可以提高难溶药物的口服生物利用度。例如氢吡四环素（rolitetracycline，**8-38**）是四环素（tetracycline，**8-37**）的前药（图 8-9），氢吡四环素在体内可以定量降解为四环素，半衰期为 40 min，生物利用度得到提高。此外，由于曼尼希碱类前药体内的降解是非酶促的，因此在体外就可以预测其体内的降解速率。

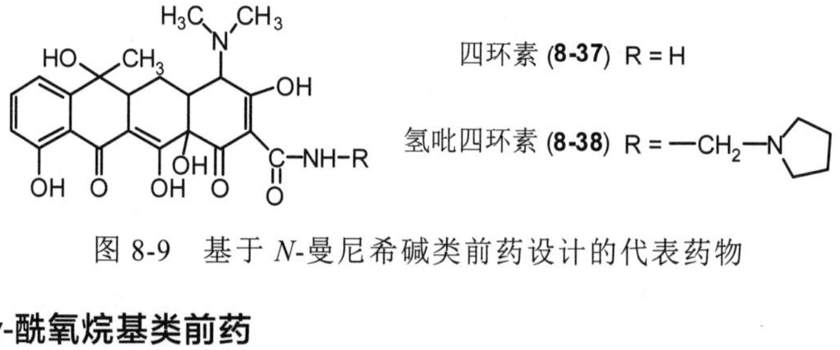

四环素 **(8-37)** R＝H

氢吡四环素 **(8-38)** R＝—CH₂—

图 8-9　基于 N-曼尼希碱类前药设计的代表药物

8.5.3.2　N-α-酰氧烷基类前药

N-α-酰氧烷基化修饰是含酸性 NH 基团药物常用的前药设计方法。通过变换酰基部分的取代基可以调节前药的理化性质和在体内的分解速率。N-α-酰氧烷基类前药在体外有较强的稳定性，在体内可迅速被酯酶催化水解，形成 N-羟烷基衍生物，然后经自身降解释放出母药（图 8-10）。这个反应过程的速度取决于第一

步酯水解的速度，可以通过改变 R^1 和 R^2 基团的电性效应和立体效应来控制水解反应的速度。

与 N 原子相连的烷基最常见的是甲基，当酯基水解后得到 N-羟甲基化产物。上一部分已经提过，这类化合物的分解受到药物 pK_a 值的限制。当甲基用其他烷基替代后，化合物具有更快的自身分解速度，因此具有更为广泛的应用。值得注意的是，进行 N-α-酰氧烷基化修饰通常只适用于二级酰胺和酰亚胺，而其他含酸性 NH 基团的药物（例如一级酰胺和氨基甲酸酯）经 N-α-酰氧烷基化修饰后在溶液中非常不稳定，其应用受到限制。

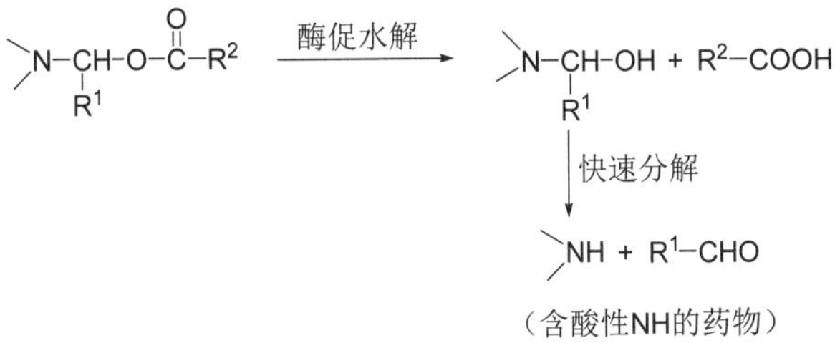

图 8-10　N-α-酰氧烷基化类前药的体内分解机理

阿立哌唑（aripiprazole）是一种抗精神分裂症药物，口服后血药浓度达峰时间为 3～5 h，半衰期为 48～68 h。将其设计为 N-酰氧甲基前药后，得到月桂酰阿立哌唑（阿立哌唑兰罗西尔，aripiprazole lauroxil，**8-39**，图 8-11），于 2015 年被批准上市。由于前药的酰基部分采用了月桂酸（正十二酸），脂溶性提到显著提升，并设计成肌肉注射剂型。前药经注射后，首先经酶促水解生成 N-羟甲基中间体，然后发生非酶促的化学降解，释放出阿立哌唑和甲醛。月桂酰阿立哌唑是一种长效前药，其血药浓度可以维持一个月以上。

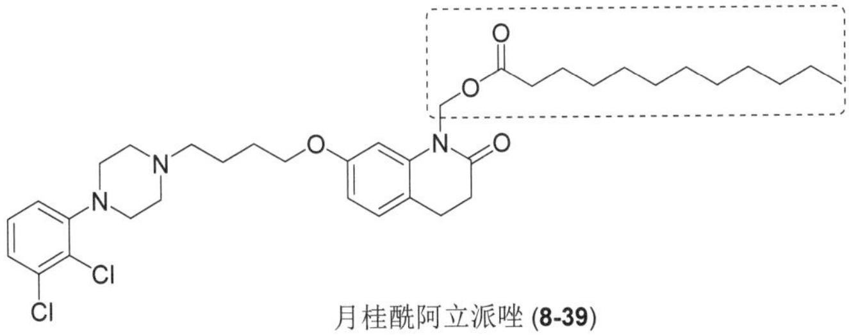

月桂酰阿立派唑 (**8-39**)

图 8-11　基于 N-酰氧甲基化前药设计的代表药物

8.5.3.3　N-酰基类前药

在某些情况下，将含酰胺或酰亚胺的药物进行 N-酰化也是一种有用的前药设计方法，这类前药一般在血浆中被催化水解。例如 N₃-乙酰基-5-氟尿嘧啶（N₃-acetyl-

5-fluorouracil, **8-40**）和 N_1-乙氧酰基-5-氟尿嘧啶（N_1-ethoxycarbonyl-5- fluorouracil, **8-41**）是 5-氟尿嘧啶 N-酰化前药，它们比 5-氟尿嘧啶具有更好的眼部和直肠吸收。

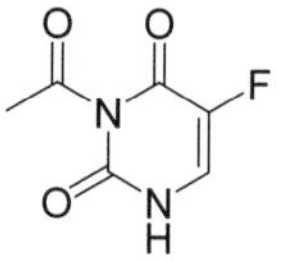

8-40 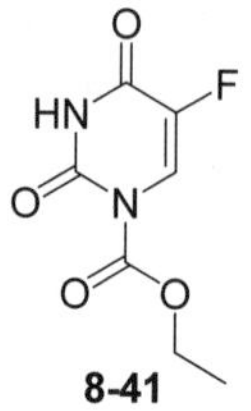　　　　　　　　　　**8-41**

图 8-12　基于 N-酰化前药设计的代表药物

8.5.4　含磷酸基团药物的前药设计

含磷酸基团的药物主要是核苷类似物，广泛应用于抗病毒和抗肿瘤药物研发。核苷类似物通常在细胞内经激酶作用发生逐步的磷酸化，形成三磷酸化活性代谢产物来发挥治疗作用。在活化过程中，第一步磷酸化是限速步骤。为克服该缺陷，核苷类似物通常先进行单磷酸化或引入一个磷酸酯基团，进而再转化为脂溶性更强的前药（图 8-13）。该类前药可有效透过生物膜，到达靶细胞后释放出单磷酸化产物，再转化为相应的二磷酸化和三磷酸化产物。例如，抗乙肝病毒药阿德福韦酯（adefovir dipivoxil，**8-42**）是阿德福韦的双新戊酰氧甲基酯前药（表 8-6）。阿德福韦酯的口服生物利用度约为母药阿德福韦的 5 倍。抗艾滋病药替诺福韦酯（tenofovir disoproxil，**8-43**）采用了相似的前药设计策略，在磷酸基团上引入了双异丙氧甲基碳酸酯。

ProTide 是一种基于核酸单磷（膦）酸酯的前药设计策略，其基本原理是将磷酸的羟基分别用芳香基团和氨基酸酯掩蔽，得到芳香氧基氨基磷酸酯前药（图 8-13）[5]。基于 ProTide 技术研发的代表性前药是富马酸替诺福韦艾拉酚胺（tenofovir alafenamide fumarate，**8-44**）和索非布韦（sofosbuvir，**8-45**）。与替诺福韦酯相比，丙酚替诺福韦主要在细胞内裂解，具有一定的靶向性。这样可以在临床上使用更低的剂量，降低了毒副作用。索非布韦也是基于 ProTide 技术研发的前药，通过抑制 NS5B 聚合酶发挥抗丙型肝炎病毒作用。索非布韦在组织蛋白酶 A（cathepsin A，CTSA）和 CES1 的作用下异丙基酯发生水解，所得羧酸衍生物通过分子内自身环化脱去苯酚，并进一步水解为磷酰基丙氨酸衍生物。最后，在组氨酸三聚体核苷结合蛋白 1（histidine triad nucleotide binding protein 1，HINT1）作用下，将丙氨酸部分水解，释放出单磷酸尿苷活性分子（图 8-14）。

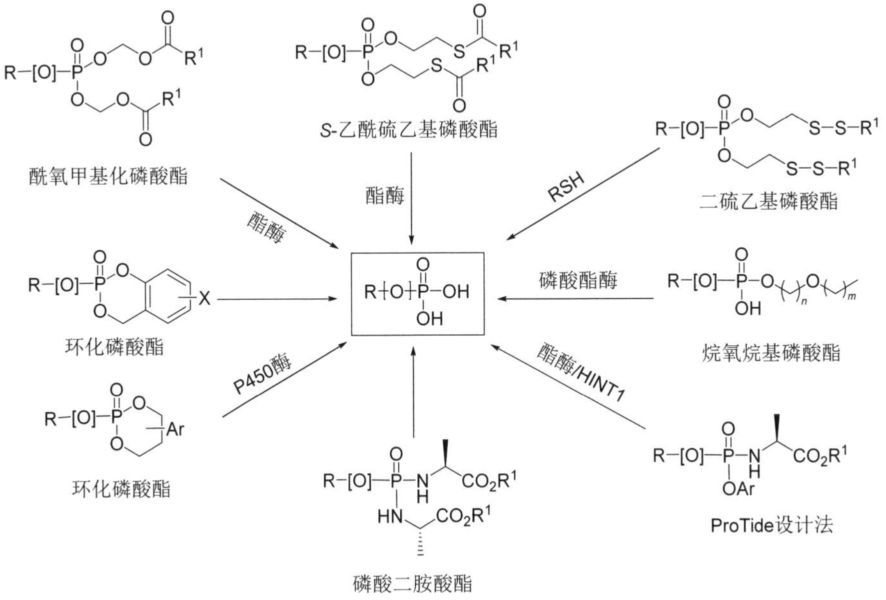

图 8-13　含磷酸药物的前药设计方法

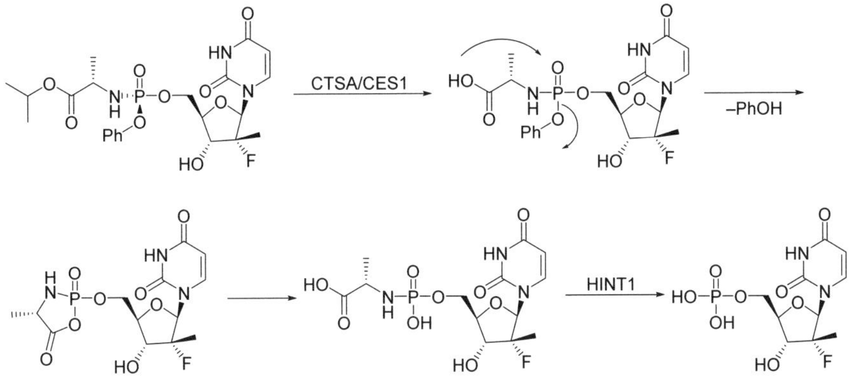

图 8-14　索非布韦在体内的活化机制

表 8-6　上市药物中的代表性磷酸前药

结构与名称	设计策略和性能	适应证
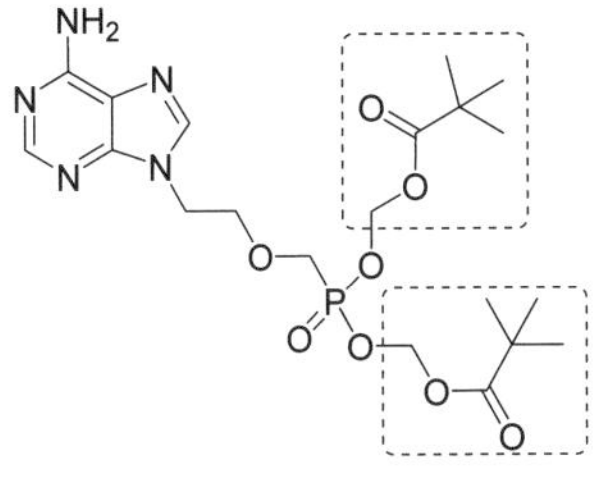 阿德福韦酯（adefovir dipivoxil，**8-42**）	双新戊酰氧甲基酯型前药，通过酯酶和膦酸二酯酶水解；人体口服生物利用度为 30%～45%	抗乙肝病毒药

结构与名称	设计策略和性能	适应证
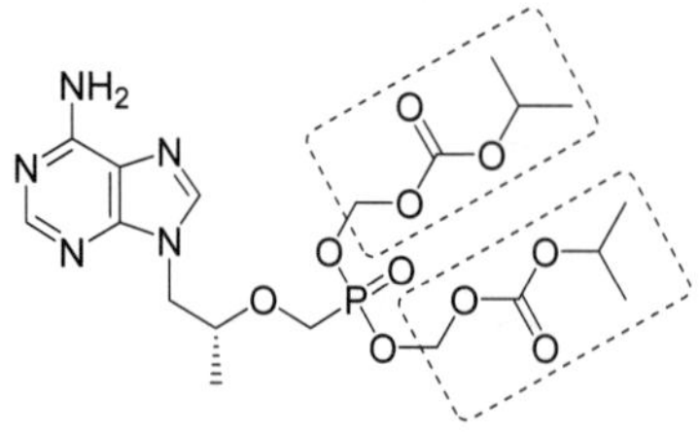 替诺福韦酯（tenofovir disoproxil，**8-43**）	双异丙氧甲基碳酸酯型前药，通过酯酶和膦酸二酯酶水解；人体口服生物利用度为39%	抗病毒药
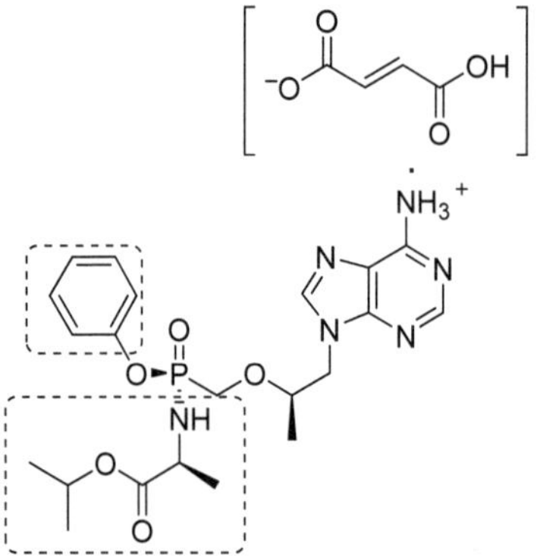 富马酸替诺福韦艾拉酚胺 （tenofovir alafenamide fumarate，**8-44**）	芳香氧基氨基磷酸酯前药，脂溶性增强，提升膜通透性和细胞内靶向性	抗病毒药
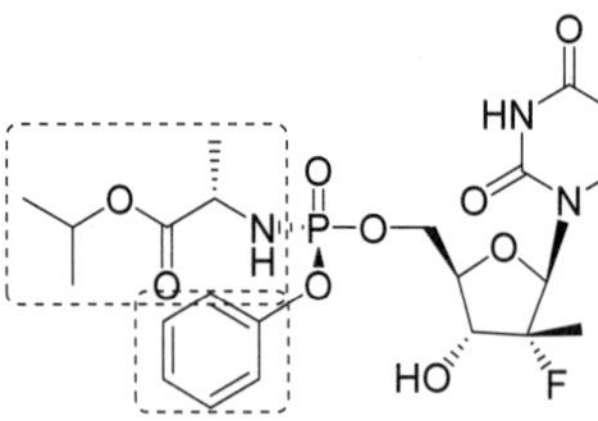 索非布韦（sofosbuvir，**8-45**）	芳香氧基氨基磷酸酯前药，脂溶性增强，提升膜通透性，肝脏靶向	抗丙型肝炎药物
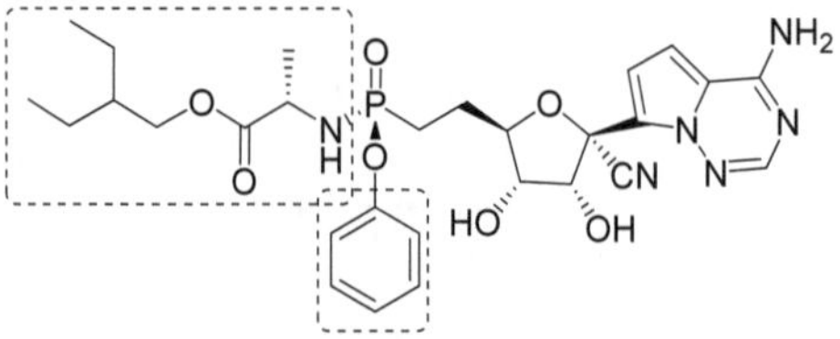 瑞德西韦（remdesivir，**8-46**）	芳香氧基氨基磷酸酯前药，但口服生物利用度比较低	抗病毒药

结构与名称	设计策略和性能	适应证
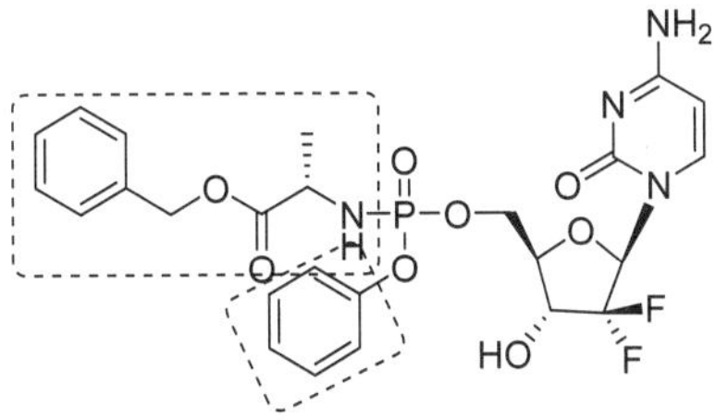 NUC-1031（acelarin，**8-47**）	吉西他滨的芳香氧基氨基磷酸酯前药，能够不依赖核苷转运进入癌细胞，血浆稳定性高于吉西他滨	抗肿瘤药

8.5.5 肟、脒和胍的前药设计

对于不含羟基、氨基和羧基等极性基团的药物，酮、肟和胍可以设计成肟类前药（案例见 **8-56** 达比加群酯）。肟类前药可以通过肝微粒体细胞色素 P450 酶系水解释放出母药。对于碱性的脒和胍类药物，成肟类前药后可以改善细胞膜透过性，提高口服吸收。

对于含羰基的药物，可设计成对酸性环境敏感的腙类前药[6]。阿多柔比星（aldoxorubicin，**8-48**）是多柔比星（doxorubicin，**8-49**）的腙类前药，于 2017 被美国 FDA 作为孤儿药批准上市，用于软组织肉瘤的治疗。阿多柔比星将多柔比星的环外羰基成腙，并通过五碳连接子引入马来酰亚胺，后者作为迈克受体与人血清白蛋白的 Cys34 共价结合[7]。白蛋白作为载体起到了转运的作用，腙结构可以在肿瘤组织的酸性环境中水解，释放出多柔比星（图 8-15），从而提升了靶向性，降低了毒副作用。

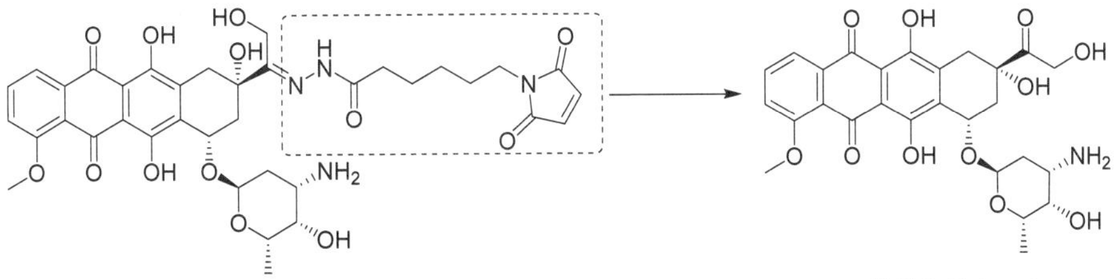

阿多柔比星 (**8-48**)　　　　　　　　　　多柔比星 (**8-49**)

图 8-15　腙类前药在酸性环境中的水解

8.5.6 二次或多次前药

许多前药并不是经过一步反应直接活化，而是通过两步或多步反应来释放出母药，这就是二次前药或多次前药。例如抗病毒药物法昔洛韦（famciclovir，**8-50**，图 8-16）是典型的二次前药，它在肝和肠壁被脱乙酰化和氧化为喷昔洛韦（penciclovir，

8-51）。喷昔洛韦本身也是前药，它只有在病毒特有的胸腺嘧啶脱氧核苷激酶的作用下转化成三磷酸酯才能起作用。喷昔洛韦由于极性太强，口服难以吸收，只能外用，将其制成前药法昔洛韦后，口服生物利用度可达 77%，并且具有持久的细胞内活性。

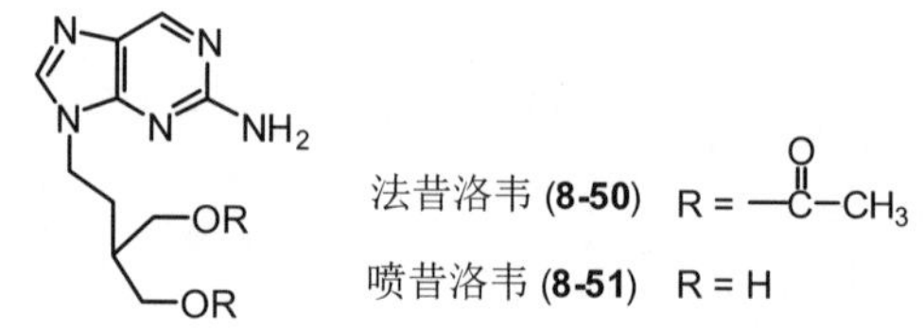

法昔洛韦 (**8-50**)　R = —C(=O)—CH₃

喷昔洛韦 (**8-51**)　R = H

图 8-16　基于二次前药设计的抗病毒药物法昔洛韦

抗肿瘤药物卡培他滨（capecitabine，**8-52**）是 5-氟尿嘧啶（**8-55**）的多次前药，在体内经三步反应转化为 5-氟尿嘧啶。如图 8-17 所示，卡培他滨首先在肝脏中经羧酸酯酶水解为 5′-脱氧-5-氟胞嘧啶（5′-DFCR，**8-53**）；然后 5′-DFCR 经胸腺嘧啶脱氨酶转化为 5′-脱氧-5-氟尿嘧啶（5′-DFUR，**8-54**）；最后，5′-DFUR 在胸腺嘧啶磷酸化酶水解为母药 5-氟尿嘧啶。与 5-氟尿嘧啶相比，卡培他滨的毒性得到了显著降低。

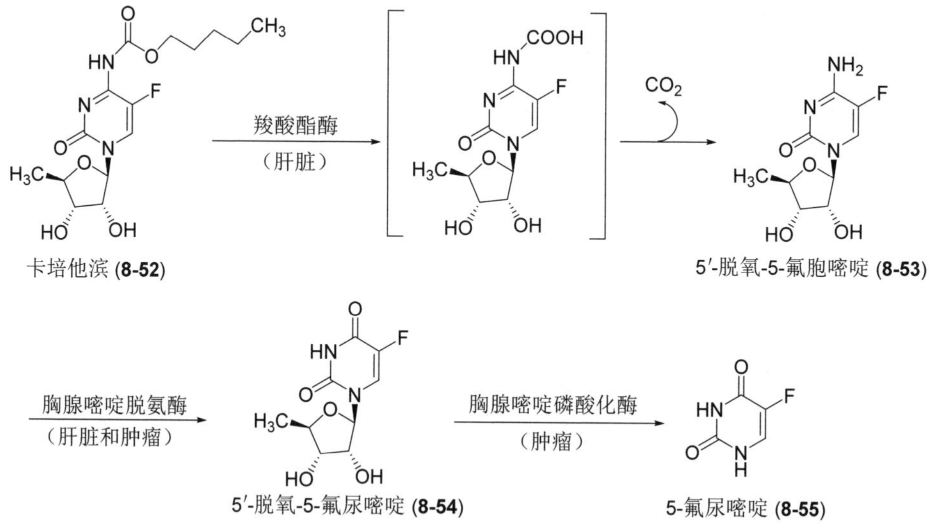

图 8-17　卡培他滨在体内的作用机理

达比加群酯（dabigatran etexilate，**8-56**）是新一代口服抗凝药物，为凝血酶抑制剂（图 8-18），用于预防非瓣膜性房颤患者的卒中和全身性栓塞。达比加群酯是一个二次前药，为掩蔽母药达比加群的可离子化基团，将其羧基和脒基分别转化成乙酯和 N-己氧羰基脒，通过提升脂溶性来增强细胞膜通透性。达比加群酯释放出母药包括两个步骤：在肠道羧酸酯酶 2（carboxylesterase 2，CES2）的作用下，N-己氧羰基发生裂解，生成含有脒基的乙酯中间体，然后乙酯部分在肝脏羧酸酯酶 1（CES1）的作用下水解，释放出达比加群。即使进行了二次前药修饰，达比加群酯的人体口服生物利用度也仅为 3%～7%，通过剂型优化可提升至 5%～12%。

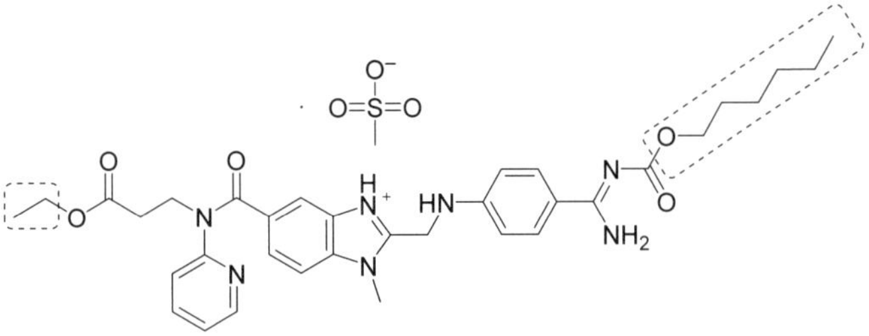

达比加群酯 (8-56)

图 8-18　基于二次前药设计的抗凝药物达比加群酯

8.6　前药的应用

8.6.1　提高药物生物利用度的前药

药物脂溶性和酸碱度是影响口服药物生物利用度的主要原因。将含有羟基或羧基的药物制成酯类前药，可以提高药物的脂溶性，增强药物通过生物膜的能力，从而提高生物利用度。前面提到的氨苄西林制成前药匹氨西林就是一个提高青霉素类药物生物利用度的实例。

坎沙曲拉（candoxatrilat，8-57）是中性肽内切酶（neutral endopeptidase inhibitor，NEP）抑制剂，但是由于其口服生物利用度低而只能注射给药。在对坎沙曲拉的前药研究中，首先将其分子中的侧链羧基乙酯化，但发现其在体内不能有效地水解释放出母药。尝试多种酯基后（见图 8-19），发现用 5-(2,3-二氢)茚基修饰得到的坎沙曲（candoxatril，8-58）在体内具有最好的水解效果。抗高血压药物福辛普利拉（fosinoprilat，8-59）是血管紧张素转化酶抑制剂，由于分子极性太强，口服生物利用度小于 5%。将福辛普利拉磷原子上的羟基进行酰氧烷基修饰得到前药福辛普利（fosinopril，8-60），脂溶性增强，口服生物利用度提高至 32%～36%。

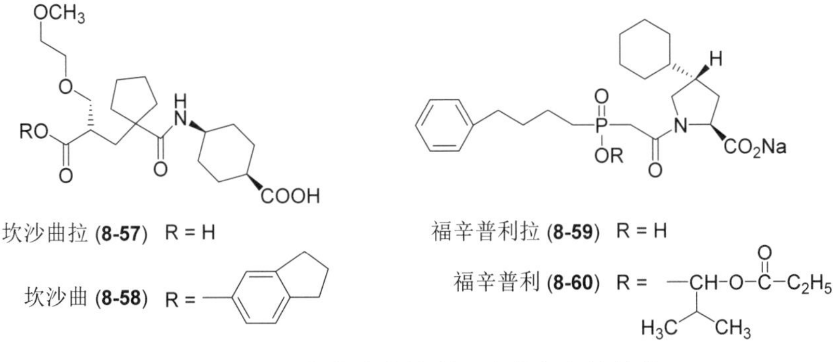

坎沙曲拉 (8-57)　R = H

坎沙曲 (8-58)　R =

福辛普利拉 (8-59)　R = H

福辛普利 (8-60)　R =

图 8-19　提高药物生物利用度的代表性前药

磷酸酯前药是提升难溶性药物口服生物利用度的有效策略。Temsavir（**8-62**）是一种 HIV-1 吸附抑制剂，通过结合病毒表面糖蛋白 120（gp120）亚基发挥抗病毒作用。但是，temsavir 水溶性低，口服吸收差，无法达到最优的血浆暴露量，只能通过伴随高脂饮食达到有效的血药浓度。将 temsavir 吡啶并吡咯 NH 通过甲氧连接子引入磷酸酯盐，得到前药福替沙韦（fostemsavir，**8-61**）[8,9]。经口服后，福替沙韦可快速转变为 temsavir（图 8-20），产生抗艾滋病毒作用。通过剂型优化，福替沙韦 600 mg 缓释片于 2020 年被批准上市，联合其他抗逆转录病毒药物，用于治疗多重耐药 HIV-1 成人感染者。

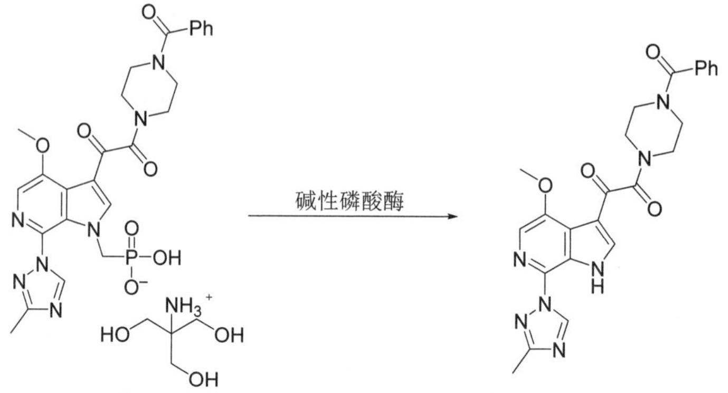

福替沙韦 (**8-61**)　　temsavir (**8-62**)

图 8-20　基于磷酸酯前药设计的抗艾滋病毒药物福替沙韦

抗真菌药艾沙康唑硫酸酯（isavuconazonium sulfate，**8-63**）提供了一种全新的水溶性前药设计策略。为提升母药艾沙康唑（isavuconazole，**8-65**）的水溶性，将其设计成酰氧烷基三唑鎓盐前药。艾沙康唑硫酸酯的水溶性大于 100 mg/mL，可制成口服和静脉注射两种剂型。艾沙康唑硫酸酯进入体内后被血浆酯酶（主要是丁酰胆碱酯酶）迅速完全转化为艾沙康唑，口服生物利用度达到了 98%[10]。前药的活化机制包括两个步骤（图 8-21）：首先是酯酶水解末端酯基成苄醇（**8-64**），然后通过分子内环化引发 *N*-去烷基化，释放出母药。载体部分转化为低毒的环状产物 **8-66** 和甲醛。艾沙康唑硫酸酯于 2015 年被美国 FDA 批准上市，用于治疗侵袭性曲霉病和毛霉菌病。

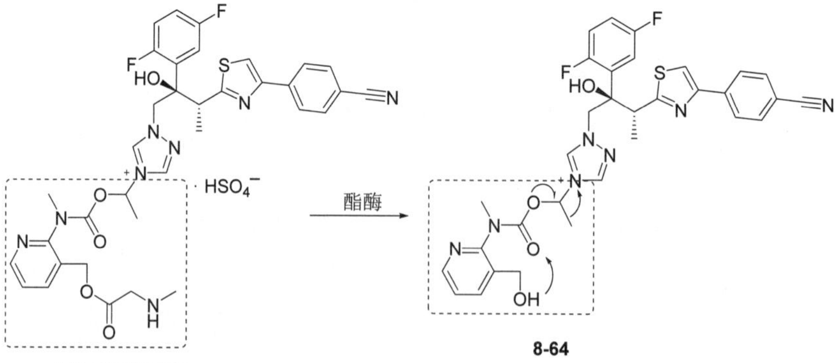

艾沙康唑硫酸酯 (**8-63**)　　**8-64**

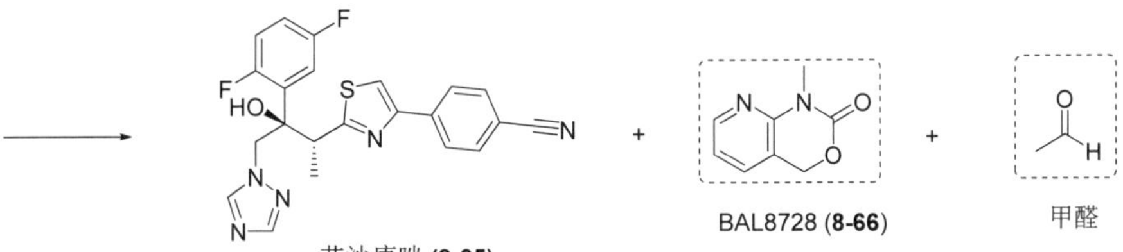

图 8-21 艾沙康唑硫酸酯在体内的活化机制

8.6.2 增加药物水溶性的前药

增加药物水溶性的前药一般有两个用途：一是改变药物的剂型，药物水溶性增强后可以制成注射剂、滴眼剂等液体制剂；二是促进脂溶性过强药物的吸收。含有羟基的药物通常可以通过成酯的方式来增强其水溶性，这种酯基通常具有一个离子基团或可离子化的基团。增强含羟基药物水溶性最常见的成酯修饰方式有半琥珀酸酯、硫酸酯、磷酸酯、α-氨基酸酯等。在上述的成酯设计中，除考虑水溶性提高的程度外，前药在溶液中的稳定性和在体内酶促水解性也是需要考虑的重要问题。表 8-7 列举了各种水溶性前药的化学稳定性和酶促水解性。

表 8-7 各种水溶性前药的化学稳定性和酶促水解性

前药类型	通式[①]	溶液稳定性	酶促水解性
半琥珀酸酯	Drug—O—C(=O)—CH$_2$—CH$_2$—COO$^-$	中	中
硫酸酯	Drug—O—SO$_3^-$	高	低
磷酸酯	Drug—O—PO$_3^-$	高	高
α-氨基酸酯	Drug—O—C(=O)—CH—NH$_3^+$ (R)	中	高
二烷基氨基乙酸酯	Drug—O—C(=O)—CH$_2$—NH(R)(R)	中	高
氨甲基苯甲酸酯	Drug—O—C(=O)—C$_6$H$_4$—CH$_2$—NH(R)(R)	高	高

① 通式中的 "Drug" 表示母药。

增强水溶性的前药实例有很多（见图 8-22），例如，将氯霉素制成琥珀酸单酯钠盐，是为了提高水溶性，这样在制备其注射液时无需大量添加对心脏有毒害的增溶剂1,2-丙二醇。抗菌药克林霉素（clindamycin，**8-67**）由于水溶性比较差，在注射部位会引起疼痛，将其制成磷酸酯盐（**8-68**）后，水溶性增加，有效降低了注射时的疼痛，并且具有吸收迅速、作用持久的优点。大多数甾体类药物具有很强的脂溶性，口服吸收受到影响，将其制成水溶性前药后有利于药物的吸收。例如雌激素（oestrone，**8-69**）与赖氨酸连接后得到前药雌激素赖氨酸酯（**8-70**），水溶性增强，促进了药物的吸收。

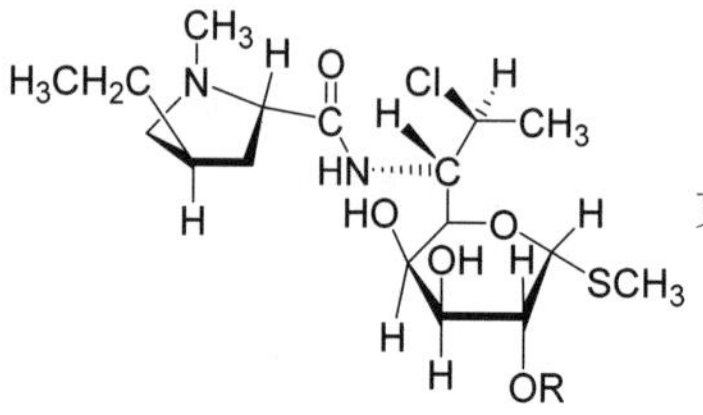

克林霉素 (**8-67**)　R = H

克林霉素磷酸酯盐 (**8-68**)　R = PO$_3^{2-}$

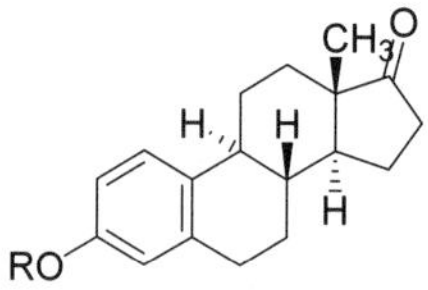

雌激素 (**8-69**)　R = H

雌激素赖氨酸酯 (**8-70**)　R =

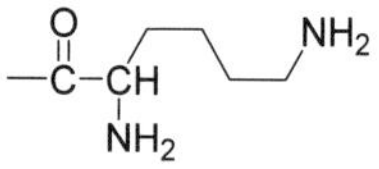

图 8-22　增加药物水溶性的代表性前药

8.6.3　降低药物水溶性的前药

有些水溶性较强的药物往往具有很强的苦味，如将这些药物做成前药，使其水溶性降低通常可以掩蔽药物的苦味（见图 8-23）。例如，将氯霉素制成钠盐是为了提升其水溶性，有利于配制注射剂。但氯霉素（**8-71**）具有较强的苦味，将其做成棕榈酸酯（**8-72**）和琥珀酸酯（**8-73**）后，水溶性降低，给药时不会溶于舌头上的体液中，因此不会带来苦味。氯霉素前药进入体内后会被迅速水解，发挥抗菌作用。

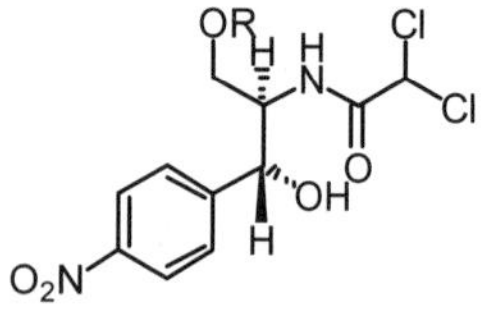

氯霉素 (**8-71**)　　　　　R = H

氯霉素棕榈酸酯 (**8-72**)　R = CO(CH$_2$)$_{14}$CH$_3$

氯霉素琥珀酸酯 (**8-73**)　R = CO(CH$_2$)$_2$COOH

图 8-23　降低药物水溶性的代表性前药

8.6.4　延长药物作用时间的前药

前药可以通过两种形式来延长药物的作用时间：一是通过前药的持久释放；二是降低前药转化为母药的速度。前药的持久释放主要应用于延长甾体激素和安定类药物的作用时间。前药的持久释放需要溶解于特定的基质并通过特定的给药方式来实现。具有持久释放作用的前药一般具有很强的脂溶性，一般溶解于油性基质中通过肌肉注射的方式给药。由于这类前药具有高脂溶性，因此可以降低前药从油性基质向血液释放的速度。例如，氟奋乃静（fluohenazine，**8-74**）溶于麻油基质中经肌肉注射后，其作用时间一般为 6～8 h。氟奋乃静庚酸酯（**8-75**）和氟奋乃静癸酸酯（**8-76**）是氟奋乃静的前药（图 8-24），它们具有很强的脂溶性，作用时间分别延长至 1～2 周和 3～4 周。

利用前药在体内以较低的速度释放出母药也是一种有效延长药物作用时间的方法。例如平喘止咳药特布他林（terbutaline，**8-77**）的作用时间为 4 h，两个酚羟基是代谢敏感位点，将其转化为二甲氨基甲酸酯后得到前药班布特罗（bambuterol，**8-78**）。口服班布特罗后，避免了肝脏和肠道的首过效应，在丁酰胆碱酯酶作用下缓慢代谢，这样可在体内缓慢水解释放出特布他林，作用时间延长至 24 h。特布他林需一日给药 3 次，班布特罗只需一日给药 1 次。

酰胺类前药由于代谢稳定性强，在体内水解缓慢，可用于延长药物的作用时间。甲磺酸利地美（lisdexamfetamine，**8-79**）是右旋安非他命（dextroamphetamine）的 L-赖氨酸型前药（图 8-24），用于治疗儿童期注意力缺陷和多动障碍。口服甲磺酸利地美后，主要在红血细胞中酶促水解，水解发生于给药后约 1.5 h，并在儿童中持续 1.5～13 h。前药延长了作用时间，儿童每天口服一次即可实现治疗作用，并降低了药物滥用的风险。

司来帕格（selexipag，**8-80**）是一种 *N*-酰基磺酰胺前药（图 8-24），于 2015 年批准上市，用于治疗肺动脉高压[11,12]。司来帕格在体内经肝脏 CES1 缓慢水解为羧酸活性形式，发挥长效作用。相比母药，司来帕格的半衰期提升 2 倍。

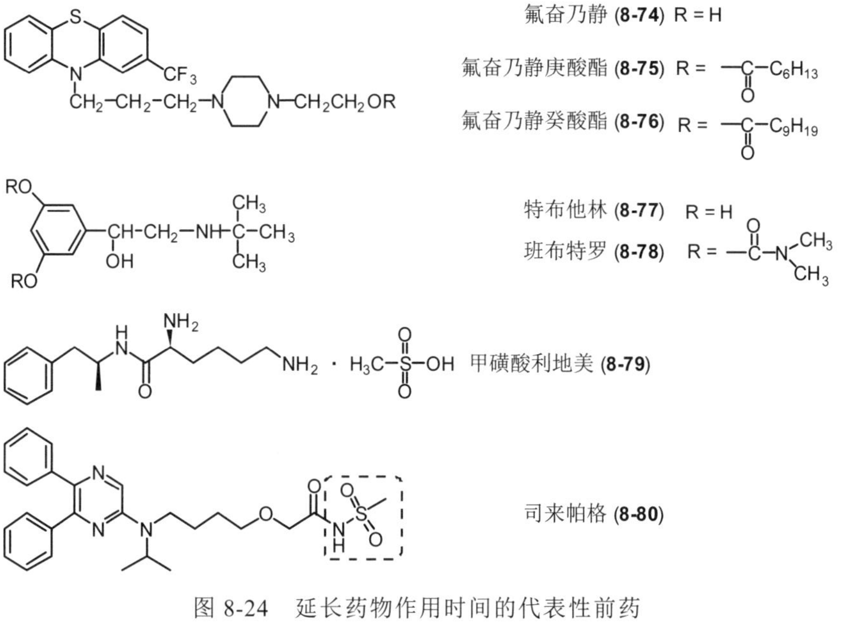

氟奋乃静 (**8-74**) R = H

氟奋乃静庚酸酯 (**8-75**) R = —C—C₆H₁₃

氟奋乃静癸酸酯 (**8-76**) R = —C—C₉H₁₉

特布他林 (**8-77**) R = H

班布特罗 (**8-78**) R = —C—N(CH₃)₂

甲磺酸利地美 (**8-79**)

司来帕格 (**8-80**)

图 8-24　延长药物作用时间的代表性前药

8.6.5 降低药物毒副作用的前药

将药物设计成前药往往会降低因母药引起的毒副作用。例如，布洛芬（ibuprofen，**8-81**）等大多数的非甾体抗炎药会引起胃肠道溃烂、出血和刺激性等副作用。将布洛芬制成前药布洛芬邻甲氧基酚酯（**8-82**）后可以大大降低对胃肠道的副作用，前药通过胃肠道被吸收进入血液后，在血浆中酯酶的作用下水解，释放出母药，不影响其发挥抗炎作用（图 8-25）。

布洛芬 (**8-81**) R = H

布洛芬邻甲氧基酚酯 (**8-82**)

环磷酰胺 (**8-83**)　　磷酰胺氮芥 (**8-84**)

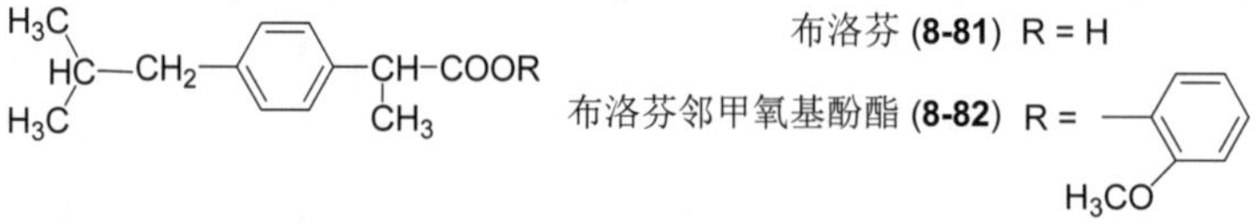

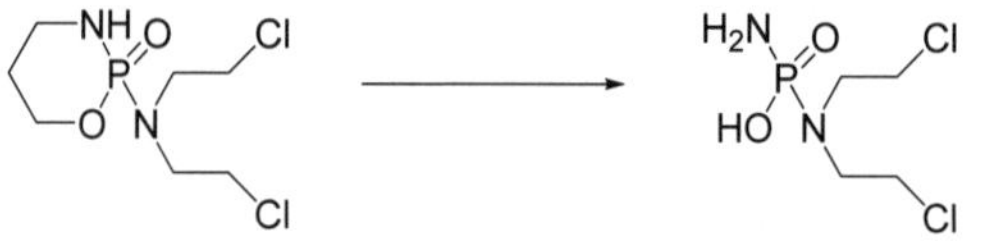

图 8-25　降低药物毒副作用的代表性前药

对于提高药物生物利用度的前药，给药剂量会相应减少，这样母药的毒副作用也会减弱。同样，前药缓慢释放出母药，使得母药的血药浓度降低，毒副作用也会相应减少。而前药的靶向作用则是降低抗肿瘤和抗病毒等药物毒性的有效方法。例如，环磷酰胺（cyclophosphamide，**8-83**）是一个成功的抗肿瘤前药（图 8-25），它在体外没有细胞毒活性，进入体内可选择性在富含磷酸氨酶的肿瘤细胞内转化为磷酰胺氮芥（**8-84**）发挥作用。与氮芥母药相比，环磷酰胺的毒性得到大大降低。

8.6.6 增强药物化学稳定性的前药

前面提到的青霉素类广谱抗菌药氨苄西林（**8-85**）在溶液中不稳定，容易受到分子间氨基侧链对内酰胺的攻击而发生降解。海他西林（hatacillin，**8-86**）是氨苄西林的前药（图 8-26），它是用丙酮与氨苄西林分子侧链两个氨基成环，将氮原子锁定，从而大大提高了氨苄西林在溶液中的稳定性。海他西林在体内迅速水解为氨苄西林而显抗菌活性，口服给药时血药浓度高于氨苄西林。

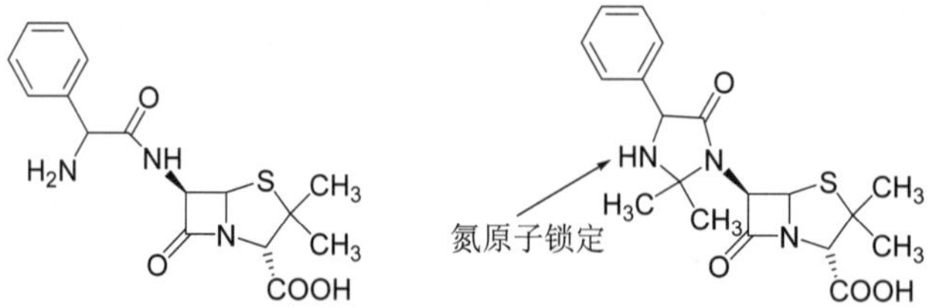

氨苄西林 (**8-85**)　　海他西林 (**8-86**)

图 8-26　增强药物化学稳定性的代表性前药

8.6.7　增强特定部位药物吸收的前药

8.6.7.1　增强眼部药物吸收的前药

眼部角膜是由上皮层、基质层和内皮层组成，其中亲水性较强的基质层被亲脂性很强的上皮层和具有一定亲脂性的内皮层夹在中间。因此，亲脂性太强或太弱的药物都不能很好地透过角膜。药物透过角膜的最佳 $\lg P$ 值一般在 2～3 之间，这样很多作用于眼部的药物可以通过前药方法来增强眼部的吸收。

肾上腺素（epinephrine，**8-87**）长期用于青光眼的治疗，但是由于其水溶性很强，难以通过角膜的脂质屏障，疗效非常有限。将肾上腺素分子中两个酚羟基经三甲基乙酰化制得地匹福林（dipivefrin，**8-88**）后，能很容易通过角膜的脂质屏障，在眼部被快速水解回肾上腺素产生疗效。与肾上腺素相比，地匹福林对治疗青光眼的疗效提高了将近 20 倍。由于用药剂量的减少，肾上腺素对心脏的副作用也得到大大降低（图 8-27）。

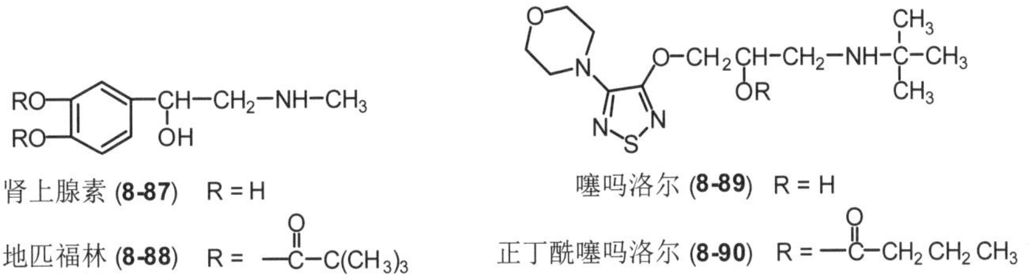

图 8-27　增强眼部药物吸收的代表性前药

噻吗洛尔（timolol，**8-89**）是 β-肾上腺素受体阻滞剂，广泛用于青光眼的治疗。但是在生理 pH 条件下，噻吗洛尔分子中的氨基很容易被质子化，亲水性太强（$\lg P = -0.04$），难以透过角膜。将噻吗洛尔分子中的羟基正丁酰化后（生成 **8-90**），脂溶性增强（$\lg P = 2.08$），在眼部的吸收增强了 4～6 倍（图 8-27）。

8.6.7.2　增强皮肤用药吸收的前药

许多药物由于理化性质不合适而难以透过皮肤的角质层。研究表明，一个药物要想较好地透皮扩散，必须具有足够的脂溶性和水溶性，也就是具有合适的脂水分配系数。前药方法可以优化药物的理化性质，促进药物的透皮吸收，目前已经广泛应用于改善甾类药物、抗病毒药物和治疗牛皮癣药物的透皮吸收。

萘啶酸（nalidixic，**8-91**）主要用于治疗牛皮癣，由于其理化性质不理想导致局部吸收少，影响了药效的发挥。将萘啶酸分子中羧基用乙酰氧甲基酯化后得到"双酯"型的前药（图 8-28），同时具有较好的脂溶性和水溶性。经体外透皮扩散实验证实，萘啶酸乙酰氧甲酯（**8-92**）大大促进了萘啶酸的透皮吸收，并且在透皮转运过程中能被酯酶快速水解释放母药以发挥疗效。

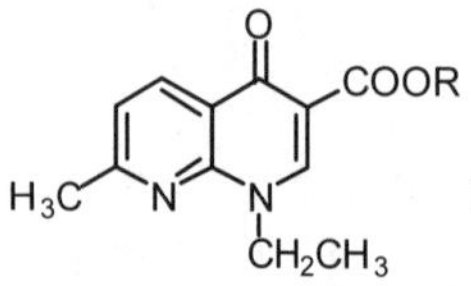

萘啶酸 **(8-91)** R = H

萘啶酸乙酰氧甲酯 **(8-92)** R = —CH₂O—C—CH₃

图 8-28 增强皮肤用药吸收的代表性前药

8.6.7.3 增强药物直肠吸收的前药

药物在直肠的吸收与在胃肠道其他部位的吸收相类似，属于被动扩散。但由于直肠的体液比较少（大约 10 mL），因此药物需要有比口服吸收更强的水溶性。例如治疗痛风药物别嘌醇（allopurinol，**8-93**）的脂溶性和水溶性都比较差（$\lg P = -0.55$，溶解度为 0.45 mg/mL），在直肠给药时，只有 5% 左右的给药量能被吸收。对别嘌醇分子中氨基进行 1-(*N,N*-二乙基)甘氨酰氧甲基修饰后（**8-94**，图 8-29），水溶性和脂溶性均得到了提高（$\lg P = 0.20$，溶解度为 4.5 mg/mL），在直肠给药时的绝对生物利用度提高至 40%。

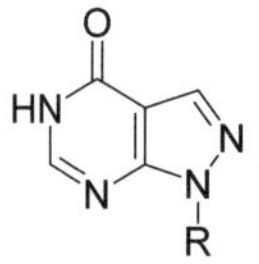

别嘌醇 **(8-93)** R = H

别嘌醇-1-(*N,N*-二乙基)甘氨酰氧甲酯 **(8-94)** R = —CH₂—O—C—CH₂—N

图 8-29 增强药物直肠吸收的代表性前药

8.6.8 提升靶向性的前药

前药设计可以通过两种手段实现药物的靶向性：一是使前药选择性地转运到靶部位，然后释放出母药；二是前药可以转运至全身各部位，但只能在靶部位特定 pH 条件下或特异性酶的催化下释放出母药。在某些情况下，前药既可以选择性转运到靶部位，又可以只在靶部位释放出母药。

8.6.8.1 位点特异性分布的前药

前药进入体内到达靶器官的过程需要通过很多生物膜，并且会被各种酶所攻击，因此要使前药能特异性地转运到靶部位是比较困难的。目前位点特异性的前药转运的成功实例并不太多。例如降血脂药物洛伐他汀（lovastatin，**8-95**）和辛伐他汀（simvastatin，**8-96**），通过竞争性抑制羟甲戊二酰辅酶 A（HMG-CoA）还原酶有效降低体内内源性胆固醇的水平。洛伐他汀和辛伐他汀都是前药，它们能够选择性分布到肝脏中，其内酯结构经肝脏酯酶水解成 β-羟基酸方可产生疗效（图 8-30）。而肝脏对内酯结构的摄取率远大于 β-羟基酸结构（**8-97**）。

8.6.8.2 位点特异性的生物激活

药物作用靶部位特有的酶、高活性的酶、靶部位特殊的 pH 条件均可被用来设计具有靶向性的前药。肿瘤组织由于代谢旺盛，因此具有缺氧和 pH 较低的特征。利用肿瘤细胞和正常细胞之间 pH 的差异可以设计具有选择性的前药。例如图 8-31 中抗肿瘤药物氮烯咪胺（dacarbazine，**8-98**）是个前药，主要用于治疗黑色素瘤和软组织肉瘤。氮烯咪胺可选择性在低 pH 的肿瘤组织中代谢为活性形式咪唑甲酰胺-5-重氮盐（**8-99**），发挥细胞毒作用。

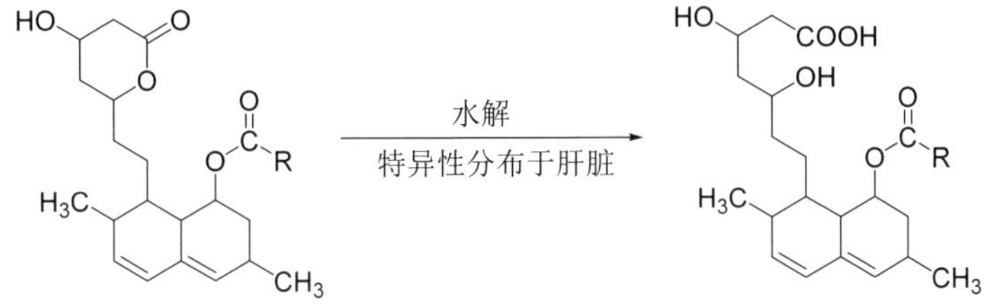

洛伐他汀 (**8-95**)　R = —CH-CH₂CH₃
　　　　　　　　　　　　　　|
　　　　　　　　　　　　　CH₃

辛伐他汀 (**8-96**)　R = —C-CH₂CH₃

羟基酸形式 (**8-97**)

图 8-30　洛伐他汀和辛伐他汀的体内作用过程

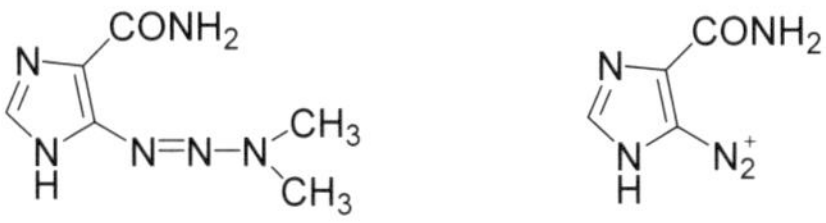

氮烯咪胺 (**8-98**)　　　咪唑甲酰胺-5-重氮盐 (**8-99**)

图 8-31　基于靶部位 pH 特异性设计的抗肿瘤前药氮烯咪胺

奥美拉唑（omeprazole，**8-100**）为 H^+/K^+-ATP 酶（质子泵）抑制剂，对胃酸分泌有明显抑制作用，是新一代的抗溃疡药。奥美拉唑本身不能抑制 H^+/K^+-ATP 酶，在体外没有活性。进入胃壁细胞后，奥美拉唑在胃酸氢离子的作用下依次转化为螺环中间体（**8-101**）、次磺酸（**8-102**）和次磺酰胺（**8-103**）形式。次磺酰胺是奥美拉唑的活性形式，它与 H^+/K^+-ATP 酶的巯基结合形成二硫键（**8-104**），使酶失活并产生抑制胃酸分泌作用（图 8-32）。奥美拉唑是同时具有位点特异性生物转运和位点特异性生物激活特点的前药，具有高特异性，这主要是基于以下原因：首先，奥美拉唑是个弱碱，因此可选择性浓缩在胃壁细胞的酸性环境中；其次，胃壁细胞的酸性环境使得奥美拉唑转化为离子型次磺酰胺活性形式，产生抑酶作用；再次，离子形式的次磺酰胺由于极性太大，无法穿过胃壁细胞，因此只能停留在作用位点。而分布在身体其他部位的奥美拉唑非常稳定，仅有少量转化为活性形式。

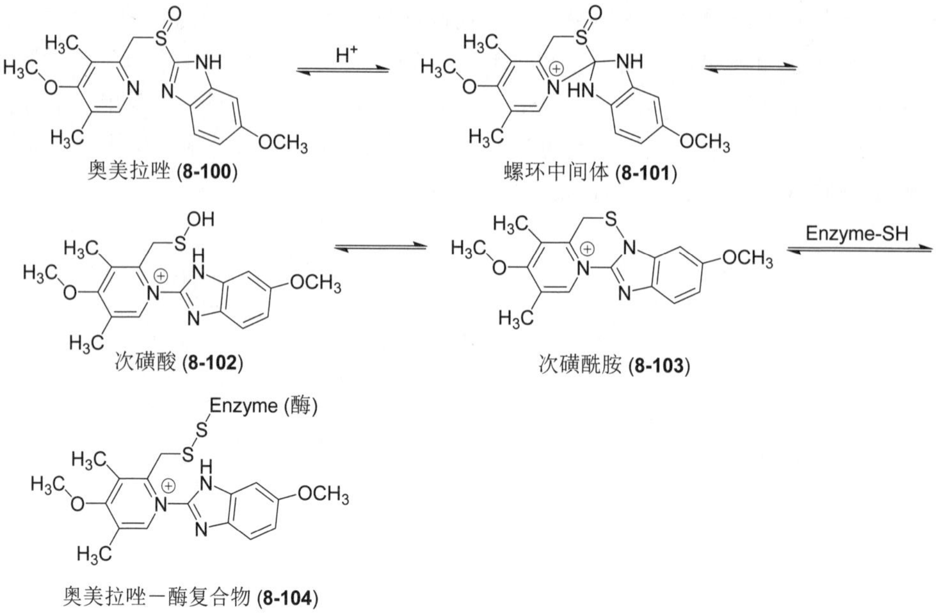

图 8-32　奥美拉唑在胃壁细胞特异性生物激活

　　肾脏中富含 γ-谷氨酰转肽酶（γ-glutamyl transpeptidase）和 N-酰基氨基酸酰化酶（N-acylaminoacid acylase）。γ-谷氨酰转肽酶可以催化分解氨基酸或肽类的 γ-谷氨酰衍生物，因此肾脏对这类化合物有着很高的摄取率和代谢活性。这样将药物设计成 γ-谷氨酰化或 N-乙酰基-γ-谷氨酰化的前药可选择性作用于肾脏和尿道。例如广谱抗菌剂磺胺甲噁唑（**8-107**）制成前药 N-酰基-γ-谷氨酰磺胺甲噁唑（**8-105**）后，可以在肾脏经 γ-谷氨酰转肽酶和 N-酰基氨基酸酰化酶共同作用下释放出母药（图 8-33），这样大大提高了药物治疗泌尿系统感染的疗效。

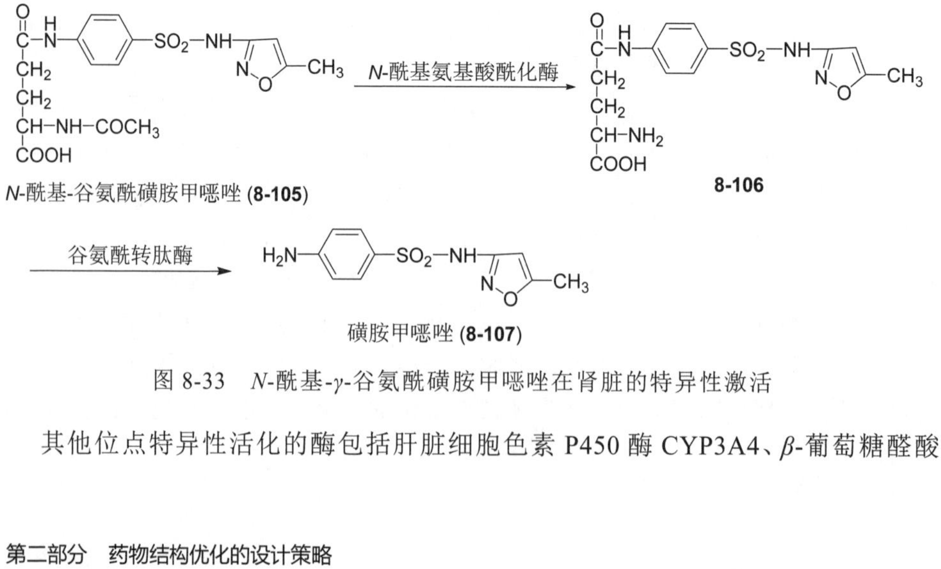

图 8-33　N-酰基-γ-谷氨酰磺胺甲噁唑在肾脏的特异性激活

　　其他位点特异性活化的酶包括肝脏细胞色素 P450 酶 CYP3A4、β-葡萄糖醛酸酶（β-glucuronidase）[13]、谷胱甘肽 S-转移酶（glutathione S-transferase）[14]、胸苷磷酸化酶（thymidine phosphorylase）[15]、酪氨酸酶（tyrosinase）[16]、NADPH 细胞色素 P450 还原酶（NADPH-cytochrome P450 reductase）[17]、醌 NADH 脱氢酶 1（NADH dehydrogenase quinone 1，NQO1）[18]、肿瘤组织相关的蛋白酶[19]、结肠中的细菌还原酶[20]等。

近年来，基于肿瘤组织及其微环境的前药设计逐渐成为热点，主要是利用活性氧（ROS）、谷胱甘肽（GSH）、肿瘤组织中特异性的酶（例如，基质金属蛋白酶，β-葡萄糖醛酸酶，NQO1）进行前药活化[21]。而且，前药的设计也趋向于复杂化和智能化。除了加入载体基团外，同步引入荧光基团有望实现前药的诊疗一体化[22]。但是，这些肿瘤靶向前药目前尚处于科研探索阶段，其治疗优势还有待于临床验证。

参 考 文 献

[1] Rautio, J.; Meanwell, N. A.; Di, L.; *et al.* The expanding role of prodrugs in contemporary drug design and development. *Nat. Rev. Drug Discovery* **2018**, *17*, 559-587.

[2] Rautio, J.; Kumpulainen, H.; Heimbach, T.; *et al.* Prodrugs: design and clinical applications. *Nat. Rev. Drug Discovery* **2008**, *7*, 255-270.

[3] Rautio, J.; Karkkainen, J.; Sloan, K. B. Prodrugs-recent approvals and a glimpse of the pipeline. *Eur. J. Pharm. Sci.* **2017**, *109*, 146-161.

[4] Albert, A. Chemical aspects of selective toxicity. *Nature* **1958**, *182*, 421-422.

[5] Mehellou, Y.; Rattan, H. S.; Balzarini, J. The ProTide prodrug technology: from the concept to the clinic. *J. Med. Chem.* **2018**, *61*, 2211-2226.

[6] Kratz, F.; Muller, I. A.; Ryppa, C.; *et al.* Prodrug strategies in anticancer chemotherapy. *ChemMedChem* **2008**, *3*, 20-53.

[7] Kratz, F.; Warnecke, A.; Scheuermann, K.; *et al.* Probing the cysteine-34 position of endogenous serum albumin with thiol-binding doxorubicin derivatives. Improved efficacy of an acid-sensitive doxorubicin derivative with specific albumin-binding properties compared to that of the parent compound. *J. Med. Chem.* **2002**, *45*, 5523-5533.

[8] Meanwell, N. A.; Krystal, M. R.; Nowicka-Sans, B.; *et al.* Inhibitors of HIV-1 attachment: the discovery and development of temsavir and its prodrug fostemsavir. *J. Med. Chem.* **2018**, *61*, 62-80.

[9] Kadow, J. F.; Ueda, Y.; Meanwell, N. A.; *et al.* Inhibitors of human immunodeficiency virus type 1 (HIV-1) attachment 6. Preclinical and human pharmacokinetic profiling of BMS-663749, a phosphonooxymethyl prodrug of the HIV-1 attachment inhibitor 2-(4-benzoyl-1-piperazinyl)-1-(4,7-dimethoxy-1*H*-pyrrolo[2,3-*c*]pyridin-3-yl)-2-oxo ethanone (BMS-488043). *J. Med. Chem.* **2012**, *55*, 2048-2056.

[10] Schmitt-Hoffmann, A.; Roos, B.; Heep, M.; *et al.* Single-ascending-dose pharmacokinetics and safety of the novel broad-spectrum antifungal triazole BAL4815 after intravenous infusions (50, 100, and 200 milligrams) and oral administrations (100, 200, and 400 milligrams) of its prodrug, BAL8557, in healthy volunteers. *Antimicrob. Agents Chemother.* **2006**, *50*, 279-285.

[11] Nakamura, A.; Yamada, T.; Asaki, T. Synthesis and evaluation of *N*-acylsulfonamide and *N*-acylsulfonylurea prodrugs of a prostacyclin receptor agonist. *Bioorg. Med. Chem.* **2007**, *15*, 7720-7725.

[12] Asaki, T.; Kuwano, K.; Morrison, K.; *et al.* Selexipag: An oral and selective IP prostacyclin receptor agonist for the treatment of pulmonary arterial hypertension. *J. Med. Chem.* **2015**, *58*, 7128-7137.

[13] Rooseboom, M.; Commandeur, J. N.; Vermeulen, N. P. Enzyme-catalyzed activation of anticancer prodrugs. *Pharmacol. Rev.* **2004**, *56*, 53-102.

[14] Ruzza, P.; Calderan, A. Glutathione transferase (GST)-activated prodrugs. *Pharmaceutics* **2013**, *5*, 220-231.

[15] Shimma, N.; Umeda, I.; Arasaki, M.; *et al.* The design and synthesis of a new tumor-selective fluoropyrimidine carbamate, capecitabine. *Bioorg. Med. Chem.* **2000**, *8*, 1697-1706.

[16] Jordan, A. M.; Khan, T. H.; Malkin, H.; *et al.* Melanocyte-Directed enzyme prodrug therapy (MDEPT): development of second generation prodrugs for targeted treatment of malignant melanoma. *Bioorg. Med. Chem.* **2001**, *9*, 1549-1558.

[17] Patterson, A. V.; Ferry, D. M.; Edmunds, S. J.; *et al.* Mechanism of action and preclinical antitumor activity of the novel hypoxia-activated DNA cross-linking agent PR-104. *Clin. Cancer Res.* **2007**, *13*, 3922-3932.

[18] Yang, X.; Duan, J.; Wu, L. Research advances in NQO1-responsive prodrugs and nanocarriers for cancer treatment. *Future Med. Chem.* **2022**, *14*, 363-383.

[19] Vandooren, J.; Opdenakker, G.; Loadman, P. M.; *et al.* Proteases in cancer drug delivery. *Adv. Drug Delivery Rev.* **2016**, *97*, 144-155.

[20] Dhaneshwar, S. S.; Vadnerkar, G. Rational design and development of colon-specific prodrugs. *Curr. Top. Med. Chem.* **2011**, *11*, 2318-2345.

[21] Zhang, X.; Li, X.; You, Q.; *et al.* Prodrug strategy for cancer cell-specific targeting: a recent overview. *Eur. J. Med. Chem.* **2017**, *139*, 542-563.

[22] Dong, X.; Brahma, R. K.; Fang, C.; *et al.* Stimulus-responsive self-assembled prodrugs in cancer therapy. *Chem. Sci.* **2022**, *13*, 4239-4269.

第**9**章
老药二次研发策略

9.1 引言

经典的"老药新用"策略（常用英文名为 drug repurposing/repositioning，直译为药物再定位）通常指对上市药物或临床长期使用的药效物质，开展新适应证治疗和新作用靶标研究，是当前重要的新药研发策略之一。如图 9-1 所示，相比于传统新药研发的冗长耗时和巨额投入，"老药新用"的研发周期大为缩减，诸如先导物的发现和优化、部分毒理和药代研究、临床 I 期试验等内容，理论上将不必重复开展。具体而言，"老药新用"策略常包含以下优势：

① 较低的研发风险 据统计，近半数候选药物在临床 III 期被中止的主要原因之一，在于较高的安全性风险。而"老药"在开展新适应证临床试验前，大都经过长期临床安全性验证，其潜在的研发风险远小于传统新药研发模式，这是"老药新用"的一大特色和优势。

② 大幅缩短的研发周期 "老药"往往具备完整的临床前药学和毒理学研究，已验证的安全属性又使其具有跳过临床 I 期直接进入临床 II 期疗效评价阶段的可能，同时成熟的原料药生产工艺能加速"老药新用"的临床转化，是"老药新用"的另一大优势。

③ 研发成本优势 据统计，2000 年前首创药物（first in class，FIC）的研发成本在 14.6 亿美元，而到了 2010 年其成本已飙升至 25.6 亿美元[1]，其中临床试验占据绝大部分成本，老药缩减的临床试验周期能显著降低研发成本。

近期的一个"老药新用"成功案例能充分说明上述研发优势：BioXcel Therapeutics 公司通过人工智能（AI）技术，从上百万篇研究论文中分析寻找克服精神分裂症和双相情感障碍的潜在治疗方案，由此发现了选择性 α_2-肾上腺素受体激动剂右美托咪定（dexmedetomidine）[2]。临床 Ⅲ 期研究结果表明右美托咪定可有效抑制急性治疗与精神分裂症或 Ⅰ/Ⅱ 型双相情感障碍相关的激越（agitation），该"老药新用"成功案例从首个临床试验到新药申请（NDA）递交仅耗时不到 3 年。"老药新用"的低研发风险和短研发周期优势，削减了重复研发费用，可有效提升新药研发的成本投入产出比。

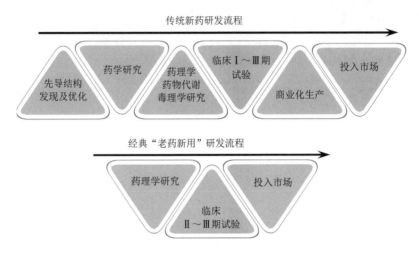

图 9-1 "老药新用"与传统新药研发流程对比

"老药新用"策略的上述优势在应对突发性公共卫生用药需求中尤显重要。目前，临床在研的新冠肺炎治疗药物试验有几十项，大都集中于抗病毒"老药"的新适应证应用上[3]。例如：FDA 目前批准的"唯二"小分子抗新冠药物，瑞德西韦（remdesivir）和帕克洛维德（paxlovid）都是"老药新用"的典型代表。其中，瑞德西韦原开发用于治疗埃博拉病毒感染，帕克洛维德为奈玛特韦（nirmatrelvir）和抗病毒"老药"利托那韦（ritonavir）两个药物分子组合的复方药物。此外，罕见病药物研发也是"老药新用"策略的潜在应用领域。罕见病新药开发常存在很多困难，例如：靶标/机制研究不够深入、患者数量少、商业价值较低等，多种因素制约了制药企业在该领域的研发投入。利用"老药新用"策略可有效提升罕见病药物领域的研发效率和降低研发成本，已成为该类药物研发的有效手段之一。因此，诺贝尔生理学或医学奖获得者，药物学家詹姆斯·布莱克（James W. Black）在 20 世纪末提出的"最优的新药研发之路始于老药"理念[4]，是对"老药新用"优势的高度凝练和概括。

9.2 "老药新用"三部曲

经典的"老药新用"策略主要分为两类：①老药原靶标的新功能/新适应证发现；②老药新药效靶标发现和新适应证开发。这两类都称为"老药新用"策略，但二者间的研发过程存在较大差异。基于老药原靶标的新功能发现，其药物与靶标间的相互关系和下游调控机制相对明确，风险控制、研发周期和投入成本明显比后者更友好，但"老药新药效靶标发现和新适应证开发"同样有其内在优势。现代药物研发体系中，新靶标确证和针对该靶标的药效分子发现是 FIC 类新药研发的前提和基础，也是新药研发的核心创新点。同时，新靶标药效分子也能作为分子探针推动该靶标的上下游机制研究，促进该领域基础医学进步，具有相辅相成的作用。然而，随着对"老药新用"策略理解的逐步加深，单纯的老药新功能/新靶标发现已不能满足于现代新药研发需求。老药是已知化学结构分子，因此利用老药结构的天然成药属性，开展靶向新靶标的新结构衍生物（1 类新药）研发，完善和扩展经典"老药新用"策略（2 类新药）的不足和局限，或许是当下和未来对老药应用的全新突破。

为更好地归纳和提升"老药新用"实施策略和研究意义，本著作首次将"老药新用"策略细分为三个类型，包括"老药功能重定位"（drug function repurposing）、"老药靶标重定位"（drug target repurposing）和"老药结构重定位"（drug structure repurposing），如图 9-2 所示。其中，"老药功能重定位"表示老药原靶标的新功能/新适应证发现，"老药靶标重定位"表示老药新药效靶标的发现，"老药结构重定位"表示以老药为先导的新结构衍生物研发。在"老药新用"三部曲中，后两者又被本著作作者称为基于新靶标发现的"老药二次研发"，本著作将详细叙述"老药二次研发"在完善"老药新用"策略中的具体应用。

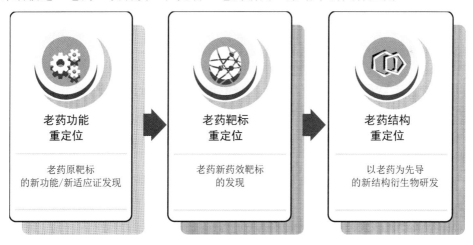

图 9-2 "老药新用"三部曲

老药功能重定位 — 老药原靶标的新功能/新适应证发现

老药靶标重定位 — 老药新药效靶标的发现

老药结构重定位 — 以老药为先导的新结构衍生物研究

9.2.1 经典"老药新用"策略的局限

早期的"老药功能重定位"研究通常具有偶然性，该过程往往依赖长时间的临床观察和循证医学，并辅以药理及生物信息学大数据分析。例如：降糖老药二甲双胍（metformin）从偶然发现到最终上市，时间跨度长达 30 余年[5]；抗炎老药阿司匹林（aspirin）的心血管保护作用已被广泛熟知，但目前仍有大量临床研究评价其在不同治疗条件下的药理反馈差异；2018 年发表在 *Nature* 杂志的一项研究对丹麦 24 万例癌症患者的治疗数据进行了海量分析，发现了解酒药双硫仑（disulfiram）具有抗肿瘤活性[6]。近几年，AI 技术的发展和应用部分降低了"老药功能重定位"的偶然性，但目前成功案例仍然较少。同时，"老药功能重定位"的创新性及后续研发潜力也较弱，按照目前中国化学药注册申报分类，"老药功能重定位"属于 2 类改良型新药，美国 FDA 通常也将经典"老药新用"项目归类于改良型新药（505b2），其除罕见病外的新适应证市场独占期仅为三年，远低于新实体药物的五年市场独占期。总体而言，"老药功能重定位"不能形成强力的知识产权壁垒，新用途专利尽管可以获得授权但排他性较差、开发潜力不强。

药物对人体的作用通常表现出两重性，又称为药物杂泛性（drug promiscuity）[7]。药物杂泛性具体表现在：药物与药效功能靶标（主靶标/原靶标）发生强相互作用，导致体内各阶段生理信号转导和网络调控等发生变化，进而引起细胞表型和功能发生有益改变，以此产生治疗效应；同时，药物与其他非药效靶标（次靶标/新靶标）发生弱相互作用，引起脱靶效应，导致产生不同于目标药效的副作用。"老药靶标重定位"的本质在于揭示和阐明药物杂泛性网络中，主、次靶标对"新""老"适应证间治疗角色转换的内在规律。虽然少数老药的优良杂泛性帮助其迅速再定位新的作用靶标和上市新的适应证，但多数老药对新靶标的活性往往较弱，在体内外表型试验中也常表现得不显著，更遑论应用于新适应证的临床治疗。因此，如何在灵活应用经典"老药新用"优势的同时，打破其固有窠臼，需要从药物化学学科给出答案。

9.2.2　老药二次研发策略是经典"老药新用"策略的创新迭代

鉴于经典"老药新用"策略的局限性，李剑等人结合自身在老药研究领域的多年经验，首次提出基于新靶标发现的"老药二次研发"理念和研究模式，其流程大致包括：老药库构建→老药新靶标/机制研究→新结构二次研发→药物发现。"老药二次研发"包含两个共性基础科学问题：

① 发现老药原药效功能靶标（on-target）之外的新药效功能靶标（off-target），即"老药靶标重定位"；

② 优化老药分子获得对新靶标更有效的新结构衍生物，即"老药结构重定位"。

由于体内（包括宿主和病原体）信号网络的复杂性和海量的生物大分子，小分子药物不可避免地与体内多个大分子存在弱相互作用（off-target）。这些弱相互作用中某个大分子（如蛋白、离子通道等），很可能成为另一种相关疾病的主靶标或新药物靶标（on-target）。而老药和大分子的弱相互作用可通过"老药结构重定位"得到放大和增强，进而实现老药调控主、次靶标作用强度的平衡或转换，达到"老药靶标重定位"目的，最终为"老药功能重定位"带来宝贵契机。

与传统的 FIC 药物研发相比，基于新靶标发现的老药二次研发策略具有两个明显优势：

① 在靶标/机制研究中，相比传统小分子探针，老药探针作为外源性分子，其生物相容性和安全性良好，对生命体系的"破坏性"小。其对生命体系关键信号通路的新调控功能（新适应证）往往蕴含着新药物靶标或新作用机制，如果新适应证能够达到直接成药的药效强度，则后期 2.4 类改良型新药开发可以免做大部分临床前和临床 I 期研究内容，节省大量的研发经费和时间。

② 即便发现的老药新适应证药效强度不足以直接成药，但鉴于老药良好的合成可及性和原靶标构效关系（SAR）清晰性，以老药为先导化合物，合成上可快速开展新结构候选新药开发。候选新药与老药结构类似（但具有化合物专利），可以桥接老药的安全性特征，成药性较高。同时，在结构优化设计时，通过充分参考老药已有 SAR，能开展精准化学结构编辑，有目的性地剔除或保留老药原药效功能。不同于传统模拟创新研发，即俗称的"me-too/me-better/me-best"研发模式，老药二次研发策略中的药物化学研究部分主要围绕新靶标开展，并兼顾老药原药效功能取舍，而模拟创新研发工作仅聚焦于原靶标的功能提升和改进。这些内涵的差异，导致两种研发模式在临床前和临床药效评价中选择阳性对照药的依据迥异。

9.2.3 老药二次研发策略的基本流程

老药最具核心价值的部分就是其化学结构具有公认的良好成药性，因此在"老药二次研发"过程中，对老药结构优化应始终秉持一个宗旨，即"在尽可能提升新靶标活性的前提下，尽量小地改变老药原化学结构"。大刀阔斧地改造不仅容易丧失老药原结构的优良成药属性，而且紊乱新、老靶标间的内在关联，不利于对新、老靶标机制动态变化的研究。然而，保护日益严密的老药化合物专利又要求老药的结构改造不能"和风细雨"。因此，老药二次研发策略中结构优化过程与传统模拟创新完全不同，前者更注重新、老靶标活性的变化或平衡，因此需要更深入研究和预判老药结构和新、老靶标间的内在关联，其实施流程如图 9-3 所示：

① 首先评价老药原靶标相关的其他上市老药（包括：同靶标系列老药，如"他汀"类药物的"老药二次研发"；同系列不同靶标老药，如"替尼"类药物的"老药二次研发"）对新靶标的作用强弱，以此判断究竟是靶标杂泛性还是药效结构杂泛性引起对新靶标的作用。

② 通过文献调研对老药原靶标的构效关系进行归纳总结，明确老药分子结构中发挥原靶标作用活性的关键药效团，合成或商业化获取包含相同药效团结构的

其他老药及其类似物，快速验证是否均具有对新靶标的作用活性，总结对新靶标的初步构效关系。

③ 对上述关键药效团结构逐一精准地化学编辑修饰，亦可借助结构生物学或计算机辅助药物设计技术，通过多轮次药物化学的结构优化研究，比较修饰前后对新、老靶标的活性差异，获得较为系统和完整的新、老靶标的构效关系。

④ 通过文献调研结合初步药理机制研究，明确当调控新、老靶标时，对老药新适应证是否均有贡献，保留或去除对原靶标作用意味着不同研发路径。如原靶标无贡献，则去除对原靶标作用是老药二次研发策略中结构修饰的重要前提，即除"老"立"新"式"老药二次研发"；如原靶标有贡献，怎样平衡多靶标作用活性是老药二次研发策略中结构修饰的首要目标，即留"老"加"新"式"老药二次研发"。

⑤ 基于新、老靶标各自的构效关系（药效团/非药效团）和研发路径（原靶标作用是否保留）指导，利用骨架跃迁、引入小取代基团（如氟原子取代基）等方式突破老药原研化合物专利保护，进一步考察结构修饰对新、老靶标活性的影响，完成系统的"老药二次研发"。

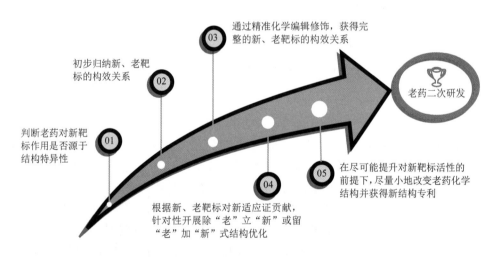

图 9-3 "老药二次研发"流程示意图

9.3 老药二次研发策略的两种主要研发路径及其案例

9.3.1 除"老"立"新"式老药二次研发

除"老"立"新"式老药二次研发，顾名思义是以老药为先导结构进行构效关系研究，在提升对新靶标活性的基础上，弱化甚至去除对原靶标活性，大幅削弱与原靶标作用相关的潜在安全风险。由于老药的结构本身就代表着其衍生物中最优结构组合，对其结构的任何改动常导致对原靶标活性的削弱，因此除"老"立"新"式老药二次研发往往更容易获得成功。当前大部分的老药二次研发策略属于这一路径。

9.3.1.1　磺胺类抗菌药老药二次研发获得降糖和降血压药物

基于磺胺类抗菌老药的新靶标发现和新结构改造，是老药二次研发的早期系统体现。磺胺类药物是 20 世纪 30 年代常见的抗细菌感染药物，其结构中的磺酰氨基是保持药物抗菌活性的关键基团，Janbon 等在临床中利用磺胺异丙基噻二唑（thiadiazole sulfonamide）治疗伤寒时，发现许多患者产生低血糖反应，提示该类药物具有潜在降血糖功能。1955 年，Franbe 和 Fuchs 对磺胺异丙基噻二唑中的噻二唑基进行开环，并利用生物电子等排等方法优化结构，获得了具有较好临床降糖效果的磺酰脲类化合物氨磺丁脲（carbutamide），但因骨髓抑制及肝毒性等严重毒副反应被停用。对氨磺丁脲苯环上 4 位氨基进行替换并持续优化磺酰脲侧链结构，获得了第一代副作用小且较安全的磺酰脲类口服降糖药物，如甲苯磺丁脲（tolbutamide）、氯磺丙脲（chlorpropamide）等。在第一代磺酰脲类口服降糖药物的结构基础上，进一步优化改造获得了降糖效果更好、副作用更低且用量较小的新一代磺酰脲类口服降糖药物，如图 9-4（a）所示的格列苯脲（glibenclamide）、格列美脲（glimepiride）等。

内皮素（ET）是一种血管收缩肽，有维持基础血管张力与心血管系统稳态的作用。其不仅存在于血管内皮，也广泛分布于各种组织和细胞中，是调节心血管功能的重要因子。ET 有三个亚型，分别是 ET1、ET2 和 ET3，其中 ET1 对于心血管起主要作用。内皮素通过激活 G 蛋白偶联受体（GPCR）中的内皮素受体发挥作用。内皮素受体目前发现有三种同源性较高的亚型，分别是 ETA、ETB 和 ETC，前两者主要分布于哺乳动物中。其中，ETA 是目前研究最深入、功能最强大的内皮素受体亚型，也是 ET1 的主要调控蛋白。百时美施贵宝（BMS）在筛选 ETA 拮抗剂时，发现抗菌老药磺胺噻唑（sulfathiazole）对 ETA 具有一定抑制活性（$IC_{50} = 69\ \mu mol/L$）[8]。因此，以磺胺噻唑为先导结构开展老药二次研发，通过结构改造和活性评价后，发现了异噁二唑类衍生物 **9-1** 对 ETA 有良好的抑制活性（$IC_{50} = 178\ nmol/L$）。在此基础上对其结构修饰后，获得了选择性更高的强效衍生物 **9-2**（$IC_{50} = 115\ nmol/L$）。为进一步改善衍生物药动学性质和靶标选择性，将 **9-2** 结构中的萘基替换成联苯基团得到衍生物 **9-3**，其与 ETA 及 ETB 的 K_i 值分别为 114 nmol/L 和 18.7 μmol/L，且原抗菌活性丧失。当在 **9-3** 结构的联苯基上引入酰胺侧链，得到的 **9-4** 不仅极大提高了受体结合活性和选择性（ETA 及 ETB 的 K_i 值分别为 10 pmol/L 和 180 nmol/L），而且大鼠口服生物利用度接近 100%，如图 9-4（b）所示。

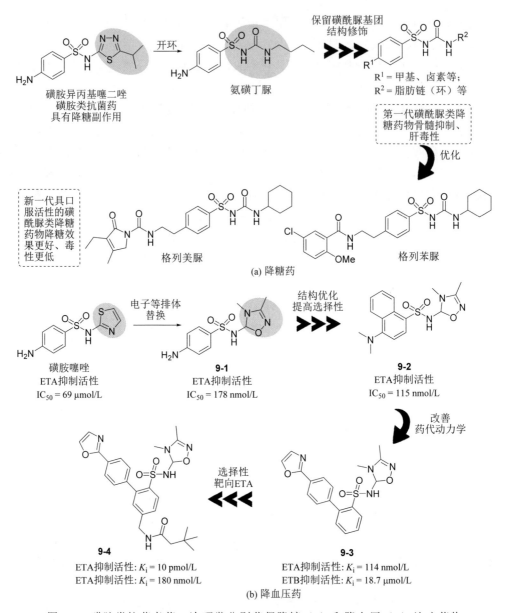

图 9-4　磺胺类抗菌老药二次研发分别获得降糖（a）和降血压（b）治疗药物

9.3.1.2　抗真菌药萘替芬老药二次研发获得抗金葡菌候选新药

　　金黄色葡萄球菌（staphylococcus aureus, *S. aureus*）是一类具有强感染性、强致病性的革兰氏阳性菌，也是危害人类的重要病原菌之一。因其产生金黄色色素（staphyloxanthin, STX），故称其为金黄色葡萄球菌。金黄色葡萄球菌广泛存在于自然界中，且极易在自然环境和抗生素压力下突变并形成耐药性。1961 年，英国科学家 Jevom 首次发现了耐甲氧西林的金黄色葡萄球菌（methicillin-resistant

S. aureus，MRSA)，并将其称为"超级细菌"(superbug)。作为人类化脓感染中最常见的病原体之一，金黄色葡萄球菌带来的危害远远不止于此。病原菌在进入人体后，为适应人体血液环境，躲避和削弱宿主细胞的免疫侵袭，会分泌出大量的细菌毒力因子(virulence factors)，扰乱或破坏免疫细胞干扰和吞噬病原体的能力，金黄色葡萄球菌致病力的强弱也与这些细菌毒素和侵袭性酶有直接联系。STX是金黄色葡萄球菌的特有物质，也是其重要毒力因子。它不仅能够帮助金黄色葡萄球菌逃脱人体免疫杀伤，同时其本身也会加速体内器官和组织化脓及坏死。因此，通过抑制毒力因子STX的产生，既能够有效削弱金黄色葡萄球菌毒性和避危能力，还能利用宿主自身免疫力温和清除病菌，延缓耐药性产生且对已经耐药的细菌依然有效。为此，李剑和蓝乐夫等人构建了靶向STX合成的快速筛选模型，通过评价给药前后金黄色葡萄球菌的颜色变化(由黄色变无色)，检测了400余种FDA上市药物的抑制STX合成的活性，发现抗真菌老药萘替芬(naftifine)和特比萘芬(terbinafine)能有效抑制细菌体内STX合成，且不对MRSA菌株的繁殖活力造成影响，即在体外"不杀菌"的前提下抑制了STX的生成，如图9-5所示。虽然特比萘芬的抗真菌活性强于萘替芬，但萘替芬的抑制STX合成的活性明显强于特比萘芬，提示萘替芬优良的抑制STX合成的活性与原抗真菌活性没有直接联系。进一步机制研究表明，萘替芬通过抑制STX合成通路关键催化酶CrtN来阻断STX的生成[9]。

完成了萘替芬的"老药靶标重定位"后，李剑团队进一步以其为先导结构开展了较系统的"老药结构重定位"，以克服萘替芬抑制STX合成的活性仍不够强、生物利用度低、有潜在心脏毒性等缺陷，如图9-5所示。通过归纳已报道的萘替芬抗真菌构效关系，并分析相关化合物专利，发现结构中的萘环基团是较好的专利突破点，且改变萘环基团能有效降低萘替芬原抗真菌活性(除"老")。萘环基团被分别替换成各种苯并芳香杂环或苯并脂肪环，得到全新骨架结构的苯并呋喃类。经构效关系研究，获得了第一代靶向CrtN的抗耐药金黄色葡萄球菌候选新药 **9-5**，其不仅具有显著体外抑制STX合成的活性，而且还表现出良好的体内抑菌效果(有效剂量为 0.4 mg/kg)，同时减弱了原抗真菌活性。但第一代候选新药仍存在较强的心脏hERG抑制毒性、较差的体内代谢稳定性，且口服抑菌活性较弱。针对上述缺陷，我们在尽量不改变原有母核结构的基础上，通过进一步构效研究，发现联苯基团的引入能维持抑制STX合成的活性同时，有效降低心脏hERG抑制毒性，由此研发了第二代抗耐药金黄色葡萄球菌候选新药 **9-6**。它不仅维持了第一代候选新药优良的体内外抑菌活性(多种MRSA色素抑制活性：IC_{50} = 0.4~5 nmol/L)，且表现出良好的口服抑菌作用和安全属性(hERG：IC_{50} > 40 μmol/L)，同时水溶性和体内代谢稳定性也大为改善(小鼠：$t_{1/2}$ = 3.4 h，F = 83.8%)[10,11]。

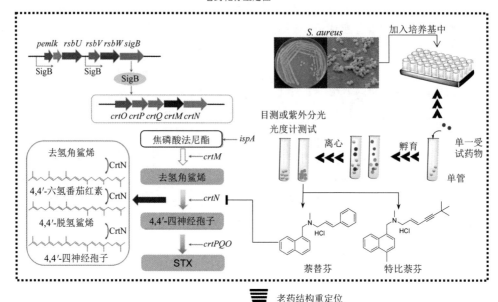

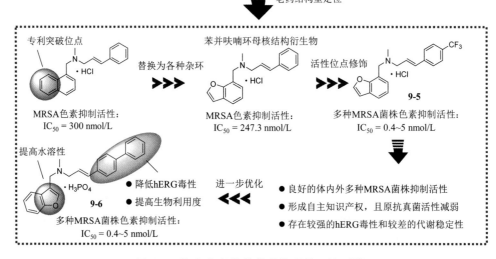

图 9-5　抗真菌老药萘替芬的老药二次研发

9.3.1.3　戒酒药双硫仑老药二次研发获得抗肿瘤和糖尿病候选新药

　　戒酒药双硫仑（disulfiram）在与乙醇联用时可抑制肝脏中的乙醛脱氢酶，使乙醇的氧化终止在乙醛阶段，体内乙醛蓄积进一步导致饮酒人身体不适，由此达到戒酒目的。如上所述，2018 年在 *Nature* 杂志上发表一项研究，通过对丹麦 24 万例癌症患者的治疗数据进行分析发现，肿瘤患者长期持续服用双硫仑与癌症良好预后有直接关联。

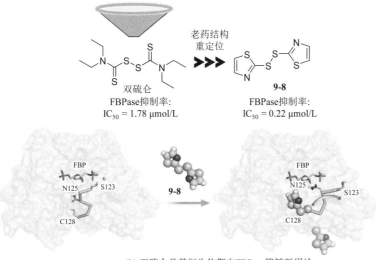

(a) 双硫仑及其衍生物靶向PDK1抗肿瘤新用途

(b) 双硫仑及其衍生物靶向FBPase降糖新用途

图 9-6　戒酒老药双硫仑的连续"二次研发"模式

机制研究表明，双硫仑经胃或血液分解成两分子二硫代氨基甲酸药效片段（diethyldithiocarbamate，DTC），其与铜离子络合后（CuET）不仅增加了稳定性，而且在肿瘤部位积聚后靶向抑癌蛋白 p97 的配体蛋白 NPL4，阻断其对 p97 降解，发挥抗肿瘤药效[6]。李剑与黄敏等人合作，通过筛选自建老药库发现低毒杀菌剂福美双（thiram）（和双硫仑具有相同母核结构）可靶向丙酮酸脱氢酶激酶（pyruvate dehydrogenase kinase 1，PDK1）发挥抗肿瘤新用途（PDK1 抑制活性：$IC_{50} = 0.11\ \mu mol/L$），并通过"老药结构重定位"，获得了活性更好的衍生物 9-7（PDK1 抑制活性：$IC_{50} = 40\ nmol/L$），如图 9-6（a）所示。药理机制研究表明，9-7 可共价结合 PDK1 蛋白上 ATP 结合口袋附近的半胱氨酸 C240，导致相邻的残基 R288

发生构型变化，从而阻断 ATP 和 PDK1 结合，使 PDK1 丧失功能，发挥抗肿瘤药效[12]。

双硫仑及其类似物的新用途不止如此，李剑和万坚等合作，对老药库中的共价抑制剂开展针对果糖-1,6-二磷酸酯酶（fructose-1,6-bisphosphatase，FBPase）抑制活性的筛选工作[13,14]。FBPase 是糖异生代谢途径中的限速酶，具有调节血糖调控的重要生理作用。该筛选首次发现戒酒药双硫仑具有良好的 FBPase 抑制活性（IC_{50} = 1.78 μmol/L），并通过"老药结构重定位"，发展了新一代双硫类 FBPase 共价抑制剂，优选化合物 **9-8** 通过共价修饰 C128 位点产生 FBPase 抑制作用（IC_{50} = 0.22 μmol/L），并在体内外发挥降血糖药效，如图 9-6（b）所示。

9.3.1.4 老药二次研发获得多个抗衰老候选新药

衰老（aging）是指机体随时间变化逐渐出现生理功能衰退的过程。其特征是生理完整性的渐进性丧失，进而导致功能受损并增加死亡风险。这种生理功能衰退会诱发多种相关疾病，包括神经退行性疾病、心脑血管疾病、癌症和糖尿病等。但如何通过人为手段延缓、甚至逆转衰老进展，仍是当今医药领域的攻坚难题。衰老尚未被世界卫生组织定义为一种疾病，监管制度、临床试验设计有待完善，限制了抗衰老新药产品落地。由于缺乏令人信服的抗衰老药物靶标，终点不明导致临床试验难度大、周期长、成本高等，至今尚未有抗衰老药物上市，进入临床研究的抗衰老药物亦鲜见报道。

秀丽隐杆线虫（caenorhabditis elegans）是一种经典的模式生物，具有生命周期短、易于观察、遗传背景清晰、与人类重要功能基因高度同源等特点，使其在生理和病理研究、新靶标的发现以及药物筛选中受到广泛的应用。李剑团队通过构建线虫水平抗衰老药物筛选平台，对 1300 余种老药开展延长线虫寿命的药效评价，通过评价这些药物延长线虫寿命以及改善几种健康功能指标的能力，首次发现若干老药的抗衰老新用途。其中，抗高血压和心律失常老药维拉帕米（verapamil）表现出良好的延长线虫寿命药效[15]，如图 9-7 所示。进一步的药理机制结果表明，该药一方面阻滞钙离子内流，有效降低钙调磷酸酶（calcineurin，CaN）活性，另一方面可促进自噬，上调自噬相关蛋白 LC-3 的表达，促进线虫中 LGG-1 的表达，显著上调自噬相关基因的 mRNA 水平，通过多重机制协同发挥抗衰老药效。

抗疥虫老药克罗米通（crotamiton）对线虫和人胚肺成纤维细胞均具有较高的安全性，且能够延长线虫寿命，但延寿活性（＜10%）不强。为此，李剑团队首先评价了克罗米通和其他抗虫药物对线虫的延寿作用，发现仅克罗米通表现出延寿活性，表明克罗米通的特异性结构是导致线虫延寿的重要因素。进一步以其为先导结构开展了老药结构重定位[16]，如图 9-7 所示。在克罗米通苯环上进行结构替换，变换甲基的位置、将甲基用卤素取代、在甲基的间位或对位引入羧基，等等。考虑到在药物中引入氟取代基可以增强生物活性，增加化学或代谢稳定性，因而

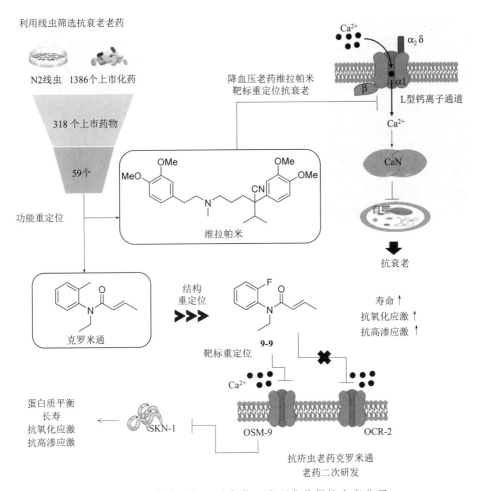

图 9-7　基于模式动物开展老药二次研发获得抗衰老分子

选择氟取代衍生物进行后续优化。经线虫寿命实验进行评价，获得优选化合物 **9-9**。**9-9** 较克罗米通具有更显著的延寿活性（＞20%），且能够显著性提升线虫的健康功能指标。进一步机制研究，确证 **9-9** 潜在作用靶标是 OSM-9，**9-9** 通过抑制 OSM-9 上调蛋白质稳态相关的基因，从而增强线虫的抗氧化和抗渗透压能力。在这一过程中，SKN-1 作为关键转录因子，介导了 **9-9** 改善蛋白质稳态、提高抗应激能力的作用。此外，抗疥虫试验表明 **9-9** 的原抗虫活性大幅下降。

9.3.1.5　抗肿瘤药奎诺司他老药二次研发获得抗疟疾候选新药

　　疟疾是由疟原虫感染引起的传染性疾病，至今全球每年仍有超 2 亿人感染，造成几十万人死亡，严重威胁着全球人民的生命健康。能够引起人类感染的疟原虫共有 5 种，其中恶性疟原虫（*Plasmodium* falciparum，*Pf*）的流行性最广、致病力最强。在与疟疾的长期斗争中不可避免地引发了疟原虫的耐药性，截至目前几乎所有类型的抗疟疾药均已出现抗性，包括临床上作为疟疾治疗一线方案的青蒿素联合疗法，也已出现因青蒿素耐药导致的治疗失败。因此，需要研发具有不同于已有药物作用机制的新型抗疟药物来应对疟疾耐药。近年来诸多研究表明，疟原虫表观遗传调控基因表达，对调节自身发育阶段和适应宿主体内生存环境具有重要作用。因此，可通过调控组蛋白多种修饰水平影响疟原虫的发育节律以及调控 *Var* 基因的表达，来干预疟原虫生存、繁殖和免疫逃逸等重要生理途径。随着对疟原虫表观遗传学研究的不断深入，疟原虫表观遗传调控因子逐渐引起抗疟药物研发工作者的注意，如 *Pf*HDAC1 在疟原虫生命周期的多个阶段均有表达/转录，可特异性地调节分裂、配子体生成和肝细胞侵袭等发育过程。*Pf*HDAC1 还是青蒿素耐药疟原虫细胞转录重组的关键调控因子，是抗疟疾药物研发的潜在药效靶标。

李剑和江陆斌团队通过筛选自建的表观抑制剂库，发现抗肿瘤临床药物奎诺司他（quisinostat）表现出良好的体内外抗疟活性。进一步机制研究表明奎诺司他通过抑制恶性疟原虫的 *Pf*HDAC1，上调组蛋白的乙酰化水平，进而影响入侵相关基因的表达，发挥对红内期、肝期、配子体期疟原虫的多时期抗疟活性。但奎诺司他对人源型 HDAC 同样有较好抑制活性，且其较高给药剂量容易导致机体细胞毒副作用。因此，李剑团队以奎诺司他为先导结构开展了老药结构重定位，目的是提高 *Pf*HDAC1 靶向选择性和降低药物副作用，如图 9-8 所示。奎诺司他作为一个典型的 HDAC 抑制剂，结构上可以划分为三部分，包括作为锌离子螯合基团（zinc-binding group，ZBG）的异羟肟酸片段，铰链区（linker）为嘧啶-4-氨甲基哌啶片段，表面识别基团（CAP 基团）为 *N*-甲基吲哚。相关化合物专利分析结果表明，铰链区中的 4-氨甲基哌啶片段是有效的专利突破点。因此，首先将 4-氨甲基哌啶片段替换成多种螺环类双胺结构，合成全新骨架结构的嘧啶-异羟肟酸衍生物；经体外杀虫活性和细胞毒性筛选，得到了优势铰链区衍生物；进一步对 CAP 基团进行结构修饰合成多个系列的衍生物，经过构效关系研究，获得了三个靶向 *Pf*HDAC1 的多时期抗疟候选新药 **9-10**、**9-11** 和 **9-12**。它们不仅具有显著体外杀虫活性（野生型及耐药疟原虫杀伤活性：$IC_{50} = 1 \sim 8$ nmol/L），而且表现出良好的体内杀虫活性（红内期最佳药效剂量：$60 \sim 90$ mg/kg；肝期最佳药效剂：$30 \sim 60$ mg/kg），同时显著降低了细胞毒性（细胞增殖抑制活性：$IC_{50} = 0.24 \sim 3.8$ μmol/L）[17-19]。

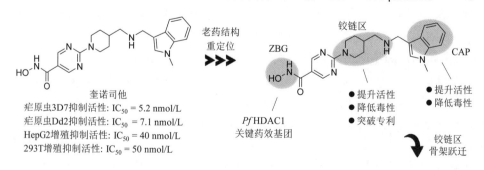

奎诺司他
疟原虫3D7抑制活性：$IC_{50} = 5.2$ nmol/L
疟原虫Dd2抑制活性：$IC_{50} = 7.1$ nmol/L
HepG2增殖抑制活性：$IC_{50} = 40$ nmol/L
293T增殖抑制活性：$IC_{50} = 50$ nmol/L

老药结构重定位 >>>

铰链区

ZBG

CAP

*Pf*HDAC1 关键药效基团

● 提升活性
● 降低毒性
● 突破专利

● 提升活性
● 降低毒性

铰链区骨架跃迁

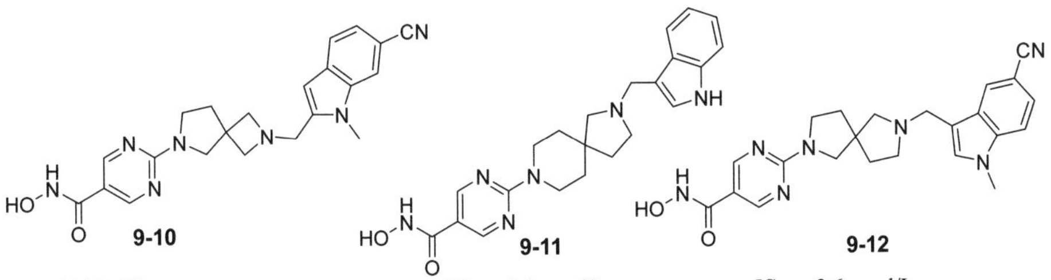

图 9-8 奎诺司他老药二次研发获得抗疟疾候选新药

9-10
疟原虫3D7抑制活性: IC$_{50}$ = 1.3 nmol/L
疟原虫Dd2抑制活性: IC$_{50}$ =1.6 nmol/L
HepG2增殖抑制活性: IC$_{50}$ = 1000 nmol/L
293T增殖抑制活性: IC$_{50}$ = 1200 nmol/L

9-11
IC$_{50}$ = 3.2 nmol/L
IC$_{50}$ =1.9 nmol/L
IC$_{50}$ = 260 nmol/L
IC$_{50}$ = 240 nmol/L

9-12
IC$_{50}$ = 3.6 nmol/L
IC$_{50}$ = 4.0 nmol/L
IC$_{50}$ = 3820 nmol/L
IC$_{50}$ = 1190 nmol/L

9.3.1.6　降压药坎地沙坦酯老药二次研发获得抗肺癌候选新药

Neddylation 修饰是一类新型蛋白翻译后修饰途径，因其修饰过程与熟知的泛素化修饰（ubiquitination）相似，故又称为类泛素化 neddylation 修饰。Neddylation 修饰过程是类泛素蛋白 NEDD8（neuronal precursor cell-expressed developmentally down-regulated protein 8）在 ATP 参与下，被激活酶 NAE（E1）催化后转移到结合酶 UBE2M 或 UBE2F（E2），并在连接酶 Rb91/2（E3）催化下，对相关底物进行 neddylation 修饰发挥生理功能。其中，cullins 蛋白家族（主要亚基为 cullin 1、2、3、4a/b、5、7）不仅是 neddylation 修饰通路的最关键调控底物，也是 CRLs（cullin-RING ligases）泛素连接酶家族的重要骨架蛋白之一。CRLs 能特异性调控胞内 20% 的泛素相关蛋白底物降解，其功能失调会导致多种肿瘤的发生发展。众多研究表明，通过抑制 cullins 的 neddylation 修饰过程，能有效阻断 CRLs 对相关抑癌蛋白（p21、p27 等）的降解，并诱导这些抑癌蛋白在肿瘤细胞内积聚发挥抗肿瘤药效[20,21]。孙毅等人利用 AlphaScreen 技术对包含上市药物的十多万个小分子开展高通量筛选，发现男用避孕药醋酸棉酚（gossypol）可阻断类泛素 neddylation 通路中 E3 对 cullins 蛋白家族的修饰，并调控关键底物凋亡指示蛋白 NO9A 的积聚，以此杀伤肿瘤细胞[22]。

贾立军等人通过建立体外靶向 neddylation 修饰活性评价方法，大规模筛选 1378 个上市小分子药物，发现抗高血压老药坎地沙坦酯（candesartan cilexetil）能有效阻断 cullin 1 neddylation 修饰，如图 9-9 所示。进一步的酶水平和细胞水平机制研究表明，坎地沙坦酯通过竞争性结合 ATP 口袋，抑制 NEDD8 激活酶 NAE，阻断 neddylation 修饰[23]。分子对接结果显示：①和阳性药 MLN4924 类似，坎地沙坦酯和 NAE 的 ATP 结合口袋具有较高的匹配度，进一步提示坎地沙坦酯是 ATP 竞争性抑制剂；②左端西来替昔酯基和苯并咪唑基都和口袋中多个氨基酸残基形成了氢键；③亲脂性苯基（苯基四氮唑）和 NAE 口袋的疏水区域匹配，增加了分子蛋白间的亲和力；④NAE 口袋深处的扁狭型通道，适宜芳基片段

（苯环）等平面基团进入。通过快速评价 9 个坎地沙坦酯结构类似老药的 neddylation 抑制活性，获得的初步构效关系结果表明：化合物骨架左端西来替昔酯基是提升 neddylation 修饰抑制活性的关键基团；大部分受试药物的 cullin 1-NEDD8 修饰和空白组相比并未减少，表明坎地沙坦酯的 neddylation 抑制活性与其原 β-受体阻滞功能无关。基于上述构效关系，聚焦左端西来替昔酯基开展了"老药结构重定位"，最终发现含二氯苯乙胺结构的新结构衍生物 **9-13**。**9-13** 不仅有效提升了衍生物的 neddylation 抑制活性（＞80%@10 μmol/L）和细胞增殖抑制活性（IC$_{50}$ = 10～20 μmol/L），且在小鼠移植瘤实验中表现出良好的口服抗肺癌活性[24]。

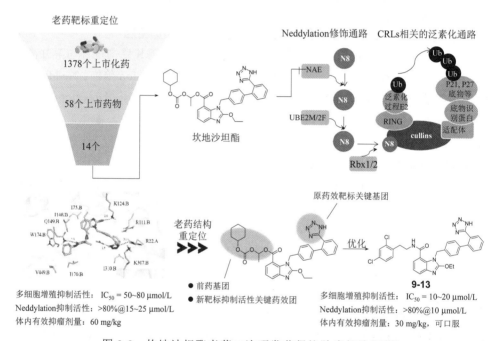

图 9-9　坎地沙坦酯老药二次研发获得抗肿瘤候选新药

9.3.1.7　小檗碱老药二次研发获得降血脂临床候选新药

黄连是中国传统中药，其主要药效物质为小檗碱（又称黄连素），临床主要用于治疗肠道感染及菌痢等。小檗碱（berberine，BBR）是一类季铵型异喹啉类生物碱，已被发现具有抗炎、抗肿瘤、降糖、改善心血管等多种药理学功能。例如：前蛋白转化酶枯草杆菌蛋白酶/kexin9 型（proprotein convertase subtilisin/kexin type 9，PCSK9）是低密度脂蛋白受体（Low Density Lipoprotein Receptor，LDL-R）的关键调控酶，Berge 等人发现小檗碱可以有效抑制 PCSK9[25]；蒋建东等人发现了小檗碱可以通过模拟维生素下调肠道菌胆碱-TMA-TMAO 代谢通路，从而改善动脉粥样硬化症的分子机制[26]；李于等人发现小檗碱可有效增强肝细胞中的自噬水平，明显改善高脂高蔗糖饮食（high-fat high-sucrose diet，HFHS）诱导下肝脏脂质变程度[27]。进一步研究发现，小檗碱可以提高沉默信息调节蛋白 1（silent information regulator 1，SIRT1）去乙酰化酶的活性，从而促进自噬。然而，现代药学研究发现，小檗碱的口服剂量较高（1.0～1.5 g/d）、生物利用度较低（$F < 1\%$）且有较强的心脏 hERG 毒性（$IC_{50} = 3.1\ \mu mol/L$）。因此，基于"老药功能重定位"开发小檗碱治疗心血管疾病的新用途潜力较小。为克服小檗碱的成药性弊端，柳红等筛选了自建的四氢小檗碱衍生物库，发现含吲哚环的四氢小檗碱衍生物能够较好地维持小檗碱的 PCSK9 抑制活性（0.84 @5 μmol/L，相对于小檗碱的 0.71 @5 μmol/L），且水溶性优于小檗碱，如图 9-10 所示。基于"老药功结构重定位"发现了优选衍生物 **9-14**，**9-14** 不仅表现出更优的 PCSK9 抑制活性（$IC_{50} = 1.3\ \mu mol/L$）且口服生物利用度（F）提升至 21.9%[28]。进一步优化上述结构获得的临床候选新药 DC371739，不仅能有效抑制 PCSK9，而且对另一个经典血脂调节蛋白血管生成素样 3 酶（angiopoietin-like protein 3，ANGPTL-3）也表现出良好的抑制活性，达到多靶点多功能降脂作用。目前，DC371739 已进入临床 I 期研究阶段（NCT04927221）[29]。

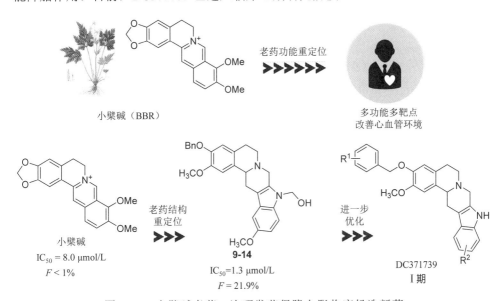

图 9-10　小檗碱老药二次研发获得降血脂临床候选新药

9.3.1.8　抗疼痛药物氟吡汀二次研发获得神经保护剂候选新药

神经退行性疾病的发病通常具有诱因和表型"共性"特征，包括蛋白质错误折叠、线粒体应激导致的活性氧、胶质激活和神经炎症、泛素蛋白酶体或自噬溶酶体参与的蛋白质错误降解、程序性细胞死亡诱导的凋亡等。氟吡汀（flupirtine）是一种选择性神经元钾通道开放剂（selective neuronal potassium channel openers，SNEPCO），通过间接调控 NMDA 受体达到镇痛目的，目前被用于临床术后疼痛治疗。Szelenyi 等人前期临床研究发现氟吡汀具有神经保护活性，并认为其潜在作用机制是上调抗凋亡蛋白 Bcl-2（B-cell lymphoma 2）[30]。Trippier 等人通过"老药结构重定位"策略归纳了 50 多个衍生物的神经保护活性相关的构效关系，并发现化合物 **9-15** 能够在 0.1 μmol/L 时使神经细胞的生存率维持在 100%以上（促进增殖），且具有良好的血脑屏障透过率[31]。机制研究发现，**9-15** 具有更强的抗细胞凋亡效果（在 0.1 μmol/L 时 Bcl-2/Bax 比例提升 159%），同时诱导神经细胞发生保护性自噬的双重神经保护功能，如图 9-11 所示。而进一步优化结构获得的 **9-16** 不仅保留了原凋亡抑制活性，且附带了神经酰胺合成酶抑制活性，有望应用于高致死性的神经元蜡样褐质沉淀症治疗[31]。

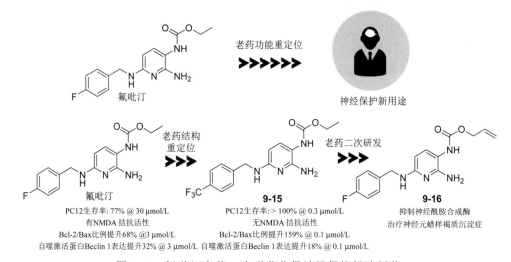

图 9-11　氟吡汀老药二次研发获得神经保护候选新药

9.3.2 留"老"加"新"式老药二次研发

留"老"加"新"式老药二次研发，本质上是以老药为先导结构开展基于多靶标为基础的多功能药物研发，特别适合针对复杂疾病或者共患病/并发疾病等治疗药物研发。其过程不仅要在结构改造中考虑到老靶标活性的保留，更要兼顾新、老靶标间的药效平衡性，研发难度明显高于除"老"立"新"式老药二次研发。不同于大部分多靶标药物基于分子杂交及拼合原理的设计思路（弊端是分子量往往偏大），留"老"加"新"式老药二次研发的核心思路和研究策略除了要提升和平衡新、老靶标药效之外，还需遵循"老药结构重定位"的核心要求，即"在尽可能提升新靶标药效活性的前提下，尽量小地改变老药原化学结构"。因此，留"老"加"新"式老药二次研发的研究成果目前仍相对偏少。下面举例介绍沙利度胺老药二次研发获得 TNF-α 和 PDE4 双靶标药物阿普斯特。

沙利度胺（thalidomide）又称"反应停"，是 1954 年由德国西德格兰泰药厂

（Chemie Grünenthal）研发的一款催眠、镇静和止吐的药物，用于孕妇的妊娠反应，也造成了震惊世界的"反应停事件"。Sheski J.在尝试将沙利度胺当作安眠药来治疗 6 例共患麻风性皮肤结节红斑症的长期失眠患者时，意外发现沙利度胺可有效改善麻风结节性红斑患者的皮肤损伤。此后的几十年里，沙利度胺在自身免疫性疾病上的良好药效逐渐被人关注。1991 年，洛克菲勒大学的研究人员初步阐明了沙利度胺通过抑制肿瘤坏死因子 α（tumor necrosis factor-α，TNF-α）合成，调节免疫及炎症反应的药理机制。TNF-α 是一种由体内巨噬细胞和单核细胞产生的促炎细胞因子，其在免疫反应和炎症反应中都起到核心作用。得益于机制的阐明和明确的临床药效，FDA 于 1998 年重新批准沙利度胺用于麻风病新适应证的治疗。

新基公司的研究人员对沙利度胺的戊二酰亚胺水解产物进行结构简化和初步构效关系研究（调节不同链长），合成了系列衍生物 9-17，但除三碳链衍生物保留有较小活性外，其他衍生物的活性都已完全丧失，如图 9-12 所示。在此结构基础上，在原水解产物的羧基位置引入苯环后，所得衍生物 9-18 的 TNF-α 抑制活性明显提高（IC$_{50}$ = 260 µmol/L），进一步结构优化后的衍生物 9-19 的 TNF-α 抑制活性甚至达到了百纳摩尔级。后续的机制研究发现该类结构同时存在度胺类药物不具备的磷酸二酯酶 4（phosphodiesterases 4，PDE4）抑制活性。第二信使分子环腺苷酸（cAMP）和环磷酸鸟苷（cGMP）具有广泛的生物学功能，负责细胞内的信号转导并触发生理变化，如增殖、细胞分化、迁移、存活和细胞凋亡。磷酸二酯酶能够通过水解 cAMP 和 cGMP，调控第二信使的信号转导。PDEs 家族目前发现有 11 类同工酶，它们分布在不同组织中，具有不同的生理功能。同工酶 PDE4 主要存在于各类炎性细胞中，例如：肥大细胞（mast cell）、巨噬细胞（macrophages）、淋巴细胞（lymphocyte）等，参与细胞增殖、分化过程，调节炎症相关细胞因子的释放和信号转导，抑制该酶的功能可有效降低炎症导致的细胞损伤和炎症因子风暴的发生。这种不同于靶向 TNF-α 的新抗炎机制能帮助药物更全面、广泛地治疗各类炎症免疫类相关疾病。PDE4 抑制剂的重要药效特征结构之一是含有 3,4-二烷氧基苯环基团，如咯利普兰（rolipram）和罗氟司特（roflumilast），且 3 位烷氧取代基通常比对位的体积更大。受 PDE4 抑制活性药效团的启发，9-19 结构中的 3 位烷氧取代基进一步被考察替换，得到了双靶标活性更好的 9-20 系列衍生物。通过同时提升 PDE4 和 TNF-α 双靶标抑制活性，并兼顾两者间的平衡性，最终获得了 TNF-α/PDE4 双靶标抑制剂阿普斯特（apremilast）。2014 年阿普斯特被 FDA 批准用于活动性银屑病（PSA）和中度至重度斑块型银屑病的治疗，该药物在 2019 年前三季度的销售额为 14 亿美元[33]。

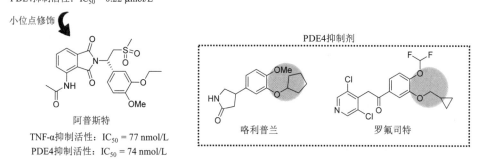

图 9-12 沙利度胺老药二次研发获得双靶标药物阿普斯特

9.3.3 除"老"立"新"与留"老"加"新"式老药二次研发的对照案例

　　除"老"立"新"和留"老"加"新"式老药二次研发策略通常是对立和相反的，但或许这种"殊途"恰恰蕴含着"同归"的真谛。例如：目前临床在用的抗（真）菌药物约 300 种，抗肿瘤药物约 500 种（每年新增 10～20 种），二者相加已超过 800 种老药。毫无疑问，这两类药物是目前数量最多、结构最丰富的老药品种。因此，无论从抗菌老药中发现抗肿瘤新药，抑或是从抗肿瘤老药中发现抗菌老药，都是可行性良好的老药二次研发策略。下文的两个老药二次研发案例中，抗真菌老药伊曲康唑被彻底二次研发为抗肿瘤药物，而抗肿瘤药物莫洛替尼通过结构重定位，发展成能同时抗肿瘤和侵袭性真菌感染的双功能候选新药。这两个案例同时涉及了抗真菌和抗肿瘤两个领域，很好诠释了"老药结构重定位"时，药物调控新、老靶标的转换变化。这种"殊途"的转换变化最终"归聚"于对药物新、老适应证间内在联系的深刻理解。

9.3.3.1 抗真菌药伊曲康唑除"老"立"新"式老药二次研发获得抗肿瘤药物

　　Hedgehog（Hh）是一种共价结合胆固醇的分泌性蛋白，在动物发育中起重要作用。经典的 Hh 信号通路通常由 Hedgehog 配体、跨膜蛋白受体 Ptched（Ptc）

和跨膜蛋白 Smoothened (Smo)、核转录因子 Gli 蛋白以及下游靶基因组成。正常情况下，成人的 Hh 信号通路在组织中几乎完全沉默，但在某些肿瘤中被异常激活，导致肿瘤快速增殖。Kim 等人前期筛选 2500 个上市老药及临床在研分子库，发现抗真菌老药伊曲康唑具有良好的 Hh 信号通路抑制活性（IC$_{50}$ = 9 μmol/L），如图 9-13 所示。他们进一步评价了其他唑类抗真菌老药的 Hh 抑制活性，如氟康唑、酮康唑等，发现这些唑类抗真菌老药的 Hh 抑制活性远差于伊曲康唑。该结果提示伊曲康唑的 Hh 抑制活性源于其独特的结构骨架，和唑类抗真菌药的原作用靶标没有直接联系[34]。

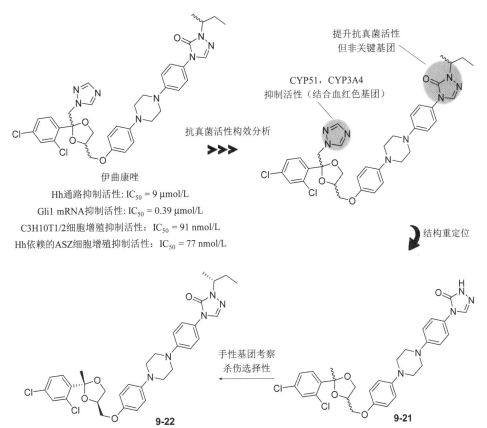

图 9-13　伊曲康唑除"老"立"新"式老药二次研发获得抗肿瘤候选新药

然而，伊曲康唑作为经典的抗真菌老药也是一类 CYP3A4 强抑制剂，且对非 Hh 依赖的细胞也具有较强杀伤活性（IC$_{50}$ = 91 nmol/L），不利于直接用于肿瘤药物的开发。基于上述研究结果，开展了伊曲康唑的"老药结构重定位"。伊曲康唑的抗真菌构效关系表明，结构中的三唑基团不仅是伊曲康唑抗真菌药效基团，同时也是 CYP3A4 和 CYP51 抑制副作用的关键基团。因此，对新结构衍生物设计优化，首先是对三唑基团的去除或替换。去除三唑基团后的衍生物 **9-21**，其抗真菌活性和 CYP 酶抑制活性几乎全部丧失。进一步通过手性基团考察，对 **9-21** 结构进行优化，最终获得了具有细胞杀伤高选择性的候选新药 **9-22**[35]。

9.3.3.2 抗骨髓纤维化药莫洛替尼留"老"加"新"式老药二次研发获得靶向 JAK/HDAC1 抗肿瘤和深部真菌感染的双功能候选新药

深部真菌感染严重威胁人类生命健康，尤其在免疫缺陷患者中发病率高和死亡率高。白血病患者接受化疗、造血干细胞移植（hematopoietic stem cell transplantation，HSCT）或免疫抑制治疗后极易被真菌感染。美国国家综合癌症网络肿瘤临床实践指南（national comprehensive cancer network clinical practice guidelines in oncology，NCCN）指出，急性髓细胞白血病（acute myeloid leukemia，AML）和移植物抗宿主病（graft versus host disease，GVHD）等高危患者应该使用抗真菌药物（例如：唑类、两性霉素 B 或棘白菌素类）预防深部真菌感染。然而，真菌的耐药问题日益严峻，耐药性已成为抗真菌治疗失败的主要原因。研究表明，接受 HSCT 的 AML 患者中，深部真菌感染导致的死亡率居高不下。激酶抑制剂被广泛用于多种白血病的靶向治疗，但激酶抑制剂往往存在疗效有限和易产生耐药性等诸多问题。因此，研发同时治疗 AML 和深部真菌感染的药物对于提高 AML 患者的生存率、改善生存质量具有重要意义。

Janus 激酶（JAKs，包括 JAK1、JAK2、JAK3 和 TYK2）属于细胞内蛋白酪氨酸激酶家族，在多种细胞因子的信号传导中起重要作用。JAKs 激活会诱导信号转导及转录激活因子（signal transducers and activators of transcription，STAT）蛋白的磷酸化和二聚化，进一步转移到细胞核并激活基因转录。JAK/STAT 信号通路与多种生物学功能相关，包括炎症、免疫功能和造血功能等。同样地，组蛋白去乙酰化酶（histone deacetylase，HDAC）对细胞基因调控、转录、细胞增殖、分化和死亡等多种功能起着至关重要的调节作用。迄今为止，已有 5 种 HDAC 抑制剂被批准上市用于治疗血液肿瘤，包括 SAHA、chidamide、romidepsin、belinostat 和 panobinostat。不仅如此，HDACs 作为 HSP90 的重要调控蛋白，对真菌的生存至关重要，且与真菌耐药性相关。已有研究表明联用 HDAC 抑制剂能有效提高抗真菌药物对多种真菌的抑制作用。

盛春泉团队通过分析 JAK2 抑制剂老药莫洛替尼（momelotinib）的药效团，将其分为三个结构区域：铰链结合区（通常是氨基嘧啶基团）、疏水区和溶剂暴露区。铰链结合区是抑制 JAK2 的关键区域，因此在设计 JAK2/HDAC 双靶标抑制剂时，该部分保持不变。如前所述，HDAC 抑制剂的药效团可分为：表面识别区、连接链和锌离子螯合基团。通过整合 JAK2 和 HDAC 抑制剂药效团，设计合成了同时具备 JAK2 和 HDAC 双靶标抑制剂活性的 **9-23**（JAK2 抑制活性：IC_{50} = 15 nmol/L；HDAC1 抑制活性：IC_{50} = 0.25 μmol/L），如图 9-14 所示。然而，**9-23** 并没有表现出匹配的细胞水平抗肿瘤活性。进一步小位点修饰，将其结构中的氰甲胺酰基替换成甲磺酰胺基团后（**9-24**），对 AML 细胞的增殖抑制活性明显提高。利用棋盘实验测试 **9-24** 的协同活性，发现其能高效增敏氟康唑对氟康唑耐药白色念珠菌感染。体内抗肿瘤实验和真菌增敏实验进一步证明了 **9-24** 在抗肿瘤和深部真菌感染中的双功能活性[36]。

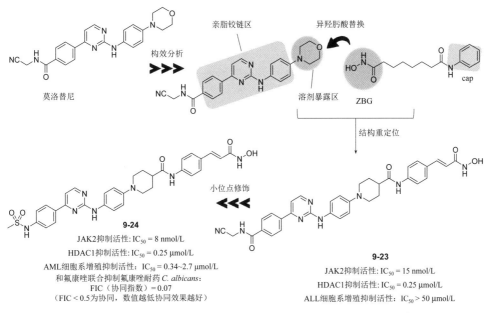

图 9-14　莫洛替尼留"老"加"新"式老药二次研发获得抗肿瘤和
深部真菌感染的双功能候选新药

9.4　展望

经典的老药新用是一个大而泛的概念，本章节提出的老药二次研发策略不仅突破了经典老药新用的局限，也进一步梳理了老药功能、靶标和结构三者间的差异与联系，并由此归纳成老药新用"三部曲"。老药新用三部曲包含了"老药功能重定位""老药靶标重定位"和"老药结构重定位"三方面内容，分别对应老药功能、靶标和结构的重新应用。其中，"老药结构重定位"是老药二次研发策略的核心内容，也是区别于经典老药新用概念的一大创新。遗憾的是，目前大部分的"老药二次研发"本质上仍是利用老药为先导结构开展针对新靶标的经典药物化学改造。虽然这种策略能够在一定程度上桥接老药的良好成药性，但过于强调新、老靠标与药物结构间相互联系，而忽略了老药新、老功能间潜在联系对结构改造的指导意义。例如：肝炎治疗药物的体内分布可能天然趋向于肝部，当发现这类药物能"老药靶标重定位"在肝部其他病症时，这类药物结构的代谢稳定性、水溶性、lg$P$ 等，或许是指导新结构衍生物设计和筛选评价的更重要指标。因此，强调老药二次研发在转换老药对新、老靶标调控特性的同时，去深刻理解每个老药在功能、靶标和结构中区别于其他老药的"个性化"内涵，或许会带来"老药新用"的再次升华。

参 考 文 献

[1] Nosengo, N. Can you teach old drugs new tricks? *Nature* **2016**, *534*, 314-316.

[2] Sheldon, H. P.; Scott, Z.; Leslie, C. *et al.* Effect of sublingual Dexmedetomidine vs placebo on acute agitation associated with bipolar disorder: a randomized clinical trial. *JAMA*. **2022**, *327*, 727-736.

[3] Huang, F.; Ying, L. Y., Leung, E.L. A review of therapeutic agents and Chinese herbal medicines against SARS-COV-2 (COVID-19). *Pharmacol. Res.* **2020**, *158*, 104929.

[4] Raju, T. N. The Nobel chronicles. *Lancet* **2000**, *355*, 1022.

[5] Markowicz-Piasecka, M.; Huttunen, K. M.; Mateusiak, L. *et al.* Is metformin a perfect drug? updates in pharmacokinetics and pharmacodynamics. *Curr. Pharm. Des.* **2017**, *23*, 2532-2550.

[6] Skrott, Z.; Mistrik, M.; Andersen, K. K., *et al.* Alcohol-abuse drug disulfiram targets cancer via p97 segregase adaptor NPL4. *Nature* **2017**, *552*, 194-199.

[7] 郭宗儒. 药物的杂泛性. *药学学报* **2011**, *46*, 361-369.

[8] Webb, M. L.; Bird, J. E.; Liu, E. *et al.* BMS-182874 is a selective, nonpeptide endothelin ETA receptor antagonist. *J. Pharmacol. Exp. Ther.* **1995**, *272*, 1124-1134.

[9] Chen, F.; Di, H.; Wang, Y., *et al.* Small-molecule targeting of a diapophytoene desaturase inhibits S. aureus virulence. *Nat. Chem. Biol.* **2016**, *12*, 174-189.

[10] Wang, Y.; Chen, F.; Di, H., *et al.* Discovery of potent benzofuran-derived diapophytoene desaturase (CrtN) inhibitors with enhanced oral bioavailability for the treatment of methicillin-resistant staphylococcus aureus (MRSA) infections. *J. Med. Chem.* **2016**, *59*, 3215-3320.

[11] Li, B.; Ni, S.; Mao, F. *et al.* Novel terminal bipheny-based diapophytoene desaturases (CrtN) inhibitors as Anti-MRSA/VISR/LRSA agents with reduced hERG activity. *J Med Chem.* **2018**, *61*, 224-250.

[12] Sun, W.; Xie, Z.; Liu, Y. et al. J906 selectively inhibits pyruvate dehydrogenase kinase PDK1 by a covalent cysteine modification. *Cancer Res.* **2015**, *75*, 4923-4936.

[13] Huang, Y.; Xu, Y.; Song, R. *et al.* Identification of the new covalent allosteric binding site of fructose-1,6-bisphosphatase with disulfiram derivatives toward glucose reduction. *J. Med. Chem.* **2020**, *63*, 6238-6247.

[14] Huang, Y.; Xu, Y.; Song, R. *et al.* Development of disulfide-derived fructose-1,6-bisphosphatase (FBPase) covalent inhibitors for the treatment of type 2 diabetes. *Eur. J. Med. Chem.* **2020**, *203*, 112500.

[15] Liu, W.; Lin, H.; Mao, Z. *et al.* Verapamil extends lifespan in *Caenorhabditis elegans* by inhibiting calcineurin activity and promoting autophagy. *Aging (Albany NY)*. **2020**, *12*, 5300-5317.

[16] Bao, K.; Liu, W.; Song, Z. *et al.* Crotamiton derivative JM03 extends lifespan and improves oxidative and hypertonic stress resistance in *Caenorhabditis elegans* via inhibiting OSM-9. *eLife*. **2022**, *11*, e72410.

[17] Huang, Z.; Li, R.; Tang, T. *et al.* A novel multistage antiplasmodial inhibitor targeting Plasmodium

falciparum histone deacetylase 1. *Cell Discovery*. **2020**, *6*, 93-107.

[18] Li, R.; Ling, D.; Tang, T. *et al.* Discovery of novel Plasmodium falciparum HDAC1 inhibitors with dual-stage antimalarial potency and improved safety based on the clinical anticancer drug candidate quisinostat. *J. Med. Chem.* **2021**, *64*, 2254-2271.

[19] Wang, M.; Tang, T.; Li, R. *et al.* Drug repurposing of quisinostat to discover novel Plasmodium falciparum HDAC1 inhibitors with enhanced triple-stage antimalarial activity and improved safety. *J. Med. Chem.* **2022**, *65*, 4156-4181.

[20] Enchev, R. I.; Schulman, B. A.; Peter, M. Protein Neddylation: beyond cullin-RING ligases. *Nat. Rev. Mol. Cell Biol.* **2015**, *16*, 30-44.

[21] Li, L.; Wang, M.; Yu, G. *et al.* Overactivated neddylation pathway as a therapeutic target in lung cancer. *J. Natl. Cancer Inst.* **2014**, *106*, dju083.

[22] Yu, Q.; Hu, Z.; Shen, Y. *et al.* Gossypol inhibits cullin neddylation by targeting SAG-CUL5 and RBX1-CUL1 complexes. *Neoplasia(N.Y., U.S.)* **2020**, *22*, 179-191.

[23] Ni, S.; Chen X.; Yu, Q. *et al.* Discovery of candesartan cilexetic as a novel neddylation inhibitor for suppressing tumor growth. *Eur. J. Med. Chem.* **2020**, *185*, 111848.

[24] Chen, X.; Yang, X.; Mao, F. *et al.* Development of novel benzimidazole-derived neddylation inhibitors for suppressing tumor growth *in vitro* and *in vivo*. *Eur. J. Med. Chem.* **2021**, *210*, 112964.

[25] Jamie Cameron, J.; Ranheim, T.; AnnKulseth, M. *et al.* Berberine decreases PCSK9 expression in HepG2 cells. A*therosclerosis* **2008**, *201*, 266-273.

[26] Ma, S.; Tong, Q.; Lin, Y. *et al.* Berberine treats atherosclerosis via a vitamine-like effect down-regulating Choline-TMA-TMAO production pathway in gut microbiota. *Signal Transduction Targeted Ther.* **2022**, *7*, 207.

[27] Sun Y.; Xia, M.; Yan, H. *et al.* Berberine attenuates hepatic steatosis and enhances energy expenditure in mice by inducing autophagy and fibroblast growth factor 21. *Br. J. Pharmacol.* **2018**, *175*, 374-387.

[28] Wu, C.; Xi C.; Tong, J. *et al.* Design, synthesis, and biological evaluation of novel tetrahydroprotoberberine derivatives (THPBs) as proprotein convertase subtilisin/kexin type 9 (PCSK9) modulators for the treatment of hyperlipidemia. *Acta. Pharm. Sin. B.* **2019**, *9*, 1216-1230.

[29] Wang, J.; Zhao, J.; Cong Yan, C. *et al.* Identification and evaluation of a lipid-lowering small compound in preclinical models and in a phase I trial. *Cell Metab.* **2022**, *34*, 667-680.

[30] Szelenyi, I. Flupirtine, a re-discovered drug, revisited. *Inflammation Res.* **2013**, *62*, 251-258.

[31] Kinarivala, N.; Patel, R.; Boustany, R. *et al.* Discovery of aromatic carbamates that confer neuroprotective activity by enhancing autophagy and inducing the anti-apoptotic protein B-cell lymphoma 2 (Bcl-2). *J. Med. Chem.* **2017**, *60*, 9739-9756.

[32] Makoukji, J.; Saadeh, F.; Mansour, K. *et al.* Flupirtine derivatives as potential treatment for the neuronal ceroid lipofuscinoses. *Ann. Clin. Transl. Neurol.* **2018**, *5*, 1089-1103.

[33] 郭宗儒. 改造沙利度胺而成的新药阿普斯特. 药学学报 **2015**, *7*, 916-918.

[34] Kim, J.; Tang, J. Y.; Gong, R. *et al.* Itraconazole, a commonly used antifungal that inhibits hedgehog pathway activity and cancer growth. *Cancer Cell* **2010**, *17*, 88-99.

[35] Pace, J. R.; DeBerardinis, A. M.; Vibhavari, S. V. *et al.* Repurposing the clinically efficacious antifungal agent itraconazole as an anticancer chemotherapeutic. *J. Med. Chem.* **2016**, *59*, 3635-3649.

[36] Huang, Y.; Dong, G.; Li, H. *et al.* Discovery of Janus kinase 2 (JAK2) and histone deacetylase (HDAC) dual inhibitors as a novel strategy for the combinational treatment of leukemia and invasive fungal infections. *J. Med. Chem.* **2018**, *61*, 6056-6074.

药物理化性质经验规则

一个有机分子最终能否发展成为上市药物是由多种因素综合决定的，如临床前体内/外药理活性、临床前安全性、临床前药物代谢动力学性质、临床药效和安全性、公司合理化投资等[1,2]。传统新药研发过程通常是先进行药理活性评价，如分子水平、细胞水平、动物水平等相关研究，获得有效的有机小分子化合物后，再进行其他成药性（药代和安全性等）评估，这常常会导致较高的失败率和开发成本。因此，合理设计成药性好的有机小分子化合物具有重要意义，成药性研究引起了药物化学家的广泛关注。

由于化学药物都是具有一定化学结构的物质，化合物的结构决定了自身的结构性质，如分子量、氢键供体、氢键受体、亲脂性、解离常数等。当化合物的结构性质与物理环境相互作用时，表现为理化性质，如熔点、溶解度等；当化合物的结构性质与生物大分子（靶标）相互作用时，表现为生物化学性质，如靶标亲和力、信号通路调控等；进一步，当化合物的理化性质和生物化学性质与活生物体相互作用时，表现为药代动力学性质和毒理学性质，如生物利用度、药物-药物相互作用、半数致死量（LD_{50}）。化合物的这些物理化学性质、生物化学性质、药代动力学性质和毒理学性质是决定其成药性的重要因素，也是评价药物成药性质的重要内容。

成药性或类药性（drug-like properties）是指与良好的临床疗效相关的药物的物理化学性质（如溶解性、稳定性等）和生物学特性［即吸收、分布、代谢、排泄和毒性（ADME/T）][3]。Lipinski 认为[4]，成药性良好化合物是指那些具有足以接受的 ADME 性质和安全性，能够在 I 期临床试验完成后生存下来的化合物。药物化学家的责任和任务不仅在于优化药物分子的药理活性，而且还在于优化它们的成药性质。一个有机分子必须同时具备足够优秀的药理活性（药效）和成药性质（理化性质和 ADME/T），才能最终成功发展为上市药物。

成药性研究的主要意义在于指导药物研发工作者在新药开发早期阶段设计更易于成药的化合物，可以在一定程度上降低 ADME/T 对药物研发成功率的影响，提高候选药物后期开发的成功率。上市药物由于经历过严格的临床前和临床研究，其成药性显然非常良好，如果能够系统总结出全球上市小分子药物的关键理化性质的共性规律，将其应用于新药临床前研究阶段，用于指导科研工作者设计、优化、遴选先导化合物和候选药物，可以提前淘汰掉那些成药性差的活性化合物，有效增加新药研发的成功率，避免更多的研发费用消耗。因此，对上市小分子药物关键理化性质的统计研究具有重要理论意义和实用价值。本书将化合物的物理化学参数及结构特征相关的参数统称为理化性质，按照不同理化性质类别，以全球上市小分子药物为基础，加以统计分析和经验规则总结。

参 考 文 献

[1] Waring, M. J.; Arrowsmith, J.; Leach, A. R. *et al.* An analysis of the attrition of drug candidates from four major pharmaceutical companies. *Nat. Rev. Drug. Discov.* **2015,** *14*, 475-486.

[2] Cook, D.; Brown, D.; Alexander, R. *et al.* Lessons learned from the fate of AstraZeneca's drug pipeline: a five-dimensional framework. *Nat. Rev. Drug. Discovery* **2014,** *13*, 419-431.

[3] Sugiyama, Y. Druggability: selecting optimized drug candidates. *Drug Discov. Today* **2005,** *10*, 1577-1579.

[4] Lipinski, C. A. Drug-like properties and the causes of poor solubility and poor permeability. *J. Pharmacol. Toxicol.* **2000,** *44*, 235-249.

第**10**章
全球上市小分子及中止药物数据库构建

10.1　全球上市小分子药物数据库构建

10.1.1　上市小分子药物来源及数据库构建过程

本书所统计的上市药物来自 Chong 等[1]2007 年发表在 *Nature* 上的文章附件中所列举的 9990 个药物。涵盖了 2933 个 1938 年以来 FDA 批准的药物，1107 个收录于 2006 年 FDA 橙皮书（FDA Orange Book）的药物，888 个收录于 2006 年医师案头参考（Physician Desk Reference）的药物，以及 7057 个在美国以外其他国家被批准上市或进入临床 II 期研究的药物。

首先对 9990 个药物进行初步考察，去除防腐剂、辅料、植物或动物提取物、疫苗、杀虫剂、表面活性剂、寡脱氧核苷酸，剩余 8649 个适合理化性质统计分析的小分子药物。然后以 SciFinder 数据库为主，DrugBank、Wikipedia 等数据库为辅，通过药物名称查询药物的熔点（mp）、分子量（M）、脂水分布系数（lg$P$）、酸碱解离常数（pK_a）、氢键受体/供体（HBA/HBD）、化学结构、CAS 登记号等信息，并通过 Thomson Reuters Integrity 和 Cortellis for CI 数据库查询药物给药方式是否为口服。对于组合药物，选择将其拆分，记录为两个或两个以上药物单体，对于盐形药物则记录为原型药物（游离的酸/碱）。经全面检索发现，共有 996 个药物分子目前无法明确化学结构，去除这些无结构药物以及 80 个组合药物，加入拆分后的 160 个单体药物，剔除重复的 227 个药物，最终剩余 7506 个药物（图 10-1）。

由于本书的目的是分析归纳有机小分子药物成药性经验规则，指导有机小分子先导化合物的设计、结构优化及候选药物遴选。基于此目的剔除了 181 个诊断用品、70 个营养药、76 个维生素、63 个配合物、30 个聚合物、29 个无机物、7 个含金属药物、159 个分子量大于 1000 的药物，最终剩余 6891 个药物，形成本书的上市药物数据库供后续理化性质统计分析。本书进一步对这 6891 个药物的化学结构相关特征进行了数据统计，具体包括：芳香环数目、非芳香环数目、16 种代表性取代基数目（包括—F、—CF₃、—CN、—NO₂、—NH₂、—OH、—SH、—CHO、—COOH、—CONHOH、—COOR、—CONH₂、—SO₃H、—SO₂NH₂、—PO₃H、—AsO₃H）以及重原子比例 R 值（非碳氢原子总数在非氢原子总数中的比例）。这些理化性质相关参数最终组成了本书分析所使用的数据库 LDD（drug-like database，图 10-1）。

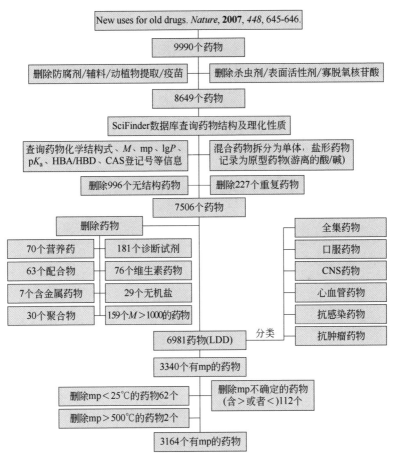

图 10-1　上市药物 LDD 及熔点（mp）数据库构建流程图

关于 mp 相关经验规则统计分析研究，本书的研究对象为有明确熔点的固体有机小分子药物。因此，针对 LDD 数据库中有熔点数据的 3340 个药物实体，考虑到同一个药物的 mp 值在不同的文献中报道的数据不同，在 mp 数据收集过程中，mp 的确定规则如下：①定义熔点为所有数据中最大值和最小值的平均值，如果最大值和最小值相差超过 20 则选取熔点中位数（中位数为熔程时，取中位数平均值）；

②针对 LDD 数据库中有 mp 数据的 3340 个药物，排除了 62 个 mp<25℃的药物，112 个无法确定 mp 的药物（含>或者<），2 个 mp>500℃的药物，剩余 3164 个适合熔点规则统计分析研究的药物，形成本书的上市药物 mp 数据库（图 10-1）。

10.1.2　全球上市药物 LDD 数据库分类

为了更好地探讨不同用药途径及不同适应证药物的理化性质及结构特征规则差异，本书将上文构建的 LDD 数据库分为以下几个亚类：口服药物、CNS 药物、非 CNS 药物、心血管药物、抗感染药物和抗肿瘤药物。

（1）口服药物

口服途径是最方便的药物服用方法，给药方式简便，通常是病人服药的优先选择方式。本书通过查询 Thomson Reuters Integrity 和 Cortellis for CI 数据库来判断药物是否为口服药物，如果 LDD 数据库的某种药物在这两个数据库中显示为口服，则判断该药是口服途径给药方式。最后发现 LDD 上市药物库中共有 1051 个口服药物，其中 683 个有 mp 数据。

（2）CNS 药物和非 CNS 药物

CNS 药物主要包括抗癫痫药、抗抑郁药、抗精神病药、抗焦虑药、抗帕金森症药、抗惊厥药、镇静药、益智药以及抗偏头痛药；非 CNS 药物主要是 CNS 药物以外的药物，但不包括麻醉剂、镇痛药以及适应证未标明的药物。LDD 上市药物库中共有 1122 个 CNS 药物，其中 511 个有 mp 数据；LDD 上市药物库中共有 2346 个有 mp 数据的非 CNS 药物。

（3）心血管药物

心血管药物主要包括抗心绞痛药、抗心律失常药、降高血脂药、降压药、抗血栓药、强心剂以及血管舒张药。LDD 上市药物库中共有 1021 个心血管药物，其中 400 个有 mp 数据。

（4）抗感染药物

抗感染药物主要包括抗生素、抗菌药、抗真菌药以及抗病毒药。LDD 上市药物库中共有 905 个抗感染药物，其中 428 个有 mp 数据。

（5）抗肿瘤药物

LDD 上市药物库中共有 442 个抗肿瘤药物，其中 211 个有 mp 数据。

10.2　全球中止药物数据库构建

10.2.1　药物来源及数据库构建过程

为了更好地探讨上市药物关键理化性质中 M、mp、$\lg P$、pK_a、HBA、HBD 的统计规则，本书还对比分析了上市药物与中止药物的规则差异。本书所统计的中止药物来自近 20 年来（1994 年 1 月至 2014 年 8 月）在 Cortellis for CI 数据库中处于中止状态的药物，共计 7533 个药物。首先，对 7533 个药物进行初步筛选，原则如下：删除组合药物及非小分子药物（如生物药）；盐型药物记录为游离的酸/碱。然后，通过 Cortellis for CI 数据库中的药物名称，在 SciFinder 数据库中查询药物的 M、mp、lg$P$、pK_a、HBA/HBD、化学结构、CAS 登记号等信息。经检索，依次剔除 3502 个没有明确结构的药物分子、40 个配合物、16 个聚合物、6 个无机物、63 个 $M>1000$ 的药物，以及 420 个重复的药物。剩余 1909 个适合规则统计分析研究的药物，形成本书的中止药物数据库（图 10-2）。

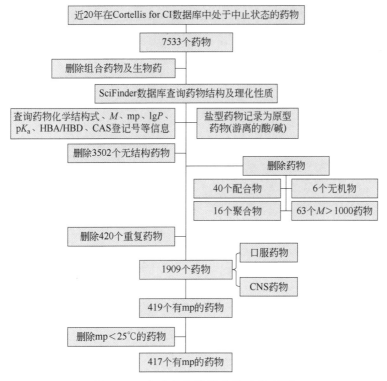

图 10-2　中止药物数据库构建流程图

　　mp 数据查询如上市药物所述。经检索，共有 419 个药物报道了熔点数据，剔除 2 个 mp<25℃的药物。剩余 417 个适合熔点规则统计分析研究的中止药物，形成本书的中止药物熔点数据库（图 10-2）。

10.2.2　近二十年中止药物数据库分类

　　由于中止药物数据库仅有 1909 个药物（能检索到 MP 数据的药物仅有 417 个），本书仅将其分为全集药物、口服药物、CNS 药物三个集合，与上市药物相应集合的 mp/M 统计规则进行比较分析。本书通过数据库 Cortellis for CI 来判断药物是否为口服药物，中止药物数据库中共有 467 个口服药物，其中 93 个有 mp 数据。CNS 药物除包括前面上市药物列举的药物类别外，还包括抗阿尔茨海默病药物、CNS 调节药物等，中止药物数据库中共有 399 个 CNS 药物，其中 80 个有 mp 数据。

参 考 文 献

[1] Chong, C. R.; Sullivan, D. J. New uses for old drugs. *Nature* **2007**, *448*, 645-646.

第11章
熔点经验规则

概要

➤ 熔点（mp）是小分子药物的基本理化性质参数之一，影响药物的溶解度和生物利用度；

➤ 候选药物的 mp 值应低于 250℃（最优为 100℃＜mp≤200℃），在此区间内，mp＞140℃时，其研发失败概率增高；

➤ CNS 候选药物如果 mp≤200℃，可能具有更好的成药性质，研究上市的概率较大，在此区间内，mp＞120℃时，其研发失败概率增高；

➤ 口服候选药物如果 mp≤100℃，可能具有较差的成药性质，研发上市的概率较小。

11.1 引言

熔点（mp）是指在一定压力下，纯物质的固态和液态呈平衡时的温度，是物质的一种物理参数，在有机化学、药物化学和生物化学的研究中常被用来描述化合物的性质和进行化合物纯度评价[1,2]。有机小分子化合物的熔点测量方法简便，易于获得，通过统计上市小分子药物的熔点分布规律，归纳总结出一些新的熔点相关的成药性规则[3]，并应用于指导小分子药物设计，将有利于设计成药性质好的化合物，提高药物研发成功率，减少药物研发成本。

影响化合物熔点的因素主要有：分子间的作用力、分子刚性、分子对称性、晶型等。分子间的作用力越大，熔点越高；分子结构中引入刚性结构越多，熔点越高；分子对称性越好，熔点越高。晶型也是影响化合物熔点的重要因素，主要与结晶条件有关，一般结晶温度越高，晶片厚度越厚，熔点越高。

11.2 上市小分子药物熔点规则统计分析

本章将 LDD（图 10-1）中 3164 个适合熔点规则统计分析研究的药物分为 7 个集合进行研究，分别为全集药物、口服药物、CNS 药物、非 CNS 药物、心血管药物、抗感染药物和抗肿瘤药物。首先以熔点区间为横坐标，不同熔点区间内药物个数占该集合总药物个数的比例为纵坐标进行绘图分析，如图 11-1～图 11-7 所示。本章还计算分析了各个集合药物 mp 的平均值、中位数，以及中间 90%（5%～95%）、80%（10%～90%）、70%（15%～85%）药物的 mp 最小值和最大值，结果如表 11-1 所示。除了 25～40℃和 25～50℃两个区间外（同时包括前后数），图中 mp 区间不包括前数，但包括后数。例如：25～40℃（25～50℃）区间统计药物个数百分占比时，既包含 mp 值为 25℃的药物，又包含 mp 值为 40℃（50℃）的药物；40～60℃区间统计药物个数百分占比时，不包含 mp 值为 40℃的药物，但包含 mp 值为 60℃的药物。下面将一一陈述各子集熔点分布规律情况，并归纳总结熔点成药性规则，以指导药物化学家通过简单的熔点参数，在药物研发过程中设计、遴选成药性更好的活性化合物。

表 11-1 可检索到熔点的药物数目、平均值、中位数及不同中间
比例药物的熔点最小值和最大值

药物分类	所处阶段	药物数目	平均值[1]	中位数[1]/℃	最小值/最大值（0～100%）[2]	最小值/最大值（5%～95%）[2]	最小值/最大值（10%～90%）[2]	最小值/最大值（15%～85%）[2]
全集药物	上市	3164	162	160	25/386	60/268	80/244	95/231
	中止	417	171	169	25/371	70/265	96/251	110/238
口服药物	上市	683	168	166	25/350	74/265	94/244	108/232
	中止	93	173	173	56/290	86/249	102/245	114/237
CNS 药物	上市	511	145	143	25/316	53/239	71/218	83/204
	中止	80	173	168	50/310	102/282	116/239	120/226
非 CNS 药物	上市	2346	168	165	25/386	66/268	85/249	100/234
心血管药物	上市	400	154	152	25/345	54/263	71/243	85/223
抗感染药物	上市	428	182	181	37/350	87/280	104/260	121/245
抗肿瘤药物	上市	211	179	181	32/354	69/283	96/261	108/234

① 物理量单位：℃。

② 不同中间比例药物的 mp 最小值和最大值，以最小值/最大值（5%～95%）为例来说明，表示 mp 值最低的 5%中的最大值和 mp 值最高的 5%中的最小值。

11.2.1 全集药物

如图 11-1 所示，近八成全集药物（78.9%）的 mp 值在 80～240℃之间分布

[图 11-1（a）深色区]；超过一半（55.9%）全集药物的 mp 值在 100～200℃之间分布 [图 11-1（b）]；超过九成（91.2%）全集药物的 mp≤250℃ [图 11-1（b）]。通过对 3164 个全集小分子药物熔点分布的初步分析，发现上市小分子药物中 mp 值小于 250℃的药物占绝大多数，可以推断出 mp≤250℃的候选药物可能具有更好的成药性质；反之，mp＞250℃的候选药物可能具有更差的成药性质。

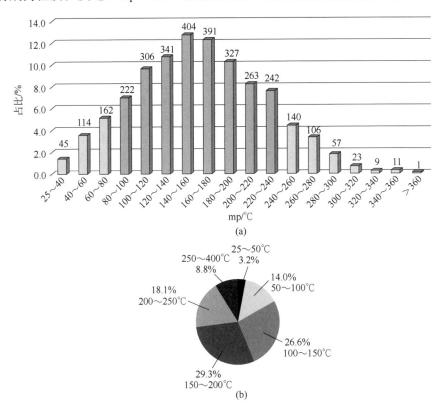

图 11-1　上市全集药物熔点分布柱状图（a）和饼图（b）

如表 11-1 所示，全集药物 mp 的平均值、中位数、最小值和最大值分别为 162℃、160℃、25℃和 386℃；全集药物中间 90%（5%～95%）、80%（10%～90%）、70%（15%～85%）药物的 mp 最小值/最大值分别为 60℃/268℃、80℃/244℃、95℃/231℃。同样表明八成以上药物的 mp 值均低于 250℃。

11.2.2　口服药物

口服药物是给药方式非常简便的一类药物，这类药物经胃肠道黏膜吸收，对机体损伤较小，且易于携带，生产成本和价格较低，通常是病人服药的优先选择方式，因此口服经肠道给药剂型往往是新药研发中剂型的首选。基于此，进一步分析了 LDD 中口服药物熔点的分布规则。

如图 11-2 所示,近八成口服药物(76.6%)的 mp 值在 100~240℃ 之间分布 [图 11-2(a)深色区域];超过一半(58.4%)口服药物的 mp 值在 100~200℃ 之间分布 [图 11-2(b)];近九成(89.2%)口服药物的 mp 值在 50~250℃ 之间分布 [图 11-2(b)];超过九成(91.1%)口服药物的 mp≤250℃ [图 11-2(b)]。通过对 683 个口服小分子药物熔点分布初步分析,与全集药物相比,口服药物的 mp 稍高一点(近八成药物区间:100~240℃ vs 80~240℃)。

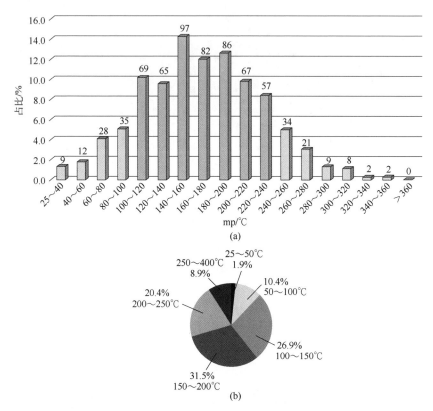

图 11-2 上市口服药物熔点分布柱状图(a)和饼图(b)

如表 11-1 所示,口服药物 mp 的平均值、中位数、最小值和最大值分别为 168℃、166℃、25℃ 和 350℃;口服药物中间 90%(5%~95%)、80%(10%~90%)、70%(15%~85%)药物的 mp 最小值/最大值分别为 74℃/265℃、94℃/244℃、108℃/232℃。同样表明口服药物的熔点比全集药物的熔点略高(如中间 70% 药物区间:108~232℃ vs 95~231℃)。

11.2.3 CNS 药物和非 CNS 药物

血脑屏障(blood-brain barrier,BBB)是指脑毛细血管壁与神经胶质细胞形成的血浆与脑细胞之间的屏障,和由脉络丛形成的血浆和脑脊液之间的屏障,这些屏障能够阻止某些物质（多半是有害的）由血液进入脑组织，保护脑组织免受外来物质的干扰和伤害。CNS 药物的药效与 BBB 渗透能力密切相关，必须透过 BBB 才能产生药效。优良的 CNS 药物往往具有良好的 BBB 渗透能力和较弱的外周副作用，而非 CNS 药物应具有较差的 BBB 渗透能力。因此 CNS 药物与非 CNS 药物的理化性质应有一定的差异，CNS 药物应有其独特的成药性质规律。基于此，本章也研究分析了 LDD（图 10-1）中 CNS 药物和非 CNS 药物的熔点分布规律。

如图 11-3 和图 11-4 所示，八成左右 CNS 药物（82.6%）和非 CNS 药物（78.7%）的 mp 区间分别为 60～220℃和 80～240℃［图 11-3（a）和图 11-4（a）深色区域］；比例最高的单个区间分别为 120～140℃（＞14%）和 140～160℃（＞12%）［图 11-3（a）和图 11-4（a）］；与全集药物和口服药物一样，有超过一半的 CNS 药物（60.7%）和非 CNS 药物（54.8%）的 mp 值在 100～200℃之间［图 11-3（b）和图 11-4（b）］；mp≤200℃的 CNS 药物有 83.6%，而非 CNS 药物仅为 69.8%［图 11-3（b）和图 11-4（b）］。通过对 511 个 CNS 小分子药物和 2346 个非 CNS 小分子药物的熔点分布初步分析，发现 CNS 药物熔点整体小于非 CNS 药物，mp＜200℃的 CNS 候选药物具有更好的成药性质，研发成功上市的概率往往更高。

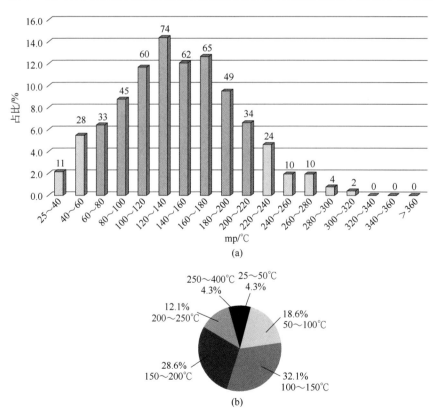

图 11-3　上市 CNS 药物熔点分布柱状图（a）和饼图（b）

如表 11-1 所示，CNS 药物 mp 的平均值和中位数低于非 CNS 药物（145℃ *vs* 168℃、143℃ *vs* 166℃）；CNS 药物和非 CNS 药物中间 90%（5%～95%）、80%（10%～90%）、70%（15%～85%）药物的 mp 最小值/最大值分别为 53℃/239℃ *vs* 66℃/268℃、71℃/218℃ *vs* 85℃/249℃、83℃/204℃ *vs* 100℃/234℃。所有这些数据，从趋势上同样表明 CNS 药物的熔点整体上小于非 CNS 药物。

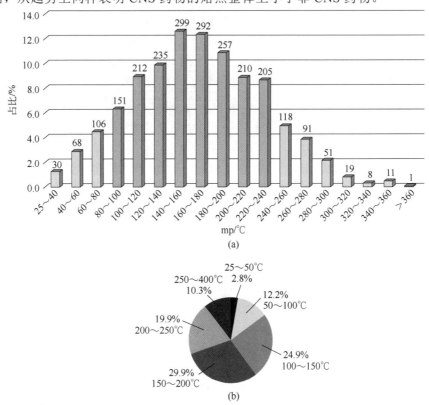

图 11-4　上市非 CNS 药物熔点分布柱状图（a）和饼图（b）

11.2.4　心血管、抗感染和抗肿瘤三类常见疾病治疗药物

心血管疾病是一类严重威胁中老年人健康和长寿的常见病，具有高患病率、高致残率、高死亡率且并发症多的特点，即使应用目前最先进、最完善的治疗手段，仍有 50% 以上的幸存者生活不能完全自理，全世界每年死于心血管疾病的人数高达 1500 万人，居各种死因首位。

抗感染药物主要包括抗生素、抗菌药、抗真菌药以及抗病毒药。抗生素的发现和临床使用是 20 世纪最伟大的成就之一，但随着抗生素等抗菌药物的广泛使用，临床医学面临的另一个巨大的挑战是细菌产生耐药性问题。病毒性感染疾病是一种严重威胁人类生命健康的传染病，如由冠状病毒 SARS 引起的非典型肺炎及高致病性禽流感病毒引发的疾病，给人们的生命安全带来了极大的威胁。

恶性肿瘤也是一种严重威胁人类健康的常见病,死亡率仅次于心脑血管疾病,常用的治疗方法主要有手术治疗、放射治疗和化学药物治疗,化学治疗在很大程度上占主要地位。

因此,心血管药、抗感染药、抗肿瘤药的研发和应用十分广泛,研究意义重大。但治疗不同疾病药物的理化性质可能是不相同的,为了精确地讨论不同疾病治疗药物的成药性规则,本章又对上述三种主要疾病治疗药物的熔点分布规律进行了统计分析研究。

心血管药物熔点分布如图 11-5 所示,近八成心血管药物(78.5%)的 mp 值在 60~220℃之间分布 [图 11-5(a)深色];比例最高的单个区间为 140~160℃(>14%)[图 11-5(a)];超过一半(56.8%)心血管药物的 mp 值在 100~200℃之间 [图 11-5(b)];近九成(88.2%)心血管药物的 mp 值在 50~250℃之间[图 11-5(b)];mp≤200℃的心血管药物有 76.7%,仅次于 CNS 药物(83.6%)[图 11-5(b)]。通过对 400 个心血管小分子药物熔点分布初步分析,mp≤200℃的心血管候选药物具有更好的成药性质,研发成功上市的概率往往更高。

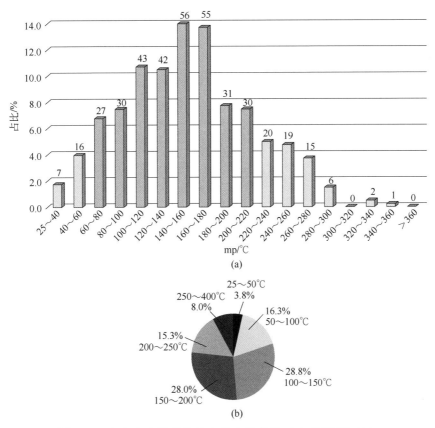

图 11-5 上市心血管药物熔点分布柱状图(a)和饼图(b)

抗感染药物熔点分布如图 11-6 所示,近八成抗感染药物(76.2%)的 mp 值在 120～260℃之间分布 [图 11-6(a)深色区域];占比最高的单个区间为 180～200℃(＞18%) [图 11-6(a)];超过一半(57.7%)抗感染药物的 mp 值在 100～200℃之间 [图 11-6(b)];近九成(85.5%)抗感染药物的 mp 值在 50～250℃之间 [图 11-6(b)]。通过对 428 个抗感染小分子药物熔点分布初步分析,与 CNS 和心血管药物相比,熔点更高的抗感染药物具有更好的成药性质,研发成功上市的概率往往更高。

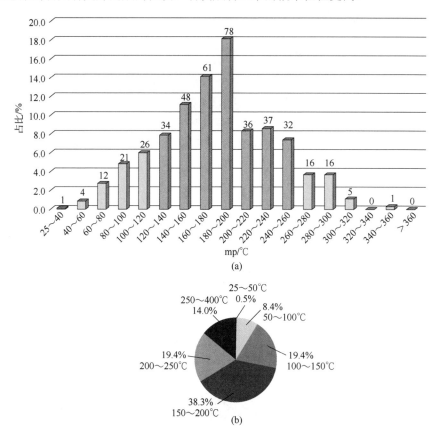

图 11-6　上市抗感染药物熔点分布柱状图(a)和饼图(b)

抗肿瘤药物熔点分布如图 11-7 所示,近八成抗肿瘤药物(74.9%)的 mp 值在 100～240℃之间分布 [图 11-7(a)深色区域];占比最高的单个区间为 200～220℃(＞14%) [图 11-7(a)];超过一半(50.7%)抗肿瘤药物的 mp 值在 100～200℃之间 [图 11-7(b)];与其他集合药物相比,在 200～400℃之间,抗肿瘤药物的比例最大(38.4%;全集药物:26.9%;口服药物:29.3%;CNS 药物:16.4%;非 CNS 药物:30.2%;心血管药物:23.3%;抗感染药物:33.4%) [图 11-1(b)～图 11-7(b)]。通过对 211 个抗肿瘤小分子药物熔点分布初步分析,抗肿瘤药物的熔点整体上相对较高,熔点更高的抗肿瘤药物具有更好的成药性质,研发成功上市的概率往往更高。

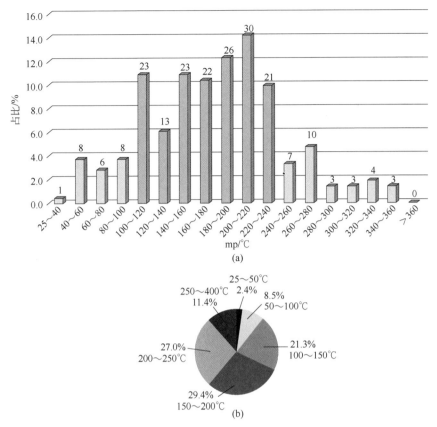

图 11-7　上市抗肿瘤药物熔点分布柱状图（a）和饼图（b）

如表 11-1 所示，心血管药物、抗感染药物和抗肿瘤药物熔点的平均值和中位数分别为 154℃ *vs* 182℃ *vs* 179℃和 152℃ *vs* 181℃ *vs* 181℃；中间 90%（5%～95%）、80%（10%～90%）、70%（15%～85%）药物的熔点最小值/最大值分别为 54/263℃ *vs* 87/280℃ *vs* 69/283℃、71/243℃ *vs* 104/260℃ *vs* 96/261℃、85/223℃ *vs* 121/245℃ *vs* 108/234℃。所有这些数据从趋势上同样表明，在上述三种常见疾病治疗药物中，心血管药物的熔点整体上相对较低。

11.2.5　不同集合药物熔点分布规则对比分析

为了更直观地观察全集药物和不同子集药物的熔点差异，还绘制了不同类别药物的熔点分布折线图，如图 11-8 所示。抗感染药物和抗肿瘤药物的熔点值相比于心血管药物和 CNS 药物的熔点值整体右移，相对较高。不同类别药物占比最高的熔点值单个区间，从低到高分别为 CNS 药物（120～140℃）、心血管药物（140～160℃）、抗感染药物（180～200℃）和抗肿瘤药物（200～220℃）。这些数据从趋势上同样表明，抗感染药物和抗肿瘤药物的熔点整体上相对较高，而 CNS 药物和心血管药物的熔点整体上相对偏低。

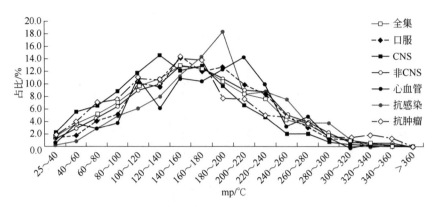

图 11-8　不同子集药物的熔点分布折线图

　　不同集合药物熔点平均值的统计分析结果如图 11-9 所示，抗感染药物和抗肿瘤药物的熔点平均值相对较高，而 CNS 药物和心血管药物的熔点平均值相对偏低。这四类药物的熔点平均值由小到大依次为：CNS 药物（145℃）＜心血管药物（154℃）＜抗肿瘤药物（179℃）＜抗感染药物（182℃）。

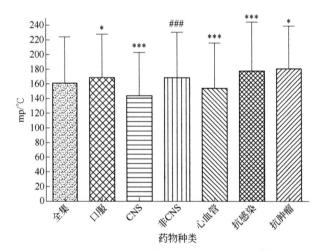

图 11-9　不同集合药物熔点平均值柱状图

* 表示与全集药物对比；# 表示与 CNS 药物对比；
显著性差异水平：*** 表示 $p < 0.001$，* 表示 $p < 0.05$，### 表示 $p < 0.001$

11.3　上市药物和中止药物的熔点对比分析

　　为了更好地阐明小分子药物熔点分布的成药性规则，下面进一步对比分析了上市药物及中止药物的熔点分布规则。由于能公开查询到的中止药物熔点个数有限，中止药物熔点数据库仅有 417 个药物，本章仅将其分为全集药物、口服药物和 CNS 药物三个集合，与上市药物对比分析。

如图 11-10 所示，全集中止药物的熔点分布整体在相对较高的熔点区间内，mp＞140℃的各单个区间内，中止药物所占比例普遍高于上市药物，表明当候选药物的 mp＞140℃时，其研发失败的概率将增大。当然，熔点并不是判定成药性唯一的充分条件，应综合考虑其他成药性质来遴选候选药物。

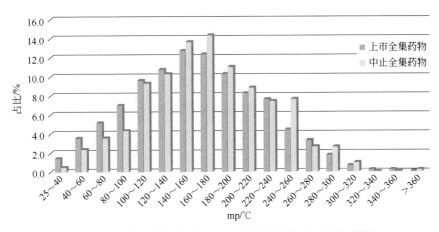

图 11-10　全集上市药物和中止药物熔点分布对比柱状图

如图 11-11 所示，在口服药物中，mp＞160℃的各单个区间内，中止药物所占比例多数高于上市药物。表明研发口服途径的候选药物时，当其 mp＞160℃时，其研发失败的概率增大。如图 11-12 所示，在 CNS 药物中，mp＞120℃的各单个区间内，中止药物所占比例普遍高于上市药物。表明研发 CNS 候选药物时，当其 mp＞120℃时，其研发失败的概率增大。类似于全集药物，也应考虑其他类药性质综合遴选候选药物。

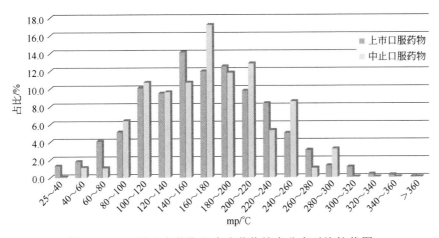

图 11-11　口服上市药物和中止药物熔点分布对比柱状图

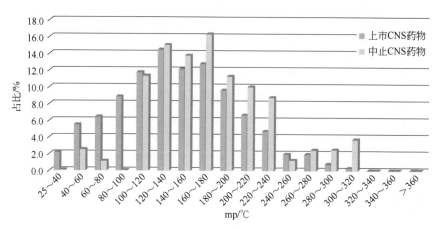

图 11-12 CNS 上市药物和中止药物熔点分布对比柱状图

此外还对比分析了各集合上市和中止药物熔点的平均值（图 11-13）。对于全集和 CNS 药物来说，中止药物的熔点平均值明显高于上市药物，而口服药物两者无明显差别。总之，与中止药物相比，上市药物的熔点整体上分布在较低的熔点区间；相比上市药物，全集中止药物熔点分布整体右移（增高），口服中止药物熔点分布右移趋势不明显，CNS 中止药物熔点分布整体右移的趋势最显著；CNS 上市和中止药物平均值具有显著性差异，中止 CNS 药物的熔点平均值更大一些。

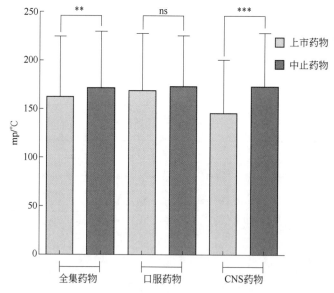

图 11-13　上市和中止药物熔点平均值对比图

***代表 $p<0.001$，**代表 $p<0.01$，ns 代表无显著性差异

11.4 小结

熔点是小分子药物的基本理化性质之一，与药物的溶解度和生物利用度密切相关。相比于其他理化性质（如 lg$P$ 和水溶性），熔点的测量更为简单方便，不需要昂贵的仪器及复杂的实验操作，且获得数据耗时短。因此，研究上市药物的熔点分布规则，将其作为候选药物成药性的判断标准之一，具有良好的可行性和应用价值。为了深入探讨上市药物熔点的分布规律，归纳总结熔点相关的成药性质规则，本章查询了 2007 年以前全球上市小分子药物的熔点值，共计获得了 3164 个适合熔点规则统计分析研究的药物。通过细致的分析研究，并对比分析上市和中止药物的熔点分布规律，最终总结出上市小分子药物的熔点分布经验规则如下：

① 近九成药物的熔点值分布在 25～250℃ 范围内（全集药物：91.2%；口服药物：91.1%；CNS 药物：95.7%；心血管药物：92.0%；抗感染药物：86.0%；抗肿瘤药物：88.6%）；

② 超过一半以上药物的熔点值分布在 100～200℃ 范围内（全集药物：55.9%；口服药物：58.4%；CNS 药物：60.7%；心血管药物：56.8%；抗感染药物：57.7%；抗肿瘤药物：50.7%）；

③ 口服药物的熔点值整体上略高于全集药物（平均值：口服药物 168℃，全集药物 162℃；超过七成的药物分布范围：口服药物 100～240℃，全集药物 80～240℃）；

④ 在六个子集药物中，抗感染药物熔点整体上最高（平均值：182℃），抗肿瘤药物居次（平均值：179℃）；CNS 药物熔点整体上最低（平均值：145℃），心血管药物居次（平均值：154℃）。

11.5 熔点经验规则

据文献检索，本章是第一次针对上市药物熔点这一理化性质，开展经验规则统计分析研究，本章节的主要内容已经公开发表在国际期刊 *ChemistryOpen* 上[3]。本章归纳出三个最为关键的、易于记忆的熔点相关成药性经验规则，即：

① 候选药物 mp 值应≤250℃（最优为 100℃＜mp≤200℃），在此区间内，mp＞140℃时，其研发失败概率增高；

② CNS 候选药物如果 mp≤200℃，可能具有更好的成药性质，研发上市的概率较大，在此区间内，mp＞120℃时，其研发失败概率增高；

③ 口服候选药物如果 mp≤100℃，可能具有较差的成药性质，研发上市的概率较小。

当然，需要特别指出的是，由于相当多（总数的 50%以上）的上市小分子药物熔点数据不能公开获取，使得本章熔点统计数据的样本分布可能缺乏足够的代表性。另外化合物的熔点与晶型和盐型的关联度很大，但晶型和盐型数据的获取很困难，本章没有细分考察晶型和盐型对熔点分布的影响。这两个因素可能会导致本章归纳的熔点经验规则的准确性略显不足。当判断候选药物成药性质时，建议应综合考虑多个关键理化性质经验规则。

参 考 文 献

[1] Yalkowsky, S. H.; Valvani, S. C. Solubility and partitioning I: Solubility of nonelectrolytes in water. *J. Pharm. Sci.* **1980**, *69*, 912-922.

[2] Dearden, J. C. The QSAR prediction of melting point, a property of environmental relevance. *Sci. Total Environ.* **1991**, *109-110*, 59-68.

[3] Mao, F.; Kong, Q.; Ni, W.; *et al.* Melting point distribution analysis of globally approved and discontinued drugs: A research for improving the chance of success of drug design and discovery. *ChemistryOpen* **2016**, *5*, 357-368.

第12章
分子量经验规则

概要

➤ 小分子药物的分子量（M）影响其溶解度、吸收、生物利用度和体内药效，是评估候选药物成药性质的重要指标；

➤ 候选药物 $M \leqslant 500$ 是其具有良好成药性质的充分条件，但不是必要条件；

➤ CNS 候选药物最好 $M \leqslant 450$，抗感染药物允许 $M \leqslant 600$，抗肿瘤药物允许 $M \leqslant 650$；

➤ 中止药物分子量整体大于上市药物，$M \leqslant 350$ 的候选药物具有更好的成药性。

12.1 引言

分子量（M）是化合物重要理化性质之一，反映了化合物分子的大小和尺寸。随着化合物分子量增大，必然需要更多的水分子对其进行水合化以使其溶解，因此化合物的溶解度往往随分子量增加而减小。此外，随着化合物分子量增加，化合物在肠上皮表面的浓度会降低，直接影响化合物的吸收，从而影响小分子药物的生物利用度和体内药效。因此，分子量是评估小分子候选药物成药性质的重要指标之一。

12.2 文献已报道的分子量经验规则

12.2.1 Lipinski 五规则

在传统新药研发高失败率的背景下，许多科学家通过研究药物的理化性质和结构特征，希望可以从中发现一些共性规律，为合理药物设计提供指导标准。有关成药性规则研究最著名的当属 Lipinski 五规则（rule of five）。1997 年，Lipinski 等[1]对世界药物索引（World Drug Index，WDI）数据库中的 2245 个已进入临床Ⅱ期或更高阶段研究的口服药物分子进行了理化性质和结构特征统计分析研究，主要包括：分子量（M）、脂水分布系数（Clg$P$ 或 Mlg$P$❶）、氢键供体数目（HBD）和氢键受体数目（HBA）。统计分析结果表明，违背下列情形之一的化合物，其口服吸收或渗透性可能更差，即 Lipinski 五规则：

① $M \leqslant 500$；

② Clg$P \leqslant 5$ 或者 Mlg$P \leqslant 4.15$；

③ HBD $\leqslant 5$；

④ HBA $\leqslant 10$。

Lipinski 指出，符合五规则的化合物分子更容易发展成为口服药物，在体内具有更高的生物利用度和更好的药代动力学性质。Lipinski 规则简单、易于理解和记忆，因而被广泛应用于先导化合物的设计与优化，是应用最广泛的成药性评价指标，可以在药物开发初期较准确地预测化合物的吸收和渗透性能，尽早剔除开发可行性较低的药物，提高药物研发效率，降低药物研发成本。

虽然 Lipinski 五规则应用广泛，但它也有一定的局限性。首先，此规则的提出是建立在口服药物的基础上，对于非口服药物的成药性判定不一定适合。其次，此规则是对所有治疗领域的药物而言，并未按具体的治疗领域分类，对于某一具体治疗领域的药物不一定适合，如 CNS 药物分子量更小一些，氢键供体/受体数目更少一些。第三，Lipinski 五规则不适用于主动转运载体的底物[2]。此外，很多天然药物特别是来自植物的天然药物也不符合此规则，Lipinski 等认为这可能是由于进化使哺乳动物包括人类抑制外源性物质侵入并被吸收[2]。

12.2.2 类先导三规则

随着成药性质相关研究的积累及组合化学的发展，人们逐渐意识到在先导化合物优化阶段，在对先导化合物进行结构修饰的过程中，会引入基团或亚结构以增加化合物对靶标的亲和性及选择性，引入亲脂性基团以增加脂溶性，引入 HBD/HBA 以增加水溶性和氢键结合力。这些结构修饰会显著增加先导化合物的 M、lg$P$ 和 HBD/HBA，从而使优选化合物不符合 Lipinski 五规则，理论上不具备良好的成药性质。因此，1999 年，Teague 等[3]提出用于筛选具备进一步优化价值的先导化合物库应具备的理化性质不同于 Lipinski 五规则，他们认为一个良好的类先导化合物应具备以下两个特点：

① $100 < M < 350$；

---

❶ Clg$P$ 是基于片段的算法，由 Hansch 等提出，应用广泛，主要适用于中性化合物；Mlg$P$ 是基于原子的算法，由 Moriguchi 等提出。

② $1 < \lg P < 3$。

基于片段筛选是快速发现先导化合物的重要策略之一。2003 年，Congreve 等[4]对片段化合物库中不同的化合物进行了分析研究，提出了构建片段化合物库的筛选标准，即类先导三规则（Rule of three）：

① $M \leqslant 300$；

② HBD $\leqslant 3$；

③ HBA $\leqslant 3$；

④ $ClgP \leqslant 3$；

⑤ 可旋转键数目 $\leqslant 3$；

⑥ 极性表面积 $\leqslant 60 \text{ Å}^2$。

12.2.3　其他非典型分子量规则研究

2004 年，Vieth 等[5]比较了上市口服药物与其他用药途径药物（如吸入给药、注射给药、局部给药）的理化性质差异，结果如表 12-1 所示。与口服药物相比较，吸入药物的脂水分布系数 ClgP 值更小一些，HBD（OH/NH）和 HBA（O/N）数目更多一些；注射药物的分子量明显较大，HBD 和 HBA 数目也明显较多。这提醒我们在使用成药性规则判断药物的成药性时需谨慎判断，因为不同给药途径药物的理化性质之间的差别比较大，尤其是注射药物与口服药物。

表 12-1　Vieth 等研究的 1729 个上市药物及其他阶段药物的理化性质平均值

给药途径（个数）	M	ClgP	O/N	OH/NH	环数目
口服（1193）	343.7	2.3	5.5	1.8	2.6
吸入（116）	392.3	1.6	6.5	3	2.5
注射（308）	558.2	1.6	11.3	4.7	3.2
局部（112）	368.5	2.9	5	1.9	2.9
临床（1817）	422.5	2.8	7	2.2	3.3
SAR（113937）	447.5	3.4	7.1	2.1	3.5

Lipinski 五规则的研究对象是 1997 年以前已进入临床 II 期或更高阶段研究的口服药物分子，但随着时间的推移，不同时期上市药物的理化性质是否会发生变化？用于判断药物的成药性质的五规则是否需要补充？为了探讨这一问题，2004 年，Leeson 等[6]统计了 1983 年以前及 1983—2002 年期间上市口服药物理化性质的平均值，并采用双尾双样本 t 检验（假设方差不等）判断理化性质之间是否存在显著性差异，结果如表 12-2 所示。与 1983 年以前上市的口服药物相比，1983—2002 年之间上市的口服药物极性表面积（PSA）、ClgP 和 HBD 数目（OH/NH）变化不大，p 值大于 0.05，无显著性差异；平均 M、平均 HBA 数目（O/N）、可旋转键数目（RotB）和环数目分别增加了 14%、23%、29% 和 13%，且 p 值均小于 0.001，有显著性差异。

表 12-2　1983 年以前及 1983—2002 年期间上市口服药物理化性质的平均值（中位数）

理化性质	上市口服药物 （1983 年以前， $n=864$）	上市口服药物 （1983—2002 年， $n=329$）	P 值（1983 年以前 vs 1983—2002 年）	平均值（中位数） 增加或减少百分比
M	331 (310)	377 (357)	5.82×10^{-7}	14% (15%)
ClgP	2.27 (2.31)	2.50 (2.36)	0.17	10% (2%)
%PSA[①]	21.1 (18.5)	21.0 (19.4)	0.90	0% (5%)
OH/NH	1.81 (1)	1.77 (1)	0.35	−2% (0%)
O/N	5.14 (4)	6.33 (6)	5.65×10^{-8}	23% (50%)
RotB	4.97 (4)	6.42 (6)	2.20×10^{-8}	29% (50%)
环数目	2.56 (3)	2.88 (3)	1.18×10^{-4}	13% (0%)

① %PSA = $\dfrac{极性表面积（PSA）}{总的表面积} \times 100$。

　　此外，对于 1983—2002 年期间上市的口服药物，他们还进行了分类并统计分析了相关药物的理化性质，结果如表 12-3 所示。药物分类主要包括：心血管药物、神经系统药物、胃肠道和新陈代谢药物、抗感染药物、呼吸系统和抗炎药物、抗癌药物及其他类药物。从表 12-3 可看出，神经系统药物的 M、PSA、HBD 和 HBA 相对较小，这与神经系统药物应具有较好的 BBB 透过能力的性质是一致的，一般 M 越小和极性越小的化合物，越易透过 BBB。与其他类别药物相比，抗感染药物应具有较大的 M、较大的极性（PSA 较大、HBD/HBA 数目较多）、较小的脂溶性（ClgP 值较小）以及较多的环系数目。

表 12-3　1983 年以前及 1983—2002 年期间上市口服药物按
适应证划分的理化性质平均值（中位数）

理化 性质	心血管药 物（$n=79$）	神经系统 药物 （$n=74$）	胃肠道和新陈 代谢药物（$n=38$）	抗感染药 物（$n=64$）	呼吸系统和 抗炎药物 （$n=46$）	抗癌药 物（$n=14$）	其他药物 （$n=14$）
M	389 (396)	310 (307)	378 (357)	456 (389)	396 (353)	313 (299)	309 (348)
ClgP	3.05 (3.00)	2.50 (2.55)	1.90 (2.28)	1.56 (0.94)	3.34 (2.90)	3.02 (3.01)	1.93 (2.22)
%PSA	19.8 (18.6)	16.3 (14.3)	26.7 (20.7)	24.6 (21.5)	20.5 (19.3)	20.8 (18.3)	22.9 (20.2)
OH/NH	1.46 (1)	1.50 (1)	2.71 (2)	2.41 (2)	1.37 (1)	1.00 (1.0)	1.64 (2)
O/N	6.73 (7)	4.32 (4)	6.84 (6)	8.78 (7)	6.17 (5)	4.50 (4.5)	4.29 (4)
RotB	8.23 (8)	4.70 (4.5)	7.63 (7)	6.83 (5)	5.52 (4.5)	5.00 (3.5)	4.57 (4.5)
环数目	2.84 (3)	2.85 (3)	2.32 (2.5)	3.45 (3)	3.02 (3)	2.36 (2.0)	2.36 (2.5)

2005 年，Proudfoot 等[7]分析了 1791 个 1937—1997 年期间批准上市的合成口服药物的理化性质，发现在过去的 60 年，大部分上市口服药物 $M \leqslant 500$，仅 7% 的药物 $M > 500$。但随着时间迁移，上市口服药物的 M（平均数和中位数）有增加趋势，1937—1951 年期间，仅 7 个药物 $M > 500$，而在 1983—1997 年期间，$M > 500$ 的药物有 32 个。上市口服药物的 AlgP 值●随时间变化不大，大部分药物的 AlgP 在 $-1 \sim 5$ 之间，AlgP > 5 的药物仅 8.5%，AlgP < -1 的药物仅有 5.2%。上市口服药物的 HBD 数目随时间变化不大，值得注意的是，HBD > 5 的药物仅有 1.1%，HBD > 4 的药物有 2.8%。因此，与 Lipinski 五规则不同的是，他们认为 HBD $\leqslant 4$ 的药物具有更好的成药性质。上市口服药物的 HBA 数目（N/O）随时间变化有增加趋势，HBA 数目大于 10 的药物有 4.8%。

12.2.4　CNS 药物分子量规则

BBB 是指脑毛细血管壁与神经胶质细胞形成的血浆与脑细胞之间的屏障和由脉络丛形成的血浆和脑脊液之间的屏障，这些屏障能够阻止某些物质（多半是有害的）由血液进入脑组织，保护脑组织免受外来物质的干扰和伤害。对于 CNS 药物，必须透过 BBB 才能产生药效，其理化性质与非 CNS 药物会有一定的差异。

1998 年，van de Waterbeemd 等[8]通过对 125 个 CNS 药物和非 CNS 药物的理化性质进行比较研究，发现 $M < 450$、PSA < 90 Å²、和 $\lg D$ 为 $1 \sim 4$ 的化合物具有更好的透过 BBB 能力。

2004，Leeson 等[6]在探讨上市药物理化性质随时间变化时，对 1983—2002 年期间的口服上市药物的理化性质进行了分类统计分析，结果表明 CNS 药物和非 CNS 药物的理化性质差异很大，CNS 药物的理化性质如下（平均值/中位数）：M（310/307）、ClgP（2.50/2.55）、HBD（1.50/1）、HBA（2.12/2）、可旋转键数目（4.7/4.5）、分子结构中环数目（2.85/3）。

2005 年，Pajouhesh 和 Lenz[9]研究了上市 CNS 药物的理化性质，他们指出一个成功的 CNS 候选药物应具备的理化性质如下：$M < 450$、ClgP < 5、HBD < 3、HBA < 7、RBT < 8、氢键数目 < 8、pK_a 7.5 $\sim$ 10.5（非酸性）、PSA $< 60 \sim 70$ Å²。

2010 年 Wager 等[10,11]统计分析了 119 个上市 CNS 药物及 108 个辉瑞公司的 CNS 临床候选药物，CNS 临床候选药物的分子量及 ClgP 比上市 CNS 药物更大一些（中位数：CNS 临床候选药物，$M = 360.4$，ClgP $= 3.3$；上市 CNS 药物，$M = 305.3$，ClgP $= 2.8$）。上市 CNS 药物的理化性质如下（中位数）：$M = 305.3$、ClgP $= 2.8$、ClgD $= 1.7$、PSA $= 44.8$ Å²、HBD $= 1$、$pK_a = 8.4$。

● AlgP 是指采用 ACD 开发的算法算出的 lgP 值，不仅适用于大部分中性化合物，还适用于两性化合物和盐。

12.2.5 上市药物与处于临床不同发展阶段及中止药物分子量差异

化合物的分子量是评估小分子候选药物成药性质的重要指标，上市药物的分子量有何独特性？与中止药物及处于临床不同发展阶段（临床Ⅰ～Ⅲ期、预注册）的临床药物相比又有何不同？如果能够统计分析并总结出上市药物与处于临床不同发展阶段的药物及中止药物分子量之间的差异，对设计成药性质好的化合物具有重要指导意义。

大部分药物化学家仅仅是对上市药物、处于临床不同发展阶段的药物或先导化合物库中化合物的分子量进行了统计分析研究，并没有更详细地对比分析不同阶段药物分子量的不同。2003年，Wenlock等[12]通过对1985—2000年间R&D Insight网络数据库中的口服药物和1999年美国药典PDR中的594个美国上市的口服药物的分子量分布及平均值进行统计分析，并比较临床Ⅰ期药物与上市药物的分子量分布差异（如图12-1所示），以及不同阶段（临床Ⅰ期、临床Ⅰ期中止、临床Ⅱ期、临床Ⅱ期中止、临床Ⅲ期、临床Ⅲ期中止、预注册、上市）药物分子分子量平均值差异（如图12-2所示），得出以下结论：与处于临床不同发展阶段的药物相比，上市药物的分子量平均值最小；临床Ⅰ～Ⅲ期、预注册药物的分子量平均值逐渐减小并接近上市药物的分子量平均值；临床Ⅰ期中止药物的分子量平均值大于临床Ⅱ期药物的分子量平均值，临床Ⅱ期中止药物的分子量平均值大于临床Ⅲ期药物的分子量平均值，临床Ⅲ期中止药物的分子量平均值大于预注册药物的分子量平均值，表明在新药临床研发过程中，随着药物发展阶段的前进，药物的分子量整体上在不断变小，分子量大的药物很难进入下一个发展阶段。总之，候选药物的分子量越大，越不利于成功推向上市。化合物的分子量越接近磷脂分子量，转运化合物穿过磷脂双分子层的能量就越大，从而不利于化合物的透膜及跨膜吸收，所以，具有良好成药性质的口服药物的分子量不应过大。

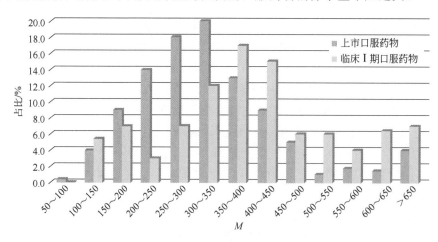

图 12-1　上市及临床Ⅰ期口服药物分子量（M）分布柱状图

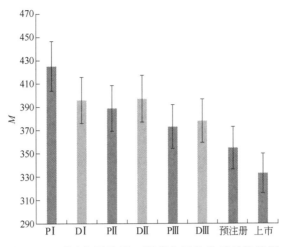

图 12-2　不同发展阶段口服药物平均分子量柱状图

12.3　LDD 上市药物库分子量经验规则分析

本章将 LDD 中 6891 个有结构的药物实体分为六个集合进行分子量统计分析，分别为全集药物、口服药物、CNS 药物、心血管药物、抗感染药物和抗肿瘤药物。首先以分子量区间为横轴，不同分子量区间内药物个数占该集合药物总个数的比例为纵轴进行绘图分析，结果如图 12-3～图 12-8 所示，图中分子量区间不包括前数，但包括后数。另外还计算分析了各个集合药物分子量的平均值、中位数以及不同中间区间最小值和最大值，结果如表 12-4 所示。

表 12-4　LDD 上市药物库中药物数目、平均值、中位数及

不同中间比例药物的分子量最小值和最大值

药物分类	药物数目	平均值	中位数	最小值/最大值			
				0～100%[①]	5%～95%[①]	10%～90%	15%～85%[①]
全集药物	6891	351	329	32/996	170/613	206/514	230/465
口服药物	1051	349	331	32/996	163/601	204/494	233/456
CNS 药物	1122	307	297	62/929	162/455	193/422	213/402
心血管药物	1021	374	360	75/991	182/632	218/552	243/491
抗感染药物	905	398	365	74/993	184/749	224/629	246/562
抗肿瘤药物	442	403	361	76/981	173/809	205/681	238/604

① 不同中间比例药物分子量最小值和最大值，以 5%～95% 为例，表示最低 5% 分子量中的最大值和最高 5% 分子量中的最小值。

12.3.1　全集药物

如图 12-3 所示，在 LDD 全集药物库中，近九成全集药物（89.2%）的分子量

（M）在 150～500 之间分布，近八成全集药物（79.8%）的分子量在 200～500 之间分布，92.2%全集药物的 $M \leqslant 550$，89.0%全集药物的 $M \leqslant 500$。通过对 6891 个全集小分子药物分子量分布初步分析，发现上市小分子药物中 $M \leqslant 500$ 的药物占绝大多数，由此可以推断出 $M \leqslant 500$ 的候选药物具有更好的成药性质，最终发展成为上市药物的可能性较大；反之，$M > 500$ 的候选药物可能具有更差的成药性质。

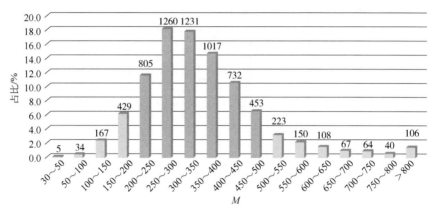

图 12-3　全集药物分子量分布柱状图

如表 12-4 所示，全集药物分子量 M 的平均值、中位数、最小值和最大值分别为 351、329、32 和 996。全集药物中间 90%（5%～95%）、80%（10%～90%）和 70%（15%～85%）药物的 M 最小/最大值分别为 170/613、206/514 和 230/465。同样表明大多数上市药物的 M 最小值在 200 左右，最大值在 500 左右，候选药物分子量的最优区间为 200～500（近八成分布）。

12.3.2　口服药物

如图 12-4 所示，在 LDD 口服药物库中，近九成（87.5%）口服药物的分子量在 150～500 之间分布，超过八成（81.6%）口服药物的分子量在 200～500 之间分布，93.3%口服药物的 $M \leqslant 550$，91.1%口服药物的 $M \leqslant 500$，84.1%口服药物的 $M \leqslant 450$。通过对 1051 个口服小分子药物分子量分布初步分析，由此可以推断出 $M < 500$ 的口服候选药物具有更好的成药性质，最终发展成为上市药物的可能性较大；反之，$M > 500$ 的口服候选药物可能具有更差的成药性质；M 在 150～500 之间的口服候选药物有更大的概率发展成为上市药物。

如表 12-4 所示，口服药物分子量的平均值、中位数、最小值和最大值分别为 349、331、32 和 996。口服药物中间 90%（5%～95%）、80%（10%～90%）和 70%（15%～85%）药物的分子量最小/最大值分别为 163/601、204/494 和 233/456。同样表明大多数上市口服药物的分子量最小值在 200 左右，最大值在 500 左右，候选口服药物分子量的最优区间为 200～500（超八成分布）。

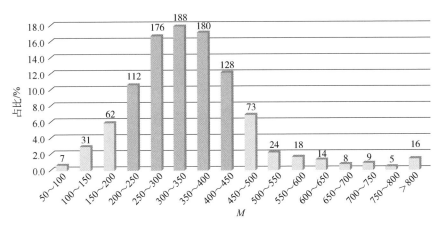

图 12-4　口服药物分子量分布柱状图

12.3.3　CNS 药物

如图 12-5 所示，在 LDD CNS 药物库中，超过九成（90.5%）CNS 药物的分子量（M）在 150～450 之间分布，超过八成（82.6%）CNS 药物的 M 在 200～450之间分布，几乎全部（97.7%）CNS 的药物 $M \leqslant 500$，94.0% CNS 药物的 $M \leqslant 450$，84.0% CNS 药物的 $M \leqslant 400$。通过对 1122 个 CNS 小分子药物分子量分布初步分析，可以推断出 CNS 候选药物的 $M \leqslant 450$ 时，具有更好的成药性质，最终发展成为上市药物的可能性较大；反之，$M > 450$ 的 CNS 候选药物可能具有更差的成药性质；分子量在 150～450 之间的 CNS 候选药物具有更大的概率发展成为上市药物。

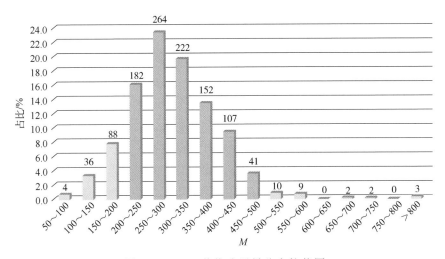

图 12-5　CNS 药物分子量分布柱状图

如表 12-4 所示，CNS 药物分子量的平均值、中位数、最小值和最大值分别为 307、297、62 和 929。CNS 药物中间 90%（5%～95%）、80%（10%～90%）

和70%（15%~85%）药物的 M 最小值/最大值分别为162/455、193/422和213/402。表明大多数上市 CNS 药物的 M 最小值在200左右，最大值在450左右，CNS 候选药物 M 的最优区间为200~450（超八成分布）。与全集药物相比，CNS 药物具有更小的分子量。

12.3.4 心血管、抗感染和抗肿瘤三类常见药物

如图12-6所示，在 LDD 心血管系统药物库中，近九成（88.9%）心血管药物的分子量（M）在150~550之间分布，近八成（79.6%）心血管药物的 M 在200~500之间分布，89.8%心血管药物的 M≤550，86.4%心血管药物的 M≤500，78.3%心血管药物的 M≤450。通过对1021个心血管小分子药物分子量分布初步分析，可以推断出，心血管系统候选药物的 M≤550时，具有更好的成药性质，最终发展成为上市药物的可能性较大；反之，M>550的心血管候选药物可能具有更差的成药性质；M 在150~550之间的心血管候选药物具有更大的概率发展成为上市药物。

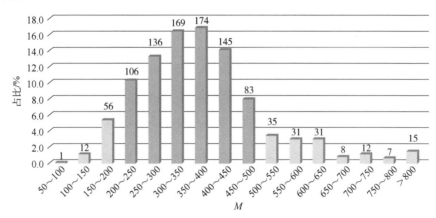

图12-6 心血管药物分子量分布柱状图

如表12-4所示，心血管系统药物分子量的平均值、中位数、最小值和最大值分别为374、360、75和991。心血管系统药物中间90%（5%~95%）、80%（10%~90%）和70%（15%~85%）药物的 M 最小值/最大值分别为182/632、218/552和243/491。表明大多数上市心血管系统药物的 M 最小值在200左右，最大值在550左右，候选心血管药物 M 的最优区间为200~500（近八成分布）。

如图12-7所示，在 LDD 抗感染药物库中，85.6%抗感染药物的 M 在150~600之间分布，超过八成（82.0%）抗感染药物的 M 在200~600之间分布，90.7%抗感染药物的 M≤650，88.4%抗感染药物的 M≤600，84.0%抗感染药物的 M≤550，77.7%抗感染药物的 M≤500。通过对905个抗感染小分子药物分子量分布初步分析，可以推断出抗感染候选药物的 M≤600时，具有更好的成药性质，最

终发展成为上市药物的可能性较大；反之，$M > 600$ 的抗感染候选药物可能具有更差的成药性质；M 在 150～600 之间的抗感染候选药物具有更大的概率发展成为上市药物。

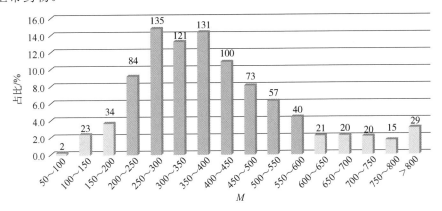

图 12-7　抗感染药物分子量分布柱状图

如表 12-4 所示，抗感染药物的 M 平均值、中位数、最小值和最大值分别为398、365、74 和 993。抗感染药物中间 90%（5%～95%）、80%（10%～90%）和70%（15%～85%）药物的 M 最小值/最大值分别为 184/749、224/629 和 246/562。这表明大多数上市抗感染药物的 M 最小值在 200 左右，最大值在 600 左右，候选抗感染药物 M 的最优区间为 200～600。结果表明，与 CNS 药物、心血管药物和全集药物相比，抗感染候选药物的分子量具有更大的成药性范围区间。

如图 12-8 所示，在 LDD 抗肿瘤药物库中，85.7%抗肿瘤药物的 M 在 150～650 之间分布，近八成（75.6%）抗肿瘤药物的 M 在 200～600 之间分布，89.1%

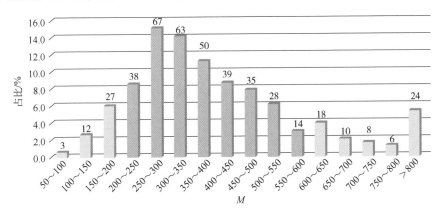

图 12-8　抗肿瘤药物分子量分布柱状图

抗肿瘤药物的 $M \leqslant 650$，85.1%抗肿瘤药物的 $M \leqslant 600$，81.9%抗肿瘤药物的$M \leqslant 550$，75.6%抗肿瘤药物的 $M \leqslant 500$。通过对 442 个抗肿瘤小分子药物分子量

分布初步分析,可以推断出抗肿瘤候选药物的 $M \leqslant 650$ 时,具有更好的成药性质,最终发展成为上市药物的可能性较大;反之,$M > 650$ 的抗肿瘤候选药物可能具有更差的成药性质;M 在 200~650 之间的抗肿瘤候选药物具有更大的概率发展成为上市药物。

如表 12-4 所示,抗肿瘤药物 M 的平均值、中位数、最小值和最大值分别为 403、361、76 和 981。抗肿瘤药物中间 90%(5%~95%)、80%(10%~90%)和 70%(15%~85%)药物的 M 最小值/最大值分别为 173/809、205/681 和 238/604。这表明大多数上市抗肿瘤药物的 M 最小值在 200 左右,最大值在 650 左右,抗肿瘤候选药物 M 的最优区间为 200~650(近八成分布)。结果表明,与 CNS 药物、心血管药物和全集药物相比,具有良好成药性的抗肿瘤候选药物的最优分子量区间范围更大一些,最大分子量可放宽至 650。

12.4 上市药物和中止药物的分子量对比分析

上文根据上市药物分子量归纳分析出的成药性质规律可以指导合理药物设计,本章进一步对中止药物和上市药物的分子量分布规则进行对比分析,总结出两者之间的相同和差异,其目的一方面是对上市药物分子量的成药性质规律进行验证,另一方面希望归纳总结出中止药物的分子量分布规律,将其作为成药性差的预警规则,从而在药物开发中有效淘汰成药性质差的小分子化合物,提高药物开发成功率。

本章仅将中止药物分为全集药物、口服药物和 CNS 药物三个亚集,与上市药物对比分析。如图 12-9 所示,全集中止药物的分子量分布整体趋势明显右移,在 $M > 350$ 的各单个区间内,全集中止药物所占比例全部高于上市药物。表明当候选药物的 $M > 350$ 时,其研发失败的概率增大。当然,分子量并不是判定成药性唯一的充分条件,应综合考虑其他成药性质来遴选候选药物。

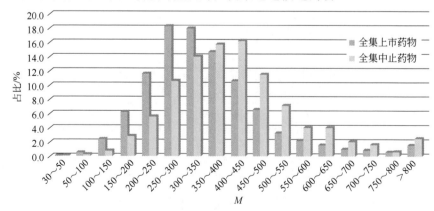

图 12-9　全集上市药物和中止药物分子量分布对比柱状图

与全集中止药物分子量分布规律一样，口服中止药物的分子量整体趋势也高于上市口服药物。如图 12-10 所示，在 $M>400$ 的各单个区间内，口服中止药物的分子量所占比例全部高于上市药物，表明研发口服途径的候选药物时，当其 $M>400$ 时，其研发失败的概率增大。

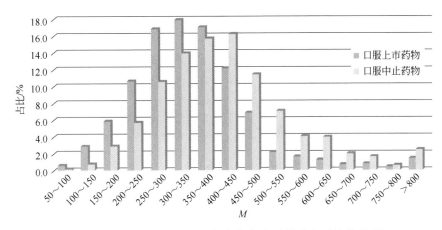

图 12-10　口服上市药物和中止药物分子量分布对比柱状图

如图 12-11 所示，在 CNS 药物中，上市 CNS 药物的分子量主要分布（超过五成）在 200～350 区间内，而中止 CNS 药物的分子量主要分布（超过五成）在 300～450 区间内，在 M 大于 350 的各单个区间内，中止 CNS 药物所占比例普遍高于上市 CNS 药物。表明研发 CNS 候选药物时，当其 $M>350$ 时，其研发失败的概率增大。同样类似于全集药物，也应考虑其他类药性质综合遴选候选药物。

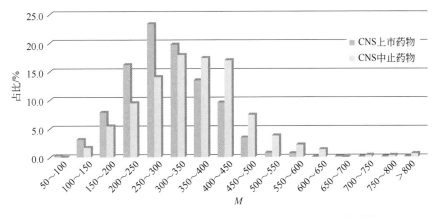

图 12-11　CNS 上市药物和中止药物分子量分布对比柱状图

本章还对比分析了各集合上市药物和中止药物分子量的平均值，如图 12-12 所示，三个集合上市药物和中止药物的分子量平均值对比分析表明，中止药物的分子量平均值全部高于上市药物，具有统计学显著差异（$p<0.001$）。总之，与中

止药物相比，上市药物的分子量整体分布在较低的分子量区间，表明分子量小的候选药物具有更高的概率发展成为上市药物，这与随着分子量增大，药物的吸收会降低的规律是一致的。

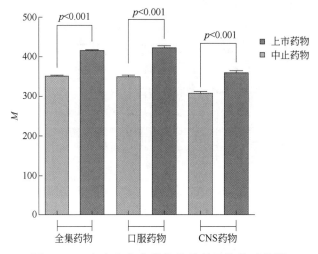

图 12-12　上市和中止药物分子量平均值对比图

12.5　小结

分子量是小分子药物的基本理化性质之一，研究上市药物的分子量分布规律，将其作为候选药物成药性的判断标准之一，具有良好的可行性和应用价值。为了在 Lipinski 五规则等已有分子量经验规则基础上深入挖掘上市药物分子量的分布规律，本章进一步扩大了上市药物库的数量，查询了 2007 年以前全球上市的所有报道化学结构的小分子药物的分子量值，共计获取了 6891 个适合分子量规则统计分析研究的药物，为迄今为止规模最大的上市药物分子量分布规律统计分析研究。并将数据库分为全集药物、口服药物、CNS 药物、心血管药物、抗感染药物、抗肿瘤药物等六个数据集进行分类统计分析研究。本章研究结果与 Lipinski 五规则基本一致，但进一步获得了如下更全面的分子量经验规则：

① 75%以上药物 $M \leqslant 500$（全集药物：89.0%；口服药物：91.1%；CNS 药物：97.7%；心血管药物：86.4%；抗感染药物：77.7%；抗肿瘤药物：75.6%）；

② 90%以上 CNS 药物 $150 < M \leqslant 450$，近 90%心血管药物 $150 < M \leqslant 550$，85%抗感染药物 $150 < M \leqslant 600$，85%以上抗肿瘤药物 $150 < M \leqslant 650$，表明心血管药物、抗感染药物和抗肿瘤药物可以突破 $M \leqslant 500$ 的限制，也表明 Lipinski 五规则在分子量的成药性合理区间定义上的不足之处，因其仅将口服药物作为数据源；

③ 抗感染药物和抗肿瘤药物的 M 值整体上高于 CNS 药物和心血管药物，这

些类别药物的 M 平均值由低到高的排序为：CNS 药物（307）＜心血管药物（374）＜抗感染药物（398）＜抗肿瘤药物（403），CNS 药物一般应具有最低的 M。

12.6 分子量经验规则

据文献检索，本章是迄今为止规模最大的上市和中止药物分子量分布规律统计分析和对比研究，由此归纳出三个最为关键的、易于记忆的分子量相关成药性经验规则，即：

① 候选药物 $M \leqslant 500$ 是其具有良好成药性质的充分条件，但不是必要条件；

② CNS 候选药物最好 $M \leqslant 450$，抗感染药物允许 $M \leqslant 600$，抗肿瘤药物允许 $M \leqslant 650$；

③ 中止药物分子量整体大于上市药物，$M \leqslant 350$ 的候选药物具有更好的成药性。

参 考 文 献

[1] Lipinski, C. A.; Lombardo, F.; Dominy, B. W.; Feeney, P. J. Experimental and computational approaches to estimate solubility and permeability in drug discovery and development settings. *Adv. Drug Delivery Rev.* **1997**, *23*, 3-25.

[2] Lipinski, C. A. Chris Lipinski discusses life and chemistry after the rule of five. *Drug Discovery Today* **2003**, *8*, 12-16.

[3] Teague, S. J.; Davis, A. M.; Leeson, P. D.; Oprea, T. The design of leadlike combinatorial libraries. *Angew. Chem. Int. Ed.* **1999**, *38*, 3743-3748.

[4] Congreve, M.; Carr, R.; Murray, C.; Jhoti, H. A rule of three for fragment-based lead discovery? *Drug Discovery Today* **2003**, *8*, 876-877.

[5] Vieth, M.; Siegel, M. G.; Higgs, R. E.; *et al.* Characteristic physical properties and structural fragments of marketed oral drugs. *J. Med. Chem.* **2004**, *47*, 224-232.

[6] Leeson, P. D.; Davis, A. M. Time-related differences in the physical property profiles of oral drugs. *J. Med. Chem.* **2004**, *47*, 6338-6348.

[7] Proudfoot, J. R. The evolution of synthetic oral drug properties. *Bioorg. Med. Chem. Lett.* **2005**, *15*, 1087-1090.

[8] van de Waterbeemd, H.; Camenisch, G.; Folkers, G. *et al.* Estimation of blood-brain barrier crossing of drugs using molecular size and shape, and H-bonding descriptors. *J. Drug Targeting* **1998**, *6*, 151-165.

[9] Pajouhesh, H.; Lenz, G. R. Medicinal chemical properties of successful central nervous system drugs. *NeuroRx* **2005**, *2*, 541-553.

[10] Wager, T. T.; Chandrasekaran, R. Y.; Hou, X. *et al.* Defining desirable central nervous system drug space through the alignment of molecular properties, in vitro ADME, and safety attributes. *ACS Chem. Neurosci.* **2010**, *1*, 420-434.

[11] Wager, T. T.; Hou, X.; Verhoest, P. R.; Villalobos, A. Moving beyond rules: The development of a central nervous system multiparameter optimization (CNS MPO) approach to enable alignment of druglike properties. *ACS Chem. Neurosci.* **2010**, *1*, 435-449.

[12] Wenlock, M. C.; Austin, R. P.; Barton, P.; *et al.* A comparison of physiochemical property profiles of development and marketed oral drugs. *J. Med. Chem.* **2003**, *46*, 1250-1256.

第 **13** 章
脂水分布系数（lg*P*）经验规则

概要

➤ 脂水分布系数（lg*P*）是评价化合物亲脂/亲水性大小的定量参数，lg*P* 过高或过低都会对药物发挥药效产生不利影响，成药性质良好的候选药物应具有合适的 lg*P*；

➤ 候选药物 0<lg*P*≤6 为宜（最优区间为 0～5）；

➤ 在上述区间内，抗感染和抗肿瘤候选药物应尽可能有更小的 lg*P*，心血管候选药物应尽可能有更大的 lg*P*；

➤ CNS 候选药物 1<lg*P*≤4 为宜（最优区间为 3～4）。

13.1 引言

药物从服用、进入人体内循环到排泄出体外的过程中，需要通过各种生物膜（包括细胞膜和血脑屏障等），抵达病灶，才能发挥药效作用。这些生物膜通常是由磷脂组成的双脂质层，因此药物需要一定的脂溶性才能顺利通过生物膜。人体约 70%由水组成，血液循环是人体主要的运输系统，血浆中水的含量更是高达 90%以上，药物经吸收进入血液后，要经过血液循环到达相应靶点部位发挥药效，因此药物还必须有一定的水溶性。亲脂性和亲水性是衡量药物脂溶性和水溶性的关键参数，药物的亲脂/亲水性过高或过低都会对药物发挥药效产生不利影响，成药性质良好的药物应具有合适的亲脂/亲水性。

脂水分布系数（lipo-hydro partition coefficient）又称脂水分配系数，是指化合物在有机相和水相间达到平衡时的浓度比值的对数值，通常用 lg*P* 或 lg*D* 表示，是评价化合物亲脂/亲水性大小的定量参数。脂水分布系数越大，药物的亲脂性越强，反之则亲水性越强。通常 lg*P* 是指中性 pH 条件下，化合物在有机相（如正辛醇）和水相（如缓冲盐）中的分布系数。

$$\lg P = \lg（c_{有机相}/c_{水相}）$$

由于生物体不同部位的 pH 不同，如胃液 pH 约为 1.0～3.5，肠道中 pH 约为 5.3，血液中 pH 约为 7.3～7.4，药物在不同部位的解离情况不同，会影响药物的溶解性，单纯用 $\lg P$ 已不能反映真实脂水分配情况，因此提出用 $\lg D$ 代替 $\lg P$。$\lg D$ 是指在某一特定 pHx 条件下，化合物在有机相（如正辛醇）和水相（如缓冲盐）中的分布系数。

$$\lg D_{pHx} = \lg(c_{有机相}/c_{水相})$$

13.2 文献已报道的 $\lg P$ 经验规则

1997 年，Lipinski 等[1]归纳的五规则中指出，良好成药性质药物的 $Clg P$ 应不大于 5（详见第 12 章 12.2.1 节）。1998 年，van de Waterbeemd 等[2]提出 $\lg D$ 为 1～4 的化合物具有更好的透过 BBB 能力。1999 年，Teague 等[3]提出良好的类先导化合物的 $\lg P$ 值应在 1～3 之间（详见第 12 章 12.2.2 节）。2003 年，Congreve 等[4]提出的类先导化合物三规则中指出，良好的类先导化合物的 $\lg P$ 值应小于 3（详见第 12 章 12.2.2 节）。2004 年，Vieth 等[5]比较了上市口服药物与其他用药途径（如吸入给药、注射给药和局部给药）药物的理化性质，与口服药物相比，吸入药物和注射药物的 $Clg P$ 值更小一些（详见第 12 章 12.2.3 节）。2004 年和 2005 年，Leeson 等[6]和 Proudfoot 等[7]分别探讨上市药物理化性质随上市时间变化时，均发现上市药物的脂水分布系数（$Clg P$ 或 $Alg P$）随时间变化不大，这表明脂水分布系数是表征药物成药性质的恒定可信参数。Proudfoot 等还指出，大部分上市药物的 $Alg P$ 在 -1～5 之间，$Alg P$ 大于 5 的药物仅 8.5%，$Alg P$ 小于 -1 的药物仅有 5.2%（详见第 12 章 12.2.3 节）。2005 年，Pajouhesh 和 Lenz[8]研究了上市 CNS 药物的理化性质，他们指出一个优良的 CNS 候选药物的 $Clg P$ 值应小于 5（详见第 12 章 12.2.4 节）。2010 年 Wager 等[9,10]统计分析了 119 个上市 CNS 药物及 108 个辉瑞公司的 CNS 临床候选药物，结果表明，CNS 临床候选药物的 $Clg P$ 值（$Clg P = 3.3$）比上市 CNS 药物的（$Clg P = 2.8$）更大一些（详见第 12 章 12.2.4 节）。2003 年，Wenlock 等[11]通过对 1985—2000 年间 R&D Insight 网络数据库中的口服药物和 1999 年美国药典 PDR 中的 594 个美国上市的口服药物的脂水分布系数 $ACDlg D$（7.4）分布及平均值进行统计分析，并比较不同阶段药物分子的 $ACDlg D$（7.4）分布及平均值差异（临床Ⅰ～Ⅲ期药物、临床Ⅰ～Ⅲ期中止药物、注册前药物、上市药物等），得出以下结论：临床Ⅲ期药物、注册前药物、上市药物的平均 $ACDlg D$（7.4）相差不大，均比较小；临床Ⅰ～Ⅲ期药物的 $ACDlg D$（7.4）均小于相应阶段中止药物。

13.3 LDD 上市药物库 $\lg P$ 经验规则分析

根据 Scifinder 数据库查询药物 $\lg P$ 值信息（预测值），在 LDD 上市药物库 6891

个有结构的药物中，共有 6494 个药物能够查到 lgP 值。本章将这 6494 个药物分为六个集合进行 lgP 统计分析，其中口服药物有 1009 个，CNS 药物有 1101 个，心血管药物有 974 个，抗感染药物有 829 个，抗肿瘤药物有 422 个。

以 lgP 值区间为横坐标，不同 lgP 值区间内药物个数占该集合药物总个数的比例为纵坐标进行绘图分析，结果如图 13-1～图 13-6 所示，图中 lgP 值区间不包括前数，但包括后数。另外，还计算分析了各个集合药物 lgP 的平均值、中位数以及不同比例区间最小值和最大值，结果如表 13-1 所示。

13.3.1 全集药物

如图 13-1 所示，近八成（77.4%）全集药物的 lgP 值在 0～5 之间分布，超过八成（83.7%）全集药物的 lgP 值在 0～6 之间分布，超过八成（83.3%）全集药物的 lgP 值在-1～5 之间分布。通过对 6494 个全集小分子药物 lgP 分布的初步分析，发现上市小分子药物中 0<lgP≤5 的药物占绝大多数，由此可以推断出 0<lgP≤5 的候选药物具有更好的成药性质，最终发展成为上市药物的可能性较大。

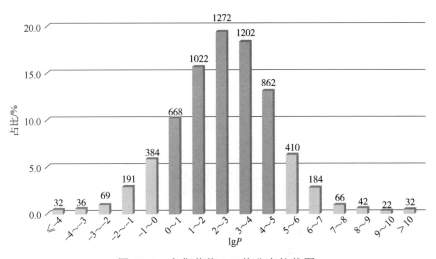

图 13-1　全集药物 lgP 值分布柱状图

如表 13-1 所示，全集药物 lgP 的平均值、中位数、最小值和最大值分别为 2.6、2.7、-12.9 和 19.1。全集药物中间 90%（5%～95%）、80%（10%～90%）和 70%（15%～85%）药物的 lgP 最小值/最大值分别为-1.0/6.1、-0.2/5.2 和 0.5/4.7。同样表明大多数上市药物的 lgP 最小值在-1 左右，最大值在 6 左右，候选药物 lgP 的最优区间为 0～5（近八成分布）之间，峰值在 2～3 之间。

表 13-1 LDD 上市药物库中可检索到 lg*P* 的药物数目、平均值、中位数
及不同中间比例药物的 lg*P* 最小值和最大值

药物分类	药物数目	平均数	中位数	最小值/最大值 (0～100%)[①]	最小值/最大值 (5%～95%)[①]	最小值/最大值 (10%～90%)[①]	最小值/最大值 (15%～85%)[①]
全集药物	6494	2.6	2.7	−12.9～19.1	−1.0～6.1	−0.2～5.2	0.5～4.7
口服药物	1011	2.6	2.7	−12.9～9.7	−0.8～6.0	−0.1～5.1	0.5～4.6
CNS 药物	1101	2.6	2.7	−4.4～12.9	−0.2～5.3	0.5～4.7	0.9～4.3
心血管药物	975	3.0	2.9	−9.3～19.1	−0.6～6.4	0.4～5.6	0.9～5.0
抗感染药物	836	1.6	1.5	−8.1～17.0	−2.3～5.8	−1.4～4.7	0.7～4.2
抗肿瘤药物	422	2.1	1.9	−3.6～18.9	−1.8～6.7	−1.1～5.7	−0.7～5.0

① 不同中间比例药物 lg*P* 最小值和最大值。以最小值/最大值（5%～95%）为例，表示最低 5% lg*P* 中的最大值和最高 5% lg*P* 中的最小值。

13.3.2 口服药物

如图 13-2 所示，近八成（78.8%）口服药物的 lg*P* 值在 0～5 之间分布，超过八成（84.9%）口服药物的 lg*P* 值在 0～6 之间分布，超过八成（84.4%）口服药物的 lg*P* 值在−1～5 之间分布。通过对 1011 个小分子口服药物 lg*P* 分布的初步分析，发现上市小分子口服药物中 0<lg*P*≤5 的药物占绝大多数，由此可以推断出 0<lg*P*≤5 的候选药物具有更好的成药性质，最终发展成为上市药物的可能性较大。

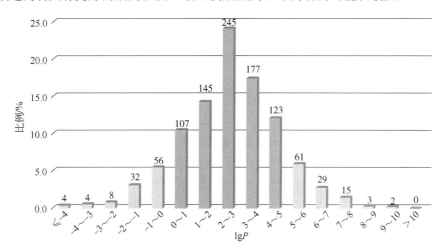

图 13-2 口服药物 lg*P* 值分布柱状图

如表 13-1 所示，口服药物 lg*P* 的平均值、中位数、最小值和最大值分别为 2.6、2.7、−12.9 和 9.7。口服药物中间 90%（5%～95%）、80%（10%～90%）和 70%（15%～85%）药物的 lg*P* 最小值/最大值分别为−0.8/6.0、−0.1/5.1 和 0.5/4.6。同样表明大多数上市口服药物的 lg*P* 最小值在−1 左右，最大值在 6 左右，候选药物 lg*P*

的最优区间为 0～5（近八成分布）之间，峰值在 2～3 之间。

13.3.3　CNS 药物

如图 13-3 所示，近八成（76.3%）CNS 药物的 lgP 值在 1～5 之间分布，超过八成（87.0%）CNS 药物的 lgP 值在 0～5 之间分布，超过九成（90.3%）CNS 药物的 lgP 值在-1～5 之间分布。通过对 1101 个小分子 CNS 药物 lgP 分布初步分析，发现上市小分子 CNS 药物中 1<lgP≤5 的药物占绝大多数，由此可以推断出 1<lgP≤5 的候选药物具有更好的成药性质，最终发展成为上市药物的可能性较大。

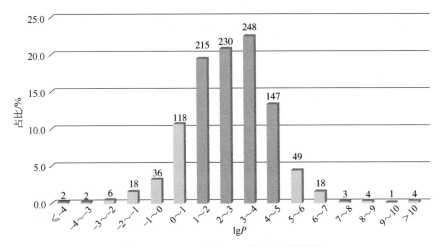

图 13-3　CNS 药物 lgP 值分布柱状图

如表 13-1 所示，CNS 药物 lgP 的平均值、中位数、最小值和最大值分别为 2.6、2.7、-4.4 和 12.9。CNS 药物中间 90%（5%～95%）、80%（10%～90%）和 70%（15%～85%）药物的 lgP 最小值/最大值分别为-0.2/5.3、0.5/4.7 和 0.9/4.3。同样表明大多数上市 CNS 药物的 lgP 最小值在 0 左右，最大值在 5 左右，候选药物 lgP 的最优区间为 1～5（近八成分布）之间，峰值在 3～4 之间。与其他药物相比，CNS 药物的 lgP 值相对更大一些，这与 CNS 药物要具有良好的 BBB 透过能力是一致的。

13.3.4　心血管药物

如图 13-4 所示，近八成（78.1%）心血管药物的 lgP 值在 0～5 之间分布，超过八成（86.8%）心血管药物的 lgP 值在 0～6 之间分布，超过八成（82.1%）心血管药物的 lgP 值在-1～5 之间分布。通过对 975 个小分子心血管药物 lgP 分布的初步分析，发现上市小分子心血管药物中 0<lgP≤5 的药物占绝大多数，由此

可以推断出 0<lgP≤5 的候选药物具有更好的成药性质，最终发展成为上市药物的可能性较大。

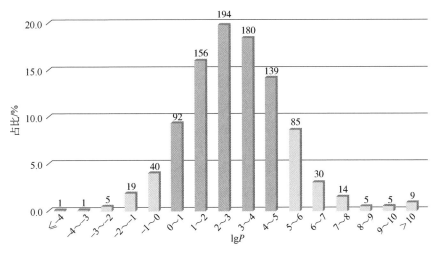

图 13-4　心血管药物 lgP 值分布柱状图

如表 13-1 所示，心血管药物 lgP 的平均值、中位数、最小值和最大值分别为3.0、2.9、−9.3 和 19.1。心血管药物中间 90%（5%～95%）、80%（10%～90%）和 70%（15%～85%）药物的 lgP 最小值/最大值分别为−0.6/6.4、0.4/5.6 和 0.9/5.0。同样表明大多数上市心血管药物的 lgP 最小值在−1 左右，最大值在 6 左右，候选药物 lgP 的最优区间为 0～5（近八成分布）之间，峰值在 2～3 之间。与其他药物相比，心血管药物的 lgP 值最大，其平均值和中位数甚至比 CNS 药物大（表 13-1）。

13.3.5　抗感染药物

如图 13-5 所示，近八成（78.2%）抗感染药物的 lgP 值在−1～4 之间分布，超过八成（84.7%）抗感染药物的 lgP 值在−2～5 之间分布，近八成（78.2%）抗感染药物的 lgP 值在−1～5 之间分布。通过对 836 个小分子抗感染药物 lgP 分布的初步分析，发现上市小分子抗感染药物中−1<lgP≤4 的药物占绝大多数，由此可以推断出−1<lgP≤4 的候选药物具有更好的成药性质，最终发展成为上市药物的可能性较大。

如表 13-1 所示，抗感染药物 lgP 值的平均值、中位数、最小值和最大值分别为 1.6、1.5、−8.1 和 17.0。抗感染药物中间 90%（5%～95%）、80%（10%～90%）和 70%（15%～85%）药物的 lgP 最小值/最大值分别为−2.3/5.8、−1.4/4.7 和 0.7/4.2。同样表明大多数上市抗感染药物的 lgP 最小值在−2 左右，最大值在 6 左右，候选药物 lgP 的最优区间为−1～4（近八成分布）之间，峰值在 1～2 之间。与其他药物相比，抗感染药物的 lgP 值最小（表 13-1）。

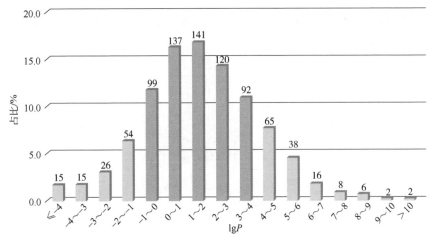

图 13-5　抗感染药物 lgP 值分布柱状图

13.3.6　抗肿瘤药物

如图 13-6 所示，超过七成（73.5%）抗肿瘤药物的 lgP 值在−1～5 之间分布，超过八成（81.5%）抗肿瘤药物的 lgP 值在−1～6 之间分布，超过六成（60.7%）抗肿瘤药物的 lgP 值在 0～5 之间分布。通过对 422 个小分子抗肿瘤药物 lgP 分布初步分析，发现上市小分子抗肿瘤药物中−1<lgP≤5 的药物占绝大多数，由此可以推断出−1<lgP≤5 的候选药物具有更好的成药性质，最终发展成为上市药物的可能性较大。

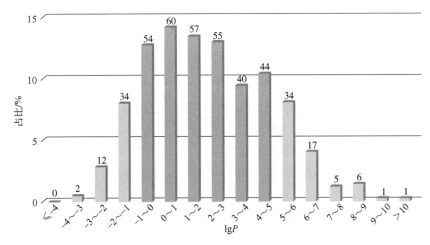

图 13-6　抗肿瘤药物 lgP 值分布柱状图

如表 13-1 所示，抗肿瘤药物 lgP 值的平均值、最小值和最大值分别为 2.1、1.9、−3.6 和 18.9。抗肿瘤药物中间 90%（5%～95%）、80%（10%～90%）和 70%（15%～85%）药物的 lgP 最小值/最大值分别为−1.8/6.7、−1.1/5.7 和−0.7/5.0。同样表明大多数上市抗肿瘤药物的 lgP 最小值在-2 左右，最大值在 7 左右，候选药物 lgP 的最优区间为-1～5（近八成分布）之间，峰值在 0～1 之间。和抗感染药物一样，抗肿瘤药物的 lgP 值较小（表 13-1），但分布没有抗感染药物集中（对比图 13-5 和图 13-6）。

13.4 小结

lgP 是小分子药物的基本理化性质之一，是影响药物生物利用度、药效发挥以及 hERG 毒性的一个关键因素。因此，研究上市药物的 lgP 分布规律，将其作为候选药物成药性的判断标准之一，具有良好的可行性和应用价值。为了在 Lipinski 五规则等已有 lgP 经验规则基础上深入挖掘上市药物 lgP 的分布规律，本章进一步扩大了上市药物库的数量，查询了 2007 年以前全球上市的所有报道化学结构的小分子药物的 lgP 值，共计获取了 6494 个药物的 lgP 值，是迄今为止规模最大的上市药物 lgP 分布规律统计分析研究。并将数据库分为全集药物、口服药物、CNS 药物、心血管药物、抗感染药物、抗肿瘤药物等六个数据集进行分类统计分析研究。本章研究结果与 Lipinski 五规则有较大差别，具体的 lgP 经验规则如下：

① 八成以上药物 0<lgP≤6（全集药物：83.7%；口服药物：84.9%；CNS 药物：91.5%；心血管药物：86.8%；抗感染药物：84.7%；抗肿瘤药物：81.5%），Lipinski 五规则中 ClgP≤5，本章 lgP 的成药性上下限范围有较大变化；

② 六成以上药物 0<lgP≤5（全集药物：77.4%；口服药物：78.8%；CNS 药物：87.0%；心血管药物：78.1%；抗感染药物：66.9%；抗肿瘤药物：60.7%），CNS 药物 lgP 值分布最集中，lgP 在 0～5 之间的药物高达 87.0%；

③ 抗感染药物和抗肿瘤药物的 lgP 一般相对较低，心血管药物的 lgP 一般相对较高。该结论的依据在于 lgP 平均值由小到大的排序为：抗感染药物（1.6）<抗肿瘤药物（2.1）<口服药物（2.6）= CNS 药物（2.6）<心血管药物（3.0）；

④ 不同类别药物 lgP 出现频率最高的区间从低到高分别为：抗肿瘤药物（0～1）<抗感染药物（1～2）<心血管药物（2～3）= 口服药物（2～3）<CNS 药物（3～4）。

13.5 lgP 经验规则

据文献检索，本章是迄今为止规模最大的上市药物 lgP 分布规律统计分析研究，由此归纳出三个最为关键的、易于记忆的 lgP 相关成药性经验规则，即：

① 候选药物 0<lgP≤6 为宜（最优区间为 0～5）；

② 在上述区间内，抗感染和抗肿瘤候选药物应尽可能有更小的 lgP，心血管候选药物应尽可能有更大的 lgP；

③ CNS 候选药物 1<lgP≤4 为宜（最优区间为 3～4）。

参 考 文 献

[1] Lipinski, C. A.; Lombardo, F.; Dominy, B. W.; Feeney, P. J. Experimental and computational approaches to estimate solubility and permeability in drug discovery and development settings. *Adv. Drug Delivery Rev.* **1997**, *23*, 3-25.

[2] van de Waterbeemd, H.; Camenisch, G.; Folkers, G. *et al.* Estimation of blood-brain barrier crossing of drugs using molecular size and shape, and H-bonding descriptors. *J. Drug Targeting* **1998**, *6*, 151-165.

[3] Teague, S. J.; Davis, A. M.; Leeson, P. D.; Oprea, T. The design of leadlike combinatorial libraries. *Angew. Chem. Int. Ed.* **1999**, *38*, 3743-3748.

[4] Congreve, M.; Carr, R.; Murray, C.; Jhoti, H. A rule of three for fragment-based lead discovery? *Drug Discovery Today* **2003**, *8*, 876-877.

[5] Vieth, M.; Siegel, M. G.; Higgs, R. E.; *et al.* Characteristic physical properties and structural fragments of marketed oral drugs. *J. Med. Chem.* **2004**, *47*, 224-232.

[6] Leeson, P. D.; Davis, A. M. Time-related differences in the physical property profiles of oral drugs. *J. Med. Chem.* **2004**, *47*, 6338-6348.

[7] Proudfoot, J. R. The evolution of synthetic oral drug properties. *Bioorg. Med. Chem. Lett.* **2005**, *15*, 1087-1090.

[8] Pajouhesh, H.; Lenz, G. R. Medicinal chemical properties of successful central nervous system drugs. *NeuroRx* **2005**, *2*, 541-553.

[9] Wager, T. T.; Chandrasekaran, R. Y.; Hou, X. *et al.* Defining desirable central nervous system drug space through the alignment of molecular properties, in vitro ADME, and safety attributes. *ACS Chem. Neurosci.* **2010**, *1*, 420-434.

[10] Wager, T. T.; Hou, X.; Verhoest, P. R.; Villalobos, A. Moving beyond rules: The development of a central nervous system multiparameter optimization (CNS MPO) approach to enable alignment of druglike properties. *ACS Chem. Neurosci.* **2010**, *1*, 435-449.

[11] Wenlock, M. C.; Austin, R. P.; Barton, P.; *et al.* A comparison of physiochemical property profiles of development and marketed oral drugs. *J. Med. Chem.* **2003**, *46*, 1250-1256.

第**14**章
酸碱解离常数（pKₐ）经验规则

概要

➢ 酸碱解离常数（pK_a）代表了化合物的离子化能力，对水溶解度和透膜性均有很大影响，从而会影响药物的 ADME/T 和体内药效，故成药性质良好的候选药物应有适宜的 pK_a；

➢ 候选药物的 pK_a 不宜在 5～6 之间分布，此区间为"pK_a 陷阱"，在 9～10 之间分布为宜；

➢ 候选药物 $2 < pK_a \leqslant 15$ 是其具有良好成药性质的充分条件，但不是必要条件；

➢ $7 < pK_a \leqslant 15$ 的 CNS 和抗肿瘤候选药物以及 $pK_a \leqslant 7$ 的抗感染候选药物具有良好的成药性质。

14.1 引言

有机小分子上市药物多数都含有可离子化基团，大约 75% 的药物呈碱性，20% 的药物呈酸性，仅约 5% 的药物不能离子化。一般来讲，药物以非离子化的形式被机体吸收，通过生物膜进入细胞或血液循环体系后，解离成离子形式，与靶标作用的药物形式多数为离子化状态。

当溶液中化合物离子浓度和非离子浓度完全相等时溶液的 pH 值称为该药物的解离常数，用 pK_a 表示，pK_a 表示一种化合物的离子化能力。利用汉德森-海森巴赫（Henderson-Hasselbalch）方程可以计算出药物非离子型和离子型的比例，具体方程如下：

对于酸性药物：$\lg([HA]/[A^-]) = pK_a - pH$

对于碱性药物：lg([B]/[HB$^+$]) = pH − pK_a

酸性药物的酸性越强，pK_a 越小，碱性药物的碱性越强，pK_a 越大。由上述方程可以看出，同一药物在不同 pH 值条件下解离程度不同。离子化程度越高，水溶解性越好，但其脂溶解性会降低，导致透膜性变差。pK_a 是化合物离子化能力的直接决定因素，对水溶解度和透膜性均有很大影响，进而影响药物的体内药代动力学性质和药效。例如：弱酸性药物阿司匹林和巴比妥类药物，在酸性的胃液中几乎不解离，完全以非离子形式存在，易在胃中吸收；弱碱性药物奎宁和地西泮，在胃中几乎全部呈离子形式，很难吸收，而在肠道弱碱性环境中，以非离子形式存在，容易被吸收。因此，成药性质良好的候选药物应依据给药途径确定适宜的解离常数 pK_a。

14.2　文献已报道的 pK_a 经验规则

2009 年，Manallack 等[1]通过对澳大利亚药品手册（The Australian Medicines Handbook，AMH）中的 907 个药物进行了含离子化基团药物比例的统计，如表 14-1 所示。统计结果发现 64.3%的药物包含可离子化基团，12.3%的药物是中性药物。针对含一个碱性基团或一个酸性基团的药物，Manallack 等进一步研究了它们的 pK_a 值分布，结果表明，包含一个酸性基团的药物中，pK_a = 6～7 的药物显著减少，非 CNS 药物和口服药物的 pK_a 值分布与全集相似，而 CNS 药物与它们不同，大部分 CNS 药物的 pK_a＞7。包含一个碱性基团的药物中，大部分药物的 pK_a＞6，但 pK_a＞11 的药物很少，尤其是 CNS 药物，几乎为零。

表 14-1　药物分类及不同集合药物个数

药物分类	全集药物	CNS 药物	非 CNS 药物	口服药物
含可离子化基团	583	168	415	404
含中性基团	112	10	102	61
含易离子化基团	43	3	40	22
亚数据集	738	181	557	487
全集	907	185	722	514

2010 年，Böcker 等[2]针对含羧基的口服药物总结归纳了如下成药性规则：

① M＜400；

② HBD＜3；

③ HBA≤6；

④ Clg$P$＜3；

⑤ −1.5＜Clg$D$ (pH 7.4)＜1.5；

⑥ 60 Å^2＜TPSA＜140 Å^2；

⑦ pK_a(COOH)＞3。

他们认为，不违背两条以上上述规则的含羧基的药物具有良好的药代动力学性质，更易于口服吸收。其中对于 pK_a 这一参数，Böcker 等认为其计算值最好大于 3。

14.3 LDD 上市药物库 pK_a 经验规则分析

根据 Scifinder 数据库查询药物 pK_a 值信息（预测值），在 LDD 上市药物库 6891 个有结构的药物中，共有 6201 个药物能够查到 pK_a 值。将这 6201 个药物分为六个集合进行 pK_a 统计分析，其中口服药物有 986 个，CNS 药物有 1086 个，心血管药物有 940 个，抗感染药物有 824 个，抗肿瘤药物有 397 个。

以 pK_a 值区间为横坐标，不同 pK_a 值区间内药物个数占该集合药物总个数的比例为纵坐标进行绘图分析，结果如图 14-1～图 14-6 所示，图中 pK_a 值区间不包括前数，但包括后数。

14.3.1 全集药物

如图 14-1 所示，七成（70.8%）全集药物的 pK_a 值在 4～14 之间分布，超过八成（84.0%）全集药物的 pK_a 值在 3～15 之间分布，近九成（89.7%）全集药物的 pK_a 值在 2～15 之间分布。通过对 6201 个全集小分子药物 pK_a 分布的初步分析，发现大部分（83.0%）上市小分子药物 pK_a 值在 2～5、6～11 和 12～15 这三个区间分布，pK_a 出现频率最高的区间为 9～10。pK_a 值在 ≤2、5～6、11～12 和 >15 这四个区间的药物很少，仅占 17.0%。

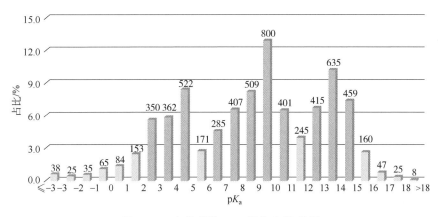

图 14-1　全集药物 pK_a 值分布柱状图

14.3.2 口服药物

如图 14-2 所示，超过七成（71.3%）口服药物的 pK_a 值在 4～14 之间分布，超过八成（84.6%）口服药物的 pK_a 值在 3～15 之间分布，超过九成（91.6%）口

服药物的 pK_a 值在 2～15 之间分布。通过对 986 个小分子口服药物 pK_a 分布的初步分析，发现和上市全集药物一样，大部分（84.8%）口服药物 pK_a 值在 2～5、6～11 和 12～15 这三个区间分布，pK_a 出现频率最高的区间为 9～10。pK_a 值在 ≤2、5～6、11～12 和 >15 这四个区间的药物很少，仅占 15.2%。

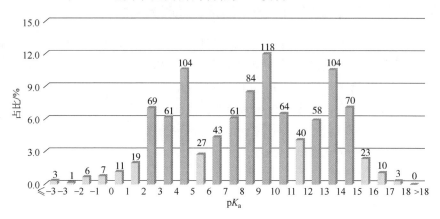

图 14-2　口服药物 pK_a 值分布柱状图

14.3.3　CNS 药物

如图 14-3 所示，超过七成（70.3%）CNS 药物的 pK_a 值在 7～15 之间分布，超过八成（80.3%）CNS 药物的 pK_a 值在 4～15 之间分布，近九成（85.4%）CNS 药物的 pK_a 值在 2～15 之间分布。通过对 1086 个小分子 CNS 药物 pK_a 分布的初步分析，发现和上市全集药物及口服药物不一样，大部分（70.3%）CNS 药物 pK_a 值在 7～15 之间分布，pK_a 出现频率最高的区间为 9～10。pK_a 值在 ≤7 和 >15 这两个区间的药物很少，分别仅占 22.1% 和 7.6%。这些数据表明 CNS 候选药物不宜为酸性或强碱性化合物。

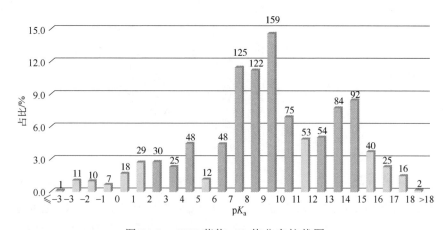

图 14-3　CNS 药物 pK_a 值分布柱状图

14.3.4　心血管药物

如图 14-4 所示，超过七成（71.8%）心血管药物的 pK_a 值在 4～14 之间分布，超过八成（80.5%）心血管药物的 pK_a 值在 3～14 之间分布，超过九成（92.7%）心血管药物的 pK_a 值在 2～15 之间分布。通过对 940 个小分子心血管药物 pK_a 分布初步分析，发现和上市全集药物及口服药物一样，大部分（87.7%）心血管药物 pK_a 值在 2～5、6～11 和 12～15 这三个区间分布，但心血管药物 pK_a 出现频率最高的区间为 13～14，出现频率第二高的区间为 9～10。pK_a 值在 ≤2、5～6、11～12 和 >15 这四个区间的药物很少，仅占 12.3%。

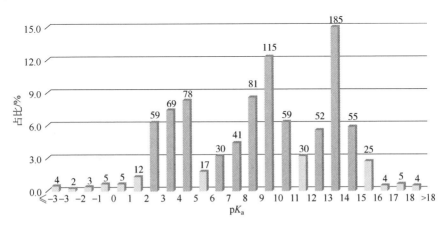

图 14-4　心血管药物 pK_a 值分布柱状图

14.3.5　抗感染药物和抗肿瘤药物

如图 14-5 和图 14-6 所示，相较于全集药物、口服药物、CNS 药物和心血管药物，抗感染药物和抗肿瘤药物的 pK_a 值分布没有明显相似的规律。超过九成

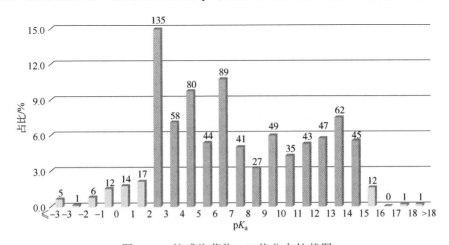

图 14-5　抗感染药物 pK_a 值分布柱状图

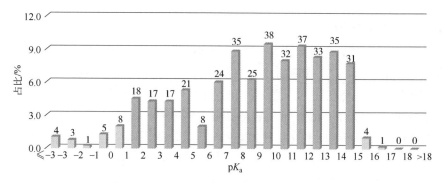

图 14-6　抗肿瘤药物 pK_a 值分布柱状图

（91.6%）抗感染药物的 pK_a 值在 2~15 之间分布，pK_a 值在 5~6 这个区间没有出现显著的低频现象，但是在 8~9 这个区间内有相对明显的低频现象。通过对 824 个小分子抗感染药物 pK_a 分布的初步分析，发现抗感染药物 pK_a 出现频率最高的区间为 2~3，这可能与大多数抗感染药物为含酸性基团的药物有关。超过九成（93.5%）抗肿瘤药物的 pK_a 值在 1~15 之间分布，近七成（68.3%）抗肿瘤药物的 pK_a 值大于 7，这可能与大多数抗肿瘤药物为含碱性基团的药物有关。通过对 397 个小分子抗肿瘤药物 pK_a 分布的初步分析，发现和上市全集药物、口服药物、CNS 药物及心血管药物一样，pK_a 值在 5~6 这个区间出现显著的低频现象。

14.4　小结

pK_a 是小分子药物的基本理化性质之一，是影响药物 ADME/T 和体内药效发挥的一个关键因素。因此，研究上市药物的 pK_a 分布规律，将其作为候选药物成药性的判断标准之一，具有良好的可行性和应用价值。本章查询了 2007 年以前全球上市的所有报道化学结构的小分子药物的 pK_a 值，共计获取了 6201 个药物的 pK_a 值，为迄今为止规模最大的上市药物 pK_a 分布规律统计分析研究。并将数据库分为全集药物、口服药物、CNS 药物、心血管药物、抗感染药物、抗肿瘤药物等六个数据集进行分类统计分析研究。本章总结归纳的 pK_a 经验规则如下：

① 近九成药物 $2<pK_a \leqslant 15$（全集药物：89.7%；口服药物：91.6%；CNS 药物：85.4%；心血管药物：92.7%；抗感染药物：91.6%；抗肿瘤药物：88.9%）；

② 在上述区间内，除了抗感染药物，口服药物、CNS 药物、心血管药物和抗肿瘤药物的 pK_a 值均在 5~6 区间出现显著低频现象，均在 9~10 区间出现显著高频现象；

③ 超过六成的 CNS 和抗肿瘤药物 pK_a 值在 7~15 区间分布，近六成的抗感染药物 pK_a 值在 $\leqslant 7$ 区间分布；

④ pK_a 值在 5~6 区间分布的候选药物可能会有较差的成药性质，称为"pK_a 陷阱"，与 Manallack[1] 的研究结果不同，该研究认为"pK_a 陷阱"在 6~7 之间。

14.5　pKa 经验规则

据文献检索，本章是迄今为止规模最大的上市药物 pK_a 分布规律统计分析研究，由此归纳出三个最为关键的、易于记忆的 pK_a 相关成药性经验规则，即：

① 候选药物的 pK_a 不宜在 5~6 之间分布，此区间为"pK_a 陷阱"，在 9~10 之间分布为宜；

② 候选药物 $2<pK_a\leqslant15$ 是其具有良好成药性质的充分条件，但不是必要条件；

③ $7<pK_a\leqslant15$ 的 CNS 和抗肿瘤候选药物以及 $pK_a\leqslant7$ 的抗感染候选药物具有良好的成药性质。

参 考 文 献

[1] Manallack, D. T. The acid-base profile of a contemporary set of drugs: implications for drug discovery. *SAR QSAR Environ. Res.* **2009**, *20*, 611-655.

[2] Böcker, A.; Bonneau, P. R.; Hucke, O.; *et al*. Development of specific "drug-like property" rules for carboxylate-containing oral drug candidates. *ChemMedChem* **2010**, *5*, 2102-2113.

第15章
氢键受体和供体（HBA和HBD）经验规则

概要

➤ 氢键作用是药物与生物靶标之间非共价相互作用中作用力较强的形式之一，药物的 HBD/HBA 数目可以系统影响药物的溶解度、透膜能力和药效等性质，成药性质良好的候选药物应具有适宜的 HBD/HBA 数目；

➤ HBD≤4 和 1≤HBA≤8 的口服和心血管候选药物具有良好的成药性，抗肿瘤和抗感染候选药物的 HBD/HBA 数目可以适当增加；

➤ HBD≤3 和 1≤HBA≤7 的 CNS 候选药物具有良好的成药性；

➤ 1≤HBD≤2 和 4≤HBA≤7 的候选药物具有良好成药性的概率较大。

15.1 引言

绝大多数有机小分子药物发挥体内药效的基础是与生物大分子靶标相互作用，也就是著名的"锁匙原理"。这种相互作用形式除了小部分为共价结合外，大部分是非共价键形式，例如：氢键作用、π-π 相互作用、疏水作用、离子键作用等。其中氢键作用在非共价键相互作用中属于较强的作用形式，是药物与生物靶标之间最关键的相互作用形式之一，往往对药效的强弱产生重要的影响。

按照经典的氢键定义，氢键形成需要一个强电负性原子参与，主要是 F、N 和 O 三个原子之一。当药物分子中电负性强的原子（N 和 O）与氢原子形成共价键时，由于其强吸电子诱导效应，氢原子的成键电子会偏向电负性强的原子，导致氢原子表现出缺电子的特性，容易和邻近的生物大分子靶标中负电性的杂原子形成氢键。—OH 和 —NH$_2$ 等提供氢键中氢原子的官能团定义为氢键供体（HBD），

F、N 和 O 等接受氢键中氢原子的负电子原子定义为氢键受体（HBA），例如：—OH 和—NH₂ 等基团既是 HBD 又是 HBA，—COOH 含一个 HBD 和两个 HBA。

药物分子中 HBD/HBA 数目的多少除了直接影响药物与生物靶标的相互作用强弱外，还影响药物分子的水溶性等理化性质。一般 HBD/HBA 数目越多，形成氢键的数目越多，药物的水溶性越大，但药物要进入体内发挥药效，必须穿过磷脂双脂质生物膜，这就需要先破坏氢键。由此可见，药物的 HBD/HBA 数目可以系统影响药物的溶解度、透膜能力和药效等性质，是决定药物成药性质的关键因素之一。本章将针对全球上市小分子药物，归纳总结出 HBD/HBA 数目的分布规则，应用于指导小分子药物设计，将有利于设计成药性质好的化合物，提高药物研发成功率，减少药物研发成本。

15.2 文献已报道的 HBA/HBD 数目经验规则

1997 年，Lipinski 等[1]归纳的五规则中指出，良好成药性质药物的 HBD 数目应≤5，HBA 数目应≤10（详见第 12 章 12.2.1 节）。2003 年，Congreve 等[2]提出的类先导化合物三规则中指出，良好的类先导化合物的 HBD 数目应≤3，HBA 数目也应≤3（详见第 12 章 12.2.2 节）。2004 年，Vieth 等[3]比较了上市口服药物与其他用药途径（如吸入给药、注射给药和局部给药）药物的理化性质，与口服药物相比，吸入药物的 HBD 和 HBA 数目更多一些。在各种不同用药途径的药物中，注射药物的 HBD 和 HBA 数目最多，平均数目分别为 4.7、11.3（详见第 12 章 12.2.3 节）。2004 年和 2005 年，Leeson 等[4]和 Proudfoot 等[5]分别探讨上市药物理化性质随上市时间变化时，均发现上市口服药物的 HBD 数目随时间变化不大，HBA 数目随时间变化有增加趋势，这表明 HBD 数目是表征药物成药性质的恒定可信参数。Proudfoot 等还指出，HBD 数目>5 的药物仅有 1.1%，HBD 数目>4 的药物有 2.8%，因此，与 Lipinski 五规则不同的是，他们认为 HBD 数目≤4 的药物具有更好的成药性质（详见第 12 章 12.2.3 节）。2005 年，Pajouhesh 和 Lenz[6]研究了上市 CNS 药物的理化性质，他们指出一个优良的 CNS 候选药物的 HBD 数目应≤3，HBA 数目应≤7（详见第 12 章 12.2.4 节）。2010 年 Wager 等[7,8]统计分析了 119 个上市 CNS 药物和 108 个辉瑞公司的 CNS 临床候选药物，结果表明，CNS 临床候选药物的 HBD 数目和上市 CNS 药物一致，均为 1。2003 年，Wenlock 等[9]通过对 1985—2000 年间 R&D Insight 网络数据库中的口服药物和 1999 年美国药典 PDR 中的 594 个美国上市的口服药物的 HBD/HBA 数目分布及平均值进行统计分析，并比较不同阶段药物分子的 HBD/HBA 数目分布及平均值差异（临床Ⅰ~Ⅲ期药物、临床Ⅰ~Ⅲ期中止药物、注册前药物、上市药物等），得出了以下结论：临床Ⅲ期药物、注册前药物、上市药物的 HBA 数目平均值相差不大，均比较小；临床Ⅰ期药物的 HBA 数目平均值最大，临床Ⅱ~Ⅲ期药物、临床Ⅰ~Ⅲ期中止药物的 HBA 数目平均值相差不大，随着药物研发阶段的发展，HBA 数目随之减少，HBD 数目变化没有明显规律。

15.3　LDD 上市药物库 HBD/HBA 经验规则分析

根据 Scifinder 数据库查询 LDD 库中药物 HBD/HBA 数目信息（预测值），在 LDD 上市药物库 6891 个有结构的药物中，共有 6478 个药物能够查到 HBD/HBA 数目。将这 6478 个药物分为六个集合进行 HBD/HBA 统计分析，其中口服药物有 1010 个，CNS 药物有 1097 个，心血管药物有 971 个，抗感染药物有 843 个，抗肿瘤药物有 423 个。

以 HBD/HBA 数目为横坐标，不同 HBD/HBA 数目药物个数占该集合药物总个数的比例为纵坐标进行绘图分析，结果如图 15-1～图 15-12 所示。此外，还计算分析了各个集合药物 HBD/HBA 数目的平均值、中位数以及不同比例区间最小值和最大值，结果如表 15-1 和表 15-2 所示。

15.3.1　全集药物

如图 15-1 所示，超过九五成（95.3%）全集药物的 HBD 数目≤5，超过九成（92.0%）全集药物的 HBD 数目≤4，超过八五成（85.5%）全集药物的 HBD 数目≤3，HBD 数目出现频率最高为 1。如图 15-2 所示，超过九成（92.8%）全集药物的 HBA 数目在 1～10 之间分布（1≤HBA≤10），超过八成（87.3%）全集药物的 HBA 数目在 1～8 之间分布，超过九成（93.2%）全集药物的 HBA 数目≤10，HBA 数目出现频率最高为 4。全集药物 HBD/HBA 数目的限定范围与 Lipinski 五规则基本一致。

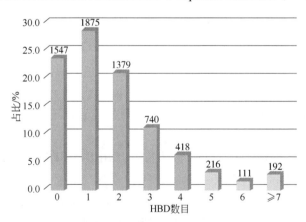

图 15-1　全集药物 HBD 分布柱状图

通过对 6478 个全集小分子药物 HBD/HBA 数目分布初步分析，发现上市小分子药物中 HBD≤4 的药物占绝大多数，HBA 数目在 1～10 之间的药物占绝大多数，由此可以推断出 HBD≤4 和 1≤HBA≤10 的候选药物具有更好的成药性质，最终发展成为上市药物的可能性较大。

如表 15-1 所示，全集药物 HBD 数目的平均值、中位数、最小值和最大值分别为 1.9、1、0 和 19；中间 90%（5%～95%）、80%（10%～90%）和 70%（15%～85%）

全集药物的 HBD 数目最小值/最大值分别为 0/5、0/4 和 0/3。如表 15-2 所示，全集药物 HBA 数目的平均值、中位数、最小值和最大值分别为 5.4、5、0 和 34，中间 90%（5%～95%）、80%（10%～90%）和 70%（15%～85%）全集药物的 HBA 数目最小值/最大值分别为 2/12、2/9 和 3/8。

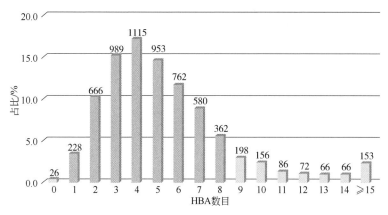

图 15-2　全集药物 HBA 分布柱状图

表 15-1　LDD 上市药物库中可检索到 HBD 的药物数目、平均值、
中位数及不同中间比例药物的 HBD 最小值和最大值

药物分类	药物数目	平均值	中位数	最小值/最大值			
				0～100%[①]	5%～95%[①]	10%～90%[①]	15%～85%[①]
全集药物	6478	1.9	1	0/19	0/5	0/4	0/3
口服药物	1010	1.9	2	0/18	0/5	0/4	0/3
CNS 药物	1097	1.1	1	0/13	0/3	0/3	0/2
心血管药物	971	1.9	2	0/14	0/5	0/4	0/3
抗感染药物	843	3.2	3	0/19	0/8	0/6	1/5
抗肿瘤药物	423	2.7	2	0/15	0/7	0/6	0/5

① 不同中间比例药物 HBD 最小值和最大值。以 5%～95%为例，表示最低 5% HBD 数目中的最大值和最高 5% HBD 数目中的最小值。

表 15-2　LDD 上市药物库中可检索到 HBA 的药物数目、平均值、中位数
及不同中间比例药物的 HBA 最小值和最大值

药物分类	药物数目	平均值	中位数	最小值/最大值			
				0～100%[①]	5%～95%[①]	10%～90%[①]	15%～85%[①]
全集药物	6478	5.4	5	0/35	2/12	2/9	3/8
口服药物	1011	5.5	5	0/30	2/11	2/9	3/8

药物分类	药物数目	平均值	中位数	最小值/最大值			
				0~100%[①]	5%~95%[①]	10%~90%[①]	15%~85%[①]
CNS 药物	1097	4.0	4	0/16	1/7	2/6	2/6
心血管药物	971	5.9	5	0/24	2/12	3/10	3/9
抗感染药物	843	7.9	7	0/24	2/16	3/14	4/12
抗肿瘤药物	423	7.2	7	0/19	2/14	3/13	3/12

① 不同中间比例药物 HBA 最小值和最大值。以 5%~95%为例，表示最低 5% HBA 数目中的最大值和最高 5% HBA 数目中的最小值。

15.3.2 口服药物

如图 15-3 所示，超过九五成（96.8%）口服药物的 HBD 数目≤5，超过九成（93.3%）口服药物的 HBD 数目≤4，八五成（85.0%）口服药物的 HBD 数目≤3，HBD 数目出现频率最高的为 1。如图 15-4 所示，超过九成（94.1%）口服药物的 HBA 数目在 1~10 之间分布，超过八成（86.5%）口服药物的 HBA 数目在 1~8 之间分布，88.8%口服药物的 HBA 数目在 2~9 之间分布，超过九成（94.1%）口服药物的 HBA 数目≤10，HBA 数目出现频率最高为 4。口服药物 HBD/HBA 数目的限定范围与 Lipinski 五规则基本一致。

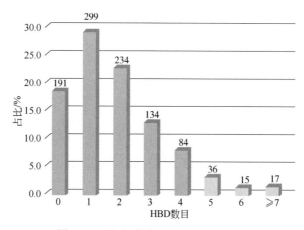

图 15-3　口服药物 HBD 分布柱状图

通过对 1011 个口服小分子药物 HBD/HBA 数目分布初步分析，发现上市口服小分子药物中 HBD≤4 的药物占绝大多数，HBA 数目在 1~10 之间的药物占绝大多数，由此可以推断出 HBD≤4 和 1≤HBA≤10 的口服候选药物具有更好的成药性质，最终发展成为上市药物的可能性较大。

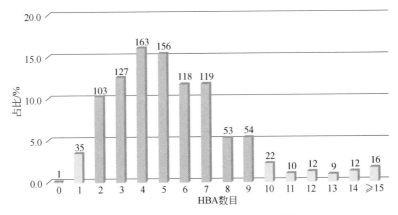

图 15-4 口服药物 HBA 分布柱状图

如表 15-1 所示，口服药物 HBD 数目的平均值、中位数、最小值和最大值分别为 1.9、2、0 和 18；中间 90%（5%～95%）、80%（10%～90%）和 70%（15%～85%）口服药物的 HBD 数目最小值/最大值分别为 0/5、0/4 和 0/3。如表 15-2 所示，口服药物 HBA 数目的平均值、中位数、最小值和最大值分别为 5.5、5、0 和 30，中间 90%（5%～95%）、80%（10%～90%）和 70%（15%～85%）口服药物的 HBA 数目最小/最大值分别为 2/11、2/9 和 3/8。

15.3.3 CNS 药物

如图 15-5 所示，99.2% CNS 药物的 HBD 数目≤5，98.3% CNS 药物的 HBD 数目≤4，超过九五成（95.8%）CNS 药物的 HBD 数目≤3，超过八五成（88.8%）CNS 药物的 HBD 数目≤2，HBD 数目出现频率最高为 0。如图 15-6 所示，超过九九成（99.5%）CNS 药物的 HBA 数目在 1～10 之间分布，超过九五成（97.8%）CNS 药物的 HBA 数目在 1～8 之间分布，95.0% CNS 药物的 HBA 数目在 1～7 之间分布，84.9% CNS 药物的 HBA 数目在 2～6 之间分布，几乎全部（99.54%）CNS 药物的 HBA 数目≤10，HBA 数目出现频率最高为 4。绝大多数 CNS 药物的 HBD 数目≤3 和 1≤HBA 数目≤7，明显小于 Lipinski 五规则中有关 HBD 数目≤5 和 HBA 数目≤10 的限定。

通过对 1097 个小分子 CNS 药物 HBD/HBA 数目分布初步分析，上市 CNS 小分子药物中 HBD/HBA 数目较少，由此可以推断出 HBD≤3 和 1≤HBA≤7 的 CNS 候选药物具有更好的成药性质，最终发展成为上市药物的可能性较大。

如表 15-1 所示，CNS 药物 HBD 数目的平均值、中位数、最小值和最大值分别为 1.1、1、0 和 13；中间 90%（5%～95%）、80%（10%～90%）和 70%（15%～85%）CNS 药物的 HBD 数目最小值/最大值分别为 0/3、0/3 和 0/2。如表 15-2 所示，CNS 药物 HBA 数目的平均值、中位数、最小值和最大值分别为 4.0、4、0

和 16，中间 90%（5%～95%）、80%（10%～90%）和 70%（15%～85%）CNS 药物的 HBA 数目最小值/最大值分别为 1/7、2/6 和 2/6。同样表明，与上市全集药物和口服药物相比，上市 CNS 小分子药物中 HBD/HBA 数目较少。

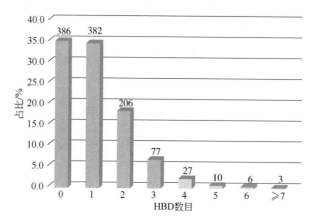

图 15-5　CNS 药物 HBD 分布柱状图

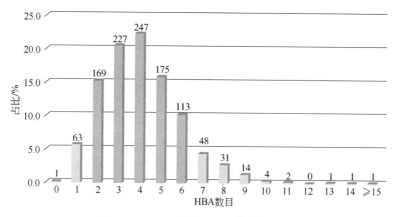

图 15-6　CNS 药物 HBA 分布柱状图

15.3.4　心血管药物

如图 15-7 所示，超过九五成（96.9%）心血管药物的 HBD 数目≤5，超过九成（93.4%）心血管药物的 HBD 数目≤4，超过八五成（86.2%）心血管药物的 HBD 数目≤3，HBD 数目出现频率最高的为 1。如图 15-8 所示，超过九成（92.7%）心血管药物的 HBA 数目在 1～10 之间分布，超过八成（84.7%）心血管药物的 HBA 数目在 1～8 之间分布，87.6%心血管药物的 HBA 数目在 2～9 之间分布，超过九成（92.8%）心血管药物的 HBA 数目≤10，HBA 数目出现频率最高为 5。心血管药物 HBD/HBA 数目的限定范围与 Lipinski 五规则基本一致。

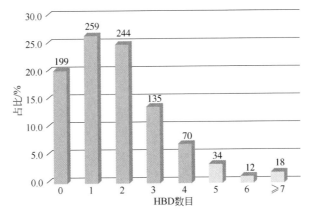

图 15-7　心血管药物 HBD 分布柱状图

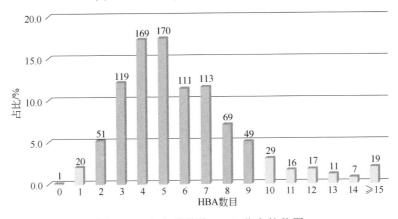

图 15-8　心血管药物 HBA 分布柱状图

通过对 971 个心血管小分子药物 HBD/HBA 数目分布的初步分析，发现上市心血管小分子药物中 HBD≤4 的药物占绝大多数，HBA 数目在 1～10 之间的药物占绝大多数，由此可以推断出 HBD≤4 和 1≤HBA≤10 的心血管候选药物具有更好的成药性质，最终发展成为上市药物的可能性较大。

如表 15-1 所示，心血管药物 HBD 数目的平均值、中位数、最小值和最大值分别为 1.9、2、0 和 14；中间 90%（5%～95%）、80%（10%～90%）和 70%（15%～85%）心血管药物的 HBD 数目最小值/最大值分别为 0/5、0/4 和 0/3。如表 15-2 所示，心血管药物 HBA 数目的平均值、中位数、最小值和最大值分别为 5.9、5、0 和 24，中间 90%（5%～95%）、80%（10%～90%）和 70%（15%～85%）心血管药物的 HBA 数目最小值/最大值分别为 2/13、3/10 和 3/9。

15.3.5　抗感染药物

如图 15-9 所示，超过九成（91.8%）抗感染药物的 HBD 数目≤6，超过八五成（88.0%）抗感染药物的 HBD 数目≤5，超过七五成（78.5%）抗感染药物的

HBD 数目≤4，HBD 数目出现频率最高为 2。如图 15-10 所示，超过九成（90.4%）抗感染药物的 HBA 数目在 2～14 之间分布，超过八成（83.9%）抗感染药物的 HBA 数目在 2～12 之间分布，仅有 78.3%抗感染药物的 HBA 数目≤10，HBA 数目出现频率最高为 7。这与 Lipinski 五规则有些差异，抗感染药物 HBD/HBA 数目的上限增大。

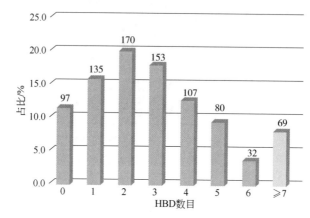

图 15-9　抗感染药物 HBD 分布柱状图

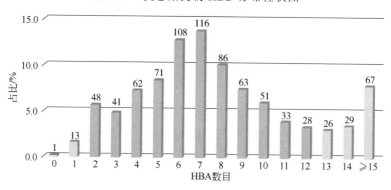

图 15-10　抗感染药物 HBA 分布柱状图

通过对 843 个抗感染小分子药物 HBD/HBA 数目分布的初步分析，上市抗感染小分子药物中 HBD/HBA 数目较多，且分布较为分散，HBD≤6 的药物占绝大多数，HBA 数目在 2～14 之间的药物占绝大多数，由此可以推断出 HBD≤6 和 2≤HBA≤14 的抗感染候选药物具有更好的成药性质，最终发展成为上市药物的可能性较大。

如表 15-1 所示，抗感染药物 HBD 数目的平均值、中位数、最小值和最大值分别为 3.2、3、0 和 19，中间 90%（5%～95%）、80%（10%～90%）和 70%（15%～85%）抗感染药物的 HBD 数目最小值/最大值分别为 0/8、0/6 和 1/5。如表 15-2 所示，抗感染药物 HBA 数目的平均值、中位数、最小值和最大值分别为 7.9、7、0 和 24，中间 90%（5%～95%）、80%（10%～90%）和 70%（15%～85%）抗感染药物的 HBA 数目最小值/最大值分别为 2/16、3/14 和 4/12。同样表明，与全集、口服、CNS 和心血管药物相比，上市抗感染小分子药物中 HBD/HBA 数目较多。

15.3.6 抗肿瘤药物

如图 15-11 所示，超过九成（93.6%）抗肿瘤药物的 HBD 数目≤6，超过八五成（87.0%）抗肿瘤药物的 HBD 数目≤5，超过八成（80.4%）抗肿瘤药物的 HBD 数目≤4，HBD 数目出现频率最高的为 2。如图 15-12 所示，超过九成（92.2%）抗肿瘤药物的 HBA 数目在 2~14 之间分布，超过八成（85.1%）抗肿瘤药物的 HBA 数目在 2~12 之间分布，仅有 80.9%抗肿瘤药物的 HBA 数目≤10，HBA 数目出现频率最高的为 7。这与 Lipinski 五规则有些差异，抗肿瘤药物 HBD/HBA 数目的上限增大。

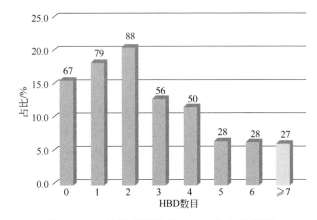

图 15-11　抗肿瘤药物的 HBD 分布柱状图

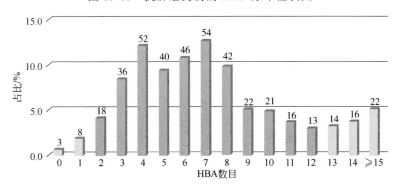

图 15-12　抗肿瘤药物的 HBA 分布柱状图

通过对 423 个抗肿瘤小分子药物 HBD/HBA 数目分布的初步分析，上市抗肿瘤小分子药物中 HBD/HBA 数目较多，且分布较为分散，HBD≤6 的药物占绝大多数，HBA 数目在 2~14 之间的药物占绝大多数，由此可以推断出 HBD≤6 和 2≤HBA≤14

的抗肿瘤候选药物具有更好的成药性质，最终发展成为上市药物的可能性较大。

如表 15-1 所示，抗肿瘤药物 HBD 数目的平均值、中位数、最小值和最大值分别为 2.7、2、0 和 15，中间 90%（5%～95%）、80%（10%～90%）和 70%（15%～85%）抗肿瘤药物的 HBD 数目最小值/最大值分别为 0/7、0/6 和 0/5。如表 15-2 所示，抗肿瘤药物 HBA 数目的平均值、中位数、最小值和最大值分别为 7.2、7、0 和 19，中间 90%（5%～95%）、80%（10%～90%）和 70%（15%～85%）抗肿瘤药物的 HBA 数目最小值/最大值分别为 2/14、3/13 和 3/12。同样表明，与全集、口服、CNS 和心血管上市药物相比，上市抗肿瘤小分子药物中 HBD/HBA 数目较多。

15.4　小结

氢键作用是药物与生物靶标之间非共价相互作用中作用力较强的形式之一，药物的 HBD/HBA 数目可以系统影响药物的溶解度、透膜能力和药效等性质，是决定药物成药性质的关键因素之一。因此，研究上市药物的 HBD/HBA 分布规律，将其作为候选药物成药性的判断标准之一，具有良好的可行性和应用价值。为了在 Lipinski 五规则等已有 HBD/HBA 经验规则基础上深入挖掘上市药物的 HBD/HBA 分布规律，本章进一步扩大了上市药物库的数量，查询了 2007 年以前全球上市的所有报道化学结构的小分子药物的 HBD/HBA 数目，共计获取了 6478 个药物的 HBD/HBA 数目，为迄今为止规模最大的上市药物 HBD/HBA 分布规律统计分析研究。并将数据库分为全集药物、口服药物、CNS 药物、心血管药物、抗感染药物、抗肿瘤药物等六个数据集进行分类统计分析研究。本章研究结果是对 Lipinski 五规则的更新和完善，具体的 HBD/HBA 数目经验规则如下：

① 八五成以上药物的 HBD 数目≤5（全集药物：95.3%；口服药物：96.8%；CNS 药物：99.2%；心血管药物：96.9%；抗感染药物：88.0%；抗肿瘤药物：87.0%），九成以上全集、口服、CNS 和心血管药物的 HBD 数目≤4（全集药物：92.0%；口服药物：93.3%；CNS 药物：98.3%；心血管药物：93.4%），八五成以上全集、口服、CNS 和心血管药物的 HBD 数目≤3（全集药物：85.5%；口服药物：85.0%；CNS 药物：95.8%；心血管药物：86.2%），八五成以上 CNS 药物的 HBD 数目≤2（CNS 药物：88.2%）。上述数据与 Lipinski 五规则中 HBD 数目≤5 是不一致的，说明不同类型药物对于 HBD 数目成药性质的判定存在较大区别。

② 七五成以上药物的 HBA 数目≤10（全集药物：93.2%；口服药物：94.2%；CNS 药物：99.5%；心血管药物：92.8%；抗感染药物：78.3%；抗肿瘤药物：80.9%），九成以上全集、口服、CNS 和心血管药物的 1≤HBA≤10（全集药物：92.8%；口服药物：94.1%；CNS 药物：99.5%；心血管药物：92.7%），八五成以上全集、口服、CNS 和心血管药物的 1≤HBA≤8（全集药物：87.3%；口服药物：86.5%；

CNS 药物：97.8%；心血管药物：84.7%），九五成以上 CNS 药物的 1≤HBA≤7（CNS 药物：95.0%）。上述数据与 Lipinski 五规则中 HBA 数目≤10 是不一致的，说明不同类型药物对于 HBA 数目成药性质的判定存在较大区别。

③ 九成以上抗感染和抗肿瘤药物的 HBD 数目≤6（抗感染药物：91.8%；抗肿瘤药物：93.6%），八五成以上抗感染和抗肿瘤药物的 HBD 数目≤5（抗感染药物：88.0%；抗肿瘤药物：87.0%）；九成以上抗感染和抗肿瘤药物 2≤HBA≤14（抗感染药物：90.4%；抗肿瘤药物：92.2%），八成以上抗感染和抗肿瘤药物的 2≤HBA≤12（抗感染药物：83.9%，抗肿瘤药物：85.1%）。这两类药物对于 HBD/HBA 数目的成药性限定比 Lipinski 五规则上限增大。

④ 抗感染和抗肿瘤药物一般具有相对较多的 HBD/HBA 数目，而 CNS 药物一般具有较少的 HBD/HBA 数目。该结论的依据在于 HBD 数目平均值由小到大的排列顺序为：CNS 药物（1.1）＜口服药物（1.9）＝心血管药物（1.9）＜抗肿瘤药物（2.7）＜抗感染药物（3.2）；HBA 数目平均值由小到大的排序为：CNS 药物（4.0）＜口服药物（5.5）＜心血管药物（5.9）＜抗肿瘤药物（7.2）＜抗感染药物（7.9）。

⑤ 全集、口服药物的 HBD 数目出现频率最高的为 1，HBA 数目出现频率最高的为 4；CNS 药物 HBD 数目出现频率最高的为 0（第二是 1），HBA 数目出现频率最高的为 4；心血管药物 HBD 数目出现频率最高的为 1，HBA 数目出现频率最高的为 5（第二是 4）；抗感染和抗肿瘤药物 HBD 数目出现频率最高的为 2，HBA 数目出现频率最高的为 7。似乎可以推测 HBD 数目最佳成药性区间为 1～2，HBA 数目最佳成药性区间为 4～7。

15.5 HBA/HBD 经验规则

据文献检索，本章是迄今为止规模最大的上市药物 HBA/HBD 数目分布规律统计分析研究，由此归纳出三个最为关键的、易于记忆的官能团相关成药性经验规则，即：

① HBD≤4 和 1≤HBA≤8 的口服和心血管候选药物具有良好的成药性，抗肿瘤和抗感染候选药物的 HBD/HBA 数目可以适当增加；

② HBD≤3 和 1≤HBA≤7 的 CNS 候选药物具有良好的成药性；

③ 1≤HBD≤2 和 4≤HBA≤7 的候选药物具有良好成药性的概率较大。

参 考 文 献

[1] Lipinski, C. A.; Lombardo, F.; Dominy, B. W.; Feeney, P. J. Experimental and computational approaches to estimate solubility and permeability in drug discovery and development settings. *Adv. Drug Delivery Rev.* **1997**, *23*, 3-25.

[2] Congreve, M.; Carr, R.; Murray, C.; Jhoti, H. A rule of three for fragment-based lead discovery? *Drug Discovery Today* **2003**, *8*, 876-877.

[3] Vieth, M.; Siegel, M. G.; Higgs, R. E.; *et al.* Characteristic physical properties and structural

fragments of marketed oral drugs. *J. Med. Chem.* **2004**, *47*, 224-232.

[4] Leeson, P. D.; Davis, A. M. Time-related differences in the physical property profiles of oral drugs. *J. Med. Chem.* **2004**, *47*, 6338-6348.

[5] Proudfoot, J. R. The evolution of synthetic oral drug properties. *Bioorg. Med. Chem. Lett.* **2005**, *15*, 1087-1090.

[6] Pajouhesh, H.; Lenz, G. R. Medicinal chemical properties of successful central nervous system drugs. *NeuroRx* **2005**, *2*, 541-553.

[7] Wager, T. T.; Chandrasekaran, R. Y.; Hou, X. *et al.* Defining desirable central nervous system drug space through the alignment of molecular properties, in vitro ADME, and safety attributes. *ACS Chem. Neurosci.* **2010**, *1*, 420-434.

[8] Wager, T. T.; Hou, X.; Verhoest, P. R.; Villalobos, A. Moving beyond rules: The development of a central nervous system multiparameter optimization (CNS MPO) approach to enable alignment of druglike properties. *ACS Chem. Neurosci.* **2010**, *1*, 435-449.

[9] Wenlock, M. C.; Austin, R. P.; Barton, P.; *et al.* A comparison of physiochemical property profiles of development and marketed oral drugs. *J. Med. Chem.* **2003**, *46*, 1250-1256.

第16章
芳香环和非芳香环数目经验规则

概要

➢ 化合物的骨架（通常为环系）变化能最大限度拓展化合物类似结构空间，是先导化合物优化阶段最富有变化性和最可能改进化合物活性的步骤，是决定候选药物成药性质的一个关键因素之一，故成药性质良好的候选药物应有适宜的环系类型和数量；

➢ 候选药物适宜包含至少 1 个芳香环；

➢ 候选药物所含环系数量的最佳组合值为：1～2 个芳香环+0～1 个非芳香环，抗肿瘤药物可不受此限制；

➢ CNS 候选药物相比于其余类别候选药物，更倾向含有一定数量的环系结构。

16.1 引言

有机小分子药物的化学结构直接决定了它的体内外药效，同时通过调控它的物理化学性质，影响药物的溶解性、透膜性和 ADME/T 等性质，间接对体内外药效发挥影响。有机小分子化合物的结构一般可以划分为骨架结构和侧链结构（取代基或官能团），骨架结构通常由一定刚性的环系结构组成，是化合物结构最核心的组成部分。骨架结构与化学空间的覆盖度密切相关，在先导化合物优化阶段对候选药物的成药性起着至关重要的作用，是评估有机小分子药物成药性质的重要参数之一。

环系结构是有机小分子中有别于链状结构且广泛存在的结构单元，按照 1931 年德国化学家休克尔（Hückel）从分子轨道理论角度定义的芳香性规则，可以将环系结构大致分为芳香环和非芳香环两大类。按照环系结构的大小又可以划分成三元环、四元环和五元环等。尽管已有一些研究报道过芳香环结构对化合物成药性质的影响，但是很少有研究综合讨论芳香环与非芳香环数目对化合物成药性质的影响。为了探索芳香环/非芳香环数目与成药性质的关联，本章通过统计 LDD 数据库中 6891 个药物结构中包含的芳香环和非芳香环数目，计算分析含芳香环/非芳香环药物的比例，以及芳香环/非芳香环数目的分布规律，总结环系结构相关的成药性质经验规则，用于指导药物设计与优化研究。

16.2　文献已报道的环系结构经验规则

2009 年，Ritchie 等[1]通过比较葛兰素史克公司中处于不同研发阶段药物的芳香环数目与溶解度、lgP、血浆蛋白结合率、CYP450 抑制和 hERG 抑制的关系，指出候选药物所含芳香环数目越少越好，杂芳香环不会使 lgP 值显著增加，但会增加 PSA，减少口服吸收和细胞膜透过率。2014 年，Ward 等[2]讨论了芳香环数目对候选药物成药性的影响，指出候选药物所含芳香环数目大于 3 将降低化合物成药性，含芳香杂环的候选药物有更好的成药性。2014 年，Njardarson 等[3]研究了氮杂环药物在 FDA 批准上市药物中的分布。结果表明，59%的上市小分子药物含有氮杂环，排名前 27 的含氮杂环列举在表 16-1 中，排名前三位的分别是哌啶环、吡啶环和哌嗪环。

表 16-1　FDA 批准药物中出现概率排名前 27 的含氮杂环

排序	结构	排序	结构
Top 1		Top 6	
Top 2		Top 7	
Top 3		Top 8	
Top 4		Top 9	
Top 5		Top 10	

排序	结构	排序	结构
Top 10	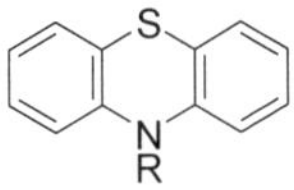	Top 19	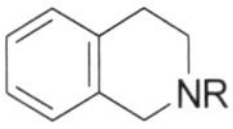
Top 10	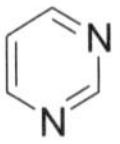	Top 21	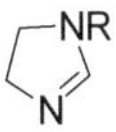
Top 13	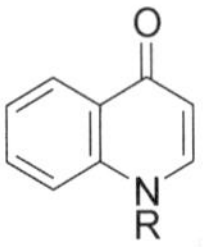	Top 21	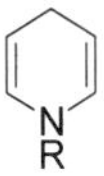
Top 13	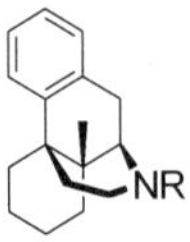	Top 21	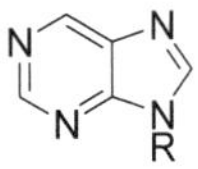
Top 15	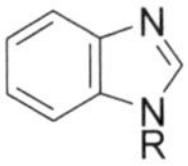	Top 24	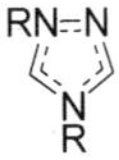
Top 15	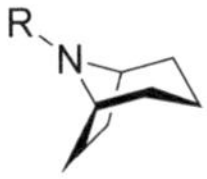	Top 24	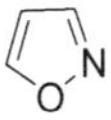
Top 17	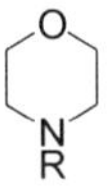	Top 24	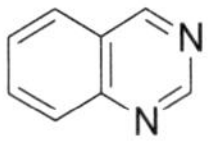
Top 17	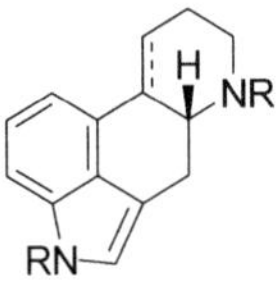	Top 24	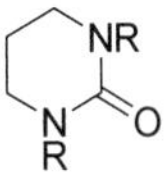
Top 19	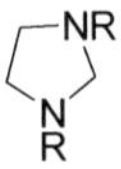		

16.3 LDD 上市药物库芳香环/非芳香环数目经验规则分析

基于 LDD 上市药物库 6891 个有结构的药物，统计计算了芳香环/非芳香环数目，并将 LDD 中的药物分为六个集合，包括全集药物 6891 个、口服药物 1051 个、CNS 药物 1122 个、心血管药物 1021 个、抗感染药物 905 个、抗肿瘤药物 442 个，分析归纳了各集合中含芳香环/非芳香环数目分布规律。

本章芳香环/非芳香环数目的统计规则如下：单芳香环如苯环或噻吩环记为 1 个芳香环；并环如萘环记为 2 个芳香环；单非芳香环如环戊烷记为 1 个非芳香环；并环如十氢萘环记为 2 个非芳香环；考虑到桥环的特殊性，本书单独统计其数目。上市药物氯卡帕明的芳香环/非芳香环数目、官能团数目和 R 值计算举例说明如图 16-1 所示。

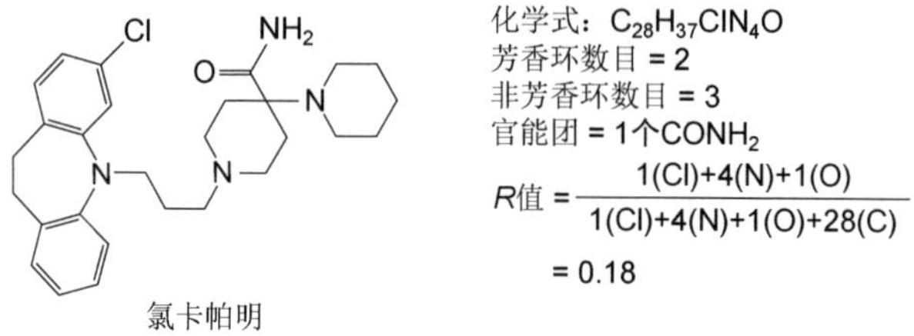

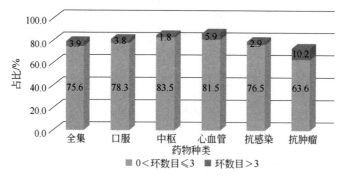

化学式：$C_{28}H_{37}ClN_4O$
芳香环数目 = 2
非芳香环数目 = 3
官能团 = 1个CONH₂

$$R值 = \frac{1(Cl)+4(N)+1(O)}{1(Cl)+4(N)+1(O)+28(C)}$$
$$= 0.18$$

氯卡帕明

图 16-1 上市药物氯卡帕明的芳香环/非芳香环数目、官能团数目和 R 值计算举例说明

如图 16-2 所示，大多数（七成以上）上市药物包含至少一个芳香环，除了抗肿瘤药物，包含 3 个以上芳香环的药物占比非常少。近 80% 的全集和抗感染药物包含至少一个芳香环，比例分别为 79.5% 和 79.4%。超过 80% 的口服药物包含至少一个芳香环，占比为 82.1%。超过 85% 的 CNS 药物和心血管药物包含至少一个芳香环，占比分别为 85.3% 和 87.4%。与其他集合相比，包含至少一个芳香环的抗肿瘤药物占比最少，但仍有七成以上（73.8%）。

图 16-2 含不同数目的芳香环药物在各集合药物中的占比图

在含有芳香环的药物中，进一步分析了环数目分布情况，如图 16-3 所示。大部分药物的芳香环数目不超过 3，含 1~2 个芳香环的药物居多（全集药物 79.9%，口服药物 78.6%，CNS 药物 86.4%，心血管药物 78.9%，抗感染药物 81.9%，抗肿瘤药物 59.8%）。与其他集合药物不同，抗肿瘤药物的芳香环数目稍多一些，含 1 个、2 个和 3 个芳香环的药物比例分别为 28.2%、31.6% 和 26.4%。各集合药物中含 3 个芳香环的药物比例分别为：全集药物 15.1%，口服药物 16.8%，CNS 药物 11.5%，心血管药物 14.5%，抗感染药物 14.5%，抗肿瘤药物 26.4%。值得关注的是，超过一半的 CNS 药物含有两个芳香环。

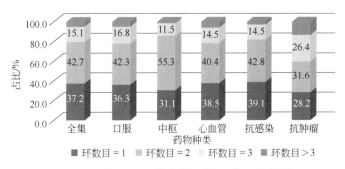

图 16-3　含芳香环药物的具体环数目分布图

如图 16-4 所示，一半以上药物包含至少 1 个非芳香环，具体如下：全集药物 54.2%，口服药物 56.3%，CNS 药物 60.5%，心血管药物 52.7%，抗感染药物 57.5%，抗肿瘤药物 57.0%。含有 3 个以上非芳香环的药物比例较小，尤其是含有 3 个以上非芳香环的 CNS 药物极少，对于一个具有良好成药性的 CNS 候选药物，其含有的非芳香环数目不宜超过 3。

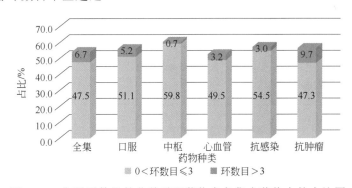

图 16-4　含不同数目的非芳香环药物在各集合药物中的占比图

在含有非芳香环的药物中，我们进一步分析了环数目分布情况，如图 16-5 所示。含 1～2 个非芳香环的药物居多（全集药物 80.7%，口服药物 82.7%，CNS 药物 94.5%，心血管药物 87.4%，抗感染药物 83.2%，抗肿瘤药物 70.6%）。值得关注的是，除抗肿瘤药物外，其他集合中含 1 个非芳香环的药物比例均超过 50%。

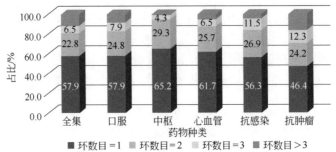

图 16-5　含非芳香环药物的环数目组成图

进一步对同时含芳香/非芳香环数目的药物占比情况进行了统计，具体如表 16-2 所示，交叉分析结果如表 16-3 所示。可以看出，除了抗肿瘤药物有一定数量（11.1%）不含环系外，其余各类别药物中不含环或含桥环的比例很小，均不超过 6%。只含非芳香环的各类别药物也较少，均不超过 16%。既含芳香环又含非芳香环（41.5%～53.6%）和只含芳香环的药物比例较大（30.1%～42.0%）。在既含芳香环又含非芳香环的药物中，同时含 1 个芳香环和 1 个非芳香环或者同时含 2 个芳香环和 1 个非芳香环的药物占比较大，两种类型累计超过一半，仅抗肿瘤药物比例较小。在只含芳香环的药物中，含 1 个芳香环或者 2 个芳香环的药物比例较大，两种类型累计超过七成，仅抗肿瘤药物比例较小。

表 16-2　各集合药物同时含不同数目芳香环/非芳香环的药物占比（%）

分类	环数目[①]	0	1	2	3	>3
全集药物	0	5.8	12.1	16.5	6.6	2.3
	1	3.9	11.1	11.8	3.6	1.1
	2	2.4	4.2	4.2	1.3	0.4
	3	0.9	1.4	1.2	0.3	0.1
	>3	5.2	0.9	0.3	0.3	0
口服药物	0	4.5	11.1	15.9	7.5	2.4
	1	3.6	11.6	12.4	4.1	1.0
	2	2.1	4.5	5.1	1.9	0.4
	3	1.0	2.1	1.1	0.1	0.1
	>3	4.4	0.5	0.2	0.2	0
CNS 药物	0	5.3	8.8	18.3	3.8	0.8
	1	5.2	12.0	17.4	4.2	0.7
	2	1.4	4.9	9.7	1.5	0.2
	3	0.1	0.6	1.7	0.2	0
	>3	0.3	0.2	0.1	0.1	0.1

分类	环数目[①]	0	1	2	3	>3
心血管药物	0	3.6	14.1	17.3	7.1	3.4
	1	2.0	12.8	12.3	3.1	2.3
	2	2.4	5.3	4.2	1.5	0.2
	3	0.5	0.9	1.2	0.9	0
	>3	2.6	0.5	0.2	0	0
抗感染药物	0	3.3	10.5	17.3	7.8	2.1
	1	4.4	13.0	11.9	2.7	0.3
	2	6.3	4.4	3.8	0.9	0.1
	3	3.3	2.2	0.7	0.1	0.3
	>3	1.9	0.9	0.2	0	0
抗肿瘤药物	0	11.1	9.5	7.7	7.9	5.0
	1	6.6	6.6	6.8	5.0	1.6
	2	3.2	2.3	2.5	2.9	3.0
	3	0.7	1.4	4.1	0.7	0.2
	>3	2.9	1.1	2.2	3.0	0.4

① 横行代表芳香环数目，纵列代表非芳香环数目。

表 16-3　各集合只含芳香环、只含非芳香环、既含芳香环又含非芳香环、不含环、含桥环的药物占比（%）

分类	只含芳香环	只含非芳香环	既含芳香环又含非芳香环	不含环	含桥环
全集药物	37.5（12.1，16.5）[①]	12.4	42.0（11.1，11.8）[②]	5.8	2.4
口服药物	36.9（11.1，15.9）[①]	11.1	45.2（11.6，12.4）[②]	4.1	2.3
CNS 药物	31.7（8.8，18.3）[①]	7.0	53.6（12.0，17.4）[②]	5.3	2.4
心血管药物	42.0（14.1，17.3）[①]	7.3	45.3（12.8，12.3）[②]	3.6	1.7
抗感染药物	37.8（10.5，17.3）[①]	15.9	41.5（13.0，11.9）[②]	3.3	1.4
抗肿瘤药物	30.1（9.5，7.7，7.9）[③]	13.3	43.7（6.6，6.8，5.0）[④]	11.1	1.8

① 括号内数值依次代表含 1 个芳香环、2 个芳香环的药物百分比；

② 括号内数值依次代表含 1 个芳香环和 1 个非芳香环、2 个芳香环和 1 个非芳香环的药物百分比；

③ 括号内数值依次代表含 1 个芳香环、2 个芳香环、3 个芳香环的药物百分比；

④ 括号内数值依次代表含 1 个芳香环和 1 个非芳香环、2 个芳香环和 1 个非芳香环、3 个芳香环和 1 个非芳香环的药物百分比。

16.4 小结

化合物的骨架（通常为环系）变化是先导化合物优化阶段最富有变化性和最可能改进化合物活性的步骤，化合物骨架变化能最大限度拓展化合物类似结构空间，能够极大地影响化合物的溶解度、透膜能力、体内外药效和 ADME/T 等性质，是决定候选药物成药性质的一个关键因素。因此，研究上市药物的环系数目分布规律，将其作为候选药物成药性的判断标准之一，具有良好的可行性和应用价值。

本章查询获取了 2007 年以前全球上市的所有报道化学结构的 6891 个小分子药物，以此为数据源，统计分析了芳香环/非芳香环数量分布情况，是迄今为止规模最大的上市药物芳香环/非芳香环数量分布规律统计分析研究。并将数据库分为全集药物、口服药物、CNS 药物、心血管药物、抗感染药物、抗肿瘤药物等六个数据集进行分类统计分析研究。总结归纳的芳香环/非芳香环数量经验规则如下：

① 超过七成的各类别上市药物含有≥1 个芳香环，超过六成的各类别上市药物含有 1～3 个芳香环（全集药物 75.6%，口服药物 78.3%，CNS 药物 83.5%，心血管药物 81.5%，抗感染药物 76.5%，抗肿瘤药物 63.6%）。

② 超过五成的各类别上市药物含有≥1 个非芳香环，超过四成的各类别上市药物含有 1～3 个非芳香环（全集药物 47.5%，口服药物 51.1%，CNS 药物 59.8%，心血管药物 49.5%，抗感染药物 54.5%，抗肿瘤药物 47.3%）。

③ 不含环、含桥环和只含非芳香环这三种情况下各类别药物占比均较小（≤16%），同时含芳香环和非芳香环（41.5%～53.6%）和只含芳香环（30.1%～42.0%）这两种情况下各类别药物占比均较大。

④ 同时含芳香环和非芳香环的药物中，比较适宜的模式为：1～2 个芳香环+1 个非芳香环（超过五成），抗肿瘤药物可以例外。只含芳香环的药物中，比较适宜的模式为：1～2 个芳香环（超过七成），抗肿瘤药物可以例外。

⑤ 整体趋势上看，对于各类别药物，CNS 药物更倾向于含有一定数量的环系结构（包括芳香环和非芳香环），抗肿瘤药物此种倾向最小。

16.5 芳香环/非芳香环数目经验规则

据文献检索，本章是迄今为止规模最大的上市药物芳香环/非芳香环数目分布规律统计分析研究，由此归纳出三个最为关键的、易于记忆的芳香环/非芳香环数目相关成药性经验规则，即：

① 候选药物适宜包含至少 1 个芳香环；

② 候选药物所含环系数量的最佳组合值为：1～2 个芳香环和 0～1 个非芳香环，抗肿瘤药物可不受此限制；

③ CNS 候选药物相比于其余类别候选药物，更倾向含有一定数量的环系结构。

参 考 文 献

[1] Ritchie, T. J.; Macdonald, S. J. F. The impact of aromatic ring count on compound developability-are too many aromatic rings a liability in drug design? *Drug Discovery Today* **2009**, *14*, 1011-1020.

[2] Ward, S. E.; Beswick, P. What does the aromatic ring number mean for drug design? *Expert Opin. Drug Disery* **2014**, *9*, 995-1003.

[3] Vitaku E, Smith D T, Njardarson J T. Analysis of the structural diversity, substitution patterns, and frequency of nitrogen heterocycles among U.S. FDA approved pharmaceuticals. *J. Med. Chem.* **2014**, *57*, 10257-10274.

第**17**章
14种常见官能团经验规则

概要

> 药物的官能团可以系统影响药物的溶解度、透膜能力、药效和 ADME/T 等综合性质，是决定药物成药性质的关键因素之一，故成药性质良好的候选药物应有适宜的官能团类型和数量；

> 候选药物官能团替换应优先考虑—OH、—COOR 和—COOH 官能团（最优官能团为—OH）；

> 候选药物官能团替换应尽量少考虑—CONHOH、—SH、—CHO 和—SO$_3$H 官能团（最劣官能团为—SH）；

> 含—F 官能团取代对 CNS 候选药物开发较为有益，含—NH$_2$ 官能团取代对抗感染和抗肿瘤候选药物开发较为有益。

17.1 引言

有机小分子化学药物化学结构通常可以划分为骨架结构和官能团（取代基），新药研发过程中的先导化合物发现和优化阶段，首先会发现一个具有一定活性的苗头化合物（hit），继而通过骨架跃迁锁定具有明确优势骨架的先导化合物，随后系统变化或引入各种类型的官能团（取代基）对先导化合物进行结构修饰改造，探讨构-效关系和构-毒关系，最终获得体内外药效和成药性质俱佳的候选药物。

从上述候选药物开发流程可以看出，官能团（取代基）优化对一个候选药物的品质有很大影响，不但关系到药效的强弱，也极大影响成药属性。例如：将极性官能团—COOH 替换为弱极性—CH$_2$OH，会减弱官能团的极性和离子化程度，提高化合物的透膜性，从而改善化合物穿透 BBB 的能力；增加极性官能团数量或减少亲脂性官能团数量，一方面可能增加化合物与靶标形成氢键相互作用的潜力，另一方面可提高化合物的水溶解性，从而改善化合物的药效和生物利用度；去除易代谢的官能团，可有效延缓化合物的代谢，延长发挥药效的时间。由此可见，药物的官能团可以系统影响药物的溶解度、透膜能力、药效和 ADME/T 等综合性质，是决定药物成药性质的关键因素之一。本章将针对全球上市小分子药物，归纳总结出 14 种常见官能团的经验规则，应用于指导小分子药物设计，将有利于设计成药性质好的化合物，提高药物研发成功率，减少药物研发成本。

17.2　文献已报道的官能团经验规则

1999 年，Ghose 等[1]统计分析 CMC 数据库（Comprehensive Medicinal Chemistry）中药物的部分官能团，发现脂肪族叔胺、醇和酰胺是药物分子中最常见的官能团。2009 年，Mirza 等[2]对 1493 个上市药物中的部分官能团进行了统计分析研究，结果表明不含硝基或氨基的药物约占 47%，含脂肪胺或杂环胺的药物比例为 38%，含芳香胺药物的比例为 13%，含芳香硝基药物的比例为 1.6%，含脂肪硝基药物的比例仅为 0.4%。可以看出，53%的药物结构中含有硝基或氨基，而其中，氨基取代药物占绝大多数（96%），硝基取代药物仅占 4%。

17.3　LDD 上市药物库官能团经验规则分析

基于 LDD 上市药物库 6891 个有结构的药物，本章统计分析了 16 种常见官能团的数目分布情况，16 种官能团为—F、—CF₃、—CN、—NO₂、—NH₂、—OH、—SH、—CHO、—COOH、—CONHOH、—COOR、—CONH₂、—SO₃H、—SO₂NH₂、—PO₃H、—AsO₃H，结果发现 LDD 库中没有含—PO₃H 和—AsO₃H 的药物，所以本章以剩余 14 种常见官能团为研究对象。

本章进一步将 LDD 库中的药物分为六个集合，包括全集药物 6891 个、口服药物 1051 个、CNS 药物 1122 个、心血管药物 1021 个、抗感染药物 905 个、抗肿瘤药物 442 个。首先计算分析了各集合中含不同官能团药物的比例，结果如表17-1 所示；然后以不同官能团/集合为横坐标，各集合中含特定官能团药物数目与该集合药物总数的百分比值为纵坐标进行绘图分析，结果如图 17-1～图 17-13 所示。

表 17-1　各集合含不同数目官能团药物比例　　　　单位：%

官能团	全集药物			口服药物			CNS 药物			心血管药物			抗感染药物			抗肿瘤药物		
	1①	2①	>2①	1	2	>2	1	2	>2	1	2	>2	1	2	>2	1	2	>2
—F	5.4	1.6	0.4	6.8	2.1	0.4	9.2	2.0	0	2.9	1.2	0.2	6.4	2.0	1.2	6.6	1.6	0.2
—CF₃	2.5	0.2	0.1	2.8	0.4	0	3.9	0.4	0.1	2.3	0.1	0.2	0.9	0.1	0	1.8	0	0

官能团	全集药物			口服药物			CNS 药物			心血管药物			抗感染药物			抗肿瘤药物		
	1[①]	2[①]	>2[①]	1	2	>2	1	2	>2	1	2	>2	1	2	>2	1	2	>2
—CN	2.4	0.2	0	2.1	0.5	0	2.0	0	0	3.8	0.3	0	2.0	0.3	0	1.1	0.5	0
—NO$_2$	2.0	0.1	0	3.3	0.1	0	1.5	0	0	2.5	0	0	5.1	0.8	0	2.0	0.5	0
—NH$_2$	9.3	1.1	0.5	11.1	1.2	0	6.8	0.5	0	7.1	0.3	0	23.2	2.7	2.5	17.6	3.2	0.5
—OH	20.0	7.2	6.1	19.1	6.2	6.5	14.0	2.9	1.2	24.1	6.2	4.8	19.0	7.2	13.3	14.3	11.3	15.8
—SH	0.3	0	0	0.5	0.1	0	0.1	0	0	0.5	0	0	0	0	0	0.2	0	0
—CHO	0.7	0	0	0.7	0	0	0.2	0	0	0.4	0	0.1	1.9	0	0	0.7	0	0
—COOH	12.9	1.7	0.3	16.8	1.0	0.1	3.6	0.6	0.2	12.3	2.2	0	26.9	2.5	0.1	7.7	2.7	0.9
—CONHOH	0.2	0	0	0.4	0	0	0.1	0	0	0.1	0	0	0	0.1	0	1.1	0	0
—COOR	16.1	3.6	1.0	14.1	4.5	0.8	9.4	1.3	0.2	14.7	7.6	2.0	13.6	3.5	1.3	13.1	3.8	4.8
—CONH$_2$	3.5	0.1	0.1	4.5	0.1	0	5.5	0.4	0	3.0	0	0	5.2	0	0	3.4	0	0
—SO$_3$H	0.7	0.2	0	0.3	0.2	0	0.2	0	0	0.3	0	0	1.2	0.3	0.1	0.2	0	0
—SO$_2$NH$_2$	1.3	0.1	0	2.6	0.1	0	0.7	0	0	0.7	0	0	0.9	0.1	0	0.7	0	0

① 1、2、>2 代表官能团数目。

17.3.1 按集合分类统计分析

17.3.1.1 全集药物

如图 17-1 所示，全集药物中含有至少一个以上官能团的药物数量比例分别是：—F（7.36%）、—CF$_3$（2.77%）、—CN（2.60%）、—NO$_2$（2.12%）、—NH$_2$（10.85%）、—OH（33.35%）、—SH（0.33%）、—CHO（0.68%）、—COOH（14.90%）、—CONHOH（0.25%）、—COOR（20.62%）、—CONH$_2$（3.70%）、—SO$_3$H（0.84%）、

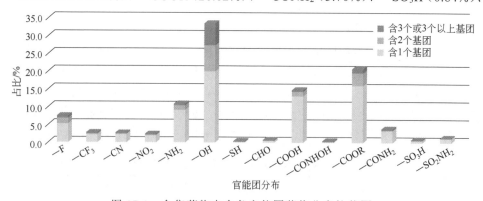

图 17-1 全集药物中含各官能团药物分布柱状图

—SO$_2$NH$_2$（1.34%）。其中官能团出现概率排在前三位的分别是：—OH（33.35%）>—COOR（20.62%）>—COOH（14.90%），大部分含羟基的药物是单羟

基取代，约占药物总数的 20%。官能团出现概率排在后三位的分别是—CONHOH（0.25%）＜—SH（0.33%）＜—CHO（0.68%）。值得注意的是，尽管—F 官能团在全部 14 种官能团中出现概率排在第五位，但其在药物中出现的绝对比率仅 7.36%，即使加上—CF₃ 官能团（2.77%），含氟药物的比例也仅 10%左右，似乎相悖于药学和有机化学领域的共识：氟官能团在药物结构中出现的频率很高，是一个优良的取代基团。

17.3.1.2 口服药物

如图 17-2 所示，口服药物中含有至少一个以上官能团的药物数量比例分别是：—F（9.23%↑）、—CF₃（3.14%↑）、—CN（2.57%↓）、—NO₂（3.43%↑）、—NH₂（12.37%↑）、—OH（31.78%↓）、—SH（0.57%↑）、—CHO（0.67%↓）、—COOH（17.98%↑）、—CONHOH（0.38%↑）、—COOR（19.31%↓）、—CONH₂（4.57%↑）、—SO₃H（0.48%↓）、—SO₂NH₂（2.66%↑），箭头表示与全集药物同比情况，↑表示增加，↓表示下降，后同。其中官能团出现概率排在前三位的分别是：—OH（31.78%）＞—COOR（19.31%）＞—COOH（17.98%），与全集药物一致。官能团出现概率排在后三位的分别是—CONHOH（0.38%）＜—SO₃H（0.48%）＜—SH（0.57%），与全集药物略有不同。

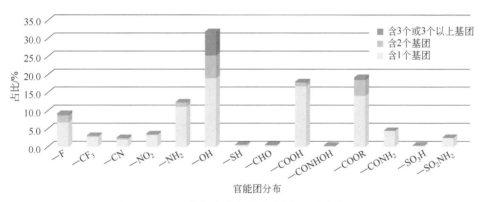

图 17-2　口服药物中含各官能团药物分布柱状图

17.3.1.3 CNS 药物

如图 17-3 所示，CNS 药物中含有至少一个以上官能团的药物数量比例分别是：—F（11.23%↑）、—CF₃（4.46%↑）、—CN（1.96%↓）、—NO₂（1.52%↓）、—NH₂（7.31%↓）、—OH（18.18%↓）、—SH（0.09%↓）、—CHO（0.18%↓）、—COOH（4.37%↓）、—CONHOH（0.09%↓）、—COOR（10.87%↓）、—CONH₂（5.88%↑）、—SO₃H（0.45%↓）、—SO₂NH₂（0.71%↓）。其中官能团出现概率排在前三位的分别是：—OH（18.18%）＞—F（11.23%）＞—COOR（10.87%），与全集药物略有不同。官能团出现概率排在后三位的分别是—CONHOH（0.09%）＜—SH（0.09%）＜—CHO（0.18%），与全集药物一致。对于单个官

能团而言，与全集药物相比，CNS 药物所含—F、—CF$_3$、—CONH$_2$ 的比例显著提升，尤其是—F 官能团在所有官能团中出现概率提升到第二位，说明—F 官能团取代对开发 CNS 药物有利，而且大部分含—F 官能团的 CNS 药物是单氟取代。

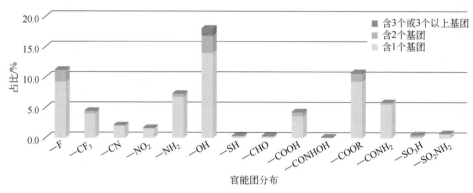

图 17-3　CNS 药物中含各官能团药物分布柱状图

17.3.1.4　心血管药物

如图 17-4 所示，心血管药物中含有至少一个以上官能团的药物数量比例分别是：—F（4.31%↓）、—CF$_3$（2.55%↓）、—CN（4.11%↑）、—NO$_2$（2.55%↑）、—NH$_2$（7.35%↓）、—OH（35.06%↑）、—SH（0.49%↑）、—CHO（0.49%↓）、—COOH（14.50%↓）、—CONHOH（0.10%↓）、—COOR（24.29%↑）、—CONH$_2$（3.23%↓）、—SO$_3$H（0.29%↓）、—SO$_2$NH$_2$（0.69%↓）。其中官能团出现概率排在前三位的分别是：—OH（35.06%）＞—COOR（24.29%）＞—COOH（14.50%），与全集药物一致。官能团出现概率排在后三位的分别是—CONHOH（0.10%）＜—SO$_3$H（0.29%）＜—SH（0.49%）＝—CHO（0.49%），与全集药物略有不同。

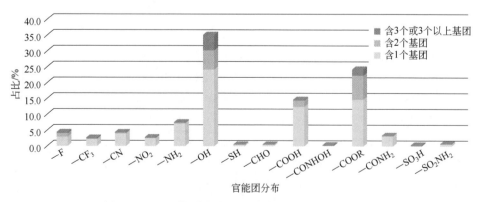

图 17-4　心血管药物中含各官能团药物分布柱状图

17.3.1.5 抗感染药物

如图 17-5 所示，抗感染药物中含有至少一个以上官能团的药物数量比例分别是：—F（9.61%↑）、—CF$_3$（0.99%↓）、—CN（2.32%↓）、—NO$_2$（5.86%↑）、—NH$_2$（28.40%↑）、—OH（39.45%↑）、—SH（0.00%↓）、—CHO（1.88%↑）、—COOH（29.50%↑）、—CONHOH（0.11%↓）、—COOR（18.45%↓）、—CONH$_2$（5.19%↑）、—SO$_3$H（1.66%↑）、—SO$_2$NH$_2$（0.99%↓）。其中官能团出现概率排在前三位的分别是：—OH（39.45%）＞—COOH（29.50%）＞—NH$_2$（28.40%），与全集药物略有不同。官能团出现概率排在后三位的分别是—SH（0.00%）＜—CONHOH（0.11%）＜—SO$_2$NH$_2$（0.99%），与全集药物略有不同。对于单个官能团而言，与全集药物相比，抗感染药物所含—NH$_2$、—NO$_2$、—COOH 的比例显著提升，尤其是—NH$_2$官能团在所有官能团中出现概率提升到第三位，说明—NH$_2$官能团取代对开发抗感染药物有利。

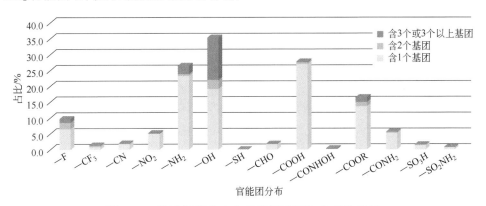

图 17-5　抗感染药物中含各官能团药物分布柱状图

17.3.1.6 抗肿瘤药物

如图 17-6 所示，抗肿瘤药物中含有至少一个以上官能团的药物数量比例分别是：—F（8.37%↑）、—CF$_3$（1.81%↓）、—CN（1.58%↓）、—NO$_2$（2.49%↑）、—NH$_2$（21.27%↑）、—OH（41.40%↑）、—SH（0.23%↓）、—CHO（0.68%）、—COOH（11.31%↓）、—CONHOH（1.13%↑）、—COOR（21.72%↑）、—CONH$_2$（3.39%↓）、—SO$_3$H（0.23%↓）、—SO$_2$NH$_2$（0.68%↓）。其中官能团出现概率排在前三位的分别是：—OH（41.40%）＞—COOR（21.72%）＞—NH$_2$（21.27%），与全集药物略有不同。官能团出现概率排在后三位的分别是：—SH（0.23%）＜—SO$_3$H（0.23%）＜—CHO（0.68%）＝—SO$_2$NH$_2$（0.68%），与全集药物略有不同。对于单个官能团而言，与全集药物相比，抗肿瘤药物所含—NH$_2$ 和—OH的比例显著提升，尤其是—NH$_2$取代官能团在所有官能团中出现概率提升到第三位，说明—NH$_2$官能团对开发抗肿瘤药物有利。

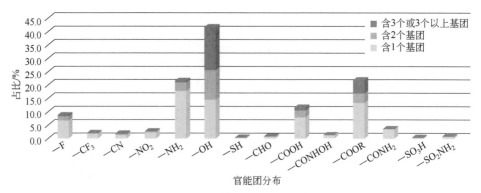

图 17-6 抗肿瘤药物中含各官能团药物分布柱状图

17.3.2 按官能团分类统计分析

如图 17-7 所示，在五个不同适应证/给药途径药物子集中，药物结构中含有—F 官能团的比例由高到低排序为：CNS 药物（11.2%）＞抗感染药物（9.6%）＞口服药物（9.2%）＞抗肿瘤药物（8.4%）＞心血管药物（4.3%）。药物结构中含有—CF₃ 取代官能团的比例由高到低排序为：CNS 药物（4.5%）＞口服药物（3.1%）＞心血管药物（2.6%）＞抗肿瘤药物（1.8%）＞抗感染药物（1.0%）。这些数据表明，相比于其余四类药物，含氟官能团（如—F/—CF₃）确实对开发 CNS 药物更有利。

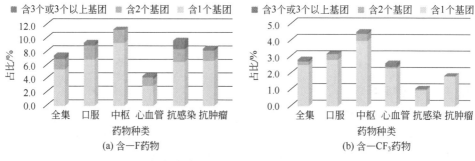

图 17-7 各集合含—F/—CF₃官能团药物分布柱状图

如图 17-8 所示，在五个不同适应证/给药途径药物子集中，药物结构中含有—CN 官能团的比例由高到低排序为：心血管药物（4.1%）＞口服药物（2.6%）＞抗感染药物（2.3%）＞CNS 药物（2.0%）＞抗肿瘤药物（1.6%）。药物结构中含有—NO₂ 取代官能团的比例由高到低排序为：抗感染药物（5.9%）＞口服药物（3.4%）＞心血管药物（2.6%）＞抗肿瘤药物（2.5%）＞CNS 药物（1.5%）。对于—CN 和—NO₂ 这两类极性官能团，CNS 药物所含比例明显低于其余类别药物。

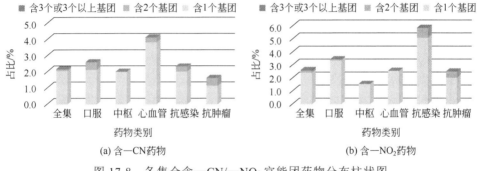

图 17-8　各集合含—CN/—NO₂ 官能团药物分布柱状图

如图 17-9 所示，在五个不同适应证/给药途径药物子集中，药物结构中含有—NH₂ 官能团的比例由高到低排序为：抗感染药物（28.4%）＞ 抗肿瘤药物（21.3%）＞ 口服药物（12.4%）＞ 心血管药物（7.4%）＞ CNS 药物（7.3%）。7% 以上的各类别药物都含有—NH₂ 官能团，且多数（60%以上）仅含有 1 个—NH₂ 官能团。药物结构中含有—OH 官能团的比例由高到低排序为：抗肿瘤药物（41.4%）＞抗感染药物（39.5%）＞心血管药物（35.1%）＞口服药物（31.8%）＞ CNS 药物（18.2%）；18%以上的各类别药物都含有—OH 官能团，且多数（50% 以上）含有 1~2 个—OH 官能团。对于—NH₂ 和—OH 这两类极性官能团，CNS 药物所含比例明显低于其余类别药物，但抗感染和抗肿瘤药物明显偏好这两类官能团。

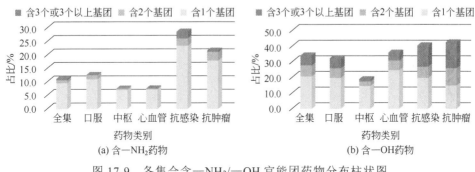

图 17-9　各集合含—NH₂/—OH 官能团药物分布柱状图

如图 17-10 所示，在五个不同适应证/给药途径药物子集中，药物结构中含有—SH 取代官能团的比例由高到低排序为：口服药物（0.6%）＞心血管药物（0.5%）＞ 抗肿瘤药物（0.2%）＞ CNS 药物（0.1%）＞ 抗感染药物（0.0%）。药物结构中含有—CHO 取代官能团的比例由高到低排序为：抗感染药物（1.9%）＞口服药物（0.7%）＝ 抗肿瘤药物（0.7%）＞ 心血管药物（0.5%）＞ CNS 药物（0.2%）。从这些数据看出，所有类别的药物含有—SH 和—CHO 官能团的比例均不足 1%（抗感染除外），说明含此两类官能团的药物可能具有较差的成药性质。

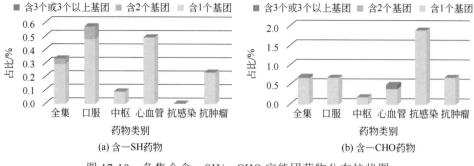

图 17-10　各集合含—SH/—CHO官能团药物分布柱状图

如图 17-11 所示，在五个不同适应证/给药途径药物子集中，药物结构中含有—COOH 取代官能团的比例由高到低排序为：抗感染药物（29.5%）＞ 口服药物（18.0%）＞ 心血管药物（14.5%）＞ 抗肿瘤药物（11.3%）＞ CNS 药物（4.4%）。CNS 药物含有极性官能团—COOH 的比例明显低于其余类别药物，多数（60%以上）药物含有 1 个—COOH 官能团。药物结构中含有—CONHOH 取代官能团的比例由高到低排序为：抗肿瘤药物（1.1%）＞口服药物（0.4%）＞抗感染药物（0.1%）＝ 心血管药物（0.1%）＝ CNS 药物（0.1%）。从这些数据看出，所有类别的药物含有—CONHOH 官能团的比例均不足或接近 1%，说明含此类官能团的药物可能具有较差的成药性质。

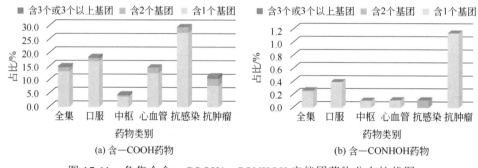

图 17-11　各集合含—COOH/—CONHOH官能团药物分布柱状图

如图 17-12 所示，在五个不同适应证/给药途径药物子集中，药物结构中含有—COOR 取代官能团的比例由高到低排序为：心血管药物（24.3%）＞ 抗肿瘤药物（21.7%）＞ 口服药物（19.3%）＞ 抗感染药物（18.5%）＞ CNS 药物（10.9%）。10%以上的各类别药物都含有—COOR 官能团，且多数（60%以上）含有 1 个—COOR 官能团。药物结构中含有—$CONH_2$ 取代官能团的比例由高到低排序为：CNS 药物（5.9%）＞ 抗感染药物（5.2%）＞ 口服药物（4.6%）＞ 抗肿瘤药物（3.4%）＞ 心血管药物（3.2%）。

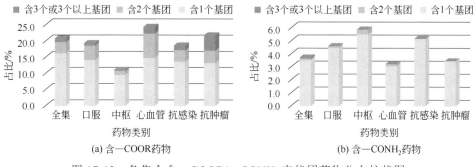

图 17-12　各集合含—COOR/—CONH₂官能团药物分布柱状图

如图 17-13 所示，在五个不同适应证/给药途径药物子集中，药物结构中含有 —SO₃H 取代官能团的比例由高到低排序为：抗感染药物（1.7%）＞ 口服药物 （0.5%）＞ CNS 药物（0.4%）＞心血管药物（0.3%）＞ 抗肿瘤药物（0.2%）。药 物结构中含有—SO₂NH₂取代官能团的比例由高到低排序为：口服药物（2.7%）＞ 抗感染药物（1.0%）＞ CNS 药物（0.7%）＝心血管药物（0.7%）＝抗肿瘤药物 （0.7%）。从这些数据看出，CNS 药物、心血管药物和抗肿瘤药物含有—SO₃H 和 —SO₂NH₂官能团的比例均不足 1%，说明含此两类官能团的这三类别药物可能具 有较差的成药性质。

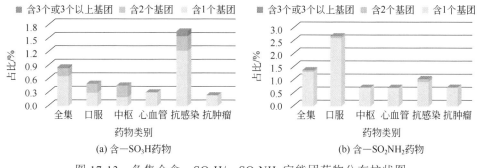

图 17-13　各集合含—SO₃H/—SO₂NH₂官能团药物分布柱状图

17.4　小结

化合物的官能团变化是先导化合物优化阶段最常见的改造策略，药物的官能 团能够极大地影响药物的溶解度、透膜能力、体内外药效和 ADME/T 等性质，是 决定候选药物成药性质的一个关键因素。因此，研究上市药物的官能团分布规律， 将其作为候选药物成药性的判断标准之一，具有良好的可行性和应用价值。本章 查询获取了 2007 年以前全球上市的所有报道化学结构的 6891 个小分子药物，以 此为数据源，统计分析了 14 种常见官能团的数量分布，是迄今为止规模最大的上 市药物官能团分布规律统计分析研究。并将数据库分为全集药物、口服药物、CNS

药物、心血管药物、抗感染药物、抗肿瘤药物等六个数据集进行分类统计分析研究。本章总结归纳的官能团经验规则如下：

① 六个集合中出现频率排在前三位的官能团分别是：全集药物：—OH（33.3%）、—COOR（20.7%）、—COOH（14.9%）；口服药物：—OH（31.8%）、—COOR（19.4%）、—COOH（17.9%）；CNS 药物：—OH（18.1%）、—F（11.2%）、—COOR（10.9%）；心血管药物：—OH（35.1%）、—COOR（24.3%）、—COOH（14.5%）；抗感染药物：—OH（39.5%）、—COOH（29.5%）、—NH$_2$（28.4%）；抗肿瘤药物：—OH（41.4%）、—COOR（21.7%）、—NH$_2$（21.3%）。从这些数据看出，各类别药物排在前三位的官能团单个占比都在 10% 以上，合计占比都在 40% 以上。在各类别药物分类中，最常见的官能团是—OH，其在所有类别药物中出现频率都排在第一位，其次—COOR 和—COOH 官能团也比较常见。在药物开发中经常被认为有某种有益效果的—F 官能团在 CNS 药物中出现频率最高，占比超过 10%，但在其他药物类别中相对较低。—NH$_2$ 官能团在抗感染药物和抗肿瘤药物中出现频率相对最高，占比超过 20%。

② 六个集合中出现频率排在后三位的官能团分别是：全集药物：—CONHOH（0.2%）、—SH（0.3%）、—CHO（0.7%）；口服药物：—CONHOH（0.4%）、—SO$_3$H（0.5%）、—SH（0.6%）；CNS 药物：—CONHOH（0.1%）、—SH（0.1%）、—CHO（0.2%）；心血管药物：—CONHOH（0.1%）、—SO$_3$H（0.1%）、—SH（0.5%）、—CHO（0.5%）；抗感染药物：—SH（0.0%）、—CONHOH（0.1%）、—SO$_2$NH$_2$（1.0%）；抗肿瘤药物：—SH（0.2%）、—SO$_3$H（0.2%）、—CHO（0.7%）、—SO$_2$NH$_2$（0.7%）。从这些数据看出，各类别药物排在后三位的官能团单个占比都在 1% 以下，合计占比都在 2% 以下。在各类别药物分类中，最少见的是—SH 官能团，其在所有类别的药物中出现频率都排在后三位以内，其次—CONHOH、—CHO 和—SO$_3$H 官能团也比较少见。

③ 18% 以上的各类别药物都含有—OH 官能团，且多数（50% 以上）含有 1～2 个—OH 官能团。10% 以上的各类别药物都含有—COOR 官能团，且多数（60% 以上）含有 1 个—COOR 官能团。7% 以上的各类别药物都含有—NH$_2$ 官能团，且多数（60% 以上）含有 1 个—NH$_2$ 官能团。4% 以上的各类别药物都含有—F 官能团，且多数（60% 以上）含有 1 个—F 官能团。4% 以上的各类别药物都含有—COOH 官能团，且多数（60% 以上）含有 1 个—COOH 官能团。

17.5 官能团经验规则

据文献检索，本章是迄今为止规模最大的上市药物官能团分布规律统计分析研究，由此归纳出三个最为关键的、易于记忆的官能团相关成药性经验规则，即：

① 候选药物官能团替换应优先考虑—OH、—COOR 和—COOH 官能团（最优官能团为—OH）；

② 候选药物官能团替换应尽量少考虑—CONHOH、—SH、—CHO 和—SO₃H 官能团（最劣官能团为—SH）；

③ 含—F 官能团取代对 CNS 候选药物开发较为有益，含—NH₂ 官能团取代对抗感染和抗肿瘤候选药物开发较为有益。

参 考 文 献

[1] Ghose, A. K.; Viswanadhan, V. N.; Wendoloski, J. J. A knowledge-based approach in designing combinatorial or medicinal chemistry libraries for drug discovery. 1. A qualitative and quantitative characterization of known drug databases. *J. Comb. Chem.* **1999**, *1*, 55-68.

[2] Mirza, A.; Desai, R.; Reynisson, J. Known drug space as a metric in exploring the boundaries of drug-like chemical space. *Eur. J. Med. Chem.* **2009**, *44*, 5006-5011.

第18章
非碳氢原子数占非氢原子数比率（R值）经验规则

概要

➤ 新药研发过程中的先导化合物结构优化阶段，药物化学家往往会引入一些含重原子的化学结构或官能团，重原子比例（R值）是决定药物成药性质的关键因素之一，故成药性质良好的候选药物应有适宜的R值；

➤ 候选药物的R值一般应在0.05～0.50之间，口服、CNS和心血管候选药物的R值在0.20～0.25之间时具有更好的成药性质，抗肿瘤和抗感染候选药物的R值在0.25～0.30之间时具有更好的成药性质；

➤ 重原子数目不超过碳原子数目的候选药物具有更好的成药性质；

➤ 重原子数目不超过碳原子数目2/3的CNS和心血管候选药物具有更好的成药性质。

18.1 引言

碳和氢是构成有机化合物分子（尤其是小分子药物）最主要的两种基本元素，除了碳氢元素，一个药物分子往往还含有众多其他元素，如氮、氧、硫、卤素等。新药研发过程中的先导化合物结构优化阶段，药物化学家往往会引入一些非碳氢元素的化学结构或官能团。由此引发一个科学问题，一个具有良好成药性质的候选药物分子应该适合包含什么类型的元素？每种元素的适宜个数范围是多少？

在2009年和2014年，Mirza[1]和Njardarson[2]等分别研究了上市药物中除C、H、O和N之外，其他元素的类型和含量分布情况。他们的研究只是孤立地统计分析了某个具体的元素在药物分子中的分布和出现频率，没有从全局上对所有碳氢以外的元素在整个药物分子中的占比进行统计分析。为探讨重原子数目（非碳氢原子）对药物成药性的影响，本章定义重原子数目与非氢原子数目的比值为重原子比例（N_{NCH}/N_{NH}），称为 R 值。经文献检索，目前未见文献报道小分子药物 R 值统计分析及其与成药性质关联的研究。本章将针对全球上市小分子药物，归纳总结出 R 值的经验规则，应用于指导小分子药物设计，将有利于设计成药性质好的化合物，提高药物研发成功率，减少药物研发成本。

18.2 文献已报道的药物分子元素组成经验规则

2009 年，Mirza 等[1]对 831 个上市药物进行元素类型分布分析研究，如图 18-1 所示，只含 C、H、O 和 N 元素的药物约占 51%，大约 23%的药物含 S 元素，大约 28%的药物含卤素，大约 5%的药物同时含有 S 元素和卤素，含其他元素的药物总计仅占 3%。从这项研究可以看出，近 97%的药物分子主要由 C、H、O、N、S 和卤素这六类常见元素组成。

2014 年，Njardarson 分析了美国 FDA 批准的药物中除 C、H、O 和 N 之外其他元素的组成。结果表明，含 S、Cl、F 和 P 元素的药物总计约占 90%，S 元素是继 C、H、O 和 N 元素后的第 5 位常见元素，接下来依次是 Cl、F 和 P 元素。其余 10%主要是 Br、I 和 Fe 等 16 种元素。

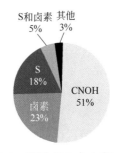

图 18-1　基于 831 个上市药物的元素类型占比分布图

18.3 LDD 上市药物库 R 值经验规则分析

基于 LDD 上市药物库 6891 个有结构的药物，统计分析了全部药物的重原子比例 R 值。并进一步将 LDD 库中的药物分为六个集合，包括全集药物 6891 个、口服药物 1051 个、CNS 药物 1122 个、心血管药物 1021 个、抗感染药物 905 个、抗肿瘤药物 442 个。

以 R 值区间为横坐标，不同 R 值区间内药物个数占该集合药物总个数的比例为纵坐标进行绘图分析，结果如图 18-2～图 18-7 所示图中 R 值区间不包括前数，但包括后数。此外，还计算分析了各个集合药物 R 值的平均值、中位数以及不同比例区间最小值和最大值，结果如表 18-1 所示。

18.3.1 全集药物

如图 18-2 所示，超过七成（75.0%）全集药物的 R 值在 0.10～0.35 区间分布，超过八成（81.4%）全集药物的 R 值在 0.10～0.40 区间分布，超过九成（91.6%）药物的 R 值在 0.05～0.45 区间分布，96.4%全集药物的 R 值≤0.50，87.8%全集药物的 R 值≤0.40，R 值出现频率最高的区间为 0.20～0.25。通过对 6891 个全集小

分子药物 R 值分布初步分析，发现上市小分子药物中 R 值≤0.5 的药物占绝大多数，可以推断出 R 值≤0.5 的候选药物可能具有更好的成药性质。

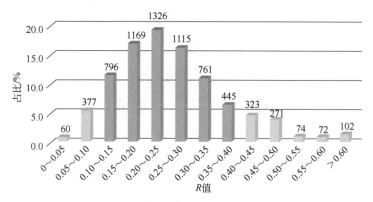

图 18-2　全集药物 R 值分布柱状图

如表 18-1 所示，全集药物的 R 值平均值、中位数、最小值和最大值分别为 0.26、0.24、0 和 1。全集药物中间 90%（5%～95%）、80%（10%～90%）和 70%（15%～85%）药物的 R 值最小值/最大值分别为 0.10/0.50、0.13/0.43 和 0.14/0.38。同样表明大多数上市药物的 R 值最小值在 0.1 左右，最大值在 0.5 左右，候选药物的 R 值最优区间为 0.1～0.4（超八成分布）。

表 18-1　LDD 上市药物库中药物数目、平均值、中位数
及不同中间比例药物的 R 值最小值和最大值

药物分类	药物数目	平均值	中位数	最小值/最大值			
				0～100%[①]	5%～95%[①]	10%～90%[①]	15%～85%[①]
全集药物	6891	0.26	0.24	0.00～1.00	0.10～0.50	0.13～0.43	0.14～0.38
口服药物	1051	0.26	0.25	0.04～0.82	0.09～0.50	0.13～0.43	0.15～0.38
CNS 药物	1122	0.24	0.23	0.04～0.80	0.09～0.40	0.12～0.35	0.14～0.32
心血管药物	1021	0.25	0.24	0.04～0.80	0.12～0.42	0.14～0.36	0.16～0.33
抗感染药物	905	0.34	0.33	0.02～0.86	0.15～0.52	0.20～0.48	0.23～0.45
抗肿瘤药物	442	0.32	0.30	0.00～0.80	0.10～0.56	0.16～0.50	0.18～0.50

① 不同中间比例药物的 R 值最小值和最大值。以 5%～95%为例，表示最低 5% R 值中的最大值和最高 5% R 值中的最小值。

18.3.2　口服药物

如图 18-3 所示，超过七成（73.8%）口服药物的 R 值在 0.10～0.35 区间分布，超过八成（80.2%）口服药物的 R 值在 0.05～0.35 区间分布，超过九成（91.4%）口服药物的 R 值在 0.05～0.45 区间分布，96.7%口服药物的 R 值≤0.50，87.5%口

服药物的 R 值≤0.40，R 值出现频率最高的区间为 0.20～0.25。通过对 1051 个小分子口服药物 R 值分布的初步分析，发现上市小分子口服药物中 R 值≤0.5 的药物占绝大多数，可以推断出 R 值≤0.5 的候选药物可能具有更好的成药性质。

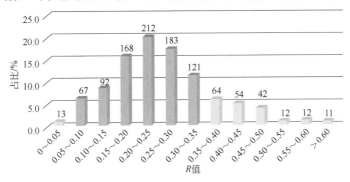

图 18-3　口服药物 R 值分布柱状图

如表 18-1 所示，口服药物的 R 值平均值、中位数、最小值和最大值分别为 0.26、0.25、0.04 和 0.82。口服药物中间 90%（5%～95%）、80%（10%～90%）和 70%（15%～85%）药物的 R 值最小值/最大值分别为 0.09/0.50、0.13/0.43 和 0.15/0.38。同样表明大多数上市口服药物的 R 值最小值在 0.1 左右，最大值在 0.5 左右，候选口服药物的 R 值最优区间为 0.05～0.35（超八成分布）。

18.3.3　CNS 药物

如图 18-4 所示，超过七成（73.3%）CNS 药物的 R 值在 0.10～0.30 区间分布，超过八成（82.6%）CNS 药物的 R 值在 0.10～0.35 区间分布，超过九成（93.5%）CNS 药物的 R 值在 0.05～0.40 区间分布，95.1% CNS 药物的 R 值≤0.40，91.0% CNS 药物的 R 值≤0.35，R 值出现频率最高的区间为 0.20～0.25。通过对 1122 个小分子 CNS 药物 R 值分布的初步分析，发现上市小分子 CNS 药物中 R 值≤0.35 的药物占绝大多数，可以推断出 R 值≤0.35 的候选药物可能具有更好的成药性质。

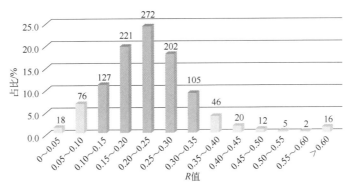

图 18-4　CNS 药物 R 值分布柱状图

如表 18-1 所示，CNS 药物的 R 值平均值、中位数、最小值和最大值分别为 0.24、0.23、0.04 和 0.80。CNS 药物中间 90%（5%～95%）、80%（10%～90%）和 70%（15%～85%）药物的 R 值最小值/最大值分别为 0.09/0.40、0.12/0.35 和 0.14/0.32。同样表明大多数上市 CNS 药物的 R 值最小值在 0.1 左右、最大值在 0.40 左右，CNS 候选药物的 R 值最优区间为 0.1～0.35（超八成分布）。与全集药物和口服药物相比，CNS 药物应具有更小的 R 值，重原子一般为 N、O、S、P 等亲水性原子，CNS 药物要发挥药效，必须透过 BBB，因此应含有较少的亲水性原子。

18.3.4　心血管药物

如图 18-5 所示，超过七成（75.7%）心血管药物的 R 值在 0.15～0.35 区间分布，超过八成（86.3%）心血管药物的 R 值在 0.10～0.35 区间分布，超过九成（90.9%）心血管药物的 R 值在 0.10～0.40 区间分布，97.0%心血管药物的 R 值≤0.50，94.4%心血管药物的 R 值≤0.40，89.9%心血管药物的 R 值≤0.35，R 值出现频率最高的区间为 0.20～0.25。通过对 1021 个小分子心血管药物 R 值分布的初步分析，发现上市小分子心血管药物中 R 值≤0.35 的药物占绝大多数，可以推断出 R 值≤0.35 的候选药物可能具有更好的成药性质。

如表 18-1 所示，心血管药物的 R 值平均值、中位数、最小值和最大值分别为 0.25、0.24、0.04 和 0.80。心血管药物中间 90%（5%～95%）、80%（10%～90%）和 70%（15%～85%）药物的 R 值最小值/最大值分别为 0.12/0.42、0.14/0.36 和 0.16/0.33。同样表明大多数上市心血管药物的 R 值最小值在 0.1 左右、最大值在 0.4 左右，候选心血管药物的 R 值最优区间为 0.1～0.35（超八成分布）。与全集药物和口服药物相比，心血管药物应具有更小的 R 值。

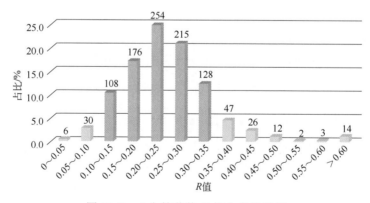

图 18-5　心血管药物 R 值分布柱状图

18.3.5　抗感染药物

如图 18-6 所示，超过七成（75.5%）抗感染药物的 R 值在 0.25～0.50 区间分布,超过八成(84.0%)抗感染药物的 R 值在 0.20～0.50 区间分布,超过九成(92.7%)抗感染药物的 R 值在 0.10～0.50 区间分布,94.9%抗感染药物的 R 值≤0.50,70.6%抗感染药物的 R 值≤0.40,R 值出现频率最高的区间为 0.25～0.30。通过对 905 个小分子抗感染药物 R 值分布的初步分析,发现上市小分子抗感染药物中 R 值≤0.50 的药物占绝大多数,可以推断出 R 值≤0.50 的候选药物可能具有更好的成药性质。

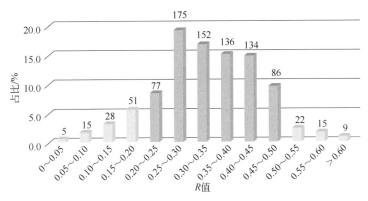

图 18-6 抗感染药物 R 值分布柱状图

如表 18-1 所示,抗感染药物的 R 值平均值、中位数、最小值和最大值分别为 0.34、0.33、0.02 和 0.86。抗感染药物中间 90%(5%～95%)、80%(10%～90%)和 70%(15%～85%)药物的 R 值最小值/最大值分别为 0.15/0.52、0.20/0.48 和 0.23/0.45。同样表明大多数上市抗感染药物的 R 值最小值在 0.2 左右,最大值在 0.5 左右,抗感染候选药物的 R 值最优区间为 0.20～0.50(超八成分布)。与全集药物和口服药物相比,抗感染药物应具有更大的 R 值。

18.3.6 抗肿瘤药物

如图 18-7 所示,超过七成(71.5%)抗肿瘤药物的 R 值在 0.15～0.45 区间分布,超过八成(81.2%)抗肿瘤药物的 R 值在 0.15～0.50 区间分布,超过九成(90.5%)抗肿瘤药物的 R 值在 0.05～0.50 区间分布,91.2%抗肿瘤药物的 R 值≤0.50,75.1%抗肿瘤药物的 R 值≤0.40,R 值出现频率最高的区间为 0.25～0.30。通过对 442 个小分子抗肿瘤药物 R 值分布初步分析,发现上市小分子抗肿瘤药物中 R 值≤0.50 的药物占绝大多数,可以推断出 R 值≤0.50 的候选药物可能具有更好的成药性质。

如表 18-1 所示,抗肿瘤药物的 R 值平均值、中位数、最小值和最大值分别为 0.32、0.30、0 和 0.80。抗肿瘤药物中间 90%(5%～95%)、80%(10%～90%)和 70%(15%～85%)药物的 R 值最小值/最大值分别为 0.10/0.56、0.16/0.50 和 0.18/0.50。同样表明大多数上市抗肿瘤药物的 R 值最小值在 0.10 左右,最大值在

0.6 左右，抗肿瘤候选药物的 R 值最优区间为 0.15～0.50（超八成分布）。与全集药物和口服药物相比，抗肿瘤药物应具有更大的 R 值。

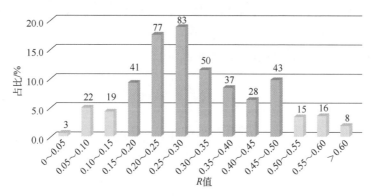

图 18-7　抗肿瘤药物 R 值分布柱状图

18.4　小结

一个药物分子除了含有碳氢两个基本元素外，往往还含有众多原子量大于碳的其他重原子。新药研发过程中的先导化合物结构优化阶段，药物化学家往往会引入一些含重原子的化学结构或官能团。基于探索重原子在药物分子中合理占比（R 值）和分布规律的目的，本章查询获取了 2007 年以前全球上市的所有报道化学结构的 6891 个小分子药物，以此为数据源，统计分析了 R 值的共性规律，是迄今为止规模最大的上市药物 R 值分布规律统计分析研究。并将数据库分为全集药物、口服药物、CNS 药物、心血管药物、抗感染药物、抗肿瘤药物等六个数据集进行分类统计分析研究。本章总结归纳的官能团经验规则如下：

① 九成以上全集药物（91.6%）的 R 值在 0.05～0.45 之间、口服药物（91.4%）的 R 值在 0.05～0.45 之间、CNS 药物（93.5%）的 R 值在 0.05～0.40 之间，心血管药物（90.9%）的 R 值在 0.10～0.40 之间，抗感染药物（92.7%）的 R 值在 0.10～0.50 之间，抗肿瘤药物（90.5%）的 R 值在 0.05～0.50 之间；

② 七成以上全集药物（75.0%）的 R 值在 0.10～0.35 之间、口服药物（73.8%）的 R 值在 0.10～0.35 之间、CNS 药物（73.3%）的 R 值在 0.10～0.30 之间、心血管药物（75.7%）的 R 值在 0.15～0.35 之间、抗感染药物（75.5%）的 R 值在 0.25～0.50 之间、抗肿瘤药物（71.5%）的 R 值在 0.15～0.45 之间；

③ 各集合药物中，R 值出现频率最高的区间分别为：全集药物 0.20～0.25、口服药物 0.20～0.25、CNS 药物 0.20～0.25、心血管药物 0.20～0.25、抗感染药物 0.25～0.30、抗肿瘤药物 0.25～0.30；

④ 各集合药物中，R 值平均值按从小到大的排序依次为：CNS 药物（0.24）＜心血管药物（0.25）＜口服药物（0.26）＜抗肿瘤药物（0.32）＜抗感染药物（0.34）。

18.5 R 值经验规则

据文献检索，本章是迄今为止规模最大的上市药物 R 值分布规律统计分析研究，由此归纳出三个最为关键的、易于记忆的官能团相关成药性经验规则，即：

① 候选药物的 R 值一般应在 0.05～0.50 之间，口服、CNS 和心血管候选药物的 R 值在 0.20～0.25 之间时具有更好的成药性质，抗肿瘤和抗感染候选药物的 R 值在 0.25～0.30 之间时具有更好的成药性质；

② 重原子数目不超过碳原子数目的候选药物具有更好的成药性质；

③ 重原子数目不超过碳原子数目 2/3 的 CNS 和心血管候选药物具有更好的类药性质。

参 考 文 献

[1] Mirza, A.; Desai, R.; Reynisson, J. Known drug space as a metric in exploring the boundaries of drug-like chemical space. *Eur. J. Med. Chem.* **2009**, *44*, 5006-5011.

[2] Smith, B. R.; Eastman, C. M.; Njardarson, J. T. Beyond C, H, O, and N! Analysis of the elemental composition of U.S. FDA approved drug architectures. *J. Med. Chem.* **2014**, *57*, 9764-9773.

索 引

（按汉语拼音排序）